Reiner Thümler **PARKINSON-KRANKHEIT**

Springer-Verlag Berlin Heidelberg GmbH

Reiner Thümler

PARKINSON-KRANKHEIT

Ein Leitfaden
für Betroffene und Therapeuten

Mit 57 Abbildungen

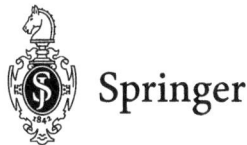 Springer

Prof. Dr. med. Reiner Thümler
Rheinhessen Fachklinik Alzey
Abteilung für Neurologie
und Neurologische Frührehabilitation
Dautenheimer Landstraße 66
D-55232 Alzey

ISBN 978-3-540-64423-1

Die Deutsche Bibliothek – CIP-Einheitsaufnahme
Thümler, Reiner:
Parkinson-Krankheit : ein Leitfaden für Betroffene und Therapeuten /
Reiner Thümler, – Berlin ; Heidelberg ; New York ; Barcelona :
Hongkong ; Mailand ; Paris ; Singapur ; Tokio : Springer, 1999
 ISBN 978-3-540-64423-1   ISBN 978-3-642-58548-7 (eBook)
 DOI 10.1007/978-3-642-58548-7

Dieses Werk ist urheberrechtlich geschützt. Die dadurch begründeten Rechte, insbesondere die der Übersetzung, des Nachdrucks, des Vortrags, der Entnahme von Abbildungen und Tabellen, der Funksendung, der Mikroverfilmung oder der Vervielfältigung auf anderen Wegen und der Speicherung in Datenverarbeitungsanlagen, bleiben, auch bei nur auszugsweiser Verwertung, vorbehalten. Eine Vervielfältigung dieses Werkes oder von Teilen dieses Werkes ist auch im Einzelfall nur in den Grenzen der gesetzlichen Bestimmungen des Urheberrechtsgesetzes der Bundesrepublik Deutschland vom 9. September 1965 in der jeweils geltenden Fassung zulässig. Sie ist grundsätzlich vergütungspflichtig. Zuwiderhandlungen unterliegen den Strafbestimmungen des Urheberrechtsgesetzes.

© Springer-Verlag Berlin Heidelberg 1999
Ursprünglich erschienen bei Springer-Verlag Berlin Heidelberg New York 1999

Die Wiedergabe von Gebrauchsnamen, Handelsnamen, Warenbezeichnungen usw. in diesem Werk berechtigt auch ohne besondere Kennzeichnung nicht zu der Annahme, daß solche Namen im Sinne der Warenzeichen- und Markenschutz-Gesetzgebung als frei zu betrachten wären und daher von jedermann benutzt werden dürften.

Produkthaftung: Für Angaben über Dosierungsanweisungen und Applikationsformen kann vom Verlag keine Gewähr übernommen werden. Derartige Angaben müssen vom jeweiligen Anwender im Einzelfall anhand anderer Literatur auf ihre Richtigkeit überprüft werden.

Umschlaggestaltung: Venus und Klein, Werbeagentur, Berlin
Satz: Fotosatz-Service Köhler GmbH, Würzburg

SPIN: 10837271   23/3111-5 4 3 2 1 – Gedruckt auf säurefreiem Papier

Vorwort

Das vorliegende Buch ist für Betroffene, Bezugspersonen und Therapeuten geschrieben, die sich eingehender mit den Grundlagen, dem Krankheitsbild, den therapeutischen Möglichkeiten und den sozialmedizinischen Fragestellungen bei der Parkinson-Krankheit beschäftigen möchten. Im therapeutischen Bereich möchten wir Krankengymnasten, Ergotherapeuten, Logopäden, Pflegepersonen, Sozialpädagogen und Psychologen, aber auch Ärzte ansprechen, die sich nicht regelmäßig mit der Parkinson-Krankheit zu beschäftigen haben. In einer für den Nichtmediziner verständlichen Form werden die theoretischen Grundlagen, das Krankheitsbild und die modernen Behandlungstrategien ausführlich dargestellt. Für den interessierten Leser werden wir in einzelnen Kapiteln eingehender auf die pathophysiologischen und biochemischen Vorgänge eingehen, um das Verständnis für die therapeutischen Maßnahmen zu erleichtern. Dabei werden wir nach Möglichkeit auf medizinische Fachausdrücke verzichten oder diese zusammen mit der deutschen Übersetzung anführen. Wiederholungen werden bewußt in Kauf genommen. Die zahlreichen Abbildungen sollen das Verständnis erleichtern. Die wichtigsten Punkte zu den einzelnen Abschnitten sind nochmals in Kästchen zusammengefaßt.

Neben der medikamentösen Therapie werden wir auch auf nichtmedikamentöse Behandlungsmaßnahmen eingehen. Ein besonderes Kapitel beschäftigt sich mit psychosozialen und rechtsmedizinischen Fragestellungen. Schließlich werden wir Hinweise geben, wie der Parkinson-Patient trotz seiner Behinderung den Alltag besser meistern kann. Wir werden auch auf Begleitstörungen und Beschwerden eingehen, die entweder direkt mit der Parkinson-Erkrankung oder mit der medikamentösen Behandlung zusammenhängen.

Wenn wir in diesem Buch aus Gründen der Vereinfachung vom Parkinson-Patienten, Betroffenen und Therapeuten sprechen, sind selbstverständlich beide Geschlechter gemeint. Bei einzelnen Hinweisen werden wir die Betroffenen auch direkt ansprechen. Natürlich unterscheiden sich die einzelnen Patienten in der Art und Ausprägung ihrer Krankheitszeichen, so daß wir sowohl auf leichtere als auch schwerste Formen und Stadien eingehen.

Es wurde versucht, die Grundlagen und Behandlungsmaßnahmen nach dem derzeitigen Forschungs- und Wissensstand und eigenen klinischen Erfahrungen darzustellen. Dabei kann es nicht ausbleiben, daß manches subjektiv gefärbt und auch unvollständig bleibt. Für kritische Anmerkungen und Anregungen bin ich dankbar.

Alzey, im April 1999   Reiner Thümler

Inhaltsverzeichnis

1	Einleitung	1
2	Geschichtlicher Überblick	2
3	Begriffsbestimmung	5
4	Epidemiologie, Erblichkeit und Lebenserwartung	6
4.1	Häufigkeit der Parkinson-Krankheit	6
4.2	Vererbung	8
4.3	Krankheitsverlauf, Lebenserwartung und Todesursachen	10
5	Grundlagen und mögliche Ursachen	12
5.1	Bau und Funktion des Nervensystems	12
5.1.1	Aufbau und Funktion des Gehirns	13
5.1.2	Intelligenz und Gedächtnis	19
5.1.3	Organisation der Motorik	20
5.2	Biochemische Grundlagen	22
5.3	Neuropathologie des Parkinson-Syndroms	26
5.4	Neurochemie des Parkinson-Syndroms	28
5.5	Mögliche Entstehungsmechanismen der Parkinson-Krankheit	31
5.5.1	Das MPTP-Modell	33
5.5.2	Umweltgifte	34
5.5.3	Hypothese vom oxidativen Streß	34
5.5.4	Kalzium-Hypothese	37
5.5.5	Viren als Ursache der Parkinson-Krankheit?	37
5.5.6	Neurotrophe Faktoren (Nervenwachstumsfaktoren)	37
5.5.7	Weitere hypothetische Auslöser	39
6	Krankheitsbild	40
6.1	Frühsymptome der Parkinson-Krankheit	41
6.1.1	Prämorbide Persönlichkeit	41
6.1.2	Uncharakteristische Frühsymptome	41
6.2	Hauptsymptome der Parkinson-Krankheit	43
6.2.1	Akinese	44

6.2.2	Rigor	50
6.2.3	Gang-, Stand- und Haltungsstörung	53
6.2.4	Tremor	54
6.2.5	Andere Tremorformen	61
6.3	Psychische Störungen beim Parkinson-Syndrom	69
6.3.1	Kognitive Störungen (Hirnleistungsstörung)	70
6.3.2	Demenz	71
6.3.3	Depression	78
6.3.4	Angststörung	81
6.3.5	Psychose (Verwirrtheitszustände, Halluzinationen)	81
6.3.6	Schlafstörung	85
6.4	Vegetative Begleitstörungen	90
6.4.1	Magen-Darmstörungen	90
6.4.2	Schluckstörung und Speichelfluß	95
6.4.3	Schwitzen und Störung der Wärmeregulation	97
6.4.4	Kreislaufstörungen	99
6.4.5	Atemstörungen	102
6.4.6	Blasenfunktionsstörungen	102
6.4.7	Sexualfunktionsstörungen	105
6.5	Weitere Begleitstörungen	109
6.5.1	Schmerzen und Gefühlsstörungen	109
6.5.2	Hautveränderungen	112
6.5.3	Riechstörungen	112
6.5.4	Sehstörungen	112
6.5.5	Augenbewegungsstörungen	113
7	**Einteilung der Parkinson-Syndrome**	114
7.1	Parkinson-Krankheit (idiopathisches Parkinson-Syndrom)	114
7.1.1	Parkinson-Krankheit mit frühem Krankheitsbeginn	115
7.2	Definierte neurodegenerative Parkinson-Syndrome	117
7.2.1	Multi-System-Atrophie	117
7.2.2	Progressive supranukleäre Blicklähmung	120
7.2.3	Kortikobasale Degeneration	121
7.2.4	Weitere seltene neurodegenerative Parkinson-Syndrome	122
7.3	Symptomatische Parkinson-Syndrome	124
7.3.1	Durch Medikamente ausgelöstes Parkinson-Syndrom	125
7.3.2	Wilson-Krankheit	127
7.3.3	Intoxikationen (Vergiftungen)	128
7.3.4	Entzündlich ausgelöstes Parkinson-Syndrom	129
7.4	Pseudo-Parkinson-Syndrome	130
7.4.1	Normaldruckhydrozephalus (NDH)	130
7.4.2	Arteriosklerotisches Parkinson-Syndrom	131
7.4.3	Durch eine zerebrale Raumforderung (z. B. Hirntumor) ausgelöstes Parkinson Syndrom	132
7.4.4	Posttraumatisches Parkinson-Syndrom (Boxer-Enzephalopathie)	133

8	Restless-legs-Syndrom (Syndrom der unruhigen Beine)	134
8.1	Erscheinungsbild und Diagnose	134
8.2	Ursache	136
8.3	Therapie	136
9	Akathisie	138
10	Zusatzuntersuchungen	139
10.1	Hirnstrombild (EEG)	139
10.1.1	Prinzip	139
10.1.2	Durchführung	140
10.1.3	Bedeutung für Parkinson-Patienten	140
10.2	Visuell evozierte Potentiale	141
10.2.1	Prinzip	141
10.2.2	Durchführung	142
10.2.3	Bedeutung für die Parkinson-Patienten	142
10.3	Akustisch evozierte Potentiale (AEP)	142
10.3.1	Prinzip	142
10.3.2	Durchführung	143
10.3.3	Bedeutung für die Parkinson-Patienten	143
10.4	Motorisch evozierte Potentiale (MEP)	144
10.4.1	Prinzip und Durchführung.	144
10.4.2	Bedeutung für die Parkinson-Patienten	144
10.5	Elektrookulographie (EOG)	145
10.5.1	Prinzip und Durchführung	145
10.5.2	Bedeutung für die Parkinson-Patienten	146
10.6	Blinkreflex	146
10.6.1	Prinzip und Durchführung	146
10.6.2	Bedeutung für die Parkinson-Patienten	146
10.7	Tremoranalyse	147
10.7.1	Prinzip	147
10.7.2	Durchführung	147
10.7.3	Bedeutung für die Parkinson-Patienten	148
10.8	Ultraschalluntersuchung der Hirngefäße	148
10.8.1	Prinzip	149
10.8.2	Durchführung	150
10.8.3	Bedeutung für die Parkinson-Patienten	150
10.9	Computertomographie (CT)	150
10.9.1	Prinzip	151
10.9.2	Durchführung	151
10.9.3	Bedeutung für Parkinson-Patienten	152
10.10	Kernspintomographie (KST)	152
10.10.1	Prinzip	152
10.10.2	Durchführung	153
10.10.3	Bedeutung für die Parkinson-Patienten	153
10.11	Positronen-Emissions-Tomographie (PET)	154

10.11.1	Prinzip	154
10.11.2	Bedeutung für die Parkinson-Patienten	154
10.12	Single-Photonen-Emissions-Computed-Tomographie (SPECT)	156
10.12.1	Prinzip	156
10.12.2	Bedeutung für Parkinson-Patienten	156

11 Behandlungsmöglichkeiten 157

11.1	Medikamentöse Behandlungsmöglichkeiten	157
11.1.1	Allgemeine Hinweise zur Medikamenteneinnahme	159
11.1.2	Therapie mit L-Dopa	161
11.1.3	Die Behandlung mit COMT-Hemmern	171
11.1.4	Therapie mit Dopaminagonisten	175
11.1.5	Therapie mit MAO-B-Hemmern	191
11.1.6	Therapie mit Amantadinen	193
11.1.7	Therapie mit Budipin (Parkinsan®)	197
11.1.8	Therapie mit Anticholinergika	198
11.2	L-Dopa-Langzeitsyndrom	201
11.2.1	Fluktuationen und Dyskinesien	201
11.2.2	Mögliche Ursachen für das Auftreten von Fluktuationen	207
11.2.3	Behandlung von Fluktuationen	208
11.2.4	Malignes L-Dopa-Entzugssyndrom	212
11.3	Wechselwirkungen	213
11.3.1	Wechselwirkungen von Parkinsonmitteln und anderen Medikamenten	213
11.3.2	L-Dopa-Aufnahme und Nahrungseiweiß	213

12 Therapiestrategien 215

12.1	Ersteinstellung	217
12.1.1	Monotherapie	217
12.1.2	Kombinationstherapie	220
12.2	Allgemeine Therapieleitlinien	222
12.3	Operative Behandlungsmöglichkeiten	223
12.3.1	Stereotaktische strukturelle Ausschaltung	225
12.3.2	Hochfrequenzstimulation	226
12.3.3	Neurotransplantation	228
12.4	Nichtmedikamentöse Behandlung	231
12.4.1	Krankengymnastik	231
12.4.2	Ergotherapie	235
12.4.3	Logopädie	235
12.4.4	Psychosoziale Betreuung	237
12.5	Hinweise vor Operationen	239

13 Sozialmedizinische Informationen 240

13.1	Behinderung	240
13.1.1	Schwerbehindertenausweis	241

13.1.2	Merkzeichen	242
13.1.3	Finanzielle und steuerliche Erleichterungen	243
13.2	Zuzahlung bei Krankenkassenleistungen	245
13.3	Pflegen und Hilfen zur Pflege	247
13.3.1	Pflegeversicherung	247
13.3.2	Pflegebedürftigkeit	247
13.3.3	Pflegestufen	248
13.3.4	Stationäre Rehabilitation	251
13.3.5	Soziale Dienste	251
13.4	Berufs- und Erwerbsunfähigkeit	252
13.5	Vorzeitige Rente	252
13.6	Betreuungsgesetz	253
13.7	Parkinson und Führerschein	254
14	**Hilfen bei der Alltagsbewältigung**	**256**
14.1	Wohnung	256
14.2	Bad und Toilette	257
14.3	Körperpflege	258
14.4	Schlafzimmer	259
14.5	An- und Auskleiden	259
14.6	Hausarbeit	260
14.7	Essen und Trinken	260
14.8	Freizeit und Beruf	261
14.9	Pflege Zuhause	262
15	**Parkinson und Reisen**	**264**
16	**Ausblicke – Forschungsziele**	**266**
17	**Anhang**	**268**
17.1	Bildtafeln Hilfsmittel	268
17.2	Hilfreiche Adressen für Betroffene und Angehörige	275
17.2.1	Parkinson-Vereinigungen	275
17.3	Literaturhinweise	276
17.3.1	Neurologische Lehrbücher und Buchbeiträge über die Parkinson-Krankheit (deutschsprachig)	276
17.4	Kleines Parkinson-Lexikon	277
18	**Sachverzeichnis**	**283**

KAPITEL 1

Einleitung

Das Wissen über die neuropathologischen und neurochemischen Grundlagen der Parkinson-Krankheit hat sich in den letzten Jahren explosionsartig vermehrt und zu neuen Wirksubstanzen und Therapiestrategien geführt. Die Lebensqualität der Parkinson-Patienten konnte entscheidend verbessert und die Lebenserwartung nahezu normalisiert werden. Die Ursache der Erkrankung ist weiterhin unbekannt, eine Heilung bisher nicht möglich.

Die Parkinson-Krankheit ist ein sehr komplexes und fast alle Bereiche des Lebens beherrschendes Krankheitsgeschehen, das nur durch ein umfassendes Therapiekonzept verbessert werden kann. Neben der medikamentösen Therapie stellen physikalische Maßnahmen, Ergo- und Logotherapie sowie psychosoziale und sozialmedizinische Hilfestellungen wesentliche Faktoren der Therapiestrategien dar. Immer muß es sich um eine kontinuierlich zu überprüfende, auf den einzelnen Parkinson-Patienten abgestimmte Therapie handeln. Wichtigstes Ziel der Langzeitbehandlung ist es, trotz der fortschreitenden Erkrankung, die Lebensqualität für den Patienten und seine Bezugspersonen möglichst lange zu erhalten.

KAPITEL 2
Geschichtlicher Überblick

Schon lange vor James Parkinson haben Ärzte Patienten mit diesem Krankheitsbild gesehen, jedoch nur selten und eher fragmentarisch beschrieben. Im griechischen und römischen medizinischen Schrifttum finden sich Beschreibungen von Tremorzeichen, die auf eine Parkinson-Krankheit hinweisen (z. B. Erasistratos, 3. Jh. v. Chr., oder Galen von Pergamon, 2. Jh. n. Chr.). James Parkinson (1755–1824), ein englischer Chirurg und Paläontologe aus einem Vorort Londons, war jedoch der erste, der das Krankheitsbild umfassend als Krankheitseinheit herausgestellt hat. James Parkinson hat 1817 seine Beobachtungen in einem kleinen Buch mit dem Titel „An Essay on the Shaking Palsy" (dt. „Eine Abhandlung über die Schüttellähmung") zusammengefaßt (Abb. 1). Bei den von ihm beschriebenen sechs Fällen („six illustrative cases") sind schon die wesentlichsten Merkmale der Parkinson-Krankheit aufgezeichnet worden. Zu seiner Zeit war J. Parkinson mehr bekannt aufgrund seines sozialen Engagements mit seinen Aufsätzen unter dem Pseudonym „Old Hubert".

In den Vorlesungsaufzeichnungen des französischen Arztes Brissaud taucht 1895 erstmals die Bezeichnung Parkinson-Krankheit (Maladie de Parkinson) auf. Wenig bekannt ist, daß Brissaud schon auf die schwarze Substanz (**Substantia nigra**) als mögliches anatomisches Substrat für die Entwicklung der Parkinson-Krankheit hinwies. Ein Vierteljahrhundert später hat der junge Mediziner Tretiakoff in seiner Doktorarbeit bei seinen neuropathologischen Studien an Gehirnen verstorbener Parkinson-Patienten den Zelluntergang in der Substantia nigra bestätigen können.

Die **medikamentöse Parkinson-Behandlung** wurde 1867 durch Ordenstein eingeleitet, der Extrakte aus der Tollkirsche als erstes Arzneimittel bei Parkinson-Patienten einsetzte. Die Tollkirsche trägt die Fachbezeichnung „Atropa belladonna" und ist nach der griechischen Schicksalsgöttin Atropos und nach dem italienischen bella donna (= schöne Frau) benannt. Wie wir später noch erfahren werden, hemmen die Extrakte aus der Tollkirsche die Erregungsübertragung an den sog. cholinergen Nervenendigungen und werden deshalb unter dem Begriff Anticholinergika zusammengefaßt. (Cholin stellt die Grundsubstanz eines Botenstoffs dar, der Acetylcholin genannt wird; anti = gegen). Prototyp der Anticholinergika ist Atropin. Die natürlichen und die seit 1946 entwickelten synthetischen (künstlich hergestellten) Anticholinergika waren lange Zeit die einzige medikamentöse Behandlungsmöglichkeit.

Spiegel und Mitarbeiter haben 1947 die **stereotaktische Operationstechnik** eingeführt. Das Verfahren wurde von Riechert und Mundinger 1956 in Deutschland eingesetzt. Die wichtigsten Meilensteine der Parkinson-Forschung sind die Entdeckung des Dopaminmangels als biochemisches Substrat der Parkinson-Krank-

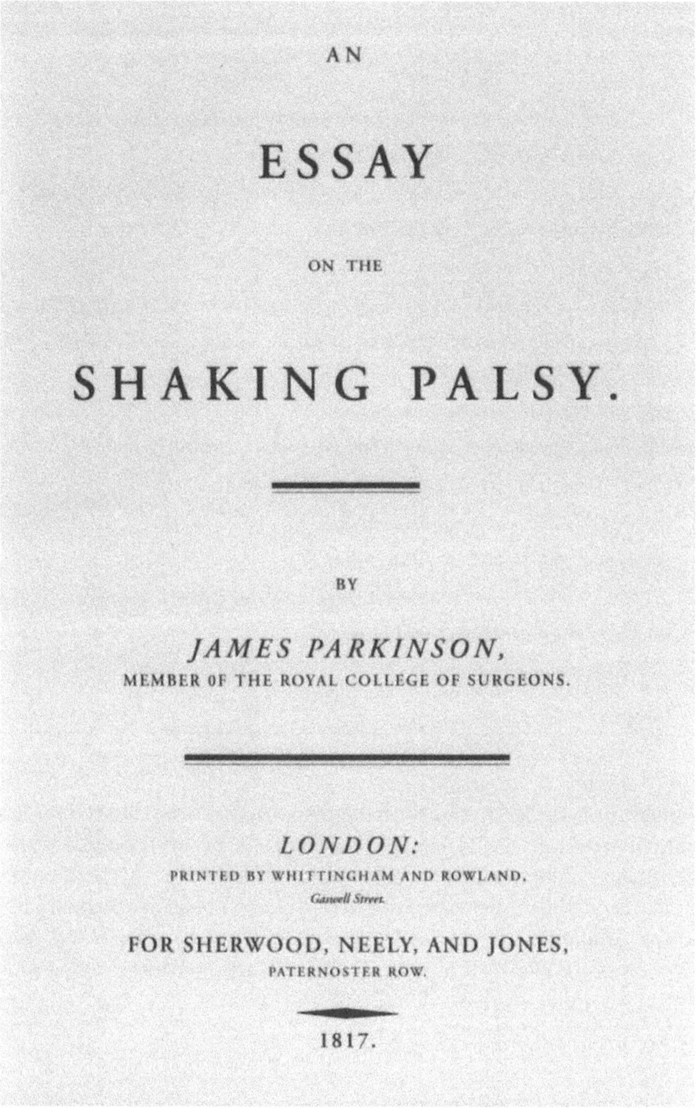
AN

ESSAY

ON THE

SHAKING PALSY.

BY

JAMES PARKINSON,

MEMBER OF THE ROYAL COLLEGE OF SURGEONS.

LONDON:

PRINTED BY WHITTINGHAM AND ROWLAND,

Goswell Street.

FOR SHERWOOD, NEELY, AND JONES,

PATERNOSTER ROW.

1817.

Abb. 1. Monographie von James Parkinson „An Essay On the Shaking Palsy" (1817)

heit (Ehringer und Hornykiewicz, 1960) und die daraus abgeleitete **L-Dopa-Behandlung** (Birkmayer/Hornykiewicz/Barbeau, 1961). Schwab und Mitarbeiter entdeckten 1969 zufällig die bewegungsfördernde Wirkung von **Amantadin** (Amantadin = Wirkstoff zur Parkinson-Behandlung, s. unten). Weitere Meilensteine sind die Einführung der **Dopaminagonisten** (Wirkstoffe, die wie Dopamin wirken, 1974), der Einsatz selektiver **MAO-B-Hemmer** (Hemmstoff des Enzyms MAO-B, 1975) **COMT-Hemmer** (Hemmstoff des Enzyms COMT, 1997) und Budipin (1998).

Historische Meilensteine der Parkinson-Forschung	
1817	James Parkinson: erste ausführliche klinische Beschreibung der Parkinson-Krankheit
1867	Ordenstein: medikamentöse Behandlung mit Belladonna-Extrakten
1913	Guggenheim isoliert L-Dopa aus der Bohne
1919	Tretiakoff erkennt die Substantia nigra als morphologisches Substrat
1946	Sigwald: synthetische Anticholinergika
1947	Spiegel: erste stereotaktische Behandlung
1960	Ehringer und Hornykiewicz: Dopaminmangel als biochemisches Substrat
1961	Birkmayer/Hornykiewicz/Barbeau: klinischer Einsatz von L-Dopa (1970 Einführung als Larodopa®)
1962	Schwab: Zufallsentdeckung Amantadin
1967	Birkmayer/Mentasti: L-Dopa + Decarboxylasehemmer
1974	Calne: Bromocriptin als ersten Dopaminagonisten
1979	Davis: MPTP als selektives Neurotoxin
1975	Birkmayer: selektive MAO-B-Hemmer
1986	Backlund: erste Transplantation dopaminproduzierender Zellen
1975	Benabid: erste tiefe Hirnstimulation
1997	COMT-Hemmer (Tolcapon)
1998	Budipin

Das Verständnis der Krankheitsentstehung wurde durch das **MPTP-Modell** (s. S. 33) wesentlich erweitert (1979). Erste Transplantationen von dopaminproduzierenden Zellen in das Gehirn wurden 1986 durchgeführt. Diese Methode befindet sich derzeit noch im Stadium der experimentellen Forschung. Ermutigend sind die Ergebnisse der Implantation von kleinen Reizgeräten in das Gehirn (tiefe Hirnstimulation, Hochfrequenzstimulation, 1987) für medikamentös schwer behandelbare Fälle.

KAPITEL 3

Begriffsbestimmung

Die Bezeichnungen Parkinson'sche Krankheit, Morbus Parkinson (lat. morbus = Krankheit), idiopathisches Parkinson-Syndrom (IPS), idiopathische Parkinson-Krankheit, Parkinsonismus sind Synonyme, d.h. sie werden für ein und dasselbe Krankheitsbild benutzt. Die an die Beschreibung von J. Parkinson angelehnten Begriffe wie Schüttellähmung oder Paralysis agitans werden heute nicht mehr benutzt. Ein Syndrom ist eine Gruppe von Krankheitszeichen, die zu einem bestimmten Krankheitsbild gehören. Idiopathisch bedeutet „von selbst, ohne erkennbare Ursache entstanden". Das idiopathische Parkinson-Syndrom wird auch primäres Parkinson-Syndrom genannt und macht 80% aller Parkinson-Syndrome aus.

Bezeichnungen für die Parkinson-Krankheit
- Parkinson-Krankheit
- Idiopathisches Parkinson-Syndrom
- Primäres Parkinson-Syndrom
- Morbus Parkinson
- Parkinsonismus

Von der Parkinson-Krankheit müssen Krankheitsbilder abgegrenzt werden, die mit parkinsonähnlichen Krankheitszeichen einhergehen (Parkinson-Syndrom). Diese Erkrankungen werden wir später noch im einzelnen kennenlernen.

KAPITEL 4

Epidemiologie, Erblichkeit und Lebenserwartung

In diesem Abschnitt werden wir Sie über die Häufigkeit, den Verlauf und die Lebenserwartung sowie über Fragen zur Vererbung informieren.

4.1
Häufigkeit der Parkinson-Krankheit

Die Parkinson-Krankheit zählt zu den häufigsten neurologischen Krankheitsbildern. Die Häufigkeit einer Erkrankung wird durch die Begriffe **Prävalenz** und **Inzidenz** beschrieben. Prävalenz bezieht sich auf die Gesamtzahl der Erkrankten in einer Population zum Untersuchungszeitpunkt. Inzidenz ist die Zahl der Neuerkrankten zum Zeitpunkt der Untersuchung. Die Untersuchungen zur Häufigkeit (Prävalenz) der Parkinson-Krankheit in verschiedenen Ländern und Regionen der Welt zeigen eine breite Streuung. Die Prävalenzraten reichen von 18 pro 100.000 Einwohner (China, in 29 Provinzen) bis 194 pro 100.000 Einwohner (Sizilien). Hohe Prävalenzen werden für die USA und Europa angegeben, niedrige dagegen für China, Japan, Nigeria und Sardinien. In Taiwan erkrankten 119 von 100.000 Einwohnern. Für Japan, Schweden, Dänemark und Polen werden Prävalenzen von 18–73/100.000 angegeben. Die bisher höchste Prävalenz wurde bei den Parsis, einer geschlossenen Volksgemeinschaft in Bombay beschrieben, die zwischen dem 7. und 10. Jahrhundert aus dem Iran eingewandert war. Mitgliedern der Gemeinschaft ist nicht erlaubt, Ehen mit anderen Religionsgemeinschaften oder Rassen einzugehen. Ob genetische Faktoren in der geschlossenen Gemeinschaft oder Umweltfaktoren für die Häufung verantwortlich sind ist nicht geklärt. In Mitteleuropa sowie Nordamerika werden mit 160 Erkrankten pro 100.000 Einwohnern ähnliche Häufigkeiten wie in Deutschland gefunden. Innerhalb der Vereinigten Staaten werden Unterschiede in den Häufigkeiten nachgewiesen. So zeigt eine selektierte Studie aus den USA (Rochester) eine Prävalenzrate von 175 pro 100.000 und eine Tür-zu-Tür-Erhebung aus Copiah eine Prävalenz von 98 pro 100.000 Einwohnern.

Nach einer Erhebung aus Schleswig-Holstein leiden 183 Patienten von 100.000 Einwohnern an der Parkinson-Krankheit. Auf 80 Millionen Einwohner Deutschlands hochgerechnet, ergibt sich für Deutschland eine **Häufigkeit von 147.000 Parkinson-Patienten.** Die Inzidenzrate (Anzahl der Neuerkrankungen) wird mit durchschnittlich 20 pro 100.000 angegeben. Auffällig ist die hohe Zahl der Erkrankungsfälle in Sizilien (194/100.000).

In früheren Studien wurde die Parkinson-Krankheit unter der schwarzen Bevölkerung in den USA und in Südafrika seltener beobachtet als unter der weißen Bevölkerung in derselben Region. Neuere Tür-zu-Tür-Erhebungen in Copiah (Mississippi) hatten zwar zunächst gleiche Prävalenzen für die schwarze und weiße Bevölkerung ergeben, wenn jedoch sehr enge Kriterien für die Diagnosestellung verwendet wurden, war die geringere Prävalenz unter der schwarzen Bevölkerung wieder deutlich. Es bleibt also weiterhin offen, ob die Parkinson-Krankheit unter der weißen Bevölkerung häufiger ist oder die Befunde unterschiedlichen Erhebungsmethoden zuzuordnen sind.

Für die unterschiedlichen Häufigkeiten in verschiedenen Regionen stehen weiter besondere klimatische Verhältnisse, Industrialisierungsgrad, Ernährungsgewohnheiten und andere soziokulturelle Faktoren zur Diskussion (Abb. 2).

Mit zunehmender Lebenserwartung muß aufgrund der demographischen Entwicklung mit einer Zunahme der Erkrankung gerechnet werden. In der anglo-amerikanischen Literatur spricht man von einem „**juvenilen**" **Parkinson-Syndrom,** wenn die Erkrankung vor dem 21. Lebensjahr und von einem „**young onset**" **Parkinson-Syndrom,** wenn die Erkrankung zwischen dem 21. und 39. Lebensjahr diagnostiziert wird (5–10% der Patienten). Die Manifestation der Parkinson-Krankheit nach dem 40. Lebensjahr wird als „**late onset**" (später Beginn) und die nach dem 75. Lebensjahr als „**very late onset**" (sehr später Beginn) bezeichnet. Vor dem 50. Lebensjahr erkranken 30% und zwischen dem 50. und 60. Lebensjahr 40% der Patienten. In der Altersgruppe der über 65jährigen ist durchschnittlich jede 100. Person ein Parkinson-Kranker (s. Abb. 3). Die Neuerkrankungsrate pro Jahr (Inzidenz) steigt nach einer neueren amerikanischen Studie mit zunehmenden Alter von 5,3 (zwischen 40. und 49. Lebensjahr) auf 254 (zwischen 70. und 79. Lebensjahr) pro 100.000 Einwohner, sinkt nach ab dem 80. Lebensjahr jedoch auf 155 pro 100.000 Einwohner ab (Abb. 3).

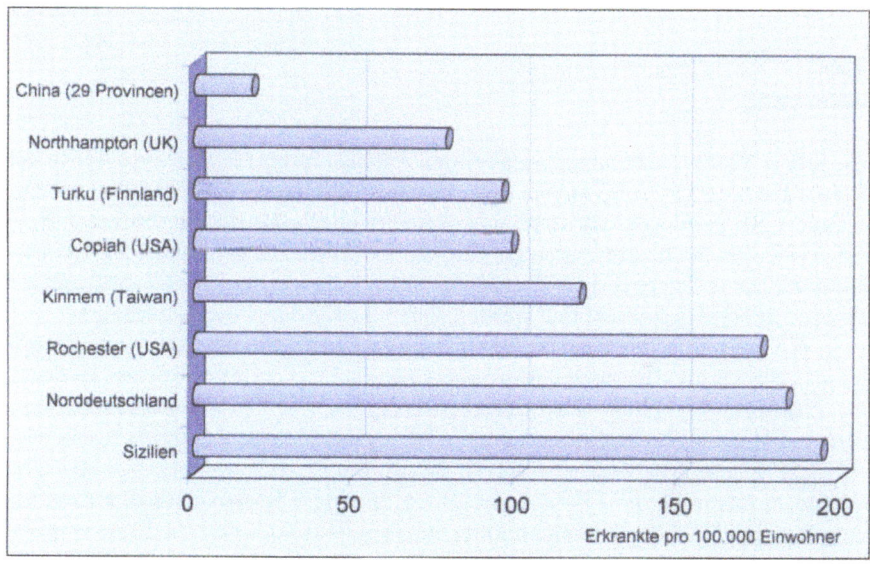

Abb. 2. Häufigkeit der Parkinson-Krankheit in verschiedenen Ländern und Regionen

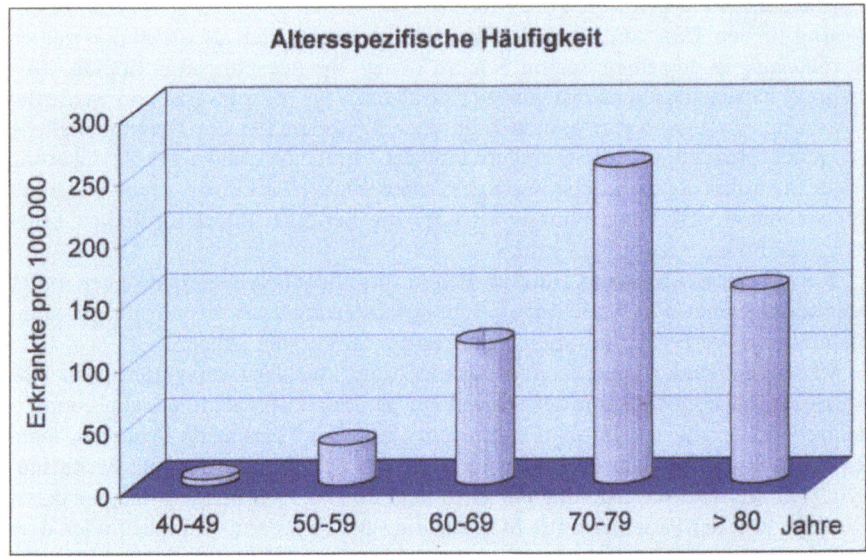

Abb. 3. Häufigkeit der Parkinson-Krankheit in verschiedenen Altersgruppen

Ob Männer etwas häufiger als Frauen betroffen sind, ist nicht endgültig geklärt. Die meisten Untersuchungen zeigen keine eindeutige Geschlechtsbevorzugung. In einer Stichprobe unserer Parkinson-Ambulanz waren 51% Frauen und 49% Männer. Es könnte sein, daß bei Männern die Krankheit etwas früher diagnostiziert wird, wenn motorische Probleme die berufliche Leistungsfähigkeit beeinträchtigen.

4.2
Vererbung

Die relativ hohen Zahlenangaben über den Anteil vererbter Parkinson-Fälle in der älteren Literatur (6–41%) mögen ihre Ursache darin haben, daß Patienten mit **Depression, Normaldruckhydrozephalus, Demenz** oder **essentiellem Tremor** fälschlicherweise als Parkinson-Patienten eingestuft wurden. Die genannten Krankheitsbilder zählen zu den wichtigen Krankheitsbildern, die von der Parkinson-Krankheit abgegrenzt werden müssen und werden später ausführlich besprochen.

In den meisten Fällen tritt die Parkinson-Krankheit sporadisch, d.h. ohne Vererbungsnachweis auf. Dennoch sind einzelne Familien beschrieben worden, in denen die Parkinson-Krankheit sicher vererbt wurde. Nach den Familienstammbäumen kann auf einen autosomal-dominanten Erbgang geschlossen werden, d.h. eine einzelne veränderte Erbanlage wird von Generation zu Generation weitergetragen und kann zum Ausbruch der Erkrankung führen. In einem Stammbaum einer aus Italien stammenden Familie konnten unter 592 Familienmitgliedern 60 Parkinson-Patienten ausfindig gemacht werden. Durch den genetischen Vergleich bei 9 erkrankten und 9 gesunden Familien konnte die genetische Schädigung lokalisiert werden.

Für die autosomal vererbte Form der Parkinson-Krankheit scheint eine Mutation auf Chromosom 4 – das α-Synuclein – verantwortlich zu sein, für die rezessive Form ein Genort auf dem Chromosom 6. Die Oxidation des α-Synucleins kann zu strukturellen Veränderungen von Neuronen (Nervenzellen) führen, so daß dieses Gen auch bei der nicht erblichen Parkinson-Krankheit eine Rolle spielen könnte. Es wird vermutet, daß α-Synuclein im Gehirn von Parkinson-Kranken nur ungenügend abgebaut wird und zu einer Schädigung von Dopaminneuronen führen kann. Weiter wurde nachgewiesen, daß α-Synuclein ein integrativer Bestandteil von sogenannten Lewy-Körpern ist, die sich in allen Gehirnen von Parkinson-Patienten nachweisen lassen (s. S. 26). Lewy-Körper finden sich jedoch auch bei anderen degenerativen Hirnerkrankungen, wie der Demenz vom Alzheimer-Typ, und sind in 10% der gesunden über Sechzigjährigen nachweisbar. Mit der Entdeckung des „Parkinson-Gens" konnte erstmals gezeigt werden, daß ein einzelner Gendefekt zur Entwicklung einer so komplexen Erkrankung wie der Parkinson-Krankheit führen kann. Zwischenzeitlich ist die Lokalisierung eines weiteren Gens auf dem kurzen Arm von Chromosom 2 für eine erbliche Form gelungen.

Für die Parkinsonforschung sind diese Entdeckungen von großer Wichtigkeit, für den einzelnen Parkinson-Patienten ist das Risiko, die Parkinson-Krankheit weiter zu vererben dagegen außerordentlich gering und spielt praktisch keine Rolle. Bei den erblichen Formen tritt die Parkinson-Krankheit in jüngeren Jahren auf, ist mehr durch Akinese und Rigor geprägt, zeigt einen relativ langsamen Verlauf und ein frühzeitiges Auftreten von Dyskinesien unter L-Dopa-Therapie. Ob die Parkinson-Krankheit häufiger in Familien mit essentiellem Tremor vorkommt oder ob es sich nur um das zufällige Zusammentreffen beider Krankheitsbilder handelt, wird kontrovers diskutiert.

In **Zwillingsstudien** wurde die Übereinstimmung (Konkordanz) für das Auftreten der Parkinson-Krankheit überprüft. In einer Untersuchung aus Deutschland und der Schweiz wiesen von neun eineiigen Zwillingen mit einer Parkinson-Krankheit drei Geschwister die Erkrankung auf. Bei 12 zweieiigen Zwillingen war dies in drei Fällen nachweisbar. Eine amerikanische Untersuchung berichtet eine 4,7%ige Konkordanzrate bei 43 eineiigen Zwillingen (2 Patienten) und eine 5,3%ige Konkordanzrate bei 19 zweieiigen Zwillingen (1 Patient). Mit Hilfe der Positronen-Emissions-Tomographie (PET, s. S. 154) wurden bei Zwillingen auch bei einzelnen nicht erkrankten Geschwistern positive PET-Befunde gefunden. In einer Zwillingsstudie wiesen 5 von 11 eineiigen Paaren und 2 von 7 zweieiigen Paaren pathologische PET-Befunde auf. Von einzelnen Forschern wird argumentiert, daß Zwillinge in einem gemeinsamen Lebensabschnitt dem gleichen potentiell schädigenden Umweltfaktor ausgesetzt waren und Umweltgifte der auslösende Faktor sein könnte. Unabhängig von Zwillingsuntersuchungen konnte in Familien mit einer Häufung von Parkinsonfällen mittels PET ein reduzierter Dopamin-Stoffwechsel auch beim nichterkrankten Familienmitglied gefunden werden.

In jüngster Zeit rückt die Frage eines genetischen Risikos durch den Nachweis anlagebedingter Veränderungen bestimmter Zellbestandteile (Mitochondrien) wieder stärker in den Vordergrund. Nach gegenwärtigen Erkenntnissen besteht die Vorstellung, daß eine ererbte Disposition in Form einer verminderten Fähigkeit zur Entgiftung bestimmter Umweltgifte oder im Gehirn entstehender giftiger Substanzen die Parkinson-Krankheit auslösen könnte. Dies kann vielleicht durch einen Vergleich aus dem technischen Bereich deutlich gemacht werden: Ein Motor aus hochwertigem Material hat z.B. eine Laufzeit von 100.000 km. Diese Laufzeit kann auch von einem Motor aus minderwertigem Material erreicht werden, solange keine besonderen Belastungssituationen auftreten. Es sind eine Reihe von Belastungsfaktoren vorstellbar, wie z.B. minderwertige Kraft- oder Schmierstoffe (innere Belastung) oder Straßenverhältnisse und Fahrweise (äußere Verhältnisse), die von einem hochwertigen Material noch verkraftet werden, bei minderwertigem Material jedoch die Laufzeit beenden. Bei der Parkinson-Krankheit sind jedoch bisher weder „innere noch äußere Faktoren" ausreichend gesichert, die den Zelltod bewirken (s. auch S. 32).

Insgesamt ist also das Risiko für einen Parkinson-Patienten, die Parkinson-Krankheit auf die Kinder weiter zu vererben, als außerordentlich gering einzuschätzen. Wenn bisher im Stammbaum von Parkinson-Patienten Parkinson-Fälle nicht gehäuft auftraten, muß der Betroffene auch nicht befürchten, daß seine Nachkommen diese Erkrankung entwickeln werden.

Erblichkeit und Parkinson-Krankheit
- Eine familiäre Häufigkeit ist außerordentlich selten
- Bei einzelnen familiären Fällen wurde ein Gendefekt nachgewiesen

Besondere Merkmale bei familiärer Häufung:
- Es wird ein autosomal-dominanter Erbgang vermutet
- Das erbliche Parkinson-Syndrom tritt im jüngeren Alter auf
- Akinese und Rigor sind stärker ausgeprägt
- Eine Demenzentwicklung ist nicht zu erwarten
- Frühzeitig treten Überbewegungen (Dyskinesien) unter L-Dopa-Therapie auf
- Das Erkrankungsrisiko für Nachkommen ist gering, wenn bisher keine familiäre Häufung aufgetreten ist

4.3
Krankheitsverlauf, Lebenserwartung und Todesursachen

Die Parkinson-Krankheit ist eine chronische, langsam fortschreitende Erkrankung. Obwohl sich allgemein die Geschwindigkeit des Zellunterganges im Verlauf der Erkrankung abschätzen läßt, kann für den einzelnen Parkinson-Patienten eine genaue Voraussage über den weiteren Krankheitsverlauf nicht getroffen werden. In den ersten 3 bis 5 Jahren zeigen die meisten Parkinson-Patienten unter der Therapie einen guten Verlauf. Zwischen dem 5. und 8. Jahr treten Bewegungsschwankungen (Fluktuationen) und erste psychische Störungen auf. Zwischen dem 10. und 12. Jahr treten Haltungs- und Gangstörungen hinzu, die sich mit den derzeitigen Parkinsonmitteln kaum beeinflussen lassen. Die in diesem Stadium zunehmende Immobilität stellt ein Risiko für Sekundärerkrankungen wie Infektionen, Aspiration (Fremdstoffeinatmung) und Mangelernährung dar.

Jahr	Krankheitsverlauf
0–4	Gutes Ansprechen auf L-Dopa („Honeymoon")
4–8	Erste Fluktuationen (On-off, Dyskinesien)
9–10	Ausgeprägtere Fluktuationen, psychische Störungen
11–12	Haltungsstörungen, Sturzgefahr, Risiko für Sekundärkrankheiten (z. B. Aspiration)

Bei einem Drittel der Patienten ist ein relativ gutartiger Krankheitsverlauf zu erwarten: Die Patienten haben auch nach 10jährigem Verlauf nur ein leichtes Parkinson-Syndrom (Stadium I–II nach der Einteilung von Hoehn und Yahr, s. S. 116). Es dauert durchschnittlich 2,5 Jahre, bis der Patient das nächste Stadium nach der o. g. Einteilung erreicht.

Die **Lebenserwartung** der Parkinson-Patienten hat sich mit Einführung der modernen medikamentösen Therapie der der Normalbevölkerung nahezu angeglichen. Vor der Einführung der L-Dopa-Therapie war die Sterblichkeit bei Parkinson-Patienten fast dreimal so hoch wie in der entsprechenden Altersgruppe. Das durchschnittliche Todesalter von Parkinson-Patienten wird heute mit etwa 70 Jahren angegeben und liegt damit leicht unterhalb der allgemeinen Lebenserwartung.

Wie bei der übrigen altersgleichen Bevölkerung stehen bei Parkinson-Kranken Herz-Kreislauf-Erkrankungen, Krebserkrankungen und Schlaganfälle als Todesursache an vorderster Stelle. Warum Parkinson-Kranke seltener als die Vergleichsbevölkerung an Krebs- und Lebererkrankungen erkranken, ist unbekannt. Das erhöhte Risiko, an den Folgen einer Lungenentzündung oder Grippe zu sterben, kann mit der allgemeinen Einschränkung der körperlichen Aktivität und mit dem Aspirationsrisiko bei Schluckstörungen (s. S. 95) erklärt werden. Die Befürchtungen, daß unter L-Dopa-Behandlung mit einer höheren Melanomrate (Hautkrebs) zu rechnen sei, haben sich bisher nicht bestätigt. Schilddrüsenfunktionsstörungen, gutartige Schilddrüsentumoren, Zuckerkrankheit (Diabetes mellitus), Magenschleimhautentzündungen (Gastritis), Glaukom (grüner Star, Steigerung des Augeninnendrucks) und Katarakt (grauer Star, Trübung der Linse) scheinen bei Parkinson-Patienten häufiger vorzukommen. Die Gründe hierfür sind im einzelnen nicht geklärt. Etwa gleichhäufig treten Schlaganfall und etwas seltener Bluthochdruck bei Parkinson-Patienten auf.

KAPITEL 5

Grundlagen und mögliche Ursachen

Um die krankhaften Veränderungen bei der Parkinson-Krankheit besser verständlich zu machen, sollen zunächst die Grundlagen der Erkrankung dargestellt werden. In den nächsten Abschnitten werden wir eingehender die pathophysiologischen und biochemischen Vorgänge bei der Parkinson-Krankheit besprechen. Bei der Organisation der Motorik (Bewegungsabläufe) handelt es sich um sehr komplexe Vorgänge, die erst in den letzten Jahren näher aufgeklärt wurden. Zunächst werden wir den Bau und die Funktion des Nervensystems darstellen.

5.1
Bau und Funktion des Nervensystems

Unser Nervensystem gliedert sich in das zentrale und das periphere Nervensystem (peripher = außen befindlich). Das **zentrale Nervensystem**, zu dem das Gehirn und das Rückenmark gehören, steuert die Körperfunktionen und dient der Informationsverarbeitung (Abb. 4).

Das **periphere Nervensystem** bilden alle Nervenfasern, die außerhalb des Zentralnervensystems, also in der Peripherie liegen und deren Fortsätze als Nervenbündel aus dem zentralen Nervensystem heraus- oder hineinführen. Das periphere Nervensystem leitet die von den motorischen Kernen des Rückenmarks und Gehirns kommenden Impulse zu den Muskeln (= motorische Nerven).

Die von der Haut und den Sinnesorganen aufgenommenen Reize werden in entgegengesetzter Richtung zum Zentralnervensystem geleitet (= sensible oder sensorische Nerven, sensibel = das Fühlen betreffend). Das Nervensystem, das die Muskeln und Sinnesorgane versorgt, wird auch als somatisches Nervensystem bezeichnet. Den Teil des peripheren Nervensystems, der die Verbindungen zu den inneren Organen (z. B. Eingeweide, Herz) herstellt, bezeichnet man als **vegetatives Nervensystem** (auch autonomes Nervensystem oder Lebensnervensystem). Das vegetative Nervensystem regelt alle automatisch ablaufenden Lebensvorgänge. Hierzu gehören z. B. Verdauungstätigkeit, Atmung und Herz-Kreislauffunktion. Das vegetative Nervensystem arbeitet unabhängig vom Willen und Bewußtsein. Wie wir später sehen werden, ist auch das vegetative Nervensystem von der Parkinson-Krankheit betroffen.

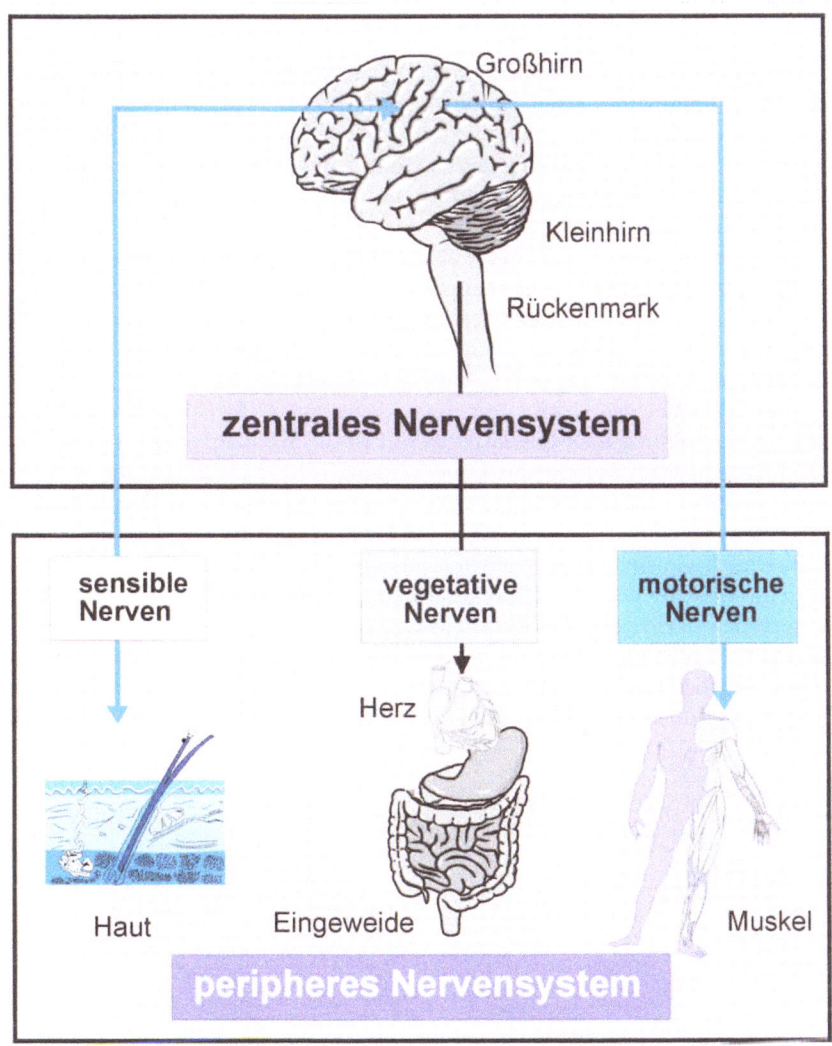

Abb. 4. Gliederung des Nervensystems in zentrales Nervensystem (mit Gehirn und Rückenmark) und peripheres Nervensystem (mit sensiblen, motorischen und vegetativen Nervenfasern)

5.1.1
Aufbau und Funktion des Gehirns

Die größte Masse des Gehirns innerhalb der knöchernen Schädelkapsel bildet das **Großhirn (Zerebrum)** mit seinen zwei spiegelbildlich angelegten Halbkugeln (Hemisphären). Beide Hirnhälften liegen eng aneinander und sind durch kräftige Nervenfasern, dem sogenannten Balken, miteinander verbunden. In der hinteren Schädelgrube liegt das **Kleinhirn (Zerebellum)** mit seiner typischen baumartigen Struktur.

Großhirn und Hirnstamm

Die Hirnoberfläche besteht aus Furchen (Furche = Sulcus) und erhabenen Windungen (Windung = Gyrus). Nur etwa ein Drittel der Hirnoberfläche ist sichtbar, zwei Drittel sind in den Furchen verborgen. Jede Hirnhälfte läßt sich in vier Hirnlappen (Hirnlappen = Lobus) gliedern (Abb. 5, linkes Bild). Vorn liegt der Stirnlappen (1), dahinter der Scheitellappen (2), darunter der Schläfenlappen (3) und hinten der Hinterhauptslappen (4).

Die unteren in das Rückenmark übergehenden Hirnabschnitte werden als **Hirnstamm** oder Stammhirn zusammengefaßt (Abb. 5, rechtes Bild). Der Hirnstamm ist also der Teil, der nach Abtragen des Großhirns und des Kleinhirns verbleibt. Unterteilt wird der Hirnstamm von oben nach unten in das **Mittelhirn** (Mesenzephalon), die **Brücke** (Pons) und das **verlängerte Rückenmark** (Medulla oblongata). Der Hirnstamm verbindet das Gehirn mit dem Rückenmark (Myelon), das weiter unten anschließt. Im Mittelhirn (Mesenzephalon) ist die Substantia nigra (schwarze Substanz) schematisch eingezeichnet, die Ausgangsort für die Entstehung der Parkinson-Krankheit ist. Darüber befinden sich die Kerngebiete des Nucleus caudatus und des Nucleus pallidus, die wir später bei der Besprechung der motorischen Regelkreise noch genauer besprechen werden. Der Hirnstamm bildet die Schalt- und Durchgangsstelle der vom Rückenmark zum Gehirn ziehenden Nervenfasern und umgekehrt. Der Hirnstamm ist Sitz vieler Zentren für automatisch ablaufende sog. **vegetative Funktionen** wie Atmung, Kreislauf und Kontrolle der Eingeweide. Auch das Kauen, Schlucken, Husten und Niesen werden über den Hirnstamm gesteuert. Im Hirnstamm ist ein dichtes Netzwerk von Nervenzellen lokalisiert, das ständig

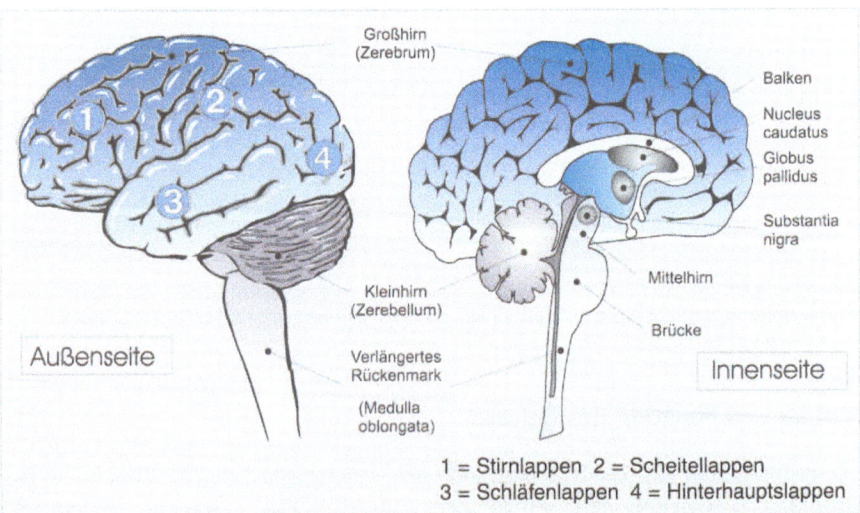

Abb. 5. Die Hirnhälften gliedern sich jeweils in 4 Hirnlappen: *1* = Stirnlappen, *2* = Scheitellappen, *3* = Schläfenlappen, *4* = Hinterhauptslappen (*linkes Bild*). Die Lage einzelner für die Parkinson-Krankheit wichtiger Kerngebiete (Nucleus caudatus, Nucleus pallidus und Substantia nigra) sind schematisch eingezeichnet (*rechtes Bild*)

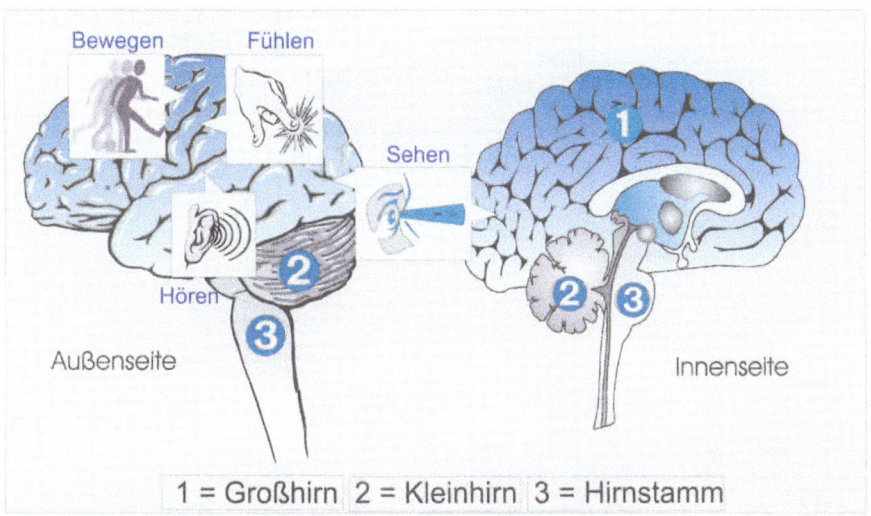

Abb. 6. Linke Hirnhälfte in der Außenansicht (*links*) und Innenansicht (*rechts*) mit Großhirn, Kleinhirn und Hirnstamm. In der Außenansicht sind unterschiedliche Funktionsfelder für Hirnleistungen (Bewegen, Fühlen, Hören und Sehen) schematisch eingezeichnet

aktivierende Impulse zum Großhirn sendet. Der unspezifische Erregungsprozeß ist für die Aufrechterhaltung der Wachheit von großer Bedeutung.

Während der Hirnstamm Funktionen ausübt, die beim Menschen unwillkürlich und unbewußt ablaufen, ist das Großhirn der Ort der willkürlichen Funktionen und des Bewußtseins. In der Großhirnrinde lassen sich aufgrund unterschiedlicher Feinstrukturen bestimmte Felder unterscheiden. Die für die Willkürbewegungen verantwortlichen Hirnzellen liegen in einer schmalen Hirnwindung vor der Zentralfurche (= motorisches Zentrum). Dahinter liegt das Körperfühlzentrum (= sensibles Zentrum). Auch die sprachlichen Leistungen (Sprachzentren), das Hören und Verstehen sowie die Verarbeitung von Seheindrücken (Sehzentrum) lassen sich bestimmten Rindengebieten zuordnen (Abb. 6). Die einzelnen Rindenbezirke sind durch besondere Bahnen (Assoziationsbahnen) miteinander verbunden. Die rechte Hirnhälfte ist für die Funktion der linken Körperseite verantwortlich und umgekehrt.

Funktionen einzelner Hirnareale

- Stirnlappen (psychische Funktionen, Körpermotorik, Sprachfunktion)
- Scheitellappen (Schmerz und Berührung)
- Schläfenlappen (Sprachverständnis)
- Hinterhauptslappen (Sehen)

Im Schnittbild des Gehirns (s. Abb. 7) läßt sich die dunklere **graue Substanz** der Hirnrinde und der inneren Hirnkerne von der helleren **weißen Substanz** unterscheiden. Die graue Substanz enthält die Nervenzellen, während die weiße Substanz

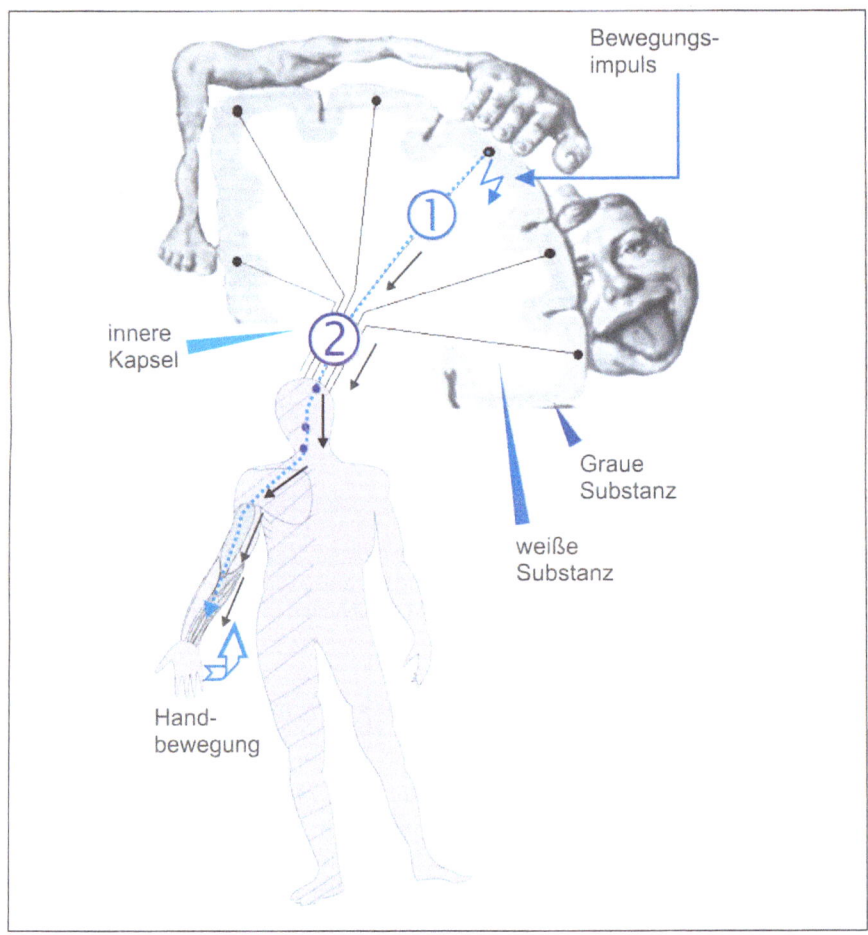

Abb. 7. Motorische Repräsentation als ein kopfstehender Körper (Homunkulus). Von der Hirnrinde ziehen die Nervenfasern dichtgedrängt durch die sogenannte innere Kapsel (Capsula interna). Eine Schädigung an dieser Stelle führt zur Lähmung der gesamten gegenüberliegenden Körperseite (2), wogegen eine gleich große Schädigung nahe der Hirnrinde nur die Lähmung eines Körperteils zur Folge hat (1). Die dunklere Struktur der Hirnrinde (graue Substanz) läßt sich von der helleren Struktur der weißen Substanz abgrenzen

aus Nervenfasern besteht. Innerhalb der Schädelkapsel ist das Gehirn von drei schützenden Hirnhäuten (Meningen) umgeben. Die harte Hirnhaut (Dura mater oder einfach Dura) bildet mit ihren zwei derben Blättern die äußere feste Hülle des Gehirns. Nach innen folgt die Spinngewebshaut (Arachnoidea), die einen mit Nervenflüssigkeit gefüllten Raum (Subarachnoidalraum) umschließt. Die innerste Schicht bildet die weiche Hirnhaut (Pia mater). Der Spalt zwischen den beiden Durablättern wird Epiduralraum und der Spalt zwischen Dura und Spinngewebshaut Subduralraum genannt.

Mit Hilfe besonderer Testverfahren konnte festgestellt werden, daß die linke Hirnhälfte für das Bewußtsein und die sprachlichen Informationen verantwortlich ist. Die rechte Hirnhälfte übertrifft die linke Seite hinsichtlich der Gedächtnis- und Abstraktionsleistungen, der Formerkennung und der räumlichen Vorstellung. Dominante Hirnhälfte wird diejenige Hirnhälfte genannt, in der sich das **Sprachzentrum** befindet. Bei 95% aller Menschen liegt das Sprachzentrum in der linken Hirnhälfte. Nicht nur beim Rechtshänder, sondern auch beim überwiegenden Teil der Linkshänder befindet sich das Sprachzentrum in der linken Hirnhälfte. Ein rechtsseitig oder auf beiden Seiten angelegtes Sprachzentrum bildet die Ausnahme. Die rechte Hirnhälfte ist für die motorischen und sensiblen Funktionen der linken Körperseite verantwortlich und umgekehrt.

Wichtige Strukturen des Zwischenhirn sind zwei große Kerngruppen, die Thalamus und Hypothalamus genannt werden. Der **Thalamus** sammelt die Sinnesinformation aller Sinnesorgane (außer Geruchssinn), verarbeitet diese und leitet sie dem Großhirn zu, um sie uns bewußt zu machen. Deshalb wird der Thalamus auch als „Tor zum Bewußtsein" bezeichnet. Wie wir später kennenlernen werden, ist der Thalamus eine wichtige Relaisstation im motorischen Regelkreis. Der **Hypothalamus** (hypo = unterhalb) ist das zentrale Regulationsorgan für unbewußte vegetative Funktionen wie z.B. Körpertemperatur (Wärmeregulationszentrum), Sexualtrieb, Nahrungs- (Hungerzentrum) und Wasseraufnahme (Durstzentrum). Im Zusammenspiel mit dem Hirnstamm regelt der Hypothalamus den Schlaf.

Bestimmte vegetative Funktionen werden nicht durch Nervenimpulse, sondern durch **Hormone** gesteuert, die von spezialisierten Nervenzellen des Hypothalamus gebildet, zur Hirnanhangsdrüse (Hypophyse) transportiert und dort nach Bedarf abgegeben werden.

Das **limbische System**, das den Balken saumartig umgibt (limbus = Saum), empfängt Informationen von den Assoziationsfeldern (assoziieren = verknüpfen), die Meldungen aus Sinnesorganen miteinander verbinden und mit Informationen aus anderen Hirnteilen verarbeiten. Das limbische System ist die übergeordnete Zentrale für den Hypothalamus, über den die Hormonproduktion gesteuert wird. Vom limbischen System werden auch die Funktionen von Herz und Eingeweiden beeinflußt. Durch Ausschaltungs- und Reizversuche hat man herausgefunden, daß vom limbischen System Gefühle wie Angst, Furcht, Wut, Zufriedenheit und auch das Triebverhalten generiert bzw. beeinflußt werden. Auch die begleitenden Gefühle, die wir mit bestimmten Eindrücken verbinden, werden von limbischen System geprägt. Störungen des limbischen Systems können zu Veränderungen des sexuellen und aggressiven Verhaltens führen.

Die Blutversorgung des Gehirns erfolgt über die Halsschlagadern und die Wirbelsäulenarterien. Obwohl das Gehirn nur 2% des Gesamtkörpergewichts ausmacht, benötigt es fast 17% des gesamten Herzminutenvolumens. Energielieferanten sind Sauerstoff und Zucker. Eine vollständige Unterbrechung der Blutzu-fuhr zum Gehirn führt nach 10 Sekunden zur Bewußtlosigkeit, nach etwa 3 Minuten treten die ersten nicht reparablen Schäden und nach etwa 10 Minuten der Hirntod ein.

Das durchschnittliche Hirngewicht schwankt abhängig von der Körpergröße zwischen 1250 g und 1600 g. Mit dem 20. Lebensjahr hat das Gehirn sein volles Gewicht erreicht. Bei der Geburt enthält das Gehirn etwa 13 Milliarden Nervenzellen. Bisher war man der Meinung, daß das Gehirn mit zunehmenden Alter an Leistungsfähigkeit verliere, weil im Verlauf des Lebens zunehmend Großhirnzellen zugrunde gehen. Heute weiß man, daß nach dem 60. Lebensjahr das Gehirn zwar schrumpft, die Anzahl der Nervenzellen jedoch nur gering abnimmt (bis zum 85. Lebensjahr um nur etwa 6%). Die Abnahme des Hirngewichts im Alter ist also weniger auf den Verlust von Hirnzellen, als auf eine Größenänderung von Nervenzellen zurückzuführen. Unbestreitbar ist jedoch, daß die Hirnleistungsfähigkeit im Alter abnimmt. Ursache hierfür ist wahrscheinlich der Verlust von Schaltstellen (Synapsen) im Gehirn, die Informationen von einer Nervenzelle auf die andere übertragen.

Motorische Nervenbahnen (Motoneurone) leiten direkt oder indirekt Signale von höhergelegenen Hirnabschnitten zu motorischen Kernzellen im Gehirn und Rückenmark und von dort zur Muskulatur. Sensible Nervenbahnen stellen die Erregungszuleitung von Sinneszellen (Sehen, Hören, Riechen, Schmecken) oder sensiblen Endaufzweigungen dar (Berührung, Schmerz, Temperatur). Neurone sind Elemente kompliziert verschalteter Neuronenketten, die Funktionssysteme miteinander verbinden. Für die Besprechung der Parkinson-Krankheit soll sich unser Interesse besonders auf die zentral-motorischen Verschaltungen richten.

Das Kleinhirn

Aufgabe des Kleinhirns ist es, die Koordination von Bewegungsabläufen zu steuern. Es erhält Informationen aus den motorischen Zentren des Großhirns, verarbeitet diese und schickt sie an das Großhirn zurück. Außerdem empfängt das Kleinhirn Meldungen von den Gelenkrezeptoren, dem Gleichgewichtsorgan im Innenohr und von den Augen. So ist das Kleinhirn jederzeit über die momentane Lage der einzelnen Gliedmaßen zueinander, über die Bewegungsabläufe und insgesamt über die Lage unseres Körpers im dreidimensionalen Raum informiert. Wenn diese Informationen übereinstimmen und auch dem Erwartungsmuster entsprechen, haben wir das Gefühl einer stabilen Lage, andernfalls entwickeln sich Unsicherheit und Schwindel.

Bei einer Funktionsstörung des Kleinhirns gehen die Einzelbewegungen eines Bewegungsablaufs nicht mehr flüssig und gleichmäßig ineinander über. Die Betroffenen gehen breitspurig, taumelnd, schwankend, wie betrunken (**Ataxie**, griech. ataxia = Unordnung). Im Stehen oder Sitzen kommt es zu Schwankungen (Standataxie, Rumpfataxie), das Sprechen wirkt abgehackt (skandierende Sprache), gezielte Bewegungen geraten zu kurz oder schießen über das Ziel hinaus, so daß bei Zielannäherung ein Zittern entsteht (Intentionstremor), schnell aufeinanderfolgende Wechselbewegungen (Klavierspielen, Schreibmaschineschreiben) gelingen nicht exakt (Dysdiadochokinese, diádochos = rasch aufeinanderfolgend). Vielleicht konnten Sie schon einmal einen betrunkenen Menschen beobachten: Der schwankende Gang, das lallende Sprechen und die unkoordinierten Bewegungen sind Ausdruck einer akuten Funktionsstörung des Kleinhirns durch den Alkohol.

5.1.2
Intelligenz und Gedächtnis

Unter Intelligenz versteht man die Fähigkeit, abstrakt und vernünftig zu denken und daraus zweckvolles Handeln abzuleiten. Als Maß für die allgemeine intellektuelle Leistungsfähigkeit gilt der **Intelligenzquotient (IQ)**, der aus dem Intelligenzalter und Lebensalter gewonnen wird. Der IQ beträgt 100, wenn ein durchschnittliches altersentsprechendes Leistungsvermögen im Intelligenztest gemessen wird. Das Intelligenzalter wird geteilt durch das Lebensalter und mit 100 multipliziert. Wenn ein Zehnjähriger die Testaufgaben eines Zwölfjährigen bewältigt, also ein Intelligenzalter von 12 hat, ist sein IQ 120 (zwölf geteilt durch zehn mal 100 ergibt 120). Wenn umgekehrt der Zwölfjährige gerade die Testaufgaben für Zehnjährige bewältigt, hat er einen IQ von 83 (zehn geteilt durch zwölf mal 100 ergibt 83). Sie sehen, daß der IQ nur ein ganz grober Meßwert ist.

Man unterscheidet zwei Formen von Intelligenz: eine Form, die Prozesse der Informationsverarbeitung und des Denkens beinhaltet (fluide Intelligenz, fluide = fließend) und eine zweite, die die inhaltliche Ausgestaltung des Denkens betrifft (kristallisierte Intelligenz). Es ist im wesentlichen die fluide Intelligenz, die im Alter abnimmt, während die auf Erfahrung beruhende kristallisierte Intelligenz im Alter relativ stabil bleibt.

Unter **Gedächtnis** verstehen wir die Fähigkeit, Erlerntes, Sinneswahrnehmungen und seelische Vorgänge im Gehirn zu speichern und diese Erinnerungen bei Bedarf abzurufen. Bis heute ist nicht im einzelnen bekannt, wie das Gehirn diese Leistung vollbringt. Ein Reiz oder ein Erlebniseindruck hinterläßt im Gehirn eine Spur, die langsam schwindet, wenn sie nicht durch einen gleichen oder ähnlichen Eindruck bzw. durch Wiederholung aufgefrischt wird. Das Neu- oder **Kurzzeitgedächtnis** speichert Informationen mit abnehmender Stärke der letzten Sekunden (bis Minuten). Wenn wir z.B. eine neue Nummer im Telefonbuch herausgesucht haben, können wir diese Nummer korrekt wählen, ohne sie abzulesen. Hat es sich um eine bedeutungslose oder vorher nicht benutzte Telefonnummer gehandelt, kann es schwierig sein, diese nach kürzerer Zeit wieder zu erinnern. Werden dagegen bedeutungsvolle Informationen wiederholt aufgenommen und genutzt, wie z.B. Telefonnummern von Bekannten, gehen diese in das Alt- oder **Langzeitgedächtnis** über und sind jederzeit über Monate und Jahre abrufbar.

Die Kurzzeitspeicherung basiert wahrscheinlich auf einer flüchtigen kreisenden Erregung im Nervensystem, während für die Langzeitspeicherung stoffliche oder strukturelle Änderungen in den Nervenzellen verantwortlich sind. Die „Gedächtniszellen" sind wahrscheinlich über weite Bereiche des Großhirns verteilt. Auch nach relativ ausgedehnter Hirnschädigung können die Gedächtnisinhalte bestehen bleiben oder nach kurzer Zeit zurückkehren. Dies ist nur so vorstellbar, daß mehrere Kopien der Gedächtnisinhalte bestehen oder daß diese aus unvollständigen Daten rekonstruiert werden können. Zeitlich begrenzte Erinnerungslücken werden (griech.) **Amnesie** genannt. Bei einer Gehirnerschütterung können der Unfallhergang und die unmittelbare Zeit zuvor oft nicht abgerufen werden (= retrograde Amnesie). Wenn die Erinnerung für eine gewisse Zeit nach dem schädigendem Ereignis gestört ist, spricht man von einer anterograden Amnesie.

5.1.3
Organisation der Motorik

Für Zielbewegungen besonders wichtige Zentren sind das Pyramidenbahnsystem und ein motorischer Regelkreis, den man heute unter dem Begriff **Basalgangliensystem** zusammenfaßt. Die Basalganglien sind für die Feinabstufung der Willkürbewegungen verantwortlich.

Pyramidenbahnsystem

Die willkürlichen Bewegungen werden über lange Nervenfasern geleitet, die von der Hirnrinde bis zu den motorischen Hirnnervenkernen bzw. zu den motorischen Zellen im Rückenmark (Vorderhornzellen) verlaufen. Die Großhirnzellen für das Gesicht und die Hand befinden sich am weitesten unten, es folgen Arm, Rumpf und Bein, so daß sich die motorische Repräsentation als ein kopfstehender Körper (Homunkulus) darstellt (Abb. 7). Von der Hirnrinde ziehen die Nervenfasern dichtgedrängt durch die sogenannte innere Kapsel (Capsula interna) und durch die Brücke (Pons) zum verlängerten Mark (Medulla oblongata). Die Vorwölbung (Pyramis) an dieser Stelle hat der Nervenbahn die Bezeichnung „Pyramidenbahn" verliehen. Die Pyramidenbahn kreuzt zur Gegenseite, wird im Rückenmark von den motorischen Zellen auf die motorischen Einzelnervenfasern umgeschaltet und erreicht schließlich die Muskulatur.

Eine Schädigung der Pyramidenbahn, z. B. durch einen Schlaganfall, führt zu einer Lähmung (Parese) der von diesen Nervenfasern versorgten Muskulatur. Wir hatten gehört, daß die linke Hirnhälfte für die meisten Funktionen der rechten Körperseite zuständig ist und umgekehrt (Abb. 7). Beim Schlaganfall erfolgt die Schädigung oft in einem Bereich, wo die Nervenfasern dicht gedrängt verlaufen (innere Kapsel). Hier kann schon eine relativ kleine Schädigung zu einer Lähmung der gesamten gegenüberliegenden Körperseite führen Abb. 7 (2). Eine gleich große Schädigung nahe dem Bereich der Hirnrinde würde dagegen „nur" zu einer Lähmung eines Körperteils, z.B. einer Hand führen Abb. 7 (1). Bei der Parkinson-Krankheit ist die Pyramidenbahn nicht geschädigt. Die Bewegungsstörung eines Parkinson-Kranken unterscheidet sich deshalb auch grundsätzlich von der Lähmung eines Schlaganfallpatienten und erfordert andere medikamentöse und krankengymnastische Maßnahmen. Den Unterschied zwischen einer Lähmung (Parese) und der Bewegungsstörung bei Parkinson-Patienten (Bradykinese) konnte James Parkinson noch nicht erkennen, als er die Krankheit „Paralysis agitans" nannte (Paralysis = Lähmung).

Basalganglien

Dem Pyramidenbahnsystem wurde früher als weiteres motorisches System das extrapyramidale System gegenübergestellt. Die motorischen Fasern laufen nicht durch die oben erwähnten „Pyramiden", sondern extrapyramidal (extra = außerhalb). Es handelt sich um motorische Kerngebiete und Regelkreise, die heute unter dem Begriff Basalganglien zusammengefaßt werden (Ganglion = Nervenzellkno-

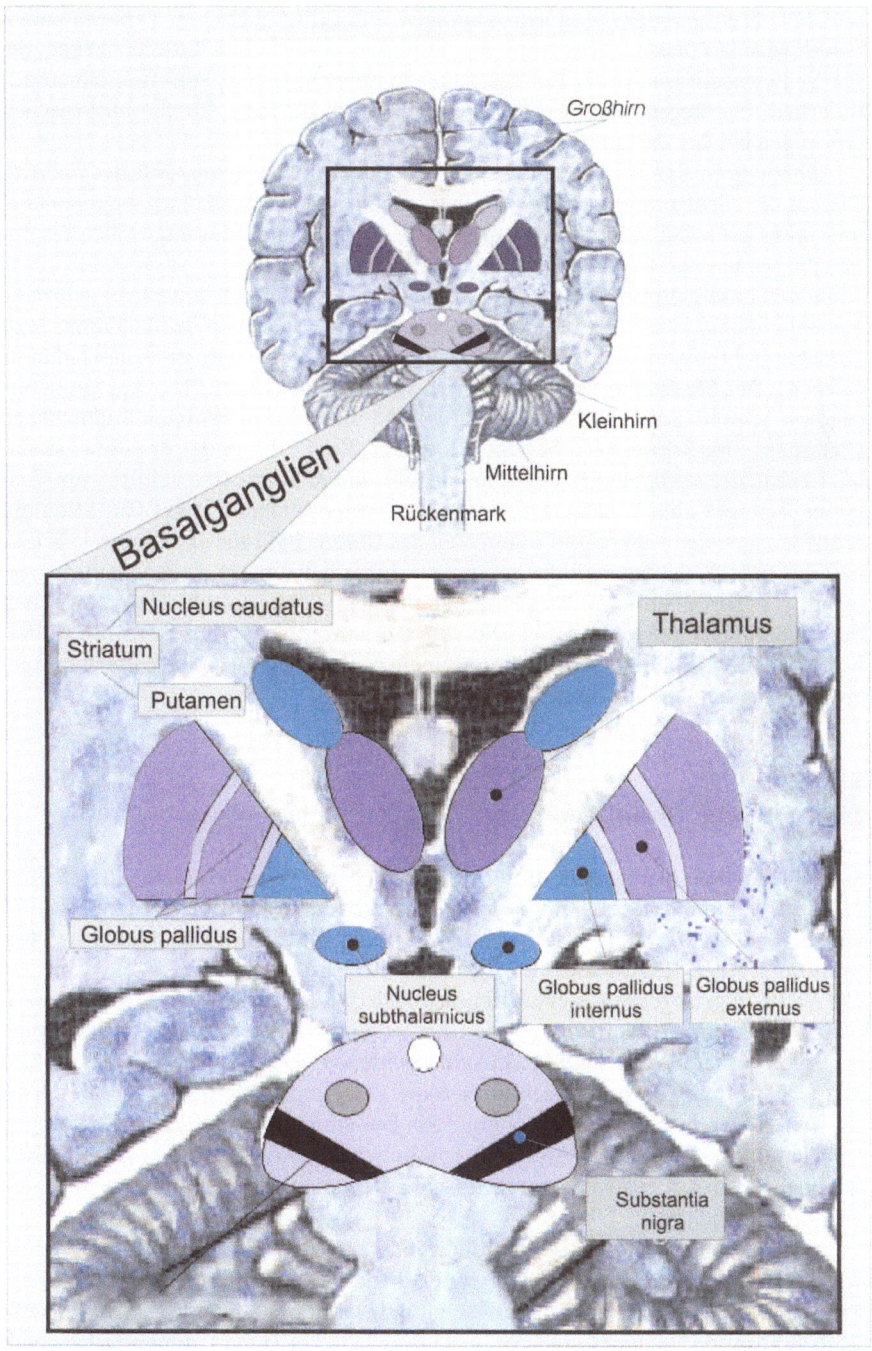

Abb. 8. Schematische Darstellung der Basalganglien, die im unteren Bildteil vergrößert herausgestellt sind (s. Text)

ten). Die Basalganglien sind ein wichtiges Bindeglied zwischen verknüpfenden Großhirnzellen (assoziatives Großhirn) und den motorischen Großhirnzellen, die für die Feinabstimmung der Bewegungen verantwortlich sind. Funktionsstörungen innerhalb der Regelkreise der Basalganglien sind die Basis für die motorischen Störungen bei der Parkinson-Krankheit.

Abbildung 8 zeigt im oberen Teil einen Frontalschnitt durch die Mitte des Gehirns. Die um die Hirnkammern gelagerten Basalganglien sind schematisch eingezeichnet und im unteren Teil vergrößert herausgestellt. Zu Ihrer Orientierung wollen wir Ihnen die Namen und Lage der einzelnen Kerngebiete vorstellen.

Zu den **Basalganglien** zählen der Streifenkörper (Corpus striatum), die schwarze Substanz (Substantia nigra) und ein Kerngebiet, das unterhalb des Thalamus liegt (Nucleus subthalamicus; nucleus = Kern, sub-thalamicus = unter dem Thalamus gelegen). Der **Streifenkörper** gliedert sich in den Schweifkern (Nucleus caudatus; cauda = Schweif, Schwanz, kurz: caudatus) und den schalenförmigen Endhirnkern (Putamen). Der Schweifkern besteht aus einem „Kopf", der in der dreidimensionalen Ansicht der seitlichen Hirnkammer anliegt, einem Körper, der seitlich vom Thalamus liegt und einem „Schwanz", der in den Temporallappen reicht. Zur Mitte hin schließen sich der äußere und innere Teil des **Globus pallidus** an (Globus = Kugel, pallidus = blaß, Globus pallidus internus = inneres Pallidum, Globus pallidus externus = äußeres Pallidum). Das Putamen und der Globus pallidus liegen zwischen der inneren und äußeren Kapsel. Die **Substantia nigra** ist symmetrisch im Mittelhirn lokalisiert und besteht aus einer pigmentreichen Region (Zona compacta) und einer zellarmen Region (Zona reticularis).

5.2
Biochemische Grundlagen

Signale von einer Nervenzelle (Neuron) zur nächsten verlaufen als elektrische Impulse am Nervenfaserstrang und werden am Nervenfaserende durch chemische Botenstoffe auf das nachfolgende Neuron übertragen (Abb. 9 A). Die chemischen **Botenstoffe** werden **Neurotransmitter** genannt (Transmitter = Überträger, Neuron = Nerv, also Überträger von Nervensignalen). Die Kontaktstelle zweier Nervenfasern wird als **Synapse** bezeichnet. Für die Übertragung von Bewegungsimpulsen spielt der Neurotransmitter **Dopamin** eine entscheidende Rolle. Weitere Botenstoffe wie Acetylcholin und Glutamat beeinflussen die Erregungsfortleitung. In Abb. 9 wird die weiterleitende Nervenzelle nicht nur von Dopamin (dopaminerg), sondern auch von Glutamat (glutamaterg) und Acetylcholin (cholinerg) beeinflußt. Die einzelnen Botenstoffe wirken entweder erregend oder hemmend und entscheiden über die Erregungsfortleitung.

In Abb. 9 ist im unteren Teil (B) die Kontaktstelle für den Botenstoff Dopamin vergrößert herausgestellt. Das klobige Endstück der ersten Nervenendigung heißt **Präsynapse** (prä = vor), die Empfangsregion der weiterleitenden Nervenzelle heißt **Postsynapse** (post = nach) und der Spalt zwischen beiden wird **synaptischer Spalt** genannt. Der elektrische Impuls bewirkt, daß in Bläschen (Vesikeln) gespeichertes Dopamin in den synaptischen Spalt abgeben wird. Die Erregungsfortleitung erfolgt dadurch, daß sich das Dopamin an bestimmte Rezeptoren (Empfangseinrich-

Biochemische Grundlagen

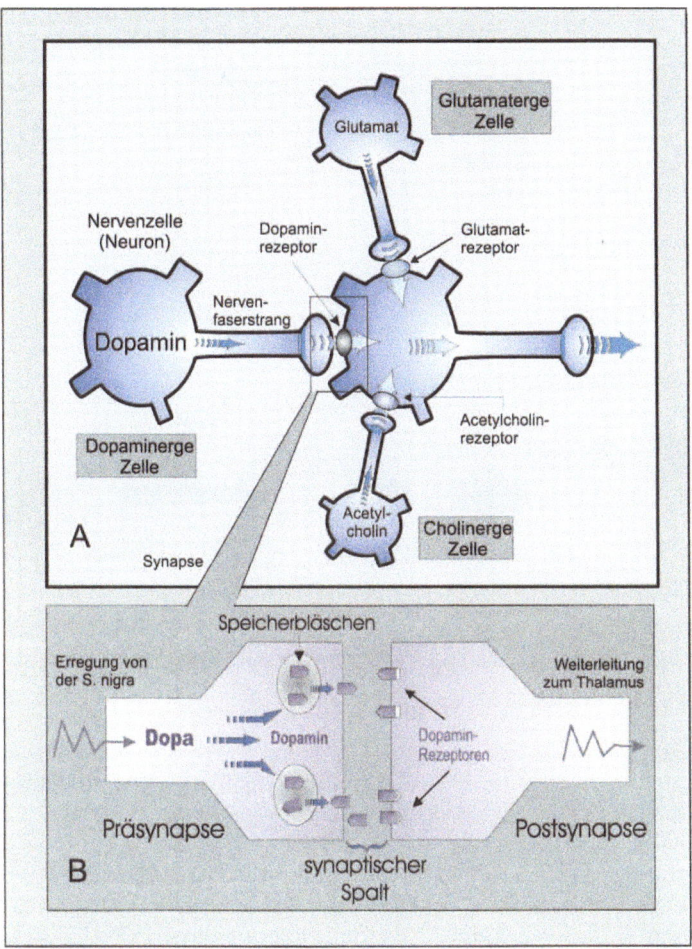

Abb. 9. Weiterleitung der Erregung von einer Nervenzelle zur nächsten erfolgt über besondere Kontaktstellen (Synapsen). Die Dopaminsynapse ist im unteren Teil vergrößert dargestellt (9 B, s. Text)

tungen) des nachgeschalteten Neurons anlagert. Rezeptoren sind große Eiweißmoleküle, die sich an der Hülle (Membran) des Neurons befinden.

Vorstufe für Dopamin ist die mit der Nahrung aufgenommene Aminosäure Phenylalanin (Aminosäuren sind Bausteine für Eiweiße). In der Nervenzelle erfolgt die weitere Umwandlung zu den Vorstufen Tyrosin und Dopa und schließlich zu Dopamin. Für die einzelnen biochemischen Schritte sind bestimmte Enzyme (Fermente) notwendig. Das Enzym Tyrosinhydrolase wandelt Tyrosin in Dopa um und das Enzym Decarboxylase ist für die weitere Umwandlung in den Botenstoff Dopamin verantwortlich (Abb. 10). Dopamin wird in kleinen Bläschen (Vesikeln) gespeichert. Für die synaptische Übertragung wird Dopamin aus den Speicherbläschen entlassen und koppelt an die Dopaminrezeptoren der Empfängerzelle an. Ein Teil

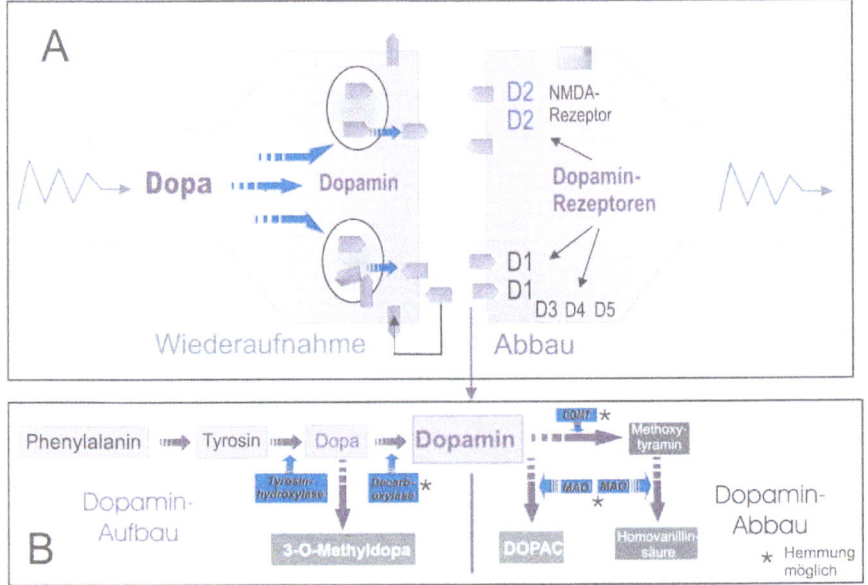

Abb. 10. Oberer Teil *(A)*: Dopaminsynapse. Unterer Teil *(B)*: Dopamin wird aus der Aminosäure Phenylalanin gebildet. Der Abbau von Dopamin erfolgt durch die Enzyme COMT und MAO

des Dopamins wird an spezielle Rezeptoren der Präsynapse (Autorezeptoren) gebunden, um die Ausschüttung von Dopamin zu regulieren. Nicht benötigtes Dopamin wird entweder in die Nervenzelle zurücktransportiert oder abgebaut und als Homovanillinsäure ausgeschieden (Abb. 10).

Dopamin wird durch zwei Enzyme metabolisiert (verstoffwechselt): Innerhalb des Neurons (intraneuronal) entsteht über das Enzym **Katechol-O-Methyltransferase (COMT)** die unwirksame Dihydrophenylessigsäure (DOPAC). Außerhalb des Neurons (extraneuronal) erfolgt die Metabolisierung über das Enzym **Mono-Amino-Oxidase-B (MAO-B)**.

Dopaminerge Neurone weisen eine anhaltende (tonische) Aktivität mit einer Entladungsfrequenz von 4–5 Hz auf. Nach Bindung von freigesetztem Dopamin an Rezeptoren der Empfängerzelle wird ein motorisches Signal erst dann fortgeleitet, wenn eine bestimmte Dopamin-Schwellenkonzentration erreicht ist. Die Dopamin-Bindungsstellen lassen sich in Dopamin-1 (D1)- und Dopamin-2 (D2)-Rezeptoren unter-

Botenstoff	Wirkorte	Funktion
Dopamin	D1- D2-Rezeptoren	Fördernd/hemmend
Acetylcholin	Zwischenneurone	Fördernd
GABA	Striatum, Pallidum	Hemmend
Glutamat	Großhirn, Streifenkörper	Fördernd
	N. subthalamicus Pallidum	Fördernd

Biochemische Grundlagen

scheiden. Inzwischen hat man insgesamt 5 Rezeptor-Untergruppen identifiziert, die entweder D1- oder D2-Eigenschaften haben (Rezeptor-Familien). Zu der dopaminergen D1-Familie zählen die D1- und D5-Rezeptoren, zu der D2-Familien gehören die D2-, D3- und D4-Rezeptoren. Nach dem Schlüssel-Schloß-Prinzip findet der Botenstoff seinen besonderen Rezeptor und löst die Weiterleitung des Nervensignals aus.

Die Wechselwirkungen zwischen den einzelnen Dopamin-Rezeptoren sind im einzelnen nicht genau bekannt. Man geht heute davon aus, daß die gleichzeitige Stimulation von D1- und D2-Rezeptoren für die normale motorische Funktion bedeutsam ist. Neben dem Botenstoff Dopamin sind weitere Botenstoffe an den Funktionskreisen beteiligt: Es handelt sich u.a. um Acetylcholin, Glutamat, Gamma-Aminobuttersäure (GABA), Serotonin, Noradrenalin, Substanz P, Enkephalin, Dynorphin. Abhängig vom Neurotransmitter und der Empfängerzelle bestehen fördernde und hemmende Wirkungen. **Dopamin** wirkt fördernd auf die direkte Pro-

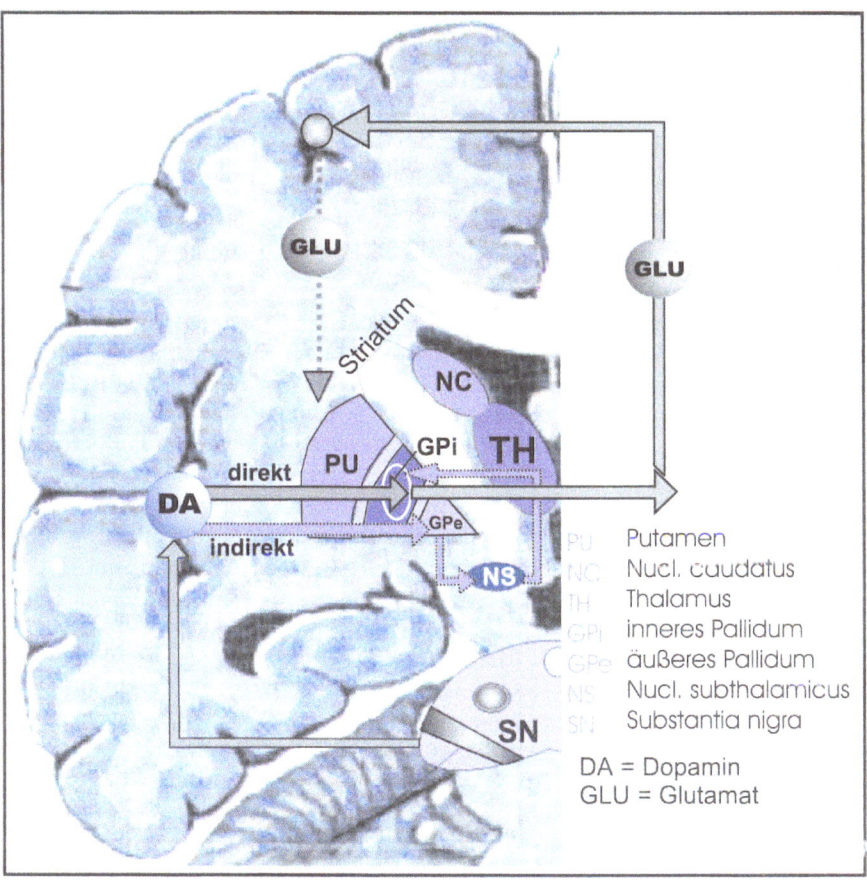

Abb. 11. Darstellung des normalen motorischen Regelkreises im Hirnschnittbild mit direkter und indirekter Bahn zum inneren Pallidumglied

jektion vom Striatum zum Globus pallidus internus und hemmend auf die indirekte Projektion. **Acetylcholin** wirkt fördernd an den Zwischenneuronen im Streifenkörper, **GABA** hemmt die Übertragung vom Streifenkörper zum Pallidum und schließlich fördert **Glutamat** die Erregungsfortleitung vom Nucleus subthalamicus zum inneren Pallidum und vom Großhirn zum Streifenkörper. Die Bilanz aller hemmenden und fördernden Impulse entscheidet schließlich über die Erregungsfortleitung und motorische Feinabstimmung der Bewegung.

Der im Großhirn ausgelöste Bewegungsimpuls erreicht nicht direkt über die Pyramidenbahn die Muskulatur, sondern muß zunächst einen Schaltkreis innerhalb der Basalganglien durchlaufen. Die komplizierten Verbindungen des motorischen Funktionskreises der Basalganglien sind in Abb. 11 schematisch im Schnittbild dargestellt.

Für den normalen Bewegungsablauf muß im inneren Pallidum ein gewisses Maß an Hemmung auf den Thalamus vorherrschen. Dies geschieht über direkte und indirekte Bahnen (Abb. 11). Der indirekte Weg verläuft als hemmende Bahn zunächst zum äußeren Pallidumglied (Globus pallidus externus) und von dort zum Nucleus subthalamicus. Vom Nucleus subthalamicus ziehen erregende Bahnen zum inneren Pallidum. Die direkte Bahn erreicht ohne Umweg den Globus pallidus internus. Die motorische Schleife verläuft über den Thalamus zur Hirnrinde und wird von dort mit der Erregungsübertragung zum Striatum geschlossen. Von der Substantia nigra führen sowohl hemmende als auch erregende Bahnen zum Streifenkörper.

5.3
Neuropathologie des Parkinson-Syndroms

Das neuropathologische Substrat der Parkinson-Krankheit ist die **Substantia nigra** (schwarze Substanz) im Hirnstamm oder genauer im Mittelhirn. Auf einem Schnittbild durch den Hirnstamm eines Gesunden kann man schon mit bloßem Auge ein dunkleres Band erkennen, das die Strukturen der Substantia nigra darstellt (Abb. 12 A). Die schwärzliche Verfärbung entsteht durch den Farbstoff Melanin in diesen Zellen, daher auch der Name „schwarze Substanz". Der junge französische Mediziner Tretjakow hat 1919 in seiner Doktorarbeit erstmals den Zellverlust in der Substantia nigra als wesentlichen Befund bei Parkinson-Patienten beschrieben. Aus bisher noch ungeklärter Ursache kommt es zum Untergang von Zellen in bestimmten Bereichen der schwarzen Substanz (Zona compacta) und in geringerer Ausprägung auch in anderen Hirnregionen. Der in diesen Zellen gespeicherte schwarze Farbstoff Melanin wird freigesetzt und abtransportiert, es verbleibt eine blasse narbige Struktur (Abb. 12 B). Folge ist, daß die von den Zellen der schwarzen Substanz zum Streifenkörper ziehenden dopaminhaltigen Fasern untergehen und somit der Botenstoff Dopamin an den Nervenkontaktstellen (Synapsen) nicht mehr in ausreichendem Maße zur Verfügung steht.

Als weiteres charakteristisches Zeichen finden sich bei mikroskopischen Untersuchungen in der Substantia nigra und in anderen Hirnabschnitten kugelförmige Strukturen, die nach ihrem Erstbeschreiber **Lewy-Körperchen** genannt werden (Abb. 12 C). Wegen ihrer Anfärbung werden diese im Zelleib und den Zellfortsätzen

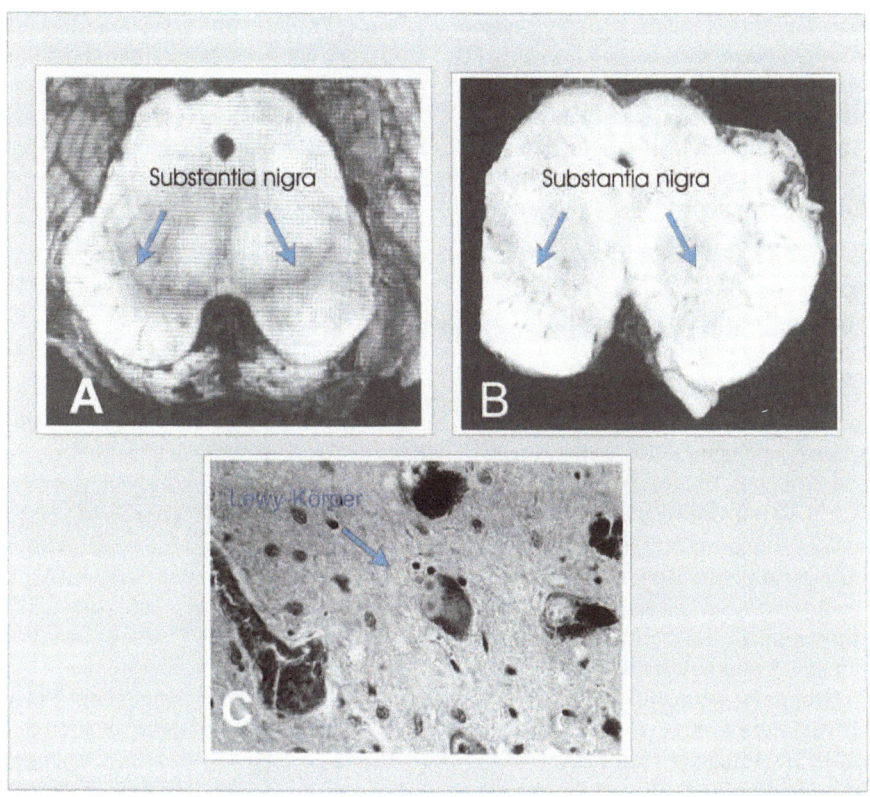

Abb. 12 A–C. Substantia nigra (schwarze Substanz). A Normalperson mit deutlicher Pigmentierung, B Parkinson-Patient mit kaum nachweisbarem Farbstoff, C mikroskopischer Befund mit Einschlußkörperchen. Mit freundlicher Genehmigung von Herrn Dr. J. Bohl, Neuropathologisches Institut der Universität Mainz (Leiter: Prof. Dr. H. H. Goebel)

gelegenen Strukturen auch eosinophile, zytoplasmatische Einschlußkörperchen genannt. Lewy-Körperchen sind zwar bei allen Parkinson-Patienten nachweisbar, finden sich jedoch auch bei anderen degenerativen Hirnerkrankungen wie z. B. der Demenz vom Alzheimer-Typ und sind in 10% der gesunden über Sechzigjährigen ebenfalls nachweisbar. Ihr Nachweis steht in keiner Beziehung zur Schwere der Parkinson-Krankheit. Die diffuse Lewy-Körperchen-Krankheit wird als Sonderform der degenerativen Parkinson-Syndrome abgegrenzt (s. S. 124).

Ehe die ersten Zeichen der Parkinson-Krankheit sichtbar werden, müssen 60–80% der dopaminergen Nervenzellen untergehen. Nach neueren PET-Untersuchungen sollen sich auch schon bei 50% Zellverlust klinische Zeichen der Parkinson-Krankheit nachweisen lassen. Die Anzahl dopaminerger Neurone vermindert sich von 450.000 bei Geburt auf 300.000 bis 120.000 im höheren Alter. Da man die Geschwindigkeit des Zelluntergangs in etwa abschätzen kann, läßt sich hochrechnen, daß 7–12 Jahre vergehen können, bis der Zelluntergang zu ersten Krankheitszeichen führt. Anders ausgedrückt bedeutet dies, daß der heute 60jährige Parkinson-Patient schon im Alter von etwa 50 Jahren erkrankte, ohne daß man bei ihm Krankheitszeichen sah oder diese in der klinischen Untersuchung hätte feststellen können. Die Zahlenangaben von intakten dopaminergen Neuronen im Endstadium der Parkinson-Krankheit reichen von 5–50%. Hauptschädigungsort bei der Parkinson-Krankheit ist zwar die Substantia nigra, daneben sind jedoch in geringerem Ausmaß weitere Hirnregionen betroffen. Der Streifenkörper (Striatum) selbst ist nicht geschädigt.

5.4
Neurochemie des Parkinson-Syndroms

Die ersten Hinweise auf die Bedeutung des Dopamins bei Parkinson-Patienten ergaben die Untersuchungen von Carlson und Mitarbeitern 1957, die durch Reserpingabe (Gegenspieler des Dopamins) bei Tieren ein Parkinson-ähnliches Bild erzeugen konnten. Die durch Reserpin ausgelöste Bewegungsstörung konnte durch Gabe von L-Dopa wieder rückgängig gemacht werden. Wenig später konnten Ehringer und Hornykiewicz (1960) in Gehirnen von Parkinson-Patienten eine deutliche **Verminderung von Dopamin** in den Basalganglien, insbesondere im Streifenkörper nachweisen. Seit diesen Untersuchungen wissen wir, daß der Mangel des Botenstoffs Dopamin die wesentlichste biochemische Grundlage für die Entstehung der Parkinson-Krankheit dargestellt.

Dopamin kann nicht von außen zugeführt werden, da es die sogenannte **Blut-Hirn-Schranke** (das ist die Stelle, an der Stoffe vom Blut in das Gehirn übertreten) nicht durchdringen kann. Von außen zugeführtes L-Dopa als Vorstufe des Dopamins kann jedoch diese Schranke überwinden und im Gehirn zu Dopamin umgewandelt werden (s. Abb. 34, S. 162). Unabhängig voneinander berichteten 1961 der Wiener Neurologe Birkmayer und Hornykiewicz sowie Barbeau und Mitarbeiter in Canada über den guten klinischen Effekt von L-Dopa auf die Bewegungsstörung bei Parkinson-Patienten. Damit war die L-Dopa-Therapie eingeleitet, die auch heute noch den wichtigsten Pfeiler („Goldstandard") der medikamentösen Parkinsonbehandlung darstellt.

Wir hatten gehört, daß neben Dopamin weitere Neurotransmitter, wie z.B. Glutamat, GABA und Acetylcholin, am motorischen Regelkreis innerhalb der Basalganglien beteiligt sind. Für Störungen des vegetativen Nervensystems und für psychische Störungen sind neben dem Dopaminmangel Konzentrationsstörungen der Botenstoffe Noradrenalin und Serotonin verantwortlich. Neurotransmitter üben entweder einen hemmenden (inhibitorischen) oder fördernden (exzitatorischen) Einfluß auf die nachgeschalteten Neurone aus. Der Gesamtbetrag d.h. die Bilanz aller fördernden und hemmenden Projektionen entscheidet schließlich darüber, ob und wie der Bewegungsimpuls fortgeleitet wird.

Um die Veränderungen im **motorischen Regelkreis** bei der Parkinson-Krankheit mit denen eines Gesunden besser vergleichen zu können, soll der aus Abb. 11 bekannte motorische Regelkreis eines Gesunden dem eines Parkinson-Patienten gegenübergestellt werden (Abb. 13). Unter physiologischen, d.h. normalen Bedingungen übt das innere Pallidum (Globus pallidus internus) einen hemmenden Einfluß auf den Thalamus aus. Ein physiologisches Maß an Hemmung ist für die fein abge-

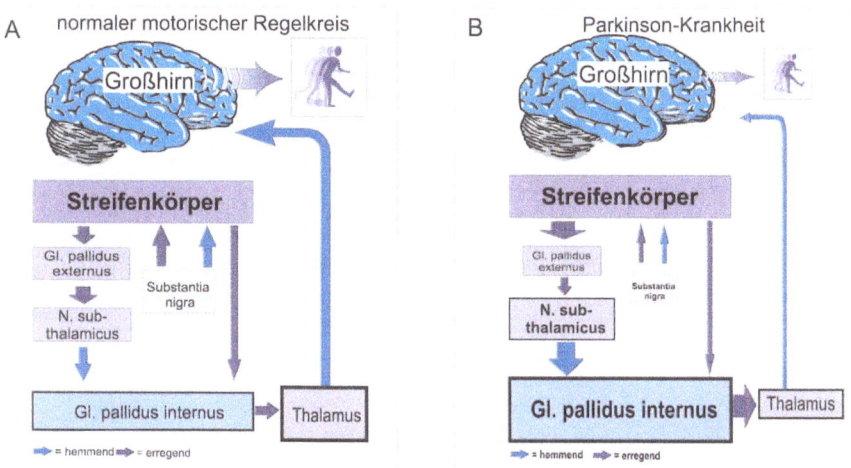

Abb. 13 A, B. Schematische Darstellung des motorischen Regelkreises bei einer Normalperson (**A**) und bei einem Patienten mit der Parkinson-Krankheit (**B**). Bei Parkinson-Patienten wird durch direkte und indirekte Bahnen die Aktivität des inneren Pallidums (Globus pallidus internus) gesteigert und so der hemmende Einfluß auf den Thalamus verstärkt. Folge ist eine verminderte Erregungsleitung zum Großhirn (s. Text)

stimmte Erregungsweiterleitung über den Thalamus zum Großhirn notwendig. Beim Parkinson-Kranken sind die dopaminergen Bahnen von der schwarzen Substanz zum Streifenkörper geschädigt bzw. ausgefallen. Dadurch wird der direkte hemmende Einfluß vom Streifenkörper auf das innere Pallidumglied vermindert, so daß dieser Pallidumanteil nun aktiver wird. Eine zusätzliche Aktivitätssteigerung erfährt das innere Pallidumglied dadurch, daß der erregende Einfluß vom Nucleus subthalamicus zunimmt. Höhere Aktivität des Globus pallidus internus bedeutet verstärkte Hemmung für den Thalamus. Die nachgeschaltete Bahn vom Thalamus zum Großhirn wird also gehemmt und somit die Erregungsweiterleitung zu den motorischen Zentren im Großhirn reduziert. Das Ergebnis ist die verminderte Bewegungsfähigkeit bei Parkinson-Patienten (Bradykinese).

Wie wir später noch genauer besprechen werden, wird die durch Dopamin vermittelte Aktivität des Streifenkörpers über D1- und D2-Rezeptoren gesteuert (s. auch Abb. 37, S. 194). Das direkt zum Globus pallidus internus führende System projiziert über D1-Rezeptoren und fördert die Bewegung. Das indirekt über den Nucleus subthalamicus und den Globus pallidus externus führende System geht von D2-Rezeptoren aus und hemmt die Bewegung. Bei Gesunden stehen bewegungshemmende und bewegungsfördernde Projektionssysteme in einem dynamischen Gleichgewicht. Beim Parkinson-Kranken fällt der hemmende Effekt auf den Globus pallidus internus durch die fehlende Dopaminstimulation aus.

Im Streifenkörper bestehen über Zwischenneurone Verbindungen zu Neuronen, die **Acetylcholin** als Botenstoff nutzen (s. Abb. 37, S. 194). Durch den Ausfall dopaminerger Neurone kommt es zur Aktivitätssteigerung dieser cholinergen Zwischenneurone (cholinerg = über Acetylcholin gesteuert). Das cholinerge Übergewicht ist vornehmlich für die erhöhte Muskelspannung (Rigor) und den Tremor

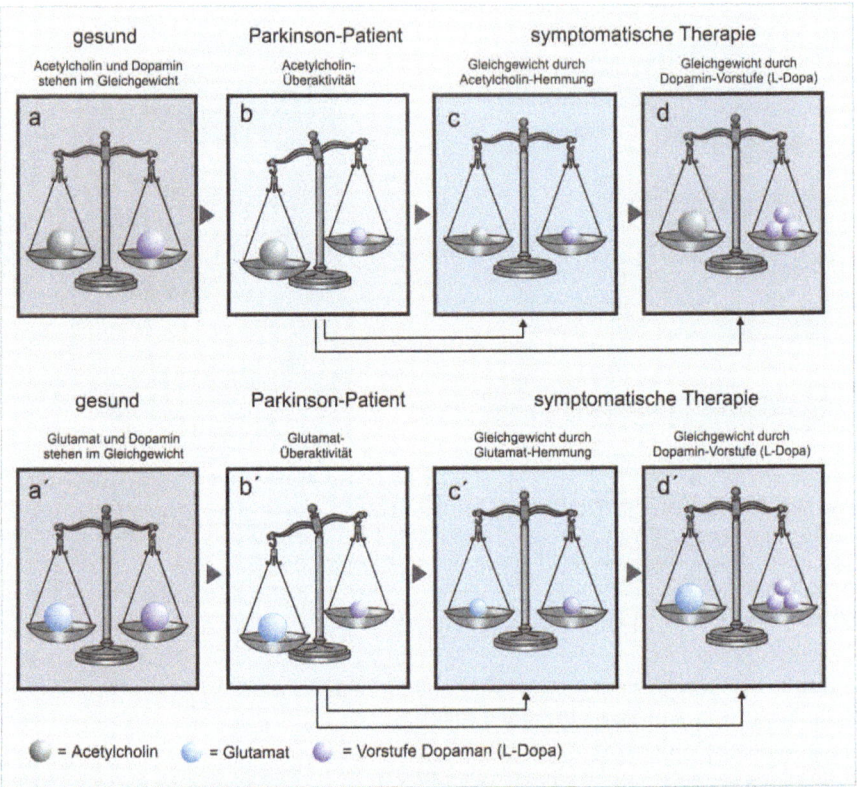

Abb. 14a–d. Waagemodell, Dopamin-Acetylcholin: Ungleichgewicht von Dopamin und Acetylcholin bzw. Glutamat bei der Parkinson-Krankheit. Beim Gesunden befinden sich die Überträgerstoffe Dopamin, Acetylcholin und Glutamat in einem Gleichgewicht (**a**). Der Mangel an Dopamin beim Parkinson-Patienten führt zum relativen Überwiegen von Acetylcholin und Glutamat (**b**). Das Ungleichgewicht kann einmal dadurch behoben werden, daß die Acetylcholin- bzw. Glutamatwirkung vermindert (**c**) oder die Dopaminwirkung gesteigert wird (**d**)

verantwortlich, wogegen die Bewegungsverlangsamung (Bradykinese) vorwiegend durch den Dopaminmangel entsteht. Die Hemmung der cholinergen Überaktivität durch sogenannte Anticholinergika stellt das älteste Therapiekonzept bei Parkinson-Patienten dar. Bei einem Gesunden halten sich Acetylcholin und Dopamin die Waage (Abb. 14a).

Neben der erhöhten cholinergen Aktivität ist ein weiterer Botenstoff betroffen, nämlich das **Glutamat**. Die Aminosäure Glutamat ist der wichtigste erregende Botenstoff in Zentralnervensystem. Vermutlich werden alle vom Großhirn ausgehenden Bahnen von Glutamat, d. h. glutamaterg gesteuert. Glutamat ist nicht nur für die Motorik, sondern auch für die Vermittlung von Sinneswahrnehmungen und kognitiven Funktionen wie Lernen und Gedächtnis verantwortlich. Hauptbindungsstelle für das Glutamat ist der NMDA-Rezeptor, der nach der Asparaginsäure, einem weiteren Botenstoff benannt wird (N-Methyl-D-Aspartat). Nachdem Glutamat an den

NMDA-Rezeptor angekoppelt hat, kommt es zum Einstrom von Kalzium in das Neuron (in Abb. 10 ist an der postsynaptischen Nervenzelle ein NMDA-Rezeptor schematisch eingezeichnet). Eine vathologisch erhöhte Kalziumkonzentration in der Zelle stellt einen möglichen Mechanismus des neuronalen Zelltodes dar (s. S. 37). Das Gleichgewicht der einzelnen Botenstoffe läßt sich gut an einem Waagemodell verdeutlichen (Abb. 14).

Unter normalen Bedingungen stehen nach dem **Waagemodell** Dopamin und Acetylcholin (Abb. 14a) sowie Dopamin und Glutamat (Abb. 14a′) im Gleichgewicht. Durch Dopaminmangel wird sowohl die cholinerge (Abb. 14b) als auch die glutamaterge Aktivität (Abb. 14b′) erhöht. Wie wir später noch genauer besprechen werden, kann die relative Überfunktion des cholinergen und glutamatergen Systems medikamentös gedämpft und somit das Gleichgewicht wieder hergestellt werden (Abb. 14c und 14c′), jedoch auf einem niedrigeren Niveau. Das ursprüngliche Gleichgewicht kann durch Erhöhung des Dopaminangebots wieder erreicht werden. Die Erhöhung des Dopamingehalts durch die Dopaminvorstufe L-Dopa und durch Dopamin-ähnliche Wirkstoffe (Dopaminagonisten) stellt heute den wesentlichsten Pfeiler der medikamentösen Parkinson-Therapie dar.

5.5
Mögliche Entstehungsmechanismen der Parkinson-Krankheit

Trotz eingehender Kenntnisse über die biochemischen und neuropathologischen Vorgänge im Gehirn von Parkinson-Patienten ist bis heute die Ursache für den Untergang der dopaminergen Zellen in der schwarzen Substanz nicht bekannt. Es gibt jedoch eine Reihe von Hypothesen, die das Absterben der dopaminergen Neurone erklären könnten. Nach bisherigen Ergebnissen der Parkinson-Forschung scheinen mehrere Faktoren für den vorzeitigen Nervenzelltod verantwortlich zu sein. Den oder die Auslöser zu finden, wäre der Schlüssel für eine Heilung der Parkinson-Krankheit. Im nachfolgenden Kasten sind die heutigen Theorien zur Entwicklung der Parkinson-Krankheit zusammengestellt.

Die Parkinson-Krankheit tritt gewöhnlich bei älteren Patienten auf, so daß vermutet wurde, daß ein **veränderter Alterungsprozeß** eine Rolle spielen könnte. Einige ältere Menschen ohne Parkinson-Syndrom entwickeln Haltungs- und Bewegungsstörungen, die Ähnlichkeit mit der Parkinson-Krankheit haben, sich allerdings nicht durch L-Dopa bessern. Der Alterungsprozeß selbst kann jedoch nicht die Ursache sein, da im hohen Alter die Parkinson-Krankheit seltener ist als vor dem 70. Lebensjahr. Weiterhin kann entgegengehalten werden, daß die Häufigkeit der Parkinson-Krankheit in den vergangenen 10 Jahren nicht wesentlich zugenommen hat, obwohl die Lebenserwartung deutlich gestiegen ist.

Im normalen Alterungsprozeß verliert der Mensch einen Teil seiner dopaminergen Neurone. Da es gewöhnlich erst bei einem **Ausfall von 60–80% der Neurone** zu klinisch sichtbaren Parkinsonzeichen kommt, reicht das „physiologische Altern" der Nervenzellen nicht aus, um die Parkinson-Krankheit manifest werden zu lassen. [Abb. 15 (1), normales Altern]. Bei Parkinson-Patienten ist der Neuronenverlust im Putamen besonders ausgeprägt. PET-Untersuchungen bei Gesunden zwischen dem 27. und 76. Lebensjahr konnte jedoch keine verminderte L-Dopa-Aufnahme in das Putamen nachweisen.

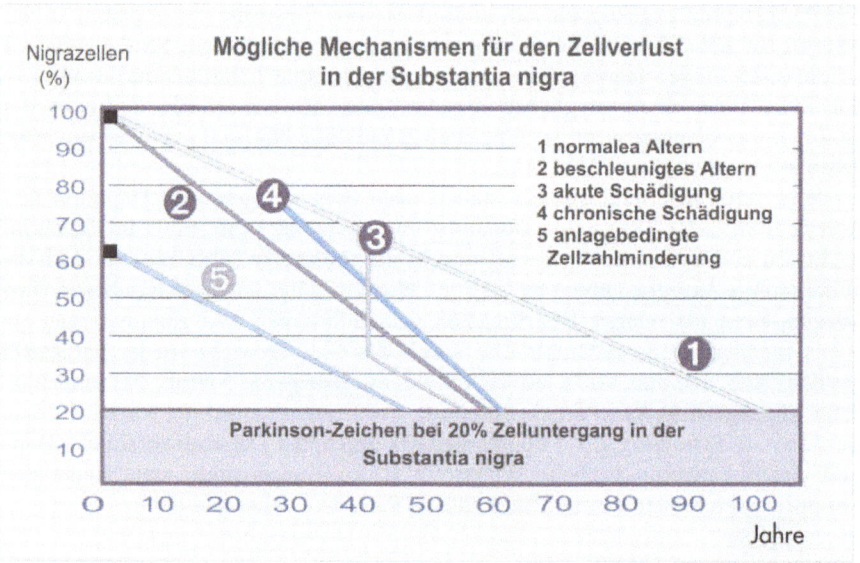

Abb. 15. Der fortschreitende Untergang nigrostrialer Neurone könnte Folge eines beschleunigten Alterns sein (2). Diskutiert wird weiterhin eine akute (3) oder chronische (4) Schädigung im normalen Alterungsverlauf. Eine zahlenmäßig verminderte Anlage dopaminerger Zellen seit Geburt wird für besondere Parkinson-Untergruppen angenommen (5)

Mögliche Faktoren für den Untergang dopaminerger Nervenzellen
• Verkürzte Lebensdauer dopaminerger Neurone
• Genetische Faktoren (Vererbung)
• Exogene Giftstoffe (z. B. Umweltgifte Mangan, Kohlenmonoxid)
• Endogene Giftstoffe (z. B. Dopamin-Stoffwechselprodukte)
• Zelluntergang durch oxidativen Streß (giftige Radikale, Glutathionmangel)
• Mangel an Wachstumsfaktoren (neurotrophe Faktoren)
• Störung des Kalziumstoffwechsels in der Hirnzelle
• Störung in der Atmungskette (Mitochondrien-Störung der intrazellulären Energieproduktion)
• Ansammlung von Eisenionen

Für die Theorie eines **beschleunigten Altern** seit Geburt [Abb. 15 (2)] gibt es bisher wenig Belege. Eine andere Theorie besagt, daß irgendwann im mittleren Lebensalter ein erheblicher Teil dopaminerger Neurone infolge einer akuten inneren oder äußeren Schädigung abstirbt, ohne daß zunächst Parkinsonzeichen sichtbar werden. Man schätzt die Zahl der Dopaminneurone bei Geburt auf etwa 450.000 und geht davon aus, daß die kritische Grenze für den Beginn der Parkinson-Erkrankung bei 180.000 liegt. Nach einer akuten Neuronenschädigung unterliegen die verbliebenen funktionsfähigen Neurone dem weiteren natürlichen Degenerationsprozeß, so daß die kritische Grenze nun sehr viel früher erreicht wird und Parkinsonzeichen sichtbar werden. Als akute Schädigungsart vermutet man entzündliche und/oder giftige (toxische) Einflüsse [Abb. 15 (3)].

Eine weitere Ursache könnte sein, daß eine chronisch-fortschreitende Zellschädigung in früheren Lebensjahren einsetzt und früher zur kritischen Verminderung von Dopaminzellen führt [Abb. 15 (4)].

Eine zahlenmäßig verringerte Anlage dopaminerger Zellen von Geburt an, die dann parallel zum weiteren physiologischen Alterungsprozeß früher zur Parkinson-Krankheit führt [Abb. 15 (5)], kann für besondere Parkinson-Untergruppen eine Rolle spielen.

Mechanismen für den frühzeitigen Neuronenverlust bei der Parkinson-Krankheit
- Beschleunigtes Altern der Nervenzellen
- Akute Schädigung der Nervenzellen
- Chronisch-fortschreitende Schädigung der Nervenzellen
- Anlagebedingte Nervenzellzahlminderung

5.5.1
Das MPTP-Modell

In den USA wurde 1979 über einem jungen drogenabhängigen Chemiestudenten berichtet, der nach Injektion einer von ihm hergestellten Droge ein Parkinson-Syndrom entwickelte, das mit schweren psychischen Störungen einher ging. Nachdem sich die Krankheitszeichen unter L-Dopa gut zurückgebildet hatten, verstarb der Student nach einem Suizid. Die Untersuchung seines Gehirns zeigte den gleichen ausgeprägten Zelluntergang in der Substantia nigra, wie man ihn bei verstorbenen Parkinson-Patienten findet. Wenige Jahre später entwickelten mehrere Drogenabhängige nach Injektion eines selbsthergestellten „Heroins" (Meperidin-Analog) zunächst optische Trugwahrnehmungen, Steifigkeitsgefühle, Tremor der Hände und eine Bewegungsverlangsamung, die innerhalb der folgenden drei Wochen weiter zunahm. Unter L-Dopa besserte sich die Symptomatik, wobei allerdings sehr bald Überbewegungen (Dyskinesien) auftraten. Auch bei diesen Patienten fand man in der Autopsie eine selektive, akute Schädigung in besonderen Anteilen der Substantia nigra (pars compacta). Im Unterschied zum medikamentös ausgelösten Parkinson-Syndrom (z.B. durch Neuroleptika) ist das MPTP-Parkinson-Syndrom nicht rückbildungsfähig, die Parkinson-Symptomatik bildet sich akut aus, und es entwickeln sich unter L-Dopa-Therapie früh motorische Fluktuationen.

Durch einen „Herstellungsfehler" bei der Drogenentwicklung war als Nebenprodukt ein **Nervenzellgift** (Neurotoxin) entstanden, das als **MPTP** (1-Methyl-4-Phenyl-1,2,3,6-Tetrahydro-Pyridin) identifiziert wurde. Das in der Natur nicht vorkommende MPTP wird durch das Enzym Monoaminooxydase B (MAO-B) in die eigentliche zellgiftige Substanz (MPP$^+$ (1-Methyl-4-phenylpyridinium) umgewandelt. MPP$^+$ kann in die Nigrazelle eindringen und sich in Zellteilchen (Mitochondrien) anreichern. Mitochondrien werden als „Kraftwerke" der Zellen bezeichnet, da sie die Energie für den Zellstoffwechsel bereitstellen. An der Bildung energiereicher Substrate ist der Komplex I der sogenannten **Atmungskette** beteiligt, auf die MPP$^+$ hemmend einwirkt. Verminderte Energiebereitstellung und Bildung giftiger Radikale (s. später) scheinen am Zelluntergang beteiligt zu sein. Bei der Auslösung der Parkinson-Krankheit könnte ein ähnlicher Mechanismus vorliegen. Bei unbehandelten Parkinson-Patienten läßt sich in Blutplättchen eine verminderte Komplex-I-Aktivität nachweisen, jedoch ohne Beziehung zur Dauer der Erkrankung. Mit dem Nervenzellgift MPTP kann im Labor bei Tieren, z. B. beim Affen, ein Parkinson-Syndrom erzeugt werden (**MPTP-Tiermodell**). Mit MAO-B-Hemmern vorbehandelte Tiere erkranken nicht nach Injektion mit MPTP. Das MPTP-induzierte Parkinson-Syndrom steht seither als Tiermodell der Parkinson-Forschung zur Überprüfung neuerer Therapieverfahren und Erforschung der Krankheitsentwicklung zur Verfügung.

5.5.2
Umweltgifte

Nach der Entdeckung von MPTP wird nach verschiedenen Stoffgruppen gesucht, die ähnlich strukturiert sind und für die Entstehung der Parkinson-Krankheit beim Menschen eine Rolle spielen könnten. Chemisch verwandt sind z. B. **Insektenvernichter** (Insektizide). Wenn Insektenvernichter eine Rolle spielen, sollten Einwohner ländlicher Gebiete häufiger erkranken als Stadtbewohner. Hinweise für diese Hypothese gab es nach amerikanischen Untersuchungen aus dem Jahre 1986. In Kanada hatten Menschen, die in ländlichen Gebieten geboren und aufgewachsen waren, eine größere Wahrscheinlichkeit, eine Parkinson-Krankheit zu entwickeln. Diese Befunde konnten später jedoch nicht bestätigt werden. In anderen Untersuchungen war das Erkrankungsrisiko größer, wenn der Wohnort am Meer lag, wobei der höhere Jodgehalt als ursächlicher Faktor diskutiert wurde. Ein Unterschied zwischen Stadt- und Landbewohnern bestand in dieser Untersuchung nicht. Bis heute konnte jedoch kein Umweltgift als Auslöser der Parkinson-Krankheit sicher identifiziert werden. Da die Parkinson-Krankheit auch in Gebieten auftritt, in denen keine Umweltgifte entstehen oder eingesetzt werden, können Umweltfaktoren allenfalls nur ein Teilauslöser der Parkinson-Krankheit sein.

5.5.3
Hypothese vom oxidativen Streß

Im normalen Stoffwechsel des Gehirns entstehen kurzfristig hochreaktive Moleküle, sog. **freie Radikale**. Die freien Radikale sind chemisch sehr aggressiv und versuchen, eine stabilere Verbindung mit verschiedenen Bestandteilen der Nervenzelle einzugehen.

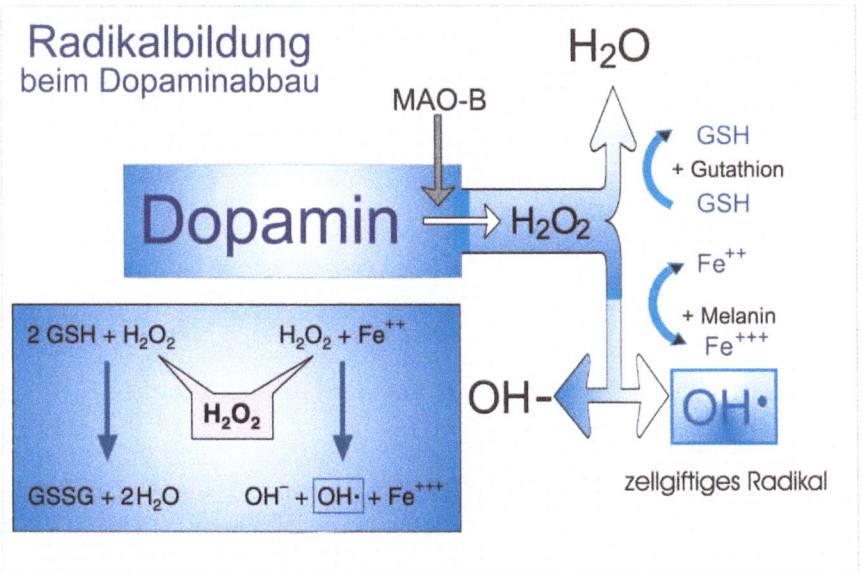

Abb. 16. Oxidativer Streß: Beim Dopaminabbau (über MAO-B vermittelt) wird H_2O_2 gebildet. Unter Mitwirkung von Eisen und Melanin entstehen sogenannte freie Radikale, die den Zelltod herbeiführen können

Beim Abbau von Dopamin entsteht das giftige H_2O_2 (Abb. 16). H_2O_2 wird durch das Enzym Glutathion-Peroxydase zu H_2O (Wasser) abgebaut. Aus zwei Molekülen Glutathion-Sulfhydryl (GSH) entstehen ein Molekül Glutathion-Disulfid (GSSG) und zwei Moleküle inaktives H_2O (Abb. 16, unten links). Diesen Vorgang, bei dem ein Elektron abgegeben wird, nennt man **Oxidation**. Der Oxydationsvorgang ist im gesamten Körper für die Energiegewinnung notwendig. Bei der sog. Reduktion empfängt das Molekül ein Elektron. H_2O_2, das nicht entgiftet wird, kann vom Eisen (Fe^{++}) ein Elektron erhalten und das hochaktive Hydroxyl-Radikal OH· bilden (Abb. 16). H_2O_2 wird normalerweise rasch entgiftet. Wenn die oxidative Entgiftung überlastet ist, spricht man vom oxidativen Streß. Die Radikale können mit den Lipiden (Fettbausteinen) der Nervenzellhülle reagieren (Lipidperoxidation). Die Nervenzellhülle wird „undicht" und kann den Kalziumeinstrom nicht mehr regulieren. Die erhöhte Kalziumkonzentration in der Zelle führt zum Zelltod.

Der Abbau von Dopamin unter Bildung von H_2O_2 wird durch das Enzym **Monoaminooxydase-B** (MAO-B) vermittelt. Theoretisch ist vorstellbar, daß die Hemmung von MAO-B die Bildung toxischer Radikale vermindert. Auf die Frage der Neuroprotektion (Nervenschutz) werden wir bei der Besprechung des MAO-B-Hemmers Selegilin noch genauer eingehen. Wegen des hohen Sauerstoffverbrauchs scheinen die Hirnzellen besonders empfindlich auf die oxidative Schädigung zu reagieren.

Nach mehreren statistischen Erhebungen haben Zigarettenraucher ein geringeres Risiko, die Parkinson-Krankheit zu entwickeln (Parkinson-Patienten sind häufiger Nichtraucher). Nikotin soll als Radikalfänger und als MAO-B-Hemmer unter-

Mögliche Mechanismen der Zellschädigung bei der Parkinson-Krankheit
Vermehrte Produktion giftiger Radikale
• Kompensatorisch erhöhter Dopaminumsatz
Verminderte Entgiftung freier Radikale
• Glutathion-Peroxydase-Mangel
• Superoxyd-Dismutase-Mangel
• Erhöhter Eisengehalt (Fe2+)
• Gesteigerte Lipidperoxidation
• Erhöhter Kalziumeinstrom in die Zelle
• Zelltod (Apoptose: programmierter, physiologischer Zelltod, Zellsuizid)
• verminderte Aktivität der mitochondrialen Atmungskettenenzyme
• verminderte Bildung neurotropischer Faktoren

stützend wirksam sein. In anderen Studien ist ein entsprechender Nachweis nicht geführt worden. Der gesundheitsschädigende Einfluß von Nikotin ist auf jeden Fall weitaus größer, so daß dieser Hinweis rein wissenschaftliches Interesse hat und nicht etwa zum Nikotingenuß als schützenden Faktor auffordern sollte.

Man geht davon aus, daß freie Radikale im gesunden Gehirn so rasch entgiftet werden, daß die Chance einer Zellschädigung nicht gegeben ist. Bei Parkinson-Kranken könnte entweder eine vermehrte Produktion von freien Radikalen oder deren verminderte Entgiftung vorliegen. Am Abbau zellgiftiger Sauerstoffverbindungen ist **Glutathion** beteiligt, das deshalb auch als Radikalfänger bezeichnet wird und wahrscheinlich zu der wichtigsten Schutzsubstanz gegen die Bildung freier Sauerstoffradikale gehört. Glutathion ist bei Parkinson-Patienten vermindert vorhanden. In der Substantia nigra findet man eine erhöhte Aktivität der **Superoxid-Dismutase** (SOD). SOD wandelt Superoxidradikale in Wasserstoffperoxid (H_2O_2) um. An den Eiweißstoff Transferrin gebundenes Eisen ist für die normale Hirnfunktion notwendig. Bei Parkinson-Patienten ist der Eisengehalt in der Substantia nigra und sein Trägerprotein Ferritin erhöht. Der Farbstoff Melanin mit seiner hohen Affinität zum Eisen ist an der Bildung toxischer Radikale beteiligt (s. Abb. 16).

Ein unphysiologischer Anstieg von freien Radikalen könnte auch durch den erhöhten Dopaminumsatz bei Parkinson-Patienten bedingt sein, der den krankhaften Dopaminmangel auszugleichen versucht. Die letztgenannte Hypothese hat dazu geführt, eine hochdosierte L-Dopa-Therapie für die vermehrte Bildung toxischer Radikale und für ein rascheres Fortschreiten der Erkrankung anzuschuldigen. Beim Menschen ist ein toxischer L-Dopa-Einfluß in den gebräuchlichen Dosierungen nicht nachgewiesen. Schließlich besteht die Möglichkeit, daß dopaminerge Neurone

Mögliche oxidative Streßfaktoren
• Erhöhter Dopamin-Stoffwechsel
• Vermindertes Glutathion (Schutzenzym)
• Erhöhter Eisengehalt (Elektronenspender)
• Erhöhte Lipidperoxidation der Zelle

beim Parkinson-Patienten nicht ausreichend vor einer normalen Produktion freier Radikale geschützt sind, also empfindlicher auf die physiologische Radikalbildung reagieren. Ob jedoch oxidativer Streß ursächlich für die Entstehung der Parkinson-Krankheit verantwortlich ist oder nur ein Begleitphänomen darstellt, ist nicht endgültig geklärt.

5.5.4
Kalzium-Hypothese

In neuerer Zeit wird vermehrt die Rolle des erregenden Botenstoffs Glutamat am NMDA-Rezeptor als Ursache für den Zelltod diskutiert. NMDA ist die Abkürzung für N-Methyl-D-Aspartat (Asparaginsäure ist ein weiterer erregender Neurotransmitter). Wir hatten gehört, daß der Dopaminmangel mit einer erhöhten Glutamataktivität verbunden ist. Die Ankopplung von Glutamat an den zuständigen NMDA-Rezeptor (Abb. 10) führt zum Kalziumeinstrom in die Zelle. Bei Parkinson-Patienten soll die Überladung der Zelle mit Kalzium für den vorzeitigen Zelltod verantwortlich sein (**Kalzium-Hypothese**). Nach dieser Hypothese wird die Therapie mit Wirkstoffen, die hemmend auf die Glutamatfreisetzung bzw. den NMDA-Rezeptor wirken, neu diskutiert (NMDA-Antagonisten, z.B. Amantadin, Budipin). Die Überladung der Zelle mit Kalzium könnte auch mit sogenannten Kalzium-Kanalblockern behandelt werden.

5.5.5
Viren als Ursache der Parkinson-Krankheit?

Im Rahmen der zwischen 1915 bis 1926 in Europa bei jüngeren Menschen pandemisch aufgetretenen **Encephalitis lethargica** entwickelten die meist jüngeren Patienten Augenbewegungsstörungen, Zungen- und Schlundlähmungen und nach mehreren Jahren ein Parkinson-Syndrom. Als Ursache wurde eine Virusgrippe angenommen, jedoch nie nachgewiesen. Die erkrankten Patienten entwickelten zunächst ein grippeähnliches Bild mit Fieber. Bald kamen Bewußtseinsstörungen mit einem auffälligen Schlafbedürfnis („Lethargie") hinzu. Deshalb wurde die Erkrankung 1919 von dem Wiener Neurologen Constantin Economo (1876–1931) als „Encephalitis lethargica" bezeichnet. Die betroffenen Patienten sind inzwischen verstorben.

In Gehirnen von Parkinson-Patienten konnten bisher keine Viren oder erhöhte Antikörper gegen Viren nachgewiesen werden. Im Blut von Parkinson-Patienten wurden zwar verschiedentlich erhöhte Herpes-simplex-Antikörper gefunden, ein ursächlicher Zusammenhang ist jedoch eher unwahrscheinlich. Parkinson-Patienten haben in ihrer Jugend weniger häufig eine Maserninfektion durchgemacht als Kontrollpatienten. Ob Masern einen Schutz vor der Entwicklung einer Parkinson-Krankheit bedeutet, ist bisher reine Spekulation.

5.5.6
Neurotrophe Faktoren (Nervenwachstumsfaktoren)

Neben der Ursachenforschung bemüht sich die Parkinson-Forschung um Maßnahmen, die dem Schutz vor zellschädigenden Faktoren dienen (neuroprotektive Maß-

> **Neurotrophe Faktoren**
> - NGF (nerve growth factor)
> - BDNF (brain-derived neurotrophic factor)
> - GDNF (glial cell line-derived neurotrophic factor)
> - Neurotrophin-4/5
> - CNTF

nahmen). Für die Funktion und das Überleben von Nervenzellen (Neurone) sind sogenannte **neurotrophe Faktoren** (**Nervenwachstumsfaktoren, Überlebensfaktoren**) notwendig. Er wird vermutet, daß neurotrophe Faktoren bei der Parkinson-Krankheit nicht in ausreichendem Maße zur Verfügung stehen und so der Zelluntergang gefördert bzw. nicht verhindert werden kann.

In jüngster Zeit sind verschiedene **Nervenwachstumsfaktoren** experimentell untersucht worden. Cholinerge Neurone werden vom **NGF** (nerve growth factor) und **BDNF** (brain-derived neurotrophic factor) unterstützt. **CNTF** (ciliary neurotrophic factor) konnte das Überleben von dopaminergen Zellkulturen verlängern. **Neurotrophin-4/5, GDNF** (glial cell line-derived neurotrophic factor) und BDNF können dopaminerge Zellen des Rattengehirns schützen und den toxischen MPTP-Effekt aufheben. Neurotrophe Faktoren können wegen ihrer Molekülgröße die Blut-

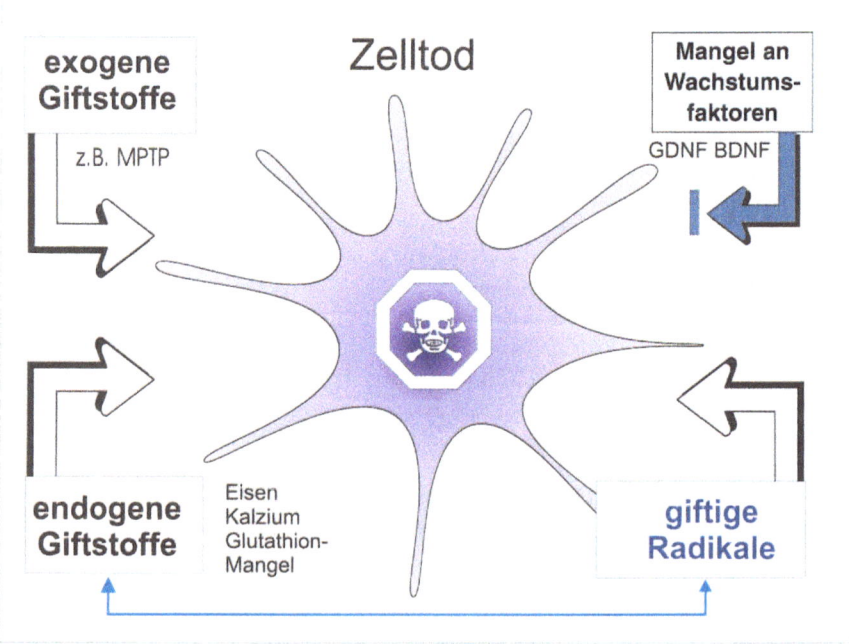

Abb. 17. Mögliche Schädigungsmechanismen dopaminerger Neurone: Bildung zellgiftiger freier Radikale beim Dopaminabbau, exogene und endogene Giftstoffe, ungenügende Bildung von Wachstumsfaktoren

Hirn-Schranke (BHS) nicht überwinden und deshalb nicht von außen als Medikament zugeführt werden. Sie müssen direkt in die geschädigten Hirnareale oder die Hirnkammern appliziert werden, was nur im Rahmen einer stereotaktischen Operation möglich ist (s. auch S. 223). Der Einsatz neurotropher Faktoren befindet sich noch im experimentellen Stadium und steht für die Parkinson-Therapie derzeit nicht zur Verfügung. Es wird nach Applikationsformen neurotropher Faktoren gesucht, die die BHS durchdringen können.

5.5.7
Weitere hypothetische Auslöser

Es werden auch Zellgifte als Auslöser diskutiert, die außerhalb des Gehirns (exogen), z.B. im Darm oder in der Leber gebildet und dort nicht ausreichend entgiftet werden. Der unzureichende Entgiftungsmechanismus am Entstehungsort könnte dazu führen, daß diese Stoffe über das Blut das Gehirn erreichen und dort Zellen der schwarzen Substanz selektiv schädigen. Weiterhin sind Schwermetalle in Industriegebieten und die Trinkwassergüte als mögliche Auslösefaktoren im Gespräch.

Am Entgiftungsprozeß der giftigen Radikale sind auch die Vitamine C und E beteiligt. In einer großen amerikanischen Studie (DATATOP-Studie) konnte jedoch keine positive Wirkung von Vitamin E auf den Krankheitsverlauf beim Menschen festgestellt werden, auch für Vitamin C fehlen entsprechende Belege. Der allgemeine Rat einer ausgewogenen Ernährung mit ausreichender Vitaminzufuhr gilt auch für Parkinson-Patienten. Bei Parkinson-Patienten wurden erhöhte Werte sogenannter Gamma-Delta-T-Zellen als Ausdruck einer immunologischen Störung und Antikörper gegen Nervenzellstrukturen gefunden. Die Erforschung zellschädigender Mechanismen hat das Ziel, gezielt medikamentös auf den Prozeß einwirken zu können.

KAPITEL 6

Krankheitsbild

Die vollausgebildete Parkinson-Krankheit ist gekennzeichnet durch die Hauptsymptome Akinese, Rigor, Tremor und Störung gleichgewichtsregulierender Reflexe (posturale Reflexe).

Hauptsymptome der Parkinson-Krankheit

- **Akinese** (Verlangsamung der Bewegung)
- **Tremor** (Zittern)
- **Rigor** (Muskelsteifigkeit)
- **Störung posturaler Reflexe** (gleichgewichtsregulierende Reflexe)

Nichtmotorische Störungen

Psychische Störungen

- Kognitive Störungen
- Demenz
- Depression
- Angststörung

Vegetative Störungen

- Herz-Kreislaufstörungen
- Magen-Darmstörungen
- Blasenentleerungsstörungen
- Sexualfunktionsstörungen
- Atemstörungen
- Temperaturregulationsstörungen
- Vermehrter Speichelfluß
- Vermehrte Talgproduktion (Salbengesicht)

Schlafstörungen

Schmerzen und Gefühlsstörungen

Sehstörungen

Neben den motorischen Störungen entwickeln sich im weiteren Krankheitsverlauf in unterschiedlicher Kombination und Ausprägung nichtmotorische Symptome, die zunächst aufgelistet und später ausführlich besprochen werden sollen.

6.1
Frühsymptome der Parkinson-Krankheit

Da es sich bei der Parkinson-Krankheit um einen fortschreitenden Prozeß handelt, bei dem erst nach Jahren die ersten Symptome auftreten, hat man nach Persönlichkeitsmerkmalen gesucht, die schon im symptomfreien Stadium auf die bevorstehende Erkrankung hinweisen könnten. Bei den Frühsymptomen handelt es sich dagegen um zunächst uncharakteristische Zeichen und Beschwerden, die in der klinischen Abklärung auch an die Parkinson-Krankheit denken lassen.

6.1.1
Prämorbide Persönlichkeit

Es gibt Hinweise dafür, daß Parkinson-Patienten schon vor Ausbruch der Erkrankung bestimmte Persönlichkeitsmerkmale aufweisen (**prämorbide Persönlichkeit**). Häufig wurden Merkmale wie Introvertiertheit (introviert = nach innen gerichtet), Zwanghaftigkeit, verminderte Flexibilität, Neigung zum Perfektionismus, Mangel an Spontaneität, depressive Verstimmungen und Pflichtbewußtsein genannt. In einer Zwillingsstudie war der später erkrankte Zwilling vor der Erkrankung zurückgezogener und weniger aktiv. Es ist durchaus denkbar, daß die genannten Merkmale schon Ausdruck der noch stillen (vorklinischen) Erkrankung sind. Ähnliche Persönlichkeitsmerkmale finden sich jedoch auch bei anderen chronischen Erkrankungen.

Prämorbide Persönlichkeitsmerkmale
- Introvertiertheit
- Zwanghaftigkeit
- Verminderte Flexibilität
- Neigung zum Perfektionismus
- Mangel an Spontaneität
- Erhöhtes Pflichtbewußtsein
- depressive Verstimmungen

6.1.2
Uncharakteristische Frühsymptome

Die Parkinson-Krankheit beginnt schleichend mit zunächst uncharakteristischen Zeichen. Die Patienten klagen über **schmerzhafte Muskelverspannungen**, die oft einseitig betont sind und als rheumatische Störungen fehlinterpretiert werden. Die Muskelverspannung betreffen häufig die Schulter-Arm- bzw. Becken-Oberschenkelregion. Die Erfahrungen zeigen, daß viele nicht-diagnostizierte Parkinson-Patienten zunächst über den Hausarzt den Orthopäden aufsuchen und dort unter verschiedenen Verdachtsdiagnosen, wie Schulter-Arm-Syndrom, Halswirbelsäulensyndrom, Ischiasschmerzen, Nervenentzündung, Arthritis etc. behandelt werden. Andere Patienten klagen über eine abnorme Ermüdbarkeit und verminderte psychische und physische Belastbarkeit.

Die diagnostische Einschätzung wird natürlich dadurch schwieriger, daß z. B. Beschwerden bei degenerativen orthopädischen Erkrankungen, rheumatischen Veränderungen und Osteoporose im Manifestationsalter der Parkinson-Krankheit häufiger sind. Um so wichtiger ist es, uncharakteristische Zeichen richtig einzuordnen und auch an die Parkinson-Krankheit zu denken. Oft vergehen Monate bis zur Diagnosestellung. Frühzeichen kann auch eine schnellere Erschöpfung nach körperlicher Belastung sein.

Erste Anzeichen der Bewegungsstörung sind oft **feinmotorische Störungen der Hände**, die sich in einem größeren Zeitaufwand z. B. beim Zähneputzen, Rasieren, Kämmen, Knöpfen, Schreiben zeigen. Wenn sich das **Gangverhalten** ändert, sich die Schrittlänge verkürzt, ein Bein etwas nachgezogen wird, die Arme asymmetrisch vermindert mitschwingen, die gestischen und mimischen Mitbewegungen verarmen, sollte an eine Parkinson-Krankheit gedacht werden. Bevor ein eigentliches Zittern der Hände sichtbar wird, verspüren Patienten nicht selten zu Beginn der Erkrankung ein einseitig betontes inneres Zittern. Vegetative Störungen, insbesondere **Verstopfung** (Obstipation) werden oft im frühem Stadium deutlich.

Den eigentlichen motorischen Störungen können **psychische Auffälligkeiten** vorausgehen, wie depressive Verstimmungen, Schlafstörungen, Antriebsminderung und Gedächtnisstörungen. Wir werden auf die einzelnen Störungen noch genauer eingehen. Ein typisches Frühsymptom der Parkinson-Krankheit gibt es nicht. Manchmal ist der Arzt nach gründlicher Untersuchung und probeweiser medikamentöser Therapie gezwungen, zunächst den weiteren Verlauf abzuwarten. Wichtig ist nur, daß

Uncharakteristische Frühsymptome der Parkinson-Krankheit

Motorische Frühsymptome

- Schmerzhafte Muskelverspannungen, einseitig
- Verminderte körperliche Belastbarkeit
- Feinmotorische Störungen, einseitig betont
- Veränderung der Handschrift
- Vermindertes Mitschwingen der Arme, asymmetrisch
- Reduzierte Mimik, asymmetrisch
- Inneres Zittern, seitenbetont

Psychische und vegetative Frühsymptome

- Antriebsminderung
- Stimmungsschwankungen
- Schlafstörung
- Verstopfung (Obstipation)

man bei der diagnostischen Gesamtabklärung auch die Parkinson-Krankheit mit einbezieht. Genauso wichtig ist es, einem Patienten nicht ungerechtfertigt die Diagnose Parkinson-Krankheit zu geben, ihn möglicherweise über längere Zeit mit für ihn unwirksamen Parkinson-Medikamenten zu behandeln und Nebenwirkungen ertragen zu lassen. Dies bezieht sich besonders auf Tremorformen anderer Ursache und auf Parkinsonzeichen im Rahmen anderer Erkrankungen.

Weniger wahrscheinlich ist die Diagnose Parkinson-Krankheit bei einem schubweisen Verlauf oder wenn früh Gleichgewichts- oder Sprechstörungen, Blasen- oder Sexualfunktionsstörungen auftreten oder wenn weitere neurologische Symptome auftreten. Wichtig ist auch der Ausschluß von Medikamenten, die Parkinsonzeichen hervorrufen können (s. S. 125)

Merkmale, die eine Parkinson-Krankheit weniger wahrscheinlich machen
- Frühe Gleichgewichtsstörung
- Frühe Sprechstörung
- Frühe Blasenstörung
- Frühe Sexualfunktionsstörung

Man geht heute davon aus, daß die Phase der mehr uncharakteristischen Störungen 2–4 Jahre dauern kann, bis sich dann nach weiterem Zelluntergang die Hauptsymptome der Parkinson-Krankheit ausbilden.

6.2
Hauptsymptome der Parkinson-Krankheit

Die Hauptsymptome der Parkinson-Krankheit sind **Akinese** (Bradykinese), **Rigor**, **Tremor** und die **Störung posturaler Reflexe**. Einzelne Ärzte zählen die gebeugte Haltung und die Bewegungsblockaden ebenfalls zu den Hauptsymptomen.

Nach dem Verteilungsmuster von Akinese, Rigor und Tremor werden verschiedene Formen der Parkinson-Krankheit unterschieden.

Verteilungsmuster nach den Hauptsymptomen
- Akinese-Rigor-dominantes Parkinson-Syndrom
- Tremor-dominantes Parkinson-Syndrom
- Äquivalenz-Typ

Wenn Akinese und Rigor das Bild der Parkinson-Krankheit beherrschen, spricht man von einer **Akinese-Rigor-Dominanz**. Eine über einen langen Zeitraum bestehende Akinese-Rigor-Dominanz wird immer auch an eine Multi-System-Atrophie denken lassen (s. später). Zu Beginn der Parkinson-Erkrankung kann der Tremor über einen längeren Zeitraum vorherrschend sein (**Tremor-Dominanz**). Der Tremor-Dominanz-Typ soll mit einem günstigeren Krankheitsverlauf einhergehen. Im weiteren Verlauf der Parkinson-Krankheit findet man eine etwa gleiche Ausprägung von Tremor, Akinese und Rigor (**Äquivalenz-Typ**).

6.2.1
Akinese

Der Begriff Akinese leitet sich aus dem Griechischen ab und bedeutet wörtlich übersetzt „ohne Bewegung" (griech. a = nicht, kinein = bewegen). Allgemein bedeutet Akinese, daß die Bewegungen verzögert beginnen und langsamer ausgeführt werden. Im klinischen Sprachgebrauch soll Akinese weniger auf den vollständigen Bewegungsverlust, als vielmehr auf die Hemmung des Bewegungsstarts hinweisen. Im Spätstadium der Erkrankung kann es zu Phasen völliger Bewegungsunfähigkeit, zu einer **Akinese** im engeren Sinne kommen, die auch als akinetische Krise bezeichnet wird, wenn sie plötzlich auftritt. Will der Arzt mehr auf die reduzierten Bewegungsamplituden und Spontanbewegungen hinweisen, wählt er den Begriff **Hypokinese** (hypo = unter, darunter; weniger oder verminderte Bewegung). Die Bezeichnung **Bradykinese** (brady = langsam) will besonders auf die Verlangsamung der Bewegungsabläufe hinweisen.

Im medizinischen Sprachgebrauch wird einer Funktionsminderung oft der Wortteil „Hypo-" vorangestellt, daher auch der Ausdruck Hypokinese, also „ein Zuwenig" an Bewegung (Kinese). Bei einer Überfunktion wird häufig der Wortteil „Hyper-" vorangestellt. (Sie kennen diesen Ausdruck vielleicht von der Kennzeichnung des Blutdrucks: niedriger Blutdruck = *Hypo*tonie, hoher Blutdruck = *Hyper*tonie). Im Verlauf der Langzeitbehandlung der Parkinson-Krankheit kann es als unerwünschte Nebenwirkung zu unwillkürlichen Bewegungen kommen, die Hyperkinesen genannt werden (also ein „Zuviel" an Bewegung, unwillkürliche Bewegungen, Überbewegungen).

Begriffe für die verminderte Beweglichkeit bei Parkinson-Patienten	
• Akinese	= Hemmung des Bewegungsstarts
• Hypokinese	= reduzierte Bewegungsamplituden
• Bradykinese	= Verlangsamung der Bewegungsabläufe

Akinese, Hypokinese und Bradykinese, die in der täglichen ärztlichen Praxis meist bedeutungsgleich für die Bewegungsminderung bei Parkinson-Patienten benutzt werden, stellen die gravierendste Beeinträchtigung für die Betroffenen dar. In diesem Buch finden vornehmlich die Begriffe Akinese und Bradykinese Verwendung. Die Bewegungsverlangsamung oder Bewegungshemmung kann sich nicht nur auf die Arme, Beine und den Rumpf, sondern auch auf die Gesichts- und die Sprechmuskulatur ausdehnen. In den nächsten Abschnitten werden wir die einzelnen Störungen näher kennenlernen.

Feinmotorik

Willkürliche Bewegungen und besonders rasch abwechselnde Bewegungsabläufe der Hände oder Finger sind verlangsamt und werden teilweise stockend durchgeführt. Patienten bemerken diese Störung bei Drehbewegungen der Hand (z. B. beim Einschrauben einer Glühbirne oder Drehen eines Schraubenziehers). Eine ähnliche Behinderung besteht beim raschen Tippen des Zeigefingers auf den Daumen (**Tap-**

Hauptsymptome der Parkinson-Krankheit

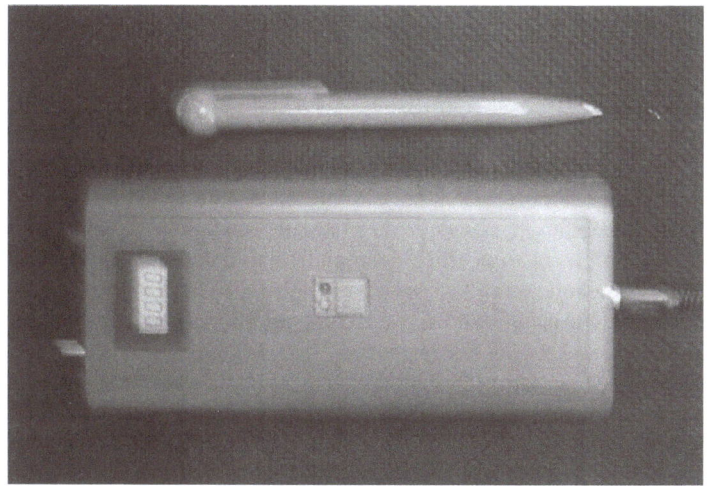

Abb. 18. Handliches Taschengerät zur Bestimmung der Tapping-Frequenz (s. Text)

ping-Test), die in der ärztlichen Untersuchung geprüft wird. Wir haben ein kleines handliches Taschengerät entwickelt, mit dem die Tapping-Frequenz der Finger einfach bestimmt werden kann (s. Abb. 18). Innerhalb von 5 oder 10 Sekunden muß der Patient über eine Taste in rascher Folge ein akustisches oder optisches Signal auslösen. Für die rechte und linke Hand werden jeweils drei Durchgänge gewertet und die Mittelwerte bestimmt (Abb. 18). Als Impulsgeber können verschiedene Tasten, z. B. auch eine handelsübliche PC-Maus benutzt werden.

Das gleichzeitige beidseitige Tapping fällt dem Patienten oft leichter als das abwechselnde Tapping. Wenn der Patient aufgefordert wird, das Tapping abwechselnd mit der rechten und linken Hand durchzuführen, wird die stärker betroffene Seite besonders deutlich. Im Bereich der Füße kann Tapping dadurch überprüft werden, daß der Patient in sitzender Stellung rasch mit der Ferse auf den Boden klopft (Fersen-Tapping). Erste Anzeichen einer feinmotorischen Störung bemerkt der Betroffene bei seinen alltäglichen Verrichtungen, wie z. B. Ankleiden, Knöpfen, Zähneputzen, Rasieren, Schnürsenkel binden. Wichtig für die Diagnosestellung Parkinson-Krankheit ist, daß die Störungen der motorischen Geschicklichkeit bei Erkrankungsbeginn sich stets einseitig betont darstellen.

Feinmotorikstörungen

- Verlangsamung rasch abwechselnder Bewegungsabläufe
- **Finger-Tapping** (Tippen des Zeigefingers auf den Daumen), alternierendes Tapping zeigt die betroffene Seite deutlicher
- **Fersen-Tapping** (Klopfen mit der Ferse auf den Boden)
- **Verlangsamung bei alltäglichen Verrichtungen**, wie z. B. Ankleiden, Knöpfen, Schnüren, Zähneputzen, Rasieren
- **Einseitige Betonung** der feinmotorischen Störungen

Schreibstörung

Die ersten Buchstaben und Zahlen werden noch in normaler Schriftgröße geschrieben, werden dann aber im weiteren Schriftzug kleiner und weichen nach schräg oben, seltener nach unten ab. Die so veränderte Schrift wird als **Mikrographie** (mikro = klein; graphie = Schrift) bezeichnet. Wenn das Schriftbild zusätzlich durch den Tremor verzittert ist, kann es schließlich unleserlich werden. Wir kennen jedoch auch Patienten, die bewußt ihre Schrift verkleinert haben, um verzitterte große Buchstaben nicht so deutlich darzustellen zu müssen. In diesen Fällen ist die Buchstabengröße von Anfang an verringert. Einzelne Parkinson-Patienten schreiben zuerst die Adresse auf den Briefumschlag und beginnen erst dann mit dem eigentlichen Brief. So sind sie einigermaßen sicher, daß der Briefträger den Adressaten ausfindig machen kann. Bei deutlicher Schreibstörung raten wir unseren Patienten, sich auf Druckbuchstaben oder Schreibmaschinenschrift umzustellen bzw. einen Personalcomputer zum Schreiben zu benutzen. Wichtig ist, daß trotz der Behinderung briefliche Kontakte nicht abreißen und schriftlichen Arbeiten weiterhin selbständig durchgeführt werden.

Schreibstörung bei Parkinson-Patienten

Merkmale
- Verkleinerter Schriftzug (Mikrographie)
- Erhöhter Zeitaufwand
- Buchstaben und Zahlen weichen nach schrägoben ab
- Verzitterter Schriftzug

Maßnahmen
- Zuerst Adresse auf den Briefumschlag schreiben
- Auf Druckbuchstaben umstellen
- Schreibmaschine oder PC nutzen

Dokumentation
- Schriftprobe mit Standardsatz
- Spiralzeichentest

Der Untersucher überprüft im **Spiralzeichentest** die verlangsamten und verzitterten Linienzüge im Verlauf der Erkrankung. Die nachfolgende Abb. 19 zeigt ein Beispiel eines Spiralzeichentests und einer Schriftprobe mit einem Standardsatz, womit oft sehr eindrucksvoll der Therapieerfolg unter der medikamentösen Einstellung dokumentiert werden kann. Der Zeitaufwand für den Standardsatz und den Spiralzeichentest wird mit der Stoppuhr bestimmt. Nur so läßt sich die Verlangsamung bei manchmal noch normalen Linienzügen nachweisen. Wenn Sie möchten, können Sie einmal die Spirale in der Vorlage nachzeichnen und die Zeit von Ihrem Partner bestimmen lassen. Im abgebildeten Dokumentationsbogen (Abb. 19) sind neben dem Spiralzeichentest und der Schriftprobe (Standardsatz) auch der Zeitaufwand für eine definierte Gehstrecke und die Tapping-Frequenz der Finger erfaßt, die wir mit unserem kleinen Tapping-Gerät (s. Abb. 18) ermittelt haben.

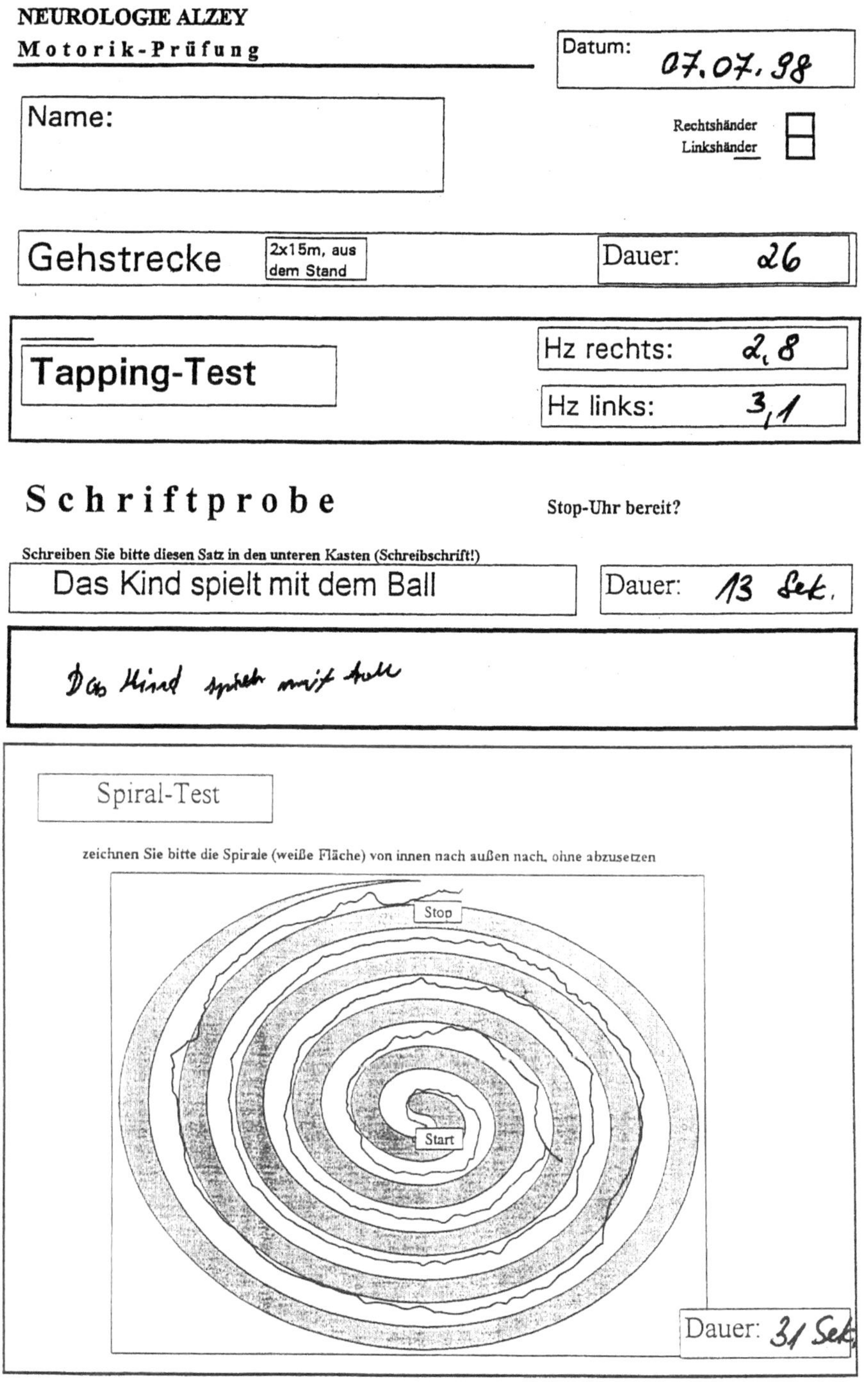

NEUROLOGIE ALZEY
Motorik-Prüfung

Datum: 07.07.98

Name:

Rechtshänder
Linkshänder

Gehstrecke — 2x15m, aus dem Stand — Dauer: 26

Tapping-Test
Hz rechts: 2,8
Hz links: 3,1

Schriftprobe   Stop-Uhr bereit?

Schreiben Sie bitte diesen Satz in den unteren Kasten (Schreibschrift!)

Das Kind spielt mit dem Ball

Dauer: 13 Sek.

Das Kind spielt mit Ball

Spiral-Test

zeichnen Sie bitte die Spirale (weiße Fläche) von innen nach außen nach, ohne abzusetzen

Stop

Start

Dauer: 31 Sek

Abb. 19. Dokumentationsbogen für den Spiralzeichentest, die Schriftprobe (Standardsatz), den Zeitaufwand für eine definierte Gehstrecke und die Tapping-Frequenz (s. Text)

Mimische Störung (Hypomimie)

Hypomimie bedeutet wörtlich übersetzt „wenig Mimik". Der Begriff will auf die Verarmung der spontanen Gesichtsmimik hinweisen, die am Anfang einseitig betont sein kann. Die Gesichtszüge erscheinen in späteren Stadien starr und ausdruckslos. Die mimische Verarmung wird mit einer Maske verglichen (Maskengesicht). Wenn eine vermehrte Talgbildung der Gesichtshaut hinzutritt, spricht man von einem **Salbengesicht**. Durch den selteneren Lidschlag und den oft offenstehenden Mund wird die Hypomimie noch verstärkt. Meist besteht gleichzeitig eine Verminderung oder gar der Verlust an gestischen Bewegungen, das sind gestische Bewegungen wie z. B. Mitbewegungen der Hände, die wir beim Sprechen unbewußt durchführen. Parkinson-Patienten erwecken dadurch oft den (falschen) Eindruck einer Traurigkeit, Teilnahmslosigkeit und vielleicht sogar Ängstlichkeit. Der Gesprächspartner muß lernen, sich auf die verminderte mimische „Mitschwingungsfähigkeit" einzustellen. Der Betroffene sollte sich aber auch nicht scheuen, dem Gesprächspartner seine in der Situation vielleicht eher ausgeglichene Stimmungslage auch verbal deutlich zu machen: „Es mag vielleicht nicht so aussehen, aber ich fühle mich gut …".

Mehr noch leiden Parkinson-Patienten darunter, daß die Einschränkung der persönlichen Ausdrucksfähigkeit oft beim fremden Gesprächspartner den Eindruck einer geistigen Leistungseinbuße entstehen lassen kann. Parkinson-Patienten und Angehörige sollten in derartigen Situationen ruhig einfließen lassen, daß „eine leichte Schwäche der Gesichtsmuskulatur" besteht. Ob es günstiger ist, in einer bestimmten Situation die Behinderung nicht anzusprechen oder gezielt darauf einzugehen, bleibt dem Einzelfall überlassen (das gilt übrigens auch für jede andere körperliche Behinderung).

Mimische Störungen bei Parkinson-Patienten (Hypomimie)

- Verarmung der spontanen Gesichtsmimik
- Gesicht erscheint unbeweglich und ausdruckslos
- Maskenartige Starre (Maskengesichtt)
- Seltener Lidschlag
- Offenstehender Mund mit Speichelfluß
- Asymmetrische Ausprägung
- Falscher (!) Eindruck einer geistigen Leistungseinbuße

Sprechen

Erst in fortgeschrittenen Krankheitsstadien wird die Sprache leiser, rauher, monoton (**Hypophonie**), später verwaschen (**Dysarthrie**) und schwer verständlich. Einige Patienten stufen ihre Sprechweise als „weich und weinerlich" ein, so daß für den Kommunikationspartner der falsche Eindruck einer depressiven Verstimmung entstehen kann. Oft ist auch das Sprechtempo verändert, entweder verlangsamt oder mehr überhastet, wobei die Silbentaktgebung besonders beeinträchtigt ist.

Während der Sprechens kann ein Stimmzittern (**Stimmtremor**), ein Stottern mit Silbenwiederholungen oder das Auslassen von Sprachlauten beobachtet werden. Plötzlich, besonders zu Beginn eines Satzes kann der Sprechablauf blockiert sein, um sich dann abnorm zu beschleunigen. Den beschleunigten Sprechablauf bezeichnet man auch als „Festination des Sprechens" (lat. festinare = sich beeilen), die Sprechblockade wird analog der Bewegungsblockade „Freezing des Sprechens" genannt (engl. freezing = einfrieren). Zusätzlich kann der Sprechablauf durch den vermehrten Speichelfluß behindert sein. Der Begriff **Dysarthrophonie** umfaßt die Kombination von Sprech- und Stimmbildungsstörungen (Artikulation und Phonation). Bei der Dysarthrophonie sind sowohl die Koordination der zum Sprechen und zur Stimmbildung notwendigen Muskeln als auch die Atmung gestört.

Alle Kommunikationspartner – und da sind auch die Therapeuten und Ärzte mit eingeschlossen – müssen sich Zeit für das Gespräch mit dem Patienten nehmen und zuhören können. Es ist frustrierend für den Patienten, wenn ihm die mühsam formulierten Sätze abgeschnitten und von Kommunikationspartner vervollständigt werden. So sind Sprechvermeidung und Rückzugstendenzen vorprogrammiert.

Sprechstörungen beim Parkinson-Syndrom	
• Leise, monoton	= Hypophonie
• Verwaschen, stockend	= **Dysarthrie**
• Leise, monoton und stockend	= **Dysarthrophonie**
• Zitternd	= **Stimmtremor**
• Sprechblockade	= „Freezing des Sprechens"
• Beschleunigtes Sprechen	= „Festination des Sprechens"

Akinetische Krise

Unter akinetischer Krise versteht man die völlige Bewegungsunfähigkeit eines Parkinson-Patienten. Der Begriff „Krise" soll auf den kritischen, lebensbedrohlichen Zustand des Patienten in der akinetischen Phase hinweisen. Im Krankheitsverlauf entwickelt sich eine akinetische Krise relativ selten und dann meist erst im Spätstadium der Erkrankung: der völlig bewegungsunfähige Patient zeigt eine ausgeprägte Muskelspannung (Rigor) und kann weder sprechen noch schlucken. Da er selbständig keine Flüssigkeit und keine Parkinsonmittel mehr aufnehmen kann, besteht die Gefahr des Austrocknens (Exsikkose) und der fehlenden Medikamentenaufnahme, die einem Medikamentenentzug gleichzusetzen ist. Wenn gleichzeitig hohes Fieber auftritt, kann der Patient in einen lebensbedrohlichen Zustand (Krise) geraten. **Die akinetische Krise ist ein neurologischer Notfall und erfordert eine sofortige Klinikeinweisung!** In der akinetischen Phase kann bei fehlender Willkürmotorik der Tremor deutlicher hervortreten. Begleitet wird die Akinese von Herzrasen (Tachykardie), Blutdruckanstieg (Hypertonie), erhöhten Temperaturen und Schwitzen. Nicht jede Phase einer Unbeweglichkeit (Off-Phase) ist eine akinetische Krise. Eine akinetische Krise liegt vor, wenn die Akinese trotz Weiterführung der medikamentösen Parkinsonbehandlung länger als 48 Stunden andauert.

Akinetische Krise (= Notfall!)
• Dauer: länger als 48 Stunden
• Gewöhnlich erst im Spätstadium
• Völlige Bewegungsunfähigkeit (Akinese)
• Stark erhöhte Muskelspannung (Rigor)
• Schluckstörung (Dysphagie)
• Herzrasen (Tachykardie)
• Blutdruckanstieg (Hypertonie)
• Schwitzen (Hyperhidrose)
Auslöser: hochfieberhafte Infekte, schwere Operationen, Entzug von Parkinsonmitteln

Auslöser einer akinetischen Krise sind meist akute, schwere körperliche Erkrankungen, wie hochfieberhafte Infektionskrankheiten und schwere, ausgedehnte Operationen. Daneben kann die Unterbrechung der Parkinson-Medikation oder die Gabe hochwirksamer Psychopharmaka (Neuroleptika) eine akinetische Krise auslösen. Auf die durch L-Dopa-Entzug ausgelöste akinetische Krise, das sog. maligne L-Dopa-Entzugssyndrom, werden wir im Kapitel der L-Dopa-Therapie näher eingehen (s. S. 212). Im Endstadium der Parkinson-Krankheit kann sich eine bedrohliche akinetische Phase entwickeln, ohne daß man einen Auslöser nachweisen kann. In diesen Fällen entwickelt sich die Akinese langsamer und führt erst spät zu Schluckstörungen.

Die Behandlung umfaßt in der intensiv-medizinischen Überwachung die Flüssigkeits- und Medikamentenzufuhr. Flüssigkeit wird dem Körper über die Vene als Infusion zugeführt. Da eine Schluckstörung besteht, müssen die Parkinsonmittel über eine Magensonde (wasserlösliches L-Dopa), über die Vene (L-Dopa-Infusionen, Amantadin) oder über Hautinjektionen (Apomorphin s.c.) verabreicht werden. Bewährt haben sich Amantadin-Infusionen (z.B. 2–3 × täglich 200 mg Amantadinsulfat in 500 ml Lösung, PK-Merz® Eregor® Infusion).

6.2.2
Rigor

Rigor bezeichnet einen erhöhten Spannungszustand der Muskulatur (lat. rigor = Starre, Steifheit). Die erhöhte Muskelspannung ist in jeder Bewegungsphase vorhanden, ist unabhängig von der passiven Bewegungsgeschwindigkeit und erreicht in Ruhe keine vollständige Entspannung. Hierdurch unterscheidet sie sich ganz wesentlich von der Spastik, die als erhöhte Muskelspannung nach einem Schlaganfall auftreten kann. Beim Schlaganfallspatienten nimmt die Muskelspannung mit der Bewegungsgeschwindigkeit zu, d.h. eine rasche Bewegung der betroffenen Extremität wird von einer zunehmenden Muskelspannung begleitet. In völliger Ruhe ist der Muskeltonus eines Patienten mit Spastik nicht erhöht. Um sich die typische Muskelspannung des Rigors besser vorstellen zu können, wird sie gerne mit dem

Widerstand beim Biegen eines Bleirohres verglichen. Der zähe, bleierne Widerstand ist während des gesamten Biegevorgangs (passive Bewegung in den Gelenken) gleichmäßig vorhanden, unabhängig davon, ob der Vorgang schnell oder langsam durchgeführt wird. Bei der Spastik würde sich in diesem Beispiel der Widerstand erhöhen, wenn die Bewegung im Gelenk rasch durchgeführt wird.

Der bei Prüfung der passiven Bewegung in den Gelenken spürbare zähe, bleierne Widerstand wird oft ruckweise unterbrochen und dann als „**Zahnradphänomen**" bezeichnet. In den meisten Fällen ist das Zahnradphänomen durch eine stufenweise Änderung der Muskelspannung bei passiver Bewegung bedingt. Bei einzelnen Patienten kann das Zahnradphänomen durch einen unterlegten Tremor in Erscheinung treten, wobei der Tremor klinisch (noch) nicht sichtbar sein muß. Im letzteren Falle sind die „Rucke" gleichmäßiger und entsprechen der Tremorfrequenz. Durch Willküranspannung, Spiegelbewegungen oder durch Halten eines schweren Gegenstands auf der Gegenseite können Rigor und Zahnradphänomen deutlicher werden.

Wenn der Rigor in körperachsennahen Muskelgruppen stärker ausgeprägt ist, spricht man von einem **Achsenrigor**. Der Rigor der rumpfnahen Beugemuskulatur ist Ursache für die typische Körperhaltung bei Parkinson-Patienten (Abb. 20). Rigor und Bradykinese der Arme vermindern das natürliche Mitschwingen eines oder beider Arme beim Gehen. In der Untersuchung prüft der Arzt das Mitschwingen der

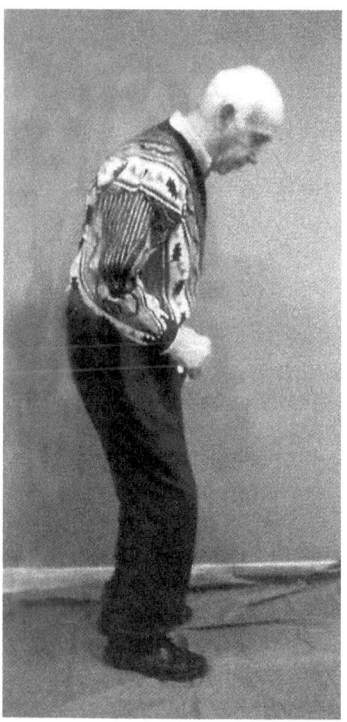 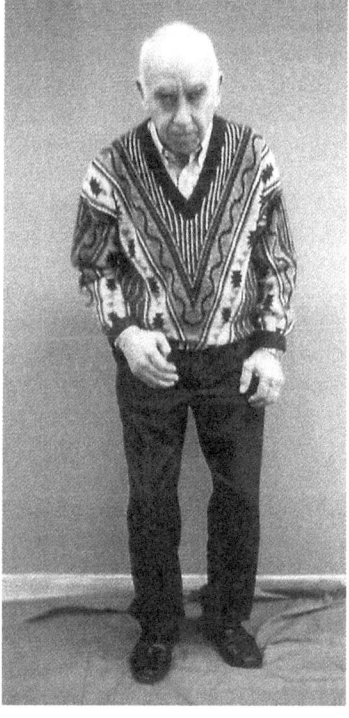

Abb. 20. Typische Haltung eines Parkinson-Patienten von der Seite und von vorn

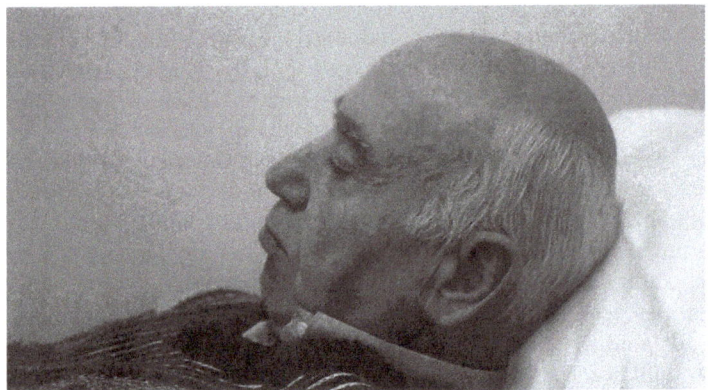

Abb. 21. „Kopfkissenphänomen" durch starken Rigor der Halsmuskulatur (Das Kopfkissen wird kaum eingedrückt)

Arme, indem er die Schultern des Patienten schüttelt. Der Parkinson-Patient empfindet den Rigor als Steifigkeit, die oft mit Rückenschmerzen oder ziehenden Schmerzen im Schulter-Armbereich verbunden ist (Fehldiagnose: „Schulter-Arm-Syndrom", „Halswirbelsäulen-Syndrom"). Die unwillkürliche Muskeltonuserhöhung im Bereich der Halsmuskulatur kann so ausgeprägt sein, daß der Patient im Liegen den Kopf ohne Anstrengung angewinkelt hält und das Kopfkissen kaum berührt wird („**Kopfkissenphänomen**" oreiller psychique, Abb. 21). Der Arzt überprüft den Rigor der Nackenmuskulatur auch durch den sogenannten **Kopf-Fall-Test**: Er hebt den Kopf des liegenden Patienten mit der Hand von der Unterlage empor und fordert den Patienten auf, sich vollständig zu entspannen. Wenn er nun plötzlich seine Hand wegzieht, verharrt der Kopf des Patienten zunächst wie fixiert in der letzten Stellung und sinkt erst dann langsam ruckweise ab. Der Kopf des Gesunden fällt rasch auf die Unterlage. Ein anderer Test ist der **Stuhl-Kipp-Versuch**: Wenn beim sitzenden Patienten der Stuhl ohne Vorwarnung nach hinten gekippt

---

Rigor bei Parkinson-Patienten

Merkmale
- Gesteigerte Grundspannung der Muskulatur (Beugemuskeln)
- Zäher, bleierner Widerstand bei passiver Bewegung
- In jeder Bewegungsphase vorhanden
- Unabhängig von der passiven Bewegungsgeschwindigkeit

Klinische Prüfung
- Zahnradphänomen
- Kopfkissenphänomen
- Kopf-Fall-Test
- Stuhl-Kipp-Versuch
- Arm-Schüttel-Test

wird, kippt der Parkinson-Patient mit nach hinten, während der Gesunde eine Gegenbewegung nach vorn durchführt.

6.2.3
Gang-, Stand- und Haltungsstörung

Mit zunehmender Krankheitsdauer entwickelt sich die für Parkinson-Patienten **typische Körperhaltung**: Der Kopf und der Oberkörper sind vornübergeneigt mit nach vorn fallenden Schultern. Die Arme werden gebeugt und dicht am Rumpf gehalten. Die Hände sind in Beugestellung leicht nach innen gedreht. Die ebenfalls gebeugten Knie verleihen dem Körper des Parkinson-Patienten eine insgesamt gedrückte Haltung (s. Abb. 20), in der sich der Parkinson-Kranke wie eingebunden und gefesselt fühlt.

Im weiteren Verlauf der Erkrankung fällt es dem Parkinson-Patienten zunehmend schwerer, vom Stuhl aufzustehen, die ersten Schritte einzuleiten (**Startschwierigkeiten**), eine Richtungsänderung durchzuführen oder plötzlich anzuhalten. Die Startschwierigkeiten äußern sich in kurzen Trippelschritten nach dem Aufstehen und zu Beginn des Gehens. Das Gehen wird kleinschrittiger, oft schlurfend, hinkend oder trippelnd mit der Gefahr des Hinstürzens. Nach einigen Schritten kann das Gangbild dann flüssiger und freier werden. Der Parkinson-Patient muß sich auf das Gehen konzentrieren. Eine Ablenkung während des Gehens (z. B. bei Regen den Schirm öffnen) kann eine Sturzgefahr bedeuten. Der Parkinson-Patient hat Schwierigkeiten, verschiedene Tätigkeiten gleichzeitig auszuführen.

Das verminderte automatische **Mitschwingen der Arme** beim Gehen mit Bevorzugung der stärker betroffenen Seite wird als frühes Zeichen der Parkinson-Krankheit angesehen. Da der Patient sich nachts nur schwer im Bett umdrehen und aufrichten kann, ist das Erreichen der Toilette nur unter erschwerten Bedingungen möglich und erfordert häufig Hilfe. Mehrfaches nächtliches Drehen im Bett ist jedoch eine Voraussetzung für einen ungestörten Schlaf, so daß die nächtliche Bradykinese auch als Teilursache von Schlafstörungen anzusehen ist (s. auch Schlafstörungen, S. 85).

Gangstörung und Haltungsstörung
• Kleinschrittig, schlurfend, trippelnd
• Vermindertes Mitschwingen der Arme
• Start- und Engpaßprobleme (Freezing)
• Nächtliche Akinese (Umdrehen, Aufrichten)
• Gleichgewichtsstörungen mit Sturzgefahr

Bei passiven Stößen (**Pulsionen**) gegen den Körper (z. B. im Gedränge) kann der Parkinson-Kranke mit seinem Körper oft nicht rechtzeitig gegensteuern, um das Gleichgewicht zu halten und neigt dadurch zum Hinstürzen (Störung der gleichgewichtsregulierenden Reflexe = **posturale Reflexe**). Die Neigung, passive Stöße nicht ausreichend ausbalancieren zu können, wird in der Fachsprache mit „pulsion" bezeichnet. Die Neigung, nach hinten zu fallen wird **Retropulsion** (retro = hinten), zur

Seite **Lateropulsion** (lateral = seitlich) und nach vorn **Propulsion** (pro = voran, nach vorn) genannt. Aber auch beim Start oder während des Gehens kann eine Propulsion auftreten, wobei der Gang mit kurzen, schnellen **Trippelschritte** beschleunigt wird, bevor ein normales Gangbild erreicht wird. Das Propulsionsphänomen beim Start wird als **Festination** (festinare = sich beeilen) bezeichnet.

Pulsionsphänome
• Retropulsion
• Lateropulsion
• Propulsion
• Trippelschritte (Festination)

Das Aufrichten aus dem Liegen, das Drehen im Bett, das Aufstehen von Sitzgelegenheiten oder das Umkehren auf der Stelle bereiten oft große Schwierigkeiten. Eigenartigerweise können Bewegungshemmungen beim oder vor dem Passieren von (vermeintlich) engen Stellen, wie Türrahmen (**Engpaßschwierigkeiten**) oder Unebenheiten des Bodens auftreten. Auch in engen Räumen, wie z. B. in der Toilette, können Bewegungshemmungen auftreten. Schon ein Teppichrand kann für einzelne Patienten ein Problem darstellen. Einer unserer Parkinson-Patienten bemerkte einmal: „Ich könnte über eine Briefmarke stürzen". Bei psychischer Anspannung kann es zur plötzlichen Bewegungshemmung kommen. (Uns ist noch gut ein Patient in Erinnerung, der an der Bushaltestelle wartete und befürchtete, nicht rasch genug einsteigen zu können. Als der Bus hielt, blieb er wie angewurzelt stehen – der Bus fuhr ohne ihn weiter). Die betroffenen Patienten berichten, daß sie sich in diesen Momenten „wie angeklebt" oder „eingefroren" fühlen („**Freezing-Phänomen**", engl. freeze = einfrieren). Die Phase der Bewegungsblockade kann auch spontan während des Gehens oder vor Erreichen des Zieles auftreten und dann Sekunden anhalten. Freezing-Phänomene sind nicht selten Ursache für ein plötzliches Hinstürzen. Auf der anderen Seite kann es auch sein, daß extreme Streßsituationen plötzlich zu einer besseren Beweglichkeit führen, wofür der Begriff „**Kinesia paradoxa**" eingeführt wurde.

Die Störung der gleichgewichtsregulierenden Reflexe mit Sturzneigung läßt sich medikamentös nur schwer beeinflussen. Natürlich muß auch nach anderen Ursachen für eine Sturzneigung gesucht werden. Wir werden später besprechen, wie sich der Patient in seiner häuslichen Umgebung vor Stürzen sichern und Hilfsmittel (Gehhilfen, Haltegriffe) einsetzen kann.

6.2.4
Tremor

Das Zittern (Tremor) wurde schon von James Parkinson als ein sehr auffälliges Zeichen bei den von ihm untersuchten Patienten angesehen. Die von ihm gewählte lateinische Bezeichnung „agitans" wurde mit „Schüttel-" ins Deutsche übersetzt. Die gleichzeitig bestehende Bewegungsverlangsamung hat James Parkinson als Lähmung gedeutet, so daß er die Bezeichnung „**Schüttellähmung**" (lat. paralysis agitans) einführte. Heute wissen wir, daß die Bewegungsverlangsamung bei Parkinson-Kranken nicht Ausdruck einer Lähmung ist, wie wir sie etwa bei Schlaganfallspatienten vorfinden. Auf der anderen Seite wissen wir auch, daß nicht alle Parkinson-Patienten zu Beginn ihrer Erkrankung einen Tremor aufweisen. Wenn allerdings während eines längeren Krankheitsverlaufs kein Tremor auftritt, muß auch an andere Parkinson-Syndrome gedacht werden, wie z. B. die Multi-System-Atrophie (s. später). Bei über der Hälfte aller Parkinson-Patienten ist der Tremor jedoch das erste und auffallendste Krankheitszeichen.

Begriffsbestimmung

Bei Tremor handelt es sich um unwillkürliche, ziemlich regelmäßige, rhythmische Bewegungen von Körperteilen. Durch die abwechselnde (alternierende) oder gleichzeitige (synchrone) Anspannung von Muskelpaaren entsteht die typische Bewegungsform. Der zunächst aktive Muskel (Agonist) wird in rhythmischer Folge von seinem Gegenspieler (Antagonist) abgelöst. Der Tremor im Bereich des Handgelenks wird durch die wechselweise Aktivierung der Handheber und Handbeuger ausgelöst, so daß eine pendelnde Auf- und Abwärtsbewegung entsteht (Oszillation). In Abb. 22 ist die Ableitung der Muskelaktivität aus Handbeugern und Handstreckern mit Nadelelektroden dargestellt (Elektromyographie). Wir werden auf die elektromyographische Untersuchung später noch näher eingehen (s. S. 147). Im unteren Abschnitt sieht man deutlich die abwechselnde Muskelaktivität in den beteiligten Muskelpaaren. Betroffen sind vorwiegend die Hände und Füße, seltener der Kopf oder das Kinn. Die Einteilung der Tremorformen erfolgt nach der Frequenz, der Amplitude, der Bewegungsausschläge, den Aktivierungbedingungen und der Ursache bzw. dem Schädigungsort.

Einteilung der Tremorformen	
Frequenz	hochfrequent (> 7 Hz) mittelfrequent (4–7 Hz) niederfrequent (< 4 Hz)
Amplitude	grobschlägig, feinschlägig
Aktivierung	Ruhetremor, Haltetremor, Aktionstremor Intentionstremor
Ursache	z. B. medikamentös induzierter Tremor
Schädigungsort	z. B. Kleinhirntremor

Früher hat man den Parkinson-Tremor im Bereich der Finger wegen seines typischen Bewegungsablaufs als „**Pillendrehen**" bezeichnet. Mit einer ähnlichen Bewegung hat der Apotheker früher seine Pillen geformt. Besser können wir uns heute vielleicht die Bezeichnung „**Münzenzählen**" vorstellen. Im Schlaf ist der Tremor nicht nachweisbar. Beim Parkinson-Syndrom werden in Abhängigkeit von den Aktivierungbedingungen ein Ruhetremor und ein Aktionstremor unterschieden.

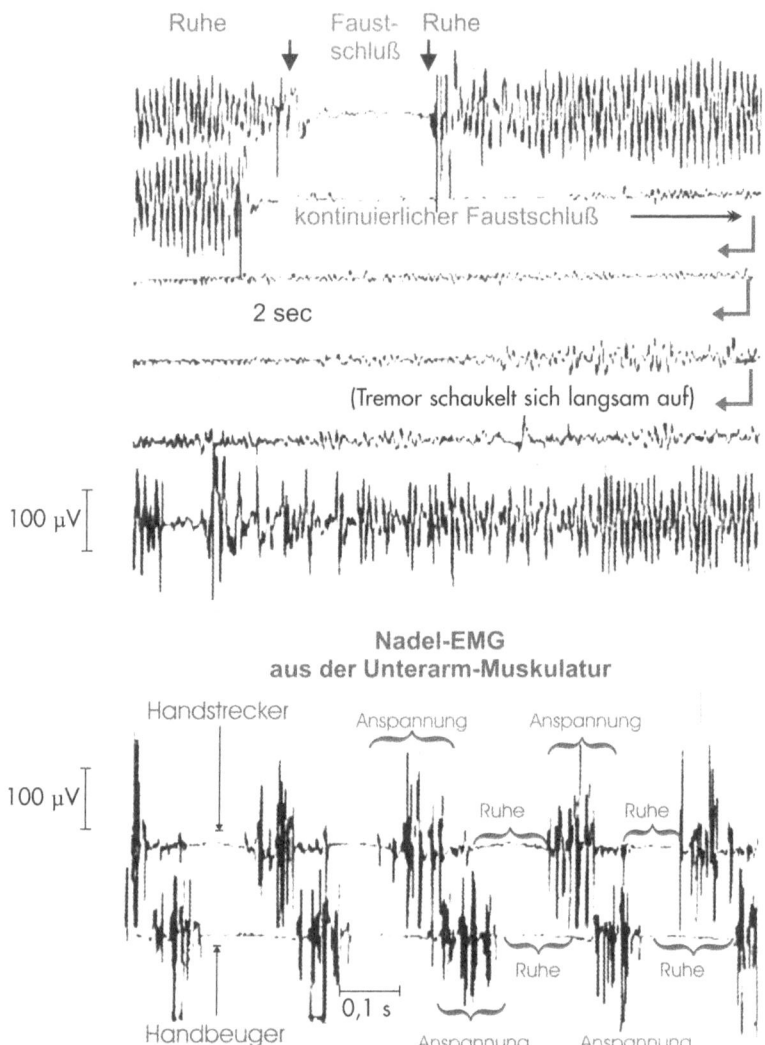

Abb. 22. Elektromyographische Ableitung mit Nadelelektroden (EMG) bei Ruhetremor. *Oben:* Abhängigkeit der Tremorausschläge von der Muskelanspannung. *Unten:* wechselweise Aktivierung der Handheber und Handbeuger (s. Text)

Ruhetremor

Bei der Mehrzahl der Parkinson-Patienten tritt das Zittern nur bei vollständiger Muskelentspannung auf. In der liegenden Untersuchungsposition ruhen die Hände auf dem Bauch, in sitzender Position ruhen die Arme auf der Armlehne („Kutschbockstellung") oder hängen im Stehen bzw. beim Gehen locker herab. Wir sehen immer wieder Patienten, bei denen ein Ruhetremor erst durch das lockere Gehen aktiviert wird und die in den oben angegebenen Ruhepositionen kaum einen Tremor zeigen. Der Ruhetremor hat eine Frequenz von **4 bis 7 Schlägen pro Sekunde** (4–7 Hz) und beginnt meist an einer Hand. Seltener sind die Füße, der Kopf oder das Kinn betroffen. Die Tremoramplitude kann von Minute zu Minute wechseln. Die genaue Abgrenzung eines Ruhetremors ist für die Diagnosestellung eines idiopathischen Parkinson-Syndroms besonders wichtig, da nur etwa 10% der nichtidiopathischen Parkinson-Syndrome mit einem Ruhetremor einhergehen. Wichtig für die Diagnose ist weiter, daß der Tremor zu Beginn der Erkrankung einseitig auftritt und lange einseitig betont bleibt. Parkinson-Patienten mit Ruhetremor sollen einen günstigeren Krankheitsverlauf aufweisen.

Der Ausschläge des Ruhetremors sind mit dem Beginn einer Muskelanspannung zunächst vermindert, werden jedoch trotz weiterbestehender Anspannung wieder stärker (Abb. 22, obere Reihe). Ein wichtiges Kennzeichen des Tremors ist, daß er stark von der augenblicklichen psychischen Situation abhängig ist. Bei mentaler Belastung (z.B. von 100 immer 7 abziehen; in der Untersuchungssituation), bei psychischer Anspannung (z.B. in Gesellschaft, im Gespräch, im Restaurant, beim Einsteigen in die Straßenbahn, am Bankschalter) und beim Gehen wird der Ruhetremor grobschlägiger und damit für den Patienten und seine Umwelt deutlicher. So kann sich eine für den Patienten belastende Beschwerdespirale entwickeln: Zunächst besteht nur ein leichter Tremor → der Patient hat aber das Gefühl, die Umgebung bemerke den Tremor → er ärgert sich über den nun sichtbaren Tremor → die psychische Anspannung steigert den Tremor weiter → und so kann sich der Tremor aufschaukeln. In der neurologischen Untersuchungssituation wird die psychische (mentale) Belastung genutzt, um einen sonst nicht sichtbaren Ruhetremor deutlich werden zu lassen (latenter Tremor) und einzuschätzen.

Da der Ruhetremor bei Willküranspannung abnimmt, führt er weniger zur Behinderung als ein Tremor, der vorwiegend bei Haltearbeiten (Haltetremor) oder bestimmten Aktionen (Aktionstremor) auftritt. Der Patient mit einem Ruhetremor fühlt sich also weniger durch die motorische Funktionseinbuße als vielmehr durch die psychosoziale Stigmatisierung behindert. Es stört ihn z.B. in der Gesellschaft oder in der Öffentlichkeit, daß er seinen Tremor nicht verbergen kann. Die Versuche, den Tremor zu vermindern, führen wegen der psychischen Anspannung dann eher zur Tremorverstärkung.

Merkmale des Ruhetremors

- Tritt nur bei vollständiger Muskelentspannung auf. Untersuchung:
  Im Liegen ruhen die Hände auf dem Bauch
  Im Sitzen ruhen die Unterarme auf der Armlehne
  Im Stehen bzw. beim Gehen hängen die Arme locker herab
- 4 bis 6 Schläge pro Sekunde
- Lange einseitig betont
- Zu Beginn einer Muskelanspannung zunächst abgeschwächt
- Zunahme bei mentaler Belastung (psychosoziale Belastung)
- Relativ geringe motorische Funktionseinbuße

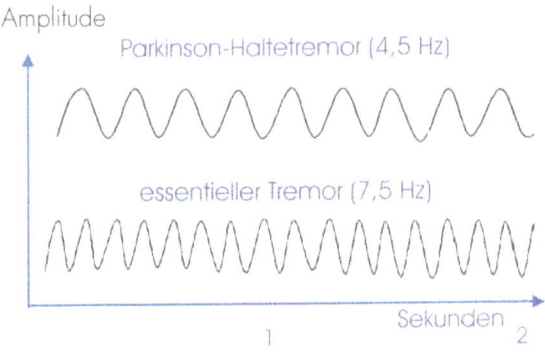

Abb. 23. Beispiel einer Tremorkurve mit Parkinson-Haltetremor (*obere Reihe*) und essentieller Tremor (*untere Reihe*)

Haltetremor, Aktionstremor

Der Halte- oder Aktionstremor des Parkinson-Patienten wird erst deutlich, wenn die betroffene Extremität in einer bestimmten Position gegen die Schwerkraft gehalten (= Haltetremor) oder eine Bewegung (Aktion) ausführt wird (= Aktionstremor). Sichtbar werden Halte- und Aktionstremor z. B. beim Halten eines gefüllten Wasserglases bzw. wenn das Glas zum Mund geführt wird. In Abb. 23 ist in der oberen Reihe ein Parkinson-Haltetremor dargestellt. Die Tremorfrequenz von 4,5 Hz wurde mit einem kleinen Bewegungsaufnehmer (Abb. 24) bestimmt. Auf Einzelheiten werden wir bei den Zusatzuntersuchungen eingehen. Oft treten Halte- und Aktionstremor gemeinsam auf. Ein Ruhetremor kann mit einem Haltetremor kombiniert sein, wobei der Haltetremor dann eine höhere Frequenz aufweist. Parkinson-Patienten mit einem Haltetremor sind besonders in ihren alltäglichen Funktionen beeinträchtigt. Die Unterscheidung von Ruhetremor und Haltetremor ist

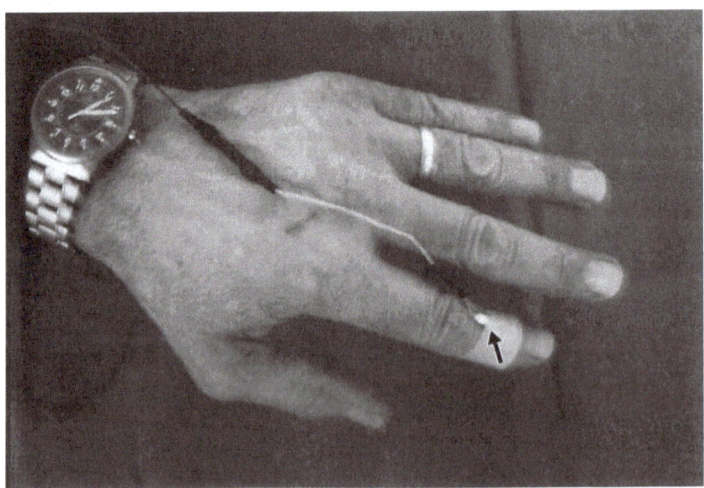

Abb. 24. Analyse der Tremorfrequenz mit Hilfe eines kleinen Bewegungsaufnehmers (*Pfeil*), der auf dem Zeigefinger befestigt ist. Das Kabel führt zum Aufzeichnungsgerät

auch deswegen wichtig, weil die verschiedenen Tremorformen unterschiedlich auf die medikamentöse Therapie ansprechen (s. S. 60).

Therapie des Parkinson-Tremors

Bei der Behandlung der Parkinson-Tremors muß zwischen Ruhe- und Haltetremor unterschieden werden, wobei der Ruhetremor oft geringer auf die medikamentöse Therapie anspricht.

Ruhetremor. Zu Beginn der Erkrankung kann sich der Ruhetremor unter der Behandlung mit **L-Dopa** bessern, der sich allerdings initial unter niedriger L-Dopa-Dosierung auch verschlechtern kann, wenn der Rigor abnimmt. In späteren Stadien sind höhere L-Dopa-Dosen zur Beeinflussung des Ruhetremors notwendig, die dann mit einem höheren Risiko für Spätkomplikationen (s. später) verbunden sind. Eine Höherdosierung von L-Dopa zur Behandlung des Ruhetremors kann heute nicht mehr empfohlen werden. Alle derzeit zur Verfügung stehenden **Dopaminagonisten** wirken auch auf den Ruhetremor. Da Parkinson-Patienten gewöhnlich stärker durch Akinese und Rigor beeinträchtigt sind, wird sich die Therapie zunächst auf diese Symptome richten müssen und erst im zweiten Schritt den Tremor berücksichtigen.

Tremorwirksam sind **Anticholinergika** (z.B. Sormodren®, Tremarit®) in der Mono- oder in der Kombinationstherapie mit Dopaminergika. Die Dosierung mit Anticholinergika muß langsam erfolgen, um akute Nebenwirkungen zu vermeiden. Bei der Gabe von Anticholinergika muß besonders bei älteren Patienten auf Risikofaktoren für neuropsychiatrische Nebenwirkungen geachtet werden. Abruptes Absetzen von Anticholinergika kann die Parkinson-Symptomatik verschlechtern. Auf die Anticholinergika werden wir später noch genauer eingehen (s. S. 198).

Das „atypische Parkinsonmittel" **Budipin** (Parkinsan®, s. S. 197) kann nach offenen Studien in 25% die Intensität und in 34% das Auftreten des Tremors beeinflussen. Amantadine haben ebenfalls eine Wirkung auf den Ruhetremor. Das atypische Neuroleptikum **Clozapin** (Leponex®, s. auch S. 84) ist genauso wirksam wie das Anticholinergikum Benzatropin, jedoch für die Tremorbehandlung nicht zugelassen. Da Clozapin zu gefährlichen Blutbildveränderungen führen kann, sollte es nur eingesetzt werden, wenn für die Tremorbehandlung zugelassene Medikamente nicht vertragen werden oder nicht den gewünschten Erfolg erbringen. Nach dem schriftlichen Einverständnis des Patienten beginnt man mit 12,5 mg und steigert sehr vorsichtig. Die therapeutisch wirksame Tagesdosierung ist wesentlich niedriger als die notwendige Dosis für die Behandlung psychiatrischer Erkrankungen. **Betarezeptorenblocker** (s. S. 66) wirken besser auf den Parkinson-Haltetremor, können aber auch beim Ruhetremor einen günstigen Einfluß haben. **Primidon** (s. S. 67) ist beim Ruhetremor unwirksam. Trizyklische Antidepressiva und Antihistaminika können den Ruhetremor verbessern.

Halte- und Aktionstremor. Wenn sich der **Haltetremor** unter der Therapie mit L-Dopa und/oder Dopaminagonisten nicht befriedigend behandeln läßt, ist das Mittel der 2. Wahl die zusätzliche Behandlung mit einem **Betarezeptorenblocker**, abgekürzt: Betablocker. Patienten mit Herzerkrankungen, Asthma bronchiale und schlecht einstellbarer Zuckerkrankheit (Diabetes mellitus) dürfen keine Betablocker einnehmen. Unter der Behandlung mit Betablockern kann es zu Nebenwir-

Medikamentöse Behandlungsmöglichkeiten eines vorherrschenden Ruhetremors
• L-Dopa + Dopaminagonist
• Anticholinergikum (beachte: Risikopatienten!)
• Budipin (Parkinsan®), Amantadin (PK-Merz®, Amindan®)
• Clozapin (Leponex®)
• (Betarezeptorenblocker, Antidepressiva, Antihistaminika)

kungen, wie Müdigkeit, Übelkeit, Durchfällen, Sehstörungen und bei längerer Anwendung zu Haarausfall kommen. Der Ruhepuls sollte nicht unter 45 Schläge pro Minute fallen. Puls-, Blutdruck- und EKG-Kontrollen sind bei Therapiebeginn notwendig. Für den Betablocker Propranolol (Dociton®) wird eine Dosierung von 80–240 mg empfohlen (2 × 40 mg bis 3 × 80 mg). Man beginnt gewöhnlich mit 20–40 mg Propranolol. Die Retardpräparation z. B. Dociton® Retard enthält 160 mg Propranolol und braucht nur einmal (morgens) eingenommen werden. Bei fehlendem Therapieerfolg dürfen Betablocker nur langsam abgesetzt werden.

Der Einsatz von **Primidon** (s. S.67) ist bei Therapieversagen der genannten Medikamente gerechtfertigt, evtl. auch in Kombination mit einem Betablocker. **Clonazepam** (z. B. Rivotril®), ein Mittel zur Epilepsiebehandlung, hat nur einen geringen Einfluß auf den niederfrequenten Haltetremor. Eine Dauertherapie ist wegen des Abhängigkeitspotentials und der Nebenwirkungen (Müdigkeit, Schwindel) nicht zu empfehlen. Auf die Dosierung und Nebenwirkungen von Betablockern, Primidon und Clozapin werden wir später noch genauer eingehen (s. S. 66). Die stereotaktische Operation ist nur nach Ausschöpfung der medikamentösen Therapie und deutlicher körperlicher und psychischer Behinderung zu erwägen. Die **neurochirurgische Behandlung des Parkinson-Syndroms** werden wir noch genauer besprechen (s. S. 84).

Als neuere Methode für die Tremorbehandlung sind **Botulinum-Toxin-Injektionen** durchgeführt worden, die bisher vorwiegend bei anderen neurologischen Bewegungsstörungen (Dystonien, Spastik) eingesetzt wurden. Die Injektion von Botulinum-Toxin führt zu einer Schädigung von Nervenendigungen und somit zu einer leichten Muskellähmung. Wegen der Muskellähmung ist der Tremor dann nicht mehr so „kräftig" und damit weniger behindernd. Über erste Erfolge beim essentiellen Tremor wurde 1997 berichtet. Diese Methode befindet sich jedoch für Patienten mit essentiellem Tremor noch in der klinischen Erprobungsphase.

Behandlungsmöglichkeiten eines vorherrschenden Halte- und Aktionstremors
• Betarezeptorenblocker (z. B. Dociton® , Beloc®)
• Primidon (Mylepsinum®, Liskantin®, Resimatil®)
• Clonazepam (z. B. Rivotril®)
• Stereotaktische Operation

6.2.5
Andere Tremorformen

Zittern ist zwar ein sehr auffälliges Zeichen bei Parkinson-Kranken, für sich allein jedoch nicht beweisend für die Diagnose einer Parkinson-Krankheit. Tremorformen anderer Ursache kann der Arzt in der Regel nach gründlicher klinischer und apparativer Untersuchung abgrenzen. Hilfreich dabei ist die apparative Tremoranalyse (s. Zusatzuntersuchungen).

Weitere Tremorformen
- Verstärkter physiologischer Tremor (z. B. Angstzittern)
- Psychogener Tremor (in Konfliktsituationen)
- Essentieller Tremor
- Kleinhirntremor (zerebellärer Tremor)
- Medikamentös ausgelöster Tremor

Verstärkter physiologischer Tremor

Wie viele von uns wahrscheinlich selbst schon erlebt haben, kann Zittern in besonderen Situationen auftreten: in der Kälte (**Kältezittern**), bei Anstrengung, bei Erschöpfung, bei seelischer Erregung und in Angstsituation (**Angstzittern**). Es handelt sich um einen verstärkten physiologischen Tremor (physiologisch = nicht krankhaft), das heißt, ein vorhandener, aber wegen seiner geringen Ausschläge nicht oder kaum sichtbarer Tremor wird so verstärkt, daß er nun subjektiv und objektiv wahrgenommen werden kann. Der verstärkte physiologische Tremor hat eine relativ hohe Frequenz, die mehr als 10 Schläge pro Minute erreichen kann und tritt nur unter Haltebedingungen auf. Wichtig ist, daß verschiedene Medikamente, aber auch hormonelle, endokrine und metabolische Störungen mit Tremor einhergehen können.

Psychogener Tremor

Als Beispiel eines psychogenen Tremors werden oft die Kriegszitterer des 1. Weltkriegs angeführt. Psychogene Tremorformen sieht man heute seltener. Die Diagnose „psychogener Tremor" ist stets eine Ausschlußdiagnose und erfordert immer eine gewissenhafte neurologische und psychiatrische Abklärung. Ein durch Erregung, Anstrengung, Erschöpfung und Kälte ausgelöstes Zittern ist auszuschließen. Die Abgrenzung zum organischen Tremor ist dadurch erschwert, daß psychische Belastung in den meisten Fällen zu einer Akzentuierung eines organisch bedingten Tremors führt. Im Vergleich zu den organischen Tremorformen tritt der psychogene Tremor oft plötzlich auf und zeigt eine variable Ausprägung. Meist sind größere Muskelgruppen betroffen, kaum die Finger. In den meisten Fällen ist der Betroffene nicht in seinen alltäglichen Verrichtungen (Essen, Trinken) beeinträchtigt, besonders dann nicht, wenn er unbeobachtet ist. Bei Ablenkung und bei Maßnahmen zur Muskelentspannung verschwindet der Tremor für kurze Zeit. Wenn der Tremor größere Muskelgruppen betrifft, führt er wegen des größeren Kraftaufwands rasch zur Ermüdung.

Merkmale des psychogenen Tremors

Merkmale
- Plötzliches Auftreten
- Variable Ausprägung
- Frequenz- und Formänderung
- Meist größere Muskelgruppen betroffen
- Verschwindet bei Ablenkung und Muskelentspannung
- Keine wesentliche Beeinträchtigung der Alltagsaktivitäten

Maßnahmen
- Gewissenhafte Abklärung
- Videoanalysen unter verschiedenen Bedingungen
- Psychodiagnostische und -therapeutische Maßnahmen

Wir kennen Patienten mit einem gesicherten Parkinson-Tremor, die darüber hinaus akut einen psychogenen Tremor entwickelten. Interessanterweise hatte der bis dahin nicht diagnostizierter Parkinson-Patient mit einem diskreten Ruhetremor im Wartezimmer in unserem Parkinson-Patienten-Ratgeber über die „Schüttellähmung" gelesen. Wenig später entwickelte der 75jährige einen grob ausgestalteten psychogenen Tremor, der sich erst unter stationären Bedingungen wieder zurückbildete. In der videographischen Analyse konnte man in der Phase der Entspannung sehr gut den Parkinson-Ruhetremor während des Gehens und im Liegen dokumentieren. Es blieb die nur leicht ausgeprägte Parkinson-Symptomatik mit einem rechtsbetonten Ruhetremor. Ein anderer Patient wurde mehrmals mit einem ausgeprägten psychogenen Tremor, der bis zur Gehunfähigkeit führte, stationär eingewiesen. Ambulante neurologische und psychiatrische Behandlungsversuche waren ohne Erfolg. Vorausgegangen war jeweils eine psychische Konfliktkonstellation. Erst unter der stationären psychotherapeutischen Behandlung bildete sich der Tremor vollständig zurück. In den meisten Fällen sind jedoch ungünstigere chronische Verläufe zu befürchten, die sich den Therapieversuchen entziehen.

In der Tremordifferenzierung sind Videoanalysen unter bestimmten Be- und Entlastungssituationen eine diagnostische Hilfe. Wichtig ist es, darauf hinzuweisen, daß die zugrundeliegende Psychogenese in vielen Fällen nicht bewußtseinsnah ist, d. h. der Tremor wird nicht „bewußt vorgetragen". Die weiteren Maßnahmen umfassen psychodiagnostische und psychotherapeutische Vorgehensweisen.

Medikamentös induzierter Tremor

Durch Medikamente kann ein „reiner" Tremor oder ein Tremor zusammen mit anderen Parkinsonzeichen als unerwünschte Nebenwirkung ausgelöst werden.

Auf das medikamentös ausgelöste Parkinson-Syndrom werden wir noch eingehen (s. S. 125). Beim medikamentös induzierten Tremor handelt sich meist um einen verstärkten physiologischen Haltetremor der Hände. Deutlich wird der Tremor bei ausgestreckten Armen und gespreizten Fingern oder beim Finger-Nase-Versuch (der Zeigefinger wird im Bogen zur Nasenspitze geführt).

Als Beispiele für einen medikamentös induzierten Tremor seien genannt: Antidepressiva (Medikamente gegen Depression), Antikonvulsiva (Medikamente gegen epileptische Anfälle), Kortison, Schilddrüsenhormone, und Zystostatika (Medikamente gegen Krebserkrankungen). Bei der Abklärung eines Tremorsyndroms wird der Arzt zunächst nach derartigen Medikamenten und nach einem zeitlichen Zusammenhang zwischen Auftreten des Tremors und der Medikamenteneinnahme fragen. Wie auch dem Laien bekannt ist, kann nach Alkoholentzug ein störender Tremor auftreten, den Alkoholkranke nicht selten mit erneuter Alkoholzufuhr „behandeln". Auch der Entzug von Beruhigungsmitteln (z. B. Diazepam), Nikotin und Kaffee kann von einem Tremor begleitet sein.

Da die Tremorausschläge des medikamentös-induzierten Tremors meist klein sind, ist der Betroffene in seiner motorischen Funktion wenig beeinträchtigt, fühlt sich jedoch in seiner sozialen Umgebung gestört. Die Behandlung richtet sich auf das verursachende Medikament beziehungsweise auf die auslösende Substanz.

Durch Medikamente und andere Substanzen ausgelöster Tremor

- **Psychopharmaka** (Neuroleptika, Antidepressiva)
- **Kortison** (entzündungshemmendes Mittel)
- **Schilddrüsenhormone**
- **Zystostatika** (Medikamente gegen Krebserkrankungen)
- **Antikonvulsiva** (Medikamente gegen epileptische Anfälle)
- **Entzug** von Alkohol, Beruhigungsmitteln, Kaffee, Nikotin
- **Schwermetalle** (z. B. Blei)

Tremor bei Stoffwechselstörungen

Bei der Abklärung eines Tremorsyndroms wird der Arzt auch internistische Erkrankungen, insbesondere Stoffwechselstörungen ausschließen, die mit einem Tremorsyndrom einhergehen können. Bei diesen Erkrankungen tritt überwiegend ein hochfrequenter Haltetremor auf. Im nachfolgenden Kasten sind die wichtigsten Stoffwechselstörungen zusammengestellt, die von einem Tremor begleitet werden können. Der Vollständigkeit halber sei erwähnt, daß Tremor auch bei peripheren Nervenerkrankungen und bei AIDS auftreten kann.

Asterixis, „Flapping-Tremor"

Bei Stoffwechselerkrankungen (Diabetes mellitus, Leber- und Nierenstörung), Intoxikationen (z. B. mit Mitteln gegen Epilepsie, Antikonvulsiva) und bei der Wilson-Krankheit (s. S. 127) kann ein unregelmäßiger Wackeltremor auftreten, der wegen

> **Tremor bei Stoffwechselerkrankungen**
> - Überfunktion der Schilddrüse (Hyperthyreose)
> - Überfunktion der Nebenschilddrüse (Hyperparathyreodismus)
> - Niedriger Blutzucker (Hypoglykämie)
> - Kaliummangel (Hypokaliämie)
> - Kalziummangel (Hypokalziämie)
> - Magnesiummangel
> - Leberfunktionsstörung
> - Nierenfunktionsstörung
> - Vitamin B12-Mangel

seines charakteristischen Bewegungsablaufes mit einer Flügelschlagbewegung oder Flattern (engl. flapping) verglichen wird und mit einem Parkinson-Tremor eigentlich nicht verwechselt werden kann. Wichtiger ist die Abgrenzung zum psychogenen Tremor. Bei ausgestreckten Händen wird eine brüske Streckbewegung im Handgelenk durchgeführt, die von einer ebenso plötzlichen Erschlaffung der Muskulatur gefolgt wird. Infolge der Erdschwere fällt die Hand nach unten und wird durch eine erneute Anspannung der Streckmuskeln in die Ausgangslage zurückgeführt. So entsteht das Bild einer Flügelschlagbewegung. Anders als beim Parkinson-Tremor erfolgt die Muskelinnervation nur in einer Richtung.

Essentieller Tremor

Die wichtigste Differentialdiagnose des Parkinson-Tremors ist der essentielle Tremor. In einer kanadischen Studie hatten 14% der über 65jährigen einen essentiellen Tremor und nur 3% ein Parkinson-Syndrom. Damit ist der essentielle Tremor die häufigste Bewegungskrankheit und häufiger als die Parkinson-Krankheit. In 50% der Fälle läßt sich eine Vererbung nachweisen (**familiärer essentieller Tremor**). Essentieller Tremor bedeutet, daß der Tremor als einziges Krankheitszeichen vorhanden und eine Krankheitsursache nicht nachweisbar ist. Essentiell heißt somit: eigenständig, ohne bekannte Ursache.

Die bisherige Annahme, daß es sich beim essentiellen Tremor um einen verstärkten physiologischen Tremor handelt, wird nach neueren elektrophysiologischen Untersuchungen nicht bestätigt. Man geht davon aus, daß der essentielle Tremor durch einen Oszillator im Kleinhirn (Zerebellum) unterhalten wird, entsprechend wird in PET-Untersuchungen schon in Ruheposition des vom Tremor betroffenen Körperteils eine abnorme zerebelläre Aktivität im korrelierenden Areal gefunden.

Erscheinungsbild. Der essentielle Tremor ist in Ruhe gewöhnlich nicht nachweisbar, sondern tritt erst in einer Halteposition als **Haltetremor** oder bei einer Bewegung als **Aktionstremor** auf. Es kann nicht ausgeschlossen werden, daß dem bei einzelnen Patienten unter scheinbaren Ruhebedingungen auftretenden essentielle Tremor nicht doch eine geringe Muskelanspannung zugrunde liegt. Die Frequenz des essentiellen Tremors ist mit 7–12 Hz höher als die des Parkinson-Tremors und tritt meist von Anfang an symmetrisch, das heißt auf beiden Seiten in gleicher Stärke auf. Wesentliches Kriterium für den Parkinson-Tremor ist ja gerade die Seitenasymmetrie. In Abb. 23 (s. S. 58) ist in der oberen Reihe ein Parkinson-Haltetremor mit einer Frequenz von 4,5 Hz und in der unteren Reihe ein essentieller Tremor mit einer Frequenz von 7,5 Hz dargestellt. Die Tremoranalyse erfolgte mit dem in Abb. 24 (s. S. 58) dargestellten Tremoraufnehmer.

Der essentielle Tremor beginnt oft in der zweiten Lebenshälfte, kann jedoch auch im jugendlichen Alter als **juveniler essentieller Tremor** um das 20. Lebensjahr in Erscheinung treten. Der **Alterstremor** (seniler Tremor) kann einen essentiellen Tremor oder ein beginnendes Parkinson-Syndrom als Grundlage haben. Schwierigkeiten in der differentialdiagnostischen Abklärung entstehen dadurch, daß der alte gesunde Mensch in seiner Haltung und seinem Gangverhalten oft auch Zeichen bietet, die an Parkinson-Kranke erinnern (Körper nach vorn geneigt, Schrittlänge verkürzt, verminderte Mimik usw.). Bei unklaren Fällen kann ein pharmakologischer Test (L-Dopa-Test) zur weiteren Differenzierung hilfreich sein. Wenn der essentielle Tremor zu Beginn der Erkrankung einseitig betont auftritt, kann oft nur die weitere Verlaufsbeobachtung die Diagnose sichern.

Mit absteigender Häufigkeit betrifft der essentielle Tremor die Hände (80–100%), den Kopf (20–41%), die Stimme (9–20%), das Kinn (0–9%), das Gesicht und den Rumpf (0–3%). Im weiteren Krankheitsverlauf können die Tremorausschläge (Tremoramplitude) zunehmen oder sich der Tremor auf weitere Körperregionen ausbreiten. Die Tremorausprägung ist von unterschiedlichen Faktoren abhängig (Ermüdung, psychische Anspannung, extreme Temperaturen, stimulierende Medikamente). Problematisch ist, daß sich der essentielle Tremor durch Alkoholgenuß deutlich mindern läßt und so die Gefahr des Alkoholmißbrauchs gegeben ist. Früher wurde der essentielle Tremor auch als benigner, d.h. gutartiger Tremor bezeichnet. Nicht wenige Patienten sind jedoch durch den essentiellen Tremor sozial und motorisch eingeschränkt, so daß der Zusatz „gutartig" nicht gerechtfertigt ist.

Die Unterteilung des essentiellen Tremors in verschiedene Untergruppen nach der Tremorfrequenz, Ansprechbarkeit auf Betablocker und weiteren neurophysiologischen Parametern ist uneinheitlich. Schon J. Parkinson hat 1817 auf die Abgren-

Kriterien für den essentiellen Tremor

Häufigste Bewegungskrankheit!

- Haltetremor und/oder Aktionstremor
- Keine weiteren neurologischen Störungen
- Meist symmetrisch (zu Beginn auch asymmetrisch)
- Tremorauslösende Medikamente sind ausgeschlossen
- Oft positive Familienanamnese
- Alkoholische Getränke mildern Tremor
- Frequenz höher als Parkinson-Tremor
- Keine wesentliche Progredienz
- Gutes Ansprechen auf Betablocker und Primidon

zung eines senilen Tremors hingewiesen. Bis heute wird die Beziehung zwischen Parkinson-Krankheit und essentiellem Tremor kontrovers diskutiert. Ungeklärt ist auch die Frage, ob Patienten mit einem essentiellen Tremor ein erhöhtes Risiko für die Entwicklung einer Parkinson-Krankheit haben. In verschiedenen Familienuntersuchungen ist die Kombination von Parkinson-Krankheit und essentiellem Tremor häufiger nachzuweisen. Schwierig wird die differentialdiagnostische Einordnung also, wenn sich im Krankheitsverlauf zum essentiellen Tremor Bradykinese und Rigor hinzugesellen.

Bei der **Therapie** des essentiellen Tremors werden vorwiegend **Betarezeptorenblocker** und **Primidon** eingesetzt. **Clonazepam** (Rivotril®), **Clozapin** (Leponex®) und **Anticholinergika** sind weitere Wirkstoffe, die beim essentiellen Tremor eingesetzt wurden, allerdings mit geringerem Erfolg. Botulinum-Toxin-Injektionen sind besonderen Fällen vorbehalten. Eine stereotaktische Tremorbehandlung ist erst nach Versagen der medikamentösen Therapiemaßnahmen und erheblicher Beeinträchtigung zu erwägen.

Therapie des essentiellen Tremors

- Betablocker, z. B. Propranonol (40 – 240 mg)
- Primidon (62,5 – 500 mg)
- Clonazepam (0,25 – 6 mg)
- Stereotaktische Operation
- Botulinum-Toxin-Injektionen (?)

Betablocker. Unter den Betablockern ist für den essentiellen Tremor Propranolol (z. B. Dociton®, Indobloc®) am besten untersucht. Propranolol führt in 50 – 70 % der Fälle zu einer guten Besserung. Die Therapie wird mit 20 – 40 mg pro Tag begonnen und auf maximal 240 mg pro Tag gesteigert. In seltenen Fällen kann die Steigerung auf 320 mg/Tag eine weitere Besserung bewirken. Retardpräparate müssen nur einmal pro Tag gegeben werden.

Bei älteren Patienten mit Herz- und Lungenerkrankungen ist Vorsicht geboten. Bei Überleitstörungen des Herzens, Asthma bronchiale und insulinpflichtigem Diabetes mellitus muß auf Betablocker verzichtet werden. Als Nebenwirkungen können sich Müdigkeit, Durchfall, Impotenz und depressive Verstimmungen einstellen. Bei Nebenwirkungen sollte der Wechsel auf einen anderen Betablocker überlegt werden.

Therapie mit Betablockern (z. B. Propranolol)

- Besserung in 50 – 70 % der Fälle
- Beginn mit 20 – 40 mg, Steigerung auf maximal 240 mg
- **Nebenwirkungen:** Müdigkeit, Durchfall, Impotenz, depressive Verstimmung, Gewichtszunahme
- **Kontraindikation:** Asthma, schwere Herz- und Lungenerkrankung, insulinpflichtiger Diabetes mellitus
- Nicht abrupt absetzen

Primidon. Primidon (z. B. Mylepsinum®, Liskantin®) ist eine Wirksubstanz, die gewöhnlich bei Patienten mit Epilepsie eingesetzt wird und nur für diese Indikation zugelassen ist. Primidon wird in die beiden Hauptmetaboliten Phenylethylmalonamid (PEMA) und Phenobarbital gespalten. Da die Behandlung mit PEMA keinen Einfluß auf den Tremor hat, wird die Wirkung dem Primidon selbst und in geringerem Maße dem Phenobarbital zugeschrieben. Als Nebenwirkungen können Müdigkeit, Übelkeit, Erbrechen, Kopfschmerzen und Schwindel auftreten. Die Therapie wird mit 62,5 mg pro Tag begonnen und langsam gesteigert. Die maximale Tagesdosis wird mit 500 mg angegeben.

Die Wirksamkeit auf den Tremor scheint für Primidon etwas deutlicher zu sein als für Propranolol, so daß häufig empfohlen wird, bei ausgeprägtem Tremor mit Primidon zu beginnen. Die Entscheidung wird natürlich auch von den Nebenwirkungen bestimmt. Wenn unter der Dosierung von etwa 250 mg Primidon kein ausreichender Erfolg erzielt werden kann, wird auf Betablocker umgestellt oder es werden diese hinzugefügt.

Stereotaktische Operationen. Bei medikamentöser Therapieresistenz und deutlicher Behinderung kann die neurochirurgische Behandlung erwogen werden. Dabei werden entweder bestimmte Hirnareale zerstört oder Mikroelektroden in Hirnkerne implantiert. Auf die Methoden der stereotaktischen Operationen werden wir später noch genauer eingehen (s. S. 225).

Für die stereotaktische Ausschaltung (Zerstörung) werden umschriebene Regionen des Thalamus ausgewählt (**Thalamotomie**). Die Mortalität dieser Operation liegt bei 0,3 %. Vorübergehende psychische Störungen, Halbseitenlähmungen und Sprechstörungen können nach der Operationen auftreten. Die Thalamotomie wird nur für Patienten mit deutlicher Tremorbehinderung und fehlenden psychischen Störungen erwogen, die unter den genannten Medikamenten keinen ausreichenden Therapieerfolg erreicht haben.

Bei der **Thalamusstimulation** entspricht der Zielort dem der Thalamotomie. Die Stimulationsmethode ist schonender als die strukturelle Ausschaltung durch Thalamotomie. Die Thalamusstimulation kommt ebenfalls nur für Patienten zur Anwendung, die sich medikamentös nicht befriedigend einstellen lassen. Das Risiko ist relativ gering, und die Nebenwirkungen sind mild ausgeprägt. In den USA ist seit 1997 die einseitige Thalamusstimulation (Hochfrequenzstimulation) zur Behandlung des essentiellen Tremors offiziell zugelassen. In einigen Zentren wird die Stimulation des N. subthalamicus für die Behandlung des Tremors vorgezogen (s. S. 228).

Orthostatischer Tremor. Der sogenannte orthostatische Tremor wird heute als Sonderform des essentiellen Tremors angesehen. Diese erst seit wenigen Jahren bekannte Tremorform tritt im mittleren bis höheren Lebensalter auf. Der Tremor läßt sich als Bewegungsunruhe der Beinmuskulatur mittels Oberflächen-Elektromyographie mit einer Frequenz von 13–18 Hz nachweisen und tritt nur im Stehen auf. Die Betroffenen klagen über eine Standunsicherheit und können plötzlich ohne ersichtlichen Grund hinstürzen. Während des Gehens, im Sitzen oder Liegen sind die Patienten beschwerdefrei. Die Störung ist sowohl von Ärzten als auch vom Betroffenen schwer zu erkennen und wird erst bei gezielter Suche bemerkt. Bei unklaren Sturzereignissen sollte auch an den orthostatischen Tremor gedacht werden und eine elektromyographische Ableitung der Beinmuskulatur erwogen werden. Wie beim essentiellen Tremor wird der Enstehungsort im Kleinhirn vermutet, da auch Kleinhirnstörungen (Kleinhirnatrophie) mit einem orthostatischen Tremor einhergehen können. Zur Behandlung wird Primidon und Clonazepam eingesetzt.

Als weitere isolierte Tremorformen werden der primäre Schreibtremor, der isolierte Stimm-, Kinn- und Zungentremor sowie der aktionsbezogene Handtremor abgetrennt. Die Abgrenzung von einem dystonen Tremor ist oft schwirig (s. S. 69).

Kleinhirntremor (Intentionstremor)

Ein wichtiges klinisches Zeichen der Kleinhirnschädigung ist der Intentionstremor. Eine Kleinhirnschädigung kann sich u. a. im Rahmen einer Multiplen Sklerose oder auch bei Alkoholmißbrauch entwickeln. Typisch für den Kleinhirntremor ist die deutliche Amplitudenzunahme während einer Zielbewegung, die sich in Zielnähe weiter verstärkt, bei Intention also zunimmt (**Intentionstremor**). Zur Überprüfung wird in der neurologischen Untersuchung der Zeigefinger im großen Bogen auf die Nase geführt wird (Finger-Nase-Versuch) oder es werden in horizontaler Ebene beide Zeigefinger zusammengeführt (Finger-Finger-Versuch). Im Bereich der Beine wird der Knie-Hacken-Versuch durchgeführt, wobei der Patient die Ferse im hohen Bogen auf die gegenseitige Kniescheibe und dann an der Schienbeinkante zum Fuß führt. Neben dem Tremor findet der Arzt weitere klinische Zeichen, die auf eine Kleinhirnschädigung hinweisen (Sprechstörung, Gangstörung, Augenbewegungsstörung).

Kleinhirntremor (zerebellärer Tremor)
- **Intentionstremor** (Finger-Nase-Versuch)
- Langsamer als Parkinson-Tremor (2,5–5 Hz)
- Deutliche motorische Beeinträchtigung durch den Tremor
- **Sonderform: Holmes-Tremor** (Mittelhirn- oder Rubertremor)

Therapieversuche
- Betablocker, Primidon, schwere Armbänder, tiefe Hirnstimulation

---

Wenn vorwiegend die Kleinhirnhemisphären (Kleinhirnhälften, Kleinhirnhalbkugeln) geschädigt sind, wird ein Tremor der Arme und Beine erwartet. Strukturen in der Mitte des Kleinhirns sollen mehr zum Tremor im Stand und zum Tremor des Rumpfes führen (Stand- und Rumpftremor). Im Vergleich zum Haltetremor des Parkinson-Patienten ist die Tremorfrequenz des Intentionstremors mit 2,5 bis 5 Hz langsamer und die Tremorausschläge sind meist gröber. Kleinhirn-Kranke sind daher nicht selten durch ihren Tremor schwerer beeinträchtigt als Parkinson-Patienten.

Zu einer Schädigung des Kleinhirns mit Intentionstremor kann sich in einzelnen Fällen durch eine Schädigung der nigro-striatalen Neurone ein Parkinson-Ruhetremor gesellen. Diese besondere Kombinationsform aus Intentionstremor und Ruhetremor wurde früher als Mittelhirn- oder Rubertremor bezeichnet und heute unter der Bezeichnung **Holmes-Tremor** zusammengefaßt. Patienten mit einem Holmes-Tremor der Hände sind oft in ihrer Alltagsaktivität so schwer beeinträchtigt, daß sie z.B. kaum ein Glas oder die Gabel zum Mund führen können.

Medikamentöse Behandlungsversuche mit unterschiedlichen Wirksubstanzen (Betablocker, Primidon) zeigen nur eine geringe Wirkung. Armbänder aus Blei können die Tremorausschläge dämpfen. Die Erfolge stereotaktischer Operationen, insbesondere der tiefen Hirnstimulation sind beim Parkinson-Tremor und beim essentiellen Tremor oft besser als bei Kleinhirntremor.

Dystoner Tremor

Dystonien sind neurologische Krankheitsbilder, die mit anhaltenden Muskelkontraktionen einhergehen und durch wiederholte Bewegungen und abnorme Haltungen gekennzeichnet sind. Zu den Dystonien zählen der Blepharospasmus (unwillkürliches Zusammenkneifen der Augen), der Torticollis spasmodicus (Schiefhals mit unwillkürlichen Drehbewegungen des Kopfes, zervikale Dystonie) und der Schreibkrampf. Dystone Bewegungsstörungen als Nebenwirkung von Parkinson-Medikamenten werden wir später bei der Besprechung der Dyskinesien kennenlernen (s. S. 204).

Fokale und generalisierte Dystonien gehen nicht selten mit einem Halte- und Aktionstremor einher, der eine Frequenz von bis zu 7 Hz aufweist. Ein eindeutiger dystoner Tremor läßt sich diagnostizieren, wenn weitere dystone Störungen wie z.B. beim Schiefhals nachzuweisen sind. Der sogenannte **dystone Schreibtremor** (Tremor beim Schreiben) läßt sich oft nur schwer vom essentiellen Tremor abgrenzen, wenn die zusätzlichen dystonen Verkrampfungen nur gering ausgeprägt sind. Beim Schreibtremor werden Anticholinergika und bei Unwirksamkeit Betablocker oder Clonazepam therapeutisch eingesetzt. In neuerer Zeit werden Botulinum-Toxin-Injektionen zur Behandlung des dystonen Tremors versucht.

6.3
Psychische Störungen beim Parkinson-Syndrom

In seiner Monographie „An Essay on the Shaking Palsy" weist James Parkinson im ersten Abschnitt darauf hin, daß psychische Störungen nicht zum Krankheitsbild gehören („The senses and the intellects being uninjured"). Es besteht heute jedoch

Psychische Störungen beim Parkinson-Syndrom
• Kognitive Störungen
• Demenz
• Depression
• Angststörung
• Psychose
• Schlafstörung

kein Zweifel mehr darüber, daß psychopathologi-sche Auffälligkeiten häufig die Parkinson-Krankheit begleiten und teilweise den motorischen Störungen vorausgehen können. Bei über der Hälfte der Parkinson-Patienten muß mit neuropsychologischen bzw. psychiatrischen Störungen gerechnet werden.

6.3.1
Kognitive Störungen (Hirnleistungsstörung)

Bei der Besprechung der neuropsychologischen und psychiatrischen Störungen im Rahmen der Parkinson-Krankheit wollen wir kognitive Störungen und Demenz getrennt behandeln.

Begriffsbestimmung

Kognitiv bedeutet „das Erkennen". Kognitive Leistungen im engeren Sinne beziehen sich auf das intellektuelle Erkennen und Beurteilen, das Wahrnehmen und Denken. Die motorische Verlangsamung bei Parkinson-Patienten wird Bradykinese genannt. Für die Verlangsamung der Denk- und Wahrnehmungsvorgänge (kognitive Verlangsamung) wird in der ärztlichen Praxis gern der Begriff **Bradyphrenie** verwendet (griech. brady = langsam; phren = Geist, Seele, Gedächtnis). Dieser Begriff wurde 1922 für psychische Veränderungen beim postenzephalitischen Parkinson-Syndrom eingeführt und später als „psychische Bradykinese" auf die Parkinson-Krankheit ausgedehnt. Ob Bradyphrenie als eigenständiges neuropsychologisches Syndrom bei der Parkinson-Krankheit abgrenzbar ist, wird kontrovers diskutiert. Die bei Parkinson-Patienten nachweisbaren kognitiven Störungen ähneln den psychischen Störungen, die man nach einer Schädigung im vorderen Anteil des Gehirns, dem Frontallappen, findet (s. Abb. 6, S. 15). Daneben werden bei Parkinson-Patienten visuell-kognitive Störungen nachgewiesen. Dopamin und NMDA-Rezeptoren spielen auch in der Netzhaut eine wichtige Rolle. Folge sind räumliche Desorientierung und eine gestörte Körperkoordination.

Erscheinungsbild

Bradyphrenie soll auf den Rückgang der Spontaneität, auf die Minderung und Verzögerung emotionaler Reaktionen, auf die erschwerte Umstellung auf eine neue Umgebung mit verminderter Entschlußkraft und auf Aufmerksamkeitsstörungen hinweisen. Die Grenze zur dementiellen Entwicklung ist fließend. Weitere neuropsychologische Symptome sind Störungen der räumlichen Wahrnehmung und Raumorientierung. Typisch für Parkinson-Patienten ist ein vermindertes Problemlösungsvermögen.

Es ist nicht immer ganz einfach, zu entscheiden, ob bestimmte psychische Auffälligkeiten mehr einer Depression oder mehr einer kognitiven Störung zuzuordnen sind. Zu bedenken ist, daß die verlangsamten Bewegungsabläufe, die mimische Starre und der verminderte Sprachfluß oft den falschen Eindruck einer psychischen

> **Kognitive Störungen**
> - Rückgang der Spontaneität
> - Verzögerung emotionaler Reaktionen
> - Verminderte Entschlußkraft
> - Vermindertes Problemlösungsvermögen
> - Aufmerksamkeitsstörung
> - Störung der räumlichen Wahrnehmung
> - Störung der Raumorientierung

Störung vortäuschen können. Kognitive Störungen sollen therapeutisch weder zu einer Überforderung noch zu einer Unterforderung des Patienten führen.

6.3.2
Demenz

Neben den Befürchtungen einer weiter fortschreitenden motorischen Beeinträchtigung steht die Frage einer zunehmenden intellektuellen Leistungseinbuße für Parkinson-Patienten oft an vorderster Stelle. Wir werden deshalb auch ausführlicher auf die Demenz eingehen. Während James Parkinson noch davon ausging, daß es bei dem von ihm beschriebenem Krankheitsbild zu keiner Einbuße der intellektuellen Fähigkeiten komme, müssen einige Parkinson-Patienten nach längerem Krankheitsverlauf mit einer dementiellen Entwicklung rechnen. Die Zahlenangaben unterliegen großen Schwankungen, die durch die unterschiedlichen Definitionen einer Demenz bedingt sind. Neuere Untersuchungsergebnisse ergeben eine **Häufigkeit von etwa 20%**. Der größte Teil der Parkinson-Patienten muß also nicht mit einer Demenzentwicklung rechnen.

Die Gedächtnisschwäche betrifft zunächst die Merkfähigkeit, danach das Neu- und zuletzt das Altgedächtnis. Das Denken ist verlangsamt, umständlich und eingeengt. Die Abstraktionsfähigkeit geht verloren. Die Orientierungsstörungen betreffen Raum, Zeit, Personen und akute Ereignisse.

Begriffsbestimmung

Demenz ist die Kurzform von Dementia, was wörtlich übersetzt „ohne Geist" bedeutet. Während man früher unter Demenz ausschließlich ein chronisch-fortschreitendes, unheilbares Hirnleiden verstand, werden in neuer Zeit auch rückbildungsfähige Verläufe eingeschlossen. Nach der internationalen Klassifikation der Krankheiten (ICD-10) ist Demenz eine kognitiv-intellektuelle Störung, welche die Bereiche Gedächtnis, Denkvermögen und emotionale Kontrolle betrifft. Es handelt sich dabei um den Verlust von im früheren Leben erworbenen intellektuellen Fähigkeiten. Von einer Demenz darf erst gesprochen werden, wenn die genannten Störungen ein Ausmaß erreicht haben, das zu einer wesentlichen Beeinträchtigung der Alltagsaktivitäten geführt hat und mehr als sechs Monate andauert.

Die **Gedächtsstörungen** umfassen die Aufnahme und Wiedergabe neuerer Informationen und in späteren Stadien den Verlust früher erlernter und vertrauter Inhalte. Unter **Störungen des Denkvermögens** werden die Einschränkung der Fähigkeit zu vernünftigen Urteilen, die Beeinträchtigung der Informationsverarbeitung und die Verminderung des Ideenflusses verstanden. Weiterhin bestehen **Störungen der Orientierung** und der Auffassungsgabe. **Wesensänderungen**, die sich auf die emotionale Kontrolle mit Auffälligkeiten im Sozialverhalten und Motivationsstörungen beziehen, treten in weiteren Krankheitsverlauf hinzu. Zu den im letzten Abschnitt abgehandelten kognitiven Störungen bestehen fließende qualitative und quantitative Unterschiede und Übergänge.

Die Parkinson-Demenz wird der **subkortikalen Demenzform** zugerechnet. Subkortikal bedeutet unter dem Hirnrindenbereich liegend. Bei dieser Demenzform fehlen im Gegensatz zur der kortikalen Demenz (z. B. Alzheimer-Krankheit) aphasische und apraktische Störungen. (Aphasie = Sprachstörung, Apraxie = Unfähigkeit, Körperteile in einen zweckmäßigen Handlungsablauf einzubinden). Im nachfolgenden Kasten ist die Definition der Demenz nach der Internationalen Klassifikation von Krankheiten (engl. International Classification of Diseases, ICD) aufgeführt.

Definition der Demenz nach ICD-10

- Störungen des Gedächtnisses

  Aufnahme und Wiedergabe neuerer Informationen
  Verlust früher erlernter und vertrauter Inhalte

- Störungen des Denkvermögens

  Störung der Fähigkeit zu vernünftigen Urteilen
  Verminderung des Ideenflusses

- Beeinträchtigung der Informationsverarbeitung

- Störungen der emotionalen Kontrolle

  Störung des Sozialverhaltens
  Störung der Motivation

Im deutschsprachigen Raum ist bisher der Demenzbegriff schwersten Formen kognitiv-intellektueller Störungen vorbehalten, bei denen der Patient in seiner beruflichen und häuslichen Tätigkeit, in seinen sozialen Alltagsaktivitäten und persönlichen Beziehungen erheblich beeinträchtigt ist. Im anglo-amerikanischen Sprachgebrauch wird der Begriff Demenz sehr viel weiter gefaßt und betrifft schon leichte intellektuelle und kognitive Leistungsdefizite. Diese Grenz- oder Übergangsformen vom Normalen zur Demenz umschreiben wir in Deutschland gern mit Begriffen wie Hirnleistungsstörungen, Hirnleistungsschwäche, gutartige senile Vergeßlichkeit, minimale Demenz oder leichte kognitive Störung. Wichtig ist, daß eine kognitive Störung nicht zwangsläufig im weiteren Krankheitsverlauf der Parkinson-Krankheit zur Demenz führen muß.

Bei schwerer Depression – und auch bei ausgeprägter bradykinetischer Symptomatik – kann das klinische Bild einer Demenz ähneln, so daß man von **Pseudodemenz** (Pseudo = falsch, Schein-) oder Scheindemenz spricht. Nach Rückbildung der Depression oder der Bradykinese bildet sich auch die Scheindemenz zurück. Auf der anderen Seite kann eine Demenz auch gemeinsam mit depressiven Verstimmungen auftreten (Demenz-assozierte Depression).

6.3.2.1
Erscheinungsbild

Der Krankheitsprozeß der Demenz beginnt meist schleichend und wird vom Betroffenen und von Angehörigen kaum bemerkt. Nach der „globalen Verschlechterungsskala" (Global Deterioration Scale = GDS) der Demenz vom Alzheimer-Typ (DAT) und altersbedingter kognitiver Störungen lassen sich folgende Schweregrade einteilen.

1. **Sehr leichte Ausprägung der kognitiven Störung:** Subjektive Klagen über **Gedächtnisstörungen** betreffen folgende Bereiche: das Nichtwiederfinden von häufig gebrauchten Gegenständen, das Vergessen von Namen. Bei der gezielten Befragung lassen sich keine weiteren Gedächtnisstörungen aufzeigen, es sind keine Veränderungen des beruflichen und sozialen Lebens erkennbar.
2. **Leichte Ausprägung der kognitiven Störung:** Es werden **erste erkennbare Defizite** nachweisbar: Der Patient verirrt sich leicht, seine berufliche Leistungsfähigkeit nimmt ab. Es lassen sich Wort- und Namenfindungsstörungen, Störungen der Merkfähigkeit und Konzentration nachweisen. Der Patient verliert oder verlegt Gegenstände, die er nicht wiederfindet.
3. **Mäßige Ausprägung der kognitiven Störung: Deutliche Defizite bei Befragung:** Der Patient ist über das aktuelle Geschehen schlecht informiert, läßt Erinnerungslücken erkennen, hat erhebliche Konzentrationsschwierigkeiten beim Rechentest (Subtraktion); die Fähigkeit, allein zu verreisen oder das eigene Geld zu verwalten, nimmt ab. Komplexe Aufgaben können nicht mehr ausgeführt werden. Der Patient verdrängt die offensichtlichen Störungen und vermeidet es, sich entsprechenden Situationen auszusetzen.
4. **Mittelgradige Ausprägung der kognitiven Störung (beginnende Demenz):** Der **Patient ist auf Hilfe angewiesen.** Er vergißt zunehmend wichtige Dinge des täglichen Lebens (z. B. Namen naher Verwandter, Telefonnummern von Angehörigen, den Namen seiner Schule oder Universität). Es findet sich eine räumliche und zeitliche Desorientiertheit (der Patient weiß nicht, wo er sich befindet, kann die Tageszeit nicht einschätzen). Er macht Fehler beim Ankleiden (z. B. rechten Schuh an linken Fuß) oder beim Verrichten von anderen Tätigkeiten.
5. **Schwere kognitive Störung (mittlere Demenz):** Kurz zurückliegende Ereignisse können nicht erinnert werden. Es besteht eine ungenaue Erinnerung an Ereignisse der eigenen Vergangenheit. Der Patient kann sich nicht an die Namen vom Ehepartner oder seiner Kinder erinnern, nimmt die Umwelt nicht mehr wahr. Einfach Rechenaufgaben (z. B. von 10 rückwärts zählen) können nicht mehr gelöst werden. Es treten Störungen des Tag-Nacht-Rhythmus, Halluzinationen, Angststörungen und psychomotorische Unruhezustände auf.
6. **Sehr schwere kognitive Störung (fortgeschrittene Demenz):** Der Patient ist unfähig, ein sinnvolles Gespräch aufzunehmen. Meist bestehen auch Gehunfähigkeit, Urin- und Stuhlinkontinenz (Unfähigkeit, Urin oder Stuhl zurückzuhalten).

Wie erwähnt, sollte nicht jede „gutartige" kognitive Leistungseinbuße gleich als Zeichen einer beginnenden Demenz eingeordnet werden. Es müssen sich im weiteren Verlauf keine stärkeren intellektuellen Störungen oder gar eine Demenz entwickeln. Manche Parkinson-Patienten, die zur übertriebenen Selbstbeobachtung und hypochondrischen Befürchtungen neigen, haben subjektiv das Gefühl einer kognitiven Beeinträchtigung, ohne daß man in der neuropsychologischen Überprüfung entsprechende Hinweise findet. Wenn Ihnen einmal ein Name, eine Telefonnummer oder ein bestimmter Vorgang nicht sofort einfällt, sollten Sie dies nicht gleich als Hinweis für eine beginnende Demenz werten. Der Patient sollte jedoch seine Beobachtungen und Befürchtungen dem behandelnden Arzt mitteilen, damit er eventuell eine neuropsychologische Untersuchung einleitet, die ihm und seiner Familie Sicherheit und Selbstvertrauen geben kann.

Erst wenn die geistige Bewältigung der beruflichen und sozialen Tätigkeiten erheblich eingeschränkt ist, die persönlichen Beziehungen und besonders die Alltagsaufgaben beeinträchtigt sind, muß ein Demenzsyndrom befürchtet werden. Wie erwähnt, müssen die Störungen mindestens ein halbes Jahr andauern. Depressive Verstimmungen können besonders bei älteren Menschen mit kognitiven Störungen und Gedächtniseinbußen einhergehen, die sich jedoch mit dem Abklingen der depressiven Episode zurückbilden.

Bei der „Parkinson-Demenz" handelt es sich wahrscheinlich um die Kombination einer Parkinson-Krankheit und einer Alzheimer-ähnlichen Erkrankung. Im Gehirn von dementen Parkinson-Patienten findet der Neuropathologe neben den Parkinson-typischen Zelluntergängen in der Substantia nigra auch Zelluntergänge im Großhirn und anderen Hirnanteilen. Dabei sind die vorderen Anteile des Gehirns, der Frontallappen, besonders betroffen. Neuropsychologische Störungen bei Parkinson-Patienten gleichen den Frontalhirnfunktionsstörungen anderer Hirnerkrankungen. Für Parkinson-Patienten mit kognitiven Störungen ist das Psychose-Risiko durch Parkinsonmittel erhöht. In den nachfolgenden Abschnitten wollen wir kurz auf die verschiedenen klinischen Demenzformen eingehen. Die sorgfältige klinische, laborchemische und apparative Abklärung einer Demenz ist auch deswegen wichtig, weil einzelne Demenzformen behandelbar und damit rückbildungsfähig sind (sekundäre Demenz).

Primäre Demenzformen

Demenz als eigenes Krankheitsbild wird primäre Demenz genannt. Die häufigste und dem Laien zunehmend bekannte primäre Demenzform ist die **Alzheimer-Krankheit** (benannt nach dem deutschen Nervenarzt Alois Alzheimer, der von 1864–1915 gelebt hat). Die Alzheimer-Krankheit wird auch Demenz vom Alzheimer-Typ (DAT) genannt.

Bei der Alzheimer-Krankheit handelt es sich um einen fortschreitenden, irreversiblen, d.h. nicht umkehrbaren Krankheitsprozeß mit Verlust von Nervenzellen in verschiedenen Hirnregionen. Da der Hirnrindenbereich betroffen ist, wird die Alzheimer-Krankheit der kortikalen Demenz zugeordnet (Cortex = Hirnrinde). Zur Frage der Ursache des Zelluntergangs der Alzheimer-Krankheit gibt es wie für die Parkinson-Krankheit bisher nur Vermutungen. Eine Reihe biochemischer und molekularbiologischer Befunde sind bei der Alzheimer-Demenz und der Parkinson-

Demenz ähnlich, so daß für beide Erkrankungen ähnliche Entstehungsmechanismen vermutet werden. Eine Demenz kann auch durch mehrfache „kleine Schlaganfälle" (Hirninfarkte) entstehen, die dann als vaskuläre Demenz oder Multiinfarkt-Demenz bezeichnet wird.

Primäre Demenzformen

- **Demenz vom Alzheimer-Typ** (DAT, 50–60% der Demenzen)
  Symptomatische Ursache ausgeschlossen
  Erkrankungsalter meist über 65 Jahre
  Chronisch-fortschreitende Demenz
- **Vaskuläre (Multiinfarkt) Demenz** (MID, 15–20%)
  Fortschreitender Verlauf
  Nachweis mehrerer Hirninfarkte (im Computertomogramm)
  Zeitlich enger Zusammenhang zwischen Demenz und Infarkt
- **Mischformen aus DAT und MID**
- **Seltene Formen**

Sekundäre Demenzformen

Die sekundären oder symptomatischen Demenzformen zeichnen sich dadurch aus, daß ein Auslöser oder die Ursache nachgewiesen und in vielen Fällen auch behandelt werden kann. Dadurch kann in bestimmten Fällen eine Rückbildung der Demenz erreicht werden. Als Ursachen kommen Funktionsstörungen der Schilddrüsen- und Nebenschilddrüse, Vitaminmangelkrankheiten, Folsäuremangel, Leber-

Sekundäre Demenzformen

- **Endokrinopathien** (Hormonstörungen)
  Schilddrüsenüberfunktion (Hyperthyreose)
  Schilddrüsenunterfunktion (Hypothyreose)
  Nebenschilddrüsenüberfunktion (Hyperparathyreodismus)
  Nebenschilddrüsenunterfunktion (Hypoparathyreodismus)
- **Vitaminmangelkrankheiten**
  Vitamin B12-Mangel
  Vitamin B1-Mangel
  Vitamin B6-Mangel
  Folsäuremangel
- **Chronischer Sauerstoffmangel**
- **Veränderte Fließeigenschaften des Blutes**
- **Elektrolytverschiebungen** (Natriummangel oder -überschuß)
- **Raumfordernde Prozesse im Gehirn** (Tumor, Blutung)
- **Entzündliche Hirn- und Hirngefäßerkrankungen**
- **Vergiftungen**
- **Erweiterung der Hirnkammern** (Hydrozephalus)

und Nierenerkrankungen, Vergiftungen, chronischer Sauerstoffmangel, Elektrolytstörungen und Veränderungen der Fließeigenschaften des Blutes in Frage. Mittels Computertomographie (CT) kann rasch ein Hirntumor, ein Hirninfarkt, eine Hirnblutung oder eine zunehmende Erweiterung der Hirnkammern (Hydrozephalus) als Ursache der Hirnleistungsstörung ausgeschlossen werden. Im Kasten (Seite 75) sind die wichtigsten Ursachen der sekundären Demenz zusammengestellt.

Maßnahmen

Bei den sekundären oder symptomatischen Demenzformen muß natürlich die zugrunde liegende Ursache behandelt werden. Im Vordergrund steht hierbei die Behandlung von Störungen, die zu einer chronischen Mangelversorgung des Gehirns führen, wie Herzerkrankungen, Bluthochdruck, Zuckerkrankheit (Diabetes mellitus), Schilddrüsen- und Vitaminmangelkrankheiten. Der Ausschluß eines Tumors oder einer Blutung im Gehirn durch bildgebende Verfahren gehört heute zur Routinediagnostik.

Medikamentöse Maßnahmen. Zunächst einmal sollten Parkinsonmittel, die kognitive Störungen verstärken können, abgesetzt werden (z. B. Anticholinergika). Bei leichten und mittelgradigen Demenzformen wird von einigen Ärzten der Einsatz sogenannter **Nootropika** befürwortet. Nootropika sind Substanzen, die einen positiven Einfluß auf den Energie- und Neurotransmitterstoffwechsel des Gehirns haben (sollen). Zu den Nootropika gehören Substanzen wie Piracetam, Pyritinol, Dihydroergotoxin, Nimodipin und Nicergolin. Zu den pflanzlichen Nootropika zählen die Gingko-Trockenextrakte. Wenn Nootropika nicht innerhalb von 3 (-6) Monaten zu einer Besserung führen, sollten sie wieder abgesetzt werden. Bei schweren Demenzen ist keine Besserung unter medikamentöser Behandlung zu erwarten. Bei leichten bis mittelschweren Demenzen ist ein Behandlungsversuch mit zentralen Cholinesterase-Hemmern (z. B. Tacrin 40–120 mg/Tag; Donepezil 5–10 mg/Tag) gerechtfertigt. Aufgrund der zentralen cholinergen Wirkung kann sich die Parkinson-Symptomatik, insbesondere der Tremor verstärken.

Nichtmedikamentöse Maßnahmen. Wichtigste Faktoren der nichtmedikamentösen Therapie bei Demenz sind Aufklärung und Information über die Art der Erkrankung und den zu erwartenden Verlauf, wobei Angehörige und Betreuer mit eingeschlossen werden. Betroffene, Angehörige und Therapeuten vermeiden es in der Regel, offen über die Demenz zu sprechen, es sei denn, die erhebliche intellektuelle Beeinträchtigung ist sofort für jeden erkennbar. Erst wenn durch eine sorgfältige Abklärung eine sekundäre Demenzform ausgeschlossen ist, darf bzw. muß man sich auf den leider fortschreitenden Prozeß einstellen. Psychotherapeutische Verfahren mit Gedächtnistraining („Hirnjogging") können vorübergehend wirksam sein. Führen diese Bemühungen jedoch beim Betroffenen eher zu Frustrationen, sollten intensive Therapiemaßnahmen vermieden werden. Es werden dann eher depressive Verstimmungen als Therapieerfolge erreicht. Künstlerisch-expressive Therapieformen wie Malen, Musik, und Tanz zählen zu den psychosozial-stabilisisierenden Maßnahmen. Angehörige können sich an spezielle Institutionen (Selbsthilfegruppen, Gedächtnissprechstunden, Sozialdienste) wenden, um Erfahrungen und Hilfestellungen im Umgang mit Demenzkranken zu erlangen. Oft bleibt Angehörigen und Betreuern nur der Weg, sich auf die Defizite und eingeschränkten Möglichkeiten des Demenzkranken einzustellen und diese zu akzeptieren. Der Hilflosigkeit der Bezugsperson steht die Hilflosigkeit des Betroffenen gegenüber.

Nichtmedikamentöse Maßnahmen bei Demenz
- Aufklärung und Information
- Hirnleistungstraining („Hirnjogging") bei leichten Formen
- Verhaltenstherapeutische Maßnahmen
- Sich auf die eingeschränkten Möglichkeiten des Demenzkranken einstellen
- Optische Kennzeichnungen in der Wohnung
- Gefahrenquellen entfernen
- Für genügend Bewegungsraum sorgen
- Zwischen Sicherheitsüberlegungen und Freiheitsschutz abwägen
- Betreuungsmaßnahmen überlegen
- Eigene Lebensgestaltung nicht zu sehr einschränken
- Erfahrungsaustausch mit Angehörigengruppen
- Unterstützung durch Sozialdienste

In der häuslichen Umgebung können Sie z.B. als Angehöriger eine optische Kennzeichnung der Toilette, des Badezimmers und der Ruhe- und Sitzecke vornehmen. Entfernen Sie Gefahrenquellen und sorgen Sie für genügend Bewegungsraum. Sorgen Sie bei Orientierungsstörungen und Neigung zu Verwirrtheitszuständen dafür, daß der Betroffene nicht unbeaufsichtigt das Haus verlassen kann und sich womöglich auf der Straße einer Gefahr aussetzt. In besonderen Fällen sind Sie gezwungen, zwischen Sicherheitsüberlegungen und Freiheitsschutz abzuwägen. Sprechen Sie mit Ihrem Arzt auch darüber, ob es ratsam ist, Bettgitter anzubringen oder verschiedene Türen zu verschließen. Denken Sie dabei an die juristischen Vorbedingungen. Über Betreuungsmaßnahmen werden wir Sie später unterrichten (s. S. 253). Informieren Sie den Betroffenen über Tageszeit, Datum und Jahreszeit. Erhalten Sie soweit wie möglich seine selbständige Lebensgestaltung (z.B. Körperhygiene)

Auf der anderen Seite ist es für Sie als pflegender Angehöriger genau so wichtig, daß Sie Ihre Lebensgestaltung nicht vollständig hinter die Versorgung des Patienten zurückstellen. Beladen Sie sich nicht mit Schuldgefühlen, zu wenig für den Patienten tun zu können. Der Leidensdruck der Angehörigen ist meist größer als wir ihn für den Betroffenen selbst annehmen. Eine Pflege und Betreuung bis zur Erschöpfung ist letztlich für den Patienten und die pflegende Person die ungünstigste Lösung. Entlasten Sie sich durch die Mithilfe der Sozialdienste und Familienangehörigen. Nutzen Sie den Erfahrungsaustausch mit Angehörigengruppen.

6.3.3
Depression

Depression ist mit einem Anteil von 20–60% bei Parkinson-Patienten weitaus häufiger als bei altersgleichen Personen.

Begriffsbestimmung

Unsere Lebensgestaltung wird wesentlich auch von dem Lebensgefühl bestimmt, das sich als Stimmung und Befindlichkeit äußert. Die Stimmungslage bewegt sich zwischen gehoben, normal und gedrückt, ohne daß daraus schon eine krankhafte Veränderung abgeleitet werden sollte. Erst eine länger anhaltende gedrückte, traurige, pessimistische Stimmungslage wird als Depression bezeichnet. Natürlich kann es sich dabei auch um eine verständliche Reaktion auf den Verlust an Mobilität und Selbständigkeit oder auf Zukunftssorgen hinsichtlich des Krankheitsverlaufs handeln (**reaktive Depression**). Untersuchungen haben jedoch gezeigt, daß Depressionen bei Parkinson-Patienten häufiger sind als bei anderen Erkrankungen, die mit einer ähnlichen fortschreitenden körperlichen Behinderung einhergehen. Eine depressive Stimmungslage kann auch unabhängig von der Erkrankung mit anderen psychosozialen und lebenspsychologischen Faktoren zusammenhängen, z.B. als Antwort auf eine tiefe psychische Erschütterung (psychogene oder psychoreaktive Depression). In diesem Fall klingt die Depression in der Regel nach Fortfall oder Verarbeitung des auslösenden Faktors spontan ab.

Depression (gedrückte, pessimistische Stimmungslage)

- **Reaktive Depression** (als Reaktion auf die Erkrankung, andere psychosoziale und lebenspsychologische Ursachen)
- **Endogene Depression** (aus innerer Ursache entstanden)
- **Exogene Depression** (als Begleitsyndrom einer organischen Hirnerkrankung)
- **Altersdepression** (Verschärfung negativer Charakterzüge mit Wertlosigkeits- und Schuldgefühlen, Getriebensein (Agitiertheit) und nihilistischen Wahnideen

---

Bei Parkinson-Patienten wurde nachgewiesen, daß die Schwere der Depression nicht mit dem Schweregrad und der Dauer der Parkinson-Krankheit korreliert. Depressive Verstimmungen können den motorischen Störungen sogar um Jahre vorausgehen oder in späteren fortgeschritteneren Krankheitsstadien wieder zurücktreten. Insgesamt legen diese Befunde nahe, daß die Depression in vielen Fällen nicht reaktiv ist, sondern ein eigenständiges Phänomen der Parkinson-Krankheit darstellt. Die Depression bei der Parkinson-Krankheit wird daher eher der **endogenen Depression** zugeordnet, die durch eine reaktive Komponente verstärkt werden kann. Als Ursache werden Veränderungen des Serotoningleichgewichts verantwortlich gemacht. Wie wir gehört haben, ist Serotonin ein weiterer Botenstoff im Gehirn. Für die endogene Depression (endogen: aus innerer Ursache, im Körper entstehend) kann eine körperliche Erkrankung oder ein psychischer Anlaß nicht nachgewiesen werden. Eine Depression kann sich im Rahmen einer affektiven Psychose oder in späteren Lebensabschnitten als Involutionsdepression und **Altersdepression** entwickeln. Bei Parkinson-Patienten müssen wir daran denken, daß es auch – unabhängig von der Parkinson-Krankheit – im höheren Alter zu einer Verschärfung negativer Charakterzüge kommen kann. Die Altersdepression kann sich in Wertlosigkeits- und Schuldgefühlen äußern und mit Getriebensein (Agitiertheit) und nihilistischen Wahnideen (lat. nihil = nichts) einhergehen.

Erscheinungsbild

Bei der Depression des Parkinson-Patienten handelt es sich meist um eine sogenannte **gehemmte Depression**, die im Vergleich zu anderen Depressionsbildern psychiatrischer Patienten eher mild ausgeprägt ist (Minor Depression). Uncharakteristische Klagen wie Appetitmangel, Verstopfung, Gewichtsabnahme, Müdigkeit, Schlaflosigkeit, körperliche Mißempfindungen, Schmerzen und Konzentrationsmangel können auf eine Depression hinweisen. Eher denken wir an eine Depression bei Niedergeschlagenheit, Hoffnungslosigkeit, Angstgefühlen, Verzweiflung, innerer Leere, Schuldgefühlen und Grübeleien. Minderung des sexuellen Verlangens (Libido) und Impotenz können Ausdruck einer Depression sein. Häufig finden sich Tagesschwankungen mit gedrückter Stimmung am Morgen. Die Depression kann unabhängig von der Bewegungseinschränkung chronisch oder phasenhaft verlaufen. Seltene schwere Depressionsphasen (Major Depression) treten eher beim akinetisch-rigiden Typ als beim Äquivalenz-Typ auf. Parkinson-Patienten äußern häufiger Suizidgedanken als eine Kontrollgruppe. Suizide sollen ca. 5% der Todesfälle von Parkinson-Patienten ausmachen.

Depressive Symptome

- Appetitmangel, Verstopfung, Gewichtsabnahme
- Müdigkeit, Schlaflosigkeit, Erschöpfungsgefühl
- Konzentrationsmangel, Antriebsstörung, Gedächtnisstörung, Unruhezustände
- Schmerzen und Gefühlsstörungen, Engegefühl
- Niedergeschlagenheit, Hoffnungslosigkeit, Verzweiflung, Schuldgefühle, Selbstmordgedanken, Angstgefühle
- Sexualfunktionsstörung (Libidoverlust, Impotenz)

Ursache

Die genannten Befunde sprechen dafür, daß Depression bei vielen Parkinson-Patienten als Teil der Grunderkrankung angesehen werden muß. Als Ursache wird neben dem Dopaminmangel eine Verschiebung der Konzentration verschiedener erregender und hemmender Neurotransmitter (Noradrenalin, Serotonin) in verschiedenen Arealen des Gehirns angeschuldigt. In der Nervenflüssigkeit von depressiven Parkinson-Patienten werden niedrigere Spiegel von Serotonin-Metaboliten als bei Vergleichsgruppen mit Depression nachgewiesen. Als wesentliche Strukturen werden der sogenannte limbische Schaltkreis mit Verschaltungen zum präfrontalen

Kortex (Frontalhirn) und der präfrontale Schaltkreis mit Verbindungen zu den Basalganglien angesehen (besonders zum Kopf des Nucleus caudatus). Diesem Mechanismus liegt auch die medikamentöse Therapie mit Antidepressiva zugrunde. Schwere Depressionen sind nicht selten mit chronischem Alkoholismus vergesellschaftet. Infolge von Leber- und Bauchspeicheldrüsenstörungen entsteht ein Vitamin B12-Mangel. Eine Schilddrüsenunterfunktion (Hypothyreose) kann mit einer Depression einhergehen, so daß eine entsprechende Abklärung erfolgen muß.

Es soll nochmals darauf hingewiesen werden, daß die Verarmung der Mimik und die verlangsamten Bewegungen eine depressive Stimmungslage vortäuschen können. Auf der anderen Seite werden Symptome wie Interesselosigkeit, Konzentrationsmangel und psychomotorische Verlangsamung auch bei nicht-depressiven Parkinson-Patienten beobachtet. Bei schwerer Depression kann das klinische Bild einer Demenz ähneln (Pseudodemenz, Scheindemenz). Nach Rückbildung der Depression bildet sich auch die Scheindemenz zurück.

Allgemeine Maßnahmen

Nach optimaler medikamentöser Einstellung mit Parkinsonmitteln bessert sich oft auch die Depression. In der Phase der Depression benötigt der Betroffene ein hohes Maß an persönlicher Zuwendung. Der Betroffene muß in seiner Traurigkeit ernst genommen werden, ihm muß das Gefühl gegeben werden, wichtig für alle Bezugspersonen zu sein. Der Patient muß noch stärker als bisher in das Familiengeschehen einbezogen und darf nicht allein gelassen werden. Es ist nicht förderlich, in einer depressiven Phase, psychisch belastende Informationen mitzuteilen. Sprechen Sie als Partner oder Therapeut etwaige Selbstmordgedanken offen an. Machen Sie dem Depressiven Hoffnung, daß sich dieser Zustand bald unter medikamentöser Behandlung bessern wird. Mit den allgemeinen Rückzugstendenzen ist auch die Gefahr gegeben, daß der Depressive nicht ausreichend Flüssigkeit und Nahrung zu sich nimmt, so daß die Ernährung kontrolliert werden muß. Bei bestehender Zuckerkrankheit ist eine Unterzuckerung (Hypoglykämie) zu vermeiden.

Medikamentöse Maßnahmen

Zur medikamentösen Behandlung werden tri- und tetrazyklische Antidepressiva (z.B. Saroten®, Ludiomil®) sowie Serotonin-Wiederaufnahmehemmer wie z.B. Fluoxetin (Fluctin®), Paroxetin (Serxat®, Tagonis®), Sertalin (Gladen®, Zoloft®) und Reboxetin (Adronax®) eingesetzt. Unter der Behandlung mit selektiven Serotonin-Wiederaufnahmehemmern allein oder in Kombination mit MAO-B-Hemmern kann sich ein sog. „Serotonin-Syndrom" entwickeln, das mit kognitiven Störungen, Koordinationsstörungen, Schwitzen und Tremor einhergeht, und es kann sich die Parkinson-Symptomatik verschlechtern. Bei Antriebsschwäche wird man ein antriebssteigerndes Antidepressivum und bei agitierten Patienten eher ein sedierendes Antidepressivum einsetzen. Antidepressiva können bei Risikopatienten Verwirrtheitszustände auslösen. Trizyklische Antidepressiva haben anticholinerge Wirkungen und können besonders bei älteren Patienten eine orthostatische Hypotonie fördern. Auf der anderen Seite können sie sich positiv auf den Tremor auswirken. Bei leichter depressiver Symptomatik kann Johanniskraut-Extrakt wirksam sein, das im Vergleich zu den trizyklischen Antidepressiva weniger Nebenwirkungen hat. Die Elektrokrampftherapie wird nur in Ausnahmefällen bei therapierefraktären Depressionen angewendet.

6.3.4
Angststörung

Im Gefolge einer Depression, jedoch auch unabhängig davon kann sich bei 40 % der Parkinson-Patienten eine Angststörung entwickeln. Die Angst kann an Off-Phasen gebunden sein oder auch unabhängig von Fluktuationen auftreten.

Erscheinungsbild

Die Angst kann sich gezielt auf befürchtete Bewegungsblockaden (Freezing) und Stürze oder auf die Ungewißheit vor der weiteren Krankheitsentwicklung oder vor Pflegebedürftigkeit beziehen. Die Angstsyndrome lassen sich einteilen in generalisierte Ängste, Panikattacken und Phobien. Eine abnorme, sich entgegen besserer Einsicht zwanghaft aufdrängende Angst, wird als **Phobie** bezeichnet. Zu den Phobien zählen auch die Ängste vor Menschenansammlungen, in engen Räumen, im Fahrstuhl oder in der engen „Röhre" des Computertomographen. Die Betroffenen versuchen, die angsterzeugende Situation zu meiden, wodurch die bei Parkinson-Patienten vorhandenen Rückzugstendenzen noch verstärkt werden. Bei Parkinson-Patienten tritt Angst vermehrt in Phasen schlechter Beweglichkeit (Off-Phasen) auf und kann sich bis zur Panikattacke mit erheblichen Übererregbarkeitserscheinungen steigern.

Maßnahmen

Zur Behandlung der Angststörungen zählen Maßnahmen zur Krankheitsbewältigung (s. S. 238), verhaltenstherapeutische Methoden und stützende psychotherapeutische Maßnahmen. Bei an Off-Phasen gebundenen Angstzuständen steht die optimierte Behandlung der motorischen Fluktuationen im Vordergrund. Hilfreich sind manchmal geringe Clozapindosen (Leponex®). Bei anhaltenden Angstzuständen kann die zusätzliche Gabe von angstlösenden oder stimmungsaufhellenden Medikamenten (Anxiolytika, Antidepressiva) notwendig werden.

6.3.5
Psychose (Verwirrtheitszustände, Halluzinationen)

Neben den Schwankungen der Beweglichkeit (motorische Fluktuationen) gehören psychische Störungen mit Verwirrtheitszuständen und Halluzinationen zu den schwierigsten Langzeitproblemen in der Parkinsonbehandlung, insbesondere beim fortgeschrittenem Parkinson-Syndrom.

Begriffsbestimmung

Unter einer Psychose versteht man eine psychiatrische Erkrankung mit erheblicher Beeinträchtigung psychischer Funktionen. Im Vordergrund stehen der gestörte Realitätsbezug und die mangelnde Einsichtsfähigkeit. Psychosen äußern sich mit Verwirrtheitszuständen, schweren Affektstörungen (Affekt = Gemütszustand) und Wahnvorstellungen.

Wie die Demenzformen werden die Psychosen in exogene Psychosen und endogene Psychosen unterteilt. **Exogene Psychosen** werden auch organische Psychosen genannt und durch „äußere" (exogene) Schädigungseinflüsse ausgelöst. (Hirnverletzungen, Stoffwechselstörungen, Infektionen, Arzneimittel, Drogen, Giftstoffe). **Endogene Psychosen** (= innerhalb der Psyche entstanden) sind nicht eindeutig körperlich begründbar und stellen eigenständige psychiatrische Erkrankungen dar. Endogene Psychosen können mit schweren Affektstörungen (affektive Psychose), mit Wahnerscheinungen (paranoide Psychose), nach besonderen Erlebnissen (reaktive Psychose) und im Rahmen einer Schizophrenie bzw. Depression (schizoaffektive Psychose) auftreten. Im Rahmen der Parkinson-Krankheit wollen wir uns vorwiegend mit der medikamentös ausgelösten exogenen Psychose beschäftigen.

Einteilung der Psychosen

Exogene Psychose (organisch, symptomatisch)
- Hirnschädigung
- Stoffwechselstörung
- Infektion
- Medikamente, Drogen, Giftstoffe

Endogene Psychose (innerhalb der Psyche entstanden)
- Affektive Psychose
- Paranoide Psychose
- Reaktive Psychose
- Schizoaffektive Psychose

Psychotische Episoden sind schon vor Einführung der medikamentösen Parkinsonbehandlung bei Parkinson-Patienten beschrieben worden, wurden jedoch mit Einführung der L-Dopa-Medikamente und Dopaminagonisten vermehrt beobachtet (medikamentös induzierte Psychose, pharmakogene Psychose). Dementielle Entwicklungen, schwere körperliche Erkrankungen, mangelnde Flüssigkeitszufuhr und fieberhafte Infekte können das Psychose-Risiko erhöhen.

Erscheinungsbild

Ängstliche Unruhe, Schlafstörungen mit Umkehr des Tag-Nacht-Rhythmus, lebhafte Träume und Stimmungsschwankungen kündigen oft eine psychotische Episode an. Gefährdet sind besonders ältere Parkinson-Patienten mit vorbekannten psychopathologischen Auffälligkeiten und besonders dann, wenn eine Änderung der Parkinson-Medikation vorgenommen wird.

Trugwahrnehmungen (Halluzinationen) treten bei Parkinson-Patienten vorwiegend als **optische Halluzinationen**, seltener als akustische Halluzinationen auf (akustisch = das Hören betreffend, optisch = das Sehen betreffend). Sie treten gehäuft in der Dämmerung bei abnehmender Wachheit in den frühen Abend- oder Morgenstunden auf, jedoch auch tagsüber. Für den Parkinson-Patienten sind die Trugwahrnehmungen in der Regel weniger bedrohlich. Es tauchen plötzlich bekannte oder unbekannte Gestalten, Groß- und Kleintiere, Spinnen, Käfer, Würmer auf, die bald wieder verschwinden. Bei den akustischen Trugwahrnehmungen drängen sich bekannte und unbekannte Stimmen oder auch Geräusche auf, die in Wirklichkeit nicht vorhanden sind. In der Phase der Trugwahrnehmungen ist dem Patienten zwar oft bewußt, daß die Wahrnehmung nicht der Realität entspricht, er kann sich während der Episode jedoch nicht von der Trugwahrnehmung distanzieren. Für die Angehörigen sind die Phasen der Trugwahrnehmungen meist beunruhigender als für den Patienten selbst. Nur selten stellen sich Trugwahrnehmungen so bedrohlich dar, daß sie zu ausgeprägten Erregungszuständen bis hin zu Panikreaktion führen. Nachfolgend möchten wir Ihnen zwei Fallbeispiele exemplarisch darstellen:

> **Fallberichte:**
>
> *Fall 1: Die Ehefrau des 70jährigen Patienten bemerkt nachts, daß der Ehemann die Polizei anruft, um über französische Soldaten zu berichten, die sich auf der Straße vor dem Haus aufgestellt haben. Er kenne diese Männer vom Frankreichfeldzug und wolle nichts mit ihnen zu tun haben, eigentlich bedroht fühle er sich nicht. Am nächsten Morgen kann sich der Patient an den nächtlichen „Vorfall" erinnern, sich jedoch davon distanzieren. (Es hat sich also um eine unbedrohliche, angstfreie Trugwahrnehmung gehandelt). Für die Ehefrau wurden die nächtlichen Trugwahrnehmungen jedoch dadurch sehr unangenehm, daß wiederholt die Polizei gerufen wurde.*
>
> *Fall 2: Eine 80jährige Patientin versucht in allen Lebensmitteln, aber auch in Schränken, Dosen und Gläsern „große weiße Würmer" zu fangen und zu töten. Verschlossene Konservendosen und andere verpackte Lebensmittel einschließlich Getränke werden reihenweise geöffnet, ausgeschüttet und „von den ekelhaften Maden befreit". Die Patientin zeigt die Maden, die sie in einer Zange zu halten glaubt, dem Sohn und lehnt jede weitere Nahrungsaufnahme ab.*

Bei beiden Patienten haben sich die Trugwahrnehmungen nach Reduktion der Parkinsonmittel zurückgebildet.

Allgemeine Maßnahmen

Nicht immer wird Sie Ihr Arzt nach Trugwahrnehmungen fragen, und Sie werden möglicherweise aus falscher Scham dem Arzt oder Ihrem Partner die Erlebnisse verschweigen wollen („Man wird mich vielleicht als verrückt einstufen"). Nun, da Ihnen die Auslösemechanismen bekannt sind und Sie auch wissen, daß es sich um vorübergehende Störungen und nicht etwa um eine bleibende Geisteskrankheit handelt, wird es Ihnen wahrscheinlich leichter fallen, darüber zu sprechen. Ihr Arzt kann auslösende Ursachen (Zweiterkrankungen) behandeln, entsprechende Änderungen in Ihrem Therapieplan vornehmen oder auch kurzfristig Psychopharmaka

(Neuroleptika s.u.) einsetzen. In den meisten Fällen verschwinden die Trugwahrnehmungen schon nach geringfügiger Medikamentenumstellung.

Medikamentöse Maßnahmen

Zunächst muß der Medikamentenplan nach allen Wirkstoffen untersucht werden, die psychische Störungen auslösen können. Für die Reduktion der Parkinsonmittel wird das Medikament mit der geringsten Antiparkinson-Wirkung (und dem größten Psychose-Risiko) ausgewählt, d.h. zunächst Anticholinergika, Amantadine und MAO-B-Hemmer abgesetzt. Für Budipin liegen noch keine ausreichenden Erfahrungen vor. Im nächsten Schritt müssen Dopaminagonisten reduziert oder abgesetzt werden. Treten weiterhin psychotische Episoden auf, wird man auch die L-Dopa-Medikation reduzieren müssen. Die Reduktion bzw. das Absetzen der Parkinsonmittel ist natürlich nur bis zu einer motorisch erträglichen Grenze möglich. Patient, Angehörige und Arzt werden sich entscheiden müssen, ob sie seltene und wenig bedrohliche Halluzinationen tolerieren, bevor die Rücknahme der Parkinsonmittel eine erhebliche Minderung der Beweglichkeit (Bradykinese) zur Folge hat.

Wenn die Behandlung der Zweiterkrankungen und die Reduktion der Medikamentendosis zu keinem befriedigenden Erfolg geführt haben, wir Ihr Facharzt Ihnen befristet eine Medikation mit einem Antipsychose-Medikament (Neuroleptikum) vorschlagen. Im nachfolgenden Kasten sind einige Beispiele medikamentöser Behandlungsmöglichkeiten bei psychotischen Episoden in alphabetischer Reihenfolge zusammengestellt. In erster Linie kommen sogenannte atypische Neuroleptika zur Anwendung. Bei Ängstlichkeit und unregelmäßiger Agitiertheit werden auch Benzodiazepine eingesetzt, die eine schwächere Wirkung als Neuroleptika haben. Mögliche Nebenwirkungen sind Sedierung (Müdigkeit), amnestische Störungen (Gedächtnisstörungen), Unsicherheit (Ataxie) und auch Enthemmungsphänomene.

Medikamentöse Behandlung bei psychotischen Episoden		
Handelsname	Wirkstoff	Tagesdosierung
Atosil®	Promethazin	3 × 25 mg pro Tag
Distraneurin®	Clomethiazol	2–4 Kapseln zur Nacht
Eunerpan®	Melperon	3 × 25–50 mg pro Tag
Leponex®	Clozapin	12,5–50 mg
Melleril®	Thioridazin	3 × 25 mg pro Tag
Risperdal®	Risperidon	0,5–1 mg
Zyprexa®	Olanzapin	2,5 mg
Zofran®	Odanseron	10–20 mg pro Tag

Leponex® (Clozapin) wird als atypisches Neuroleptikum bezeichnet und in der Psychiatrie bei Psychosen eingesetzt. Bei psychotischen Episoden im Rahmen der Parkinson-Krankheit hat das Medikament im Vergleich zu anderen Neuroleptika den

Vorteil, daß Parkinsonzeichen kaum verstärkt werden. In 1% der Fälle kann es jedoch unter Leponex® zu gefährlichen **Blutveränderungen** (Abfall der weißen Blutkörperchen) kommen, so daß vom Hersteller engmaschige ärztliche Kontrollen gefordert werden. Nach schriftlicher Einverständniserklärung des Patienten, erfolgen wöchentliche Blutbildkontrollen während der ersten 18 Wochen, dann vierwöchentlich. Der Einsatz von Leponex® ist gerechtfertigt, wenn es unter der bisherigen Medikation zu wiederholten psychotischen Episoden gekommen ist und die stufenweise Reduktion der Parkinsonmittel zu einer deutlichen Einschränkung der Beweglichkeit (Akinese) geführt hat. Risiken und Nutzen sind also sehr sorgfältig abzuwägen. Die Einstellung auf Leponex® soll auch wegen unerwünschter Wirkungen (Blutdrucksenkung, starke Müdigkeitserscheinungen) unter stationären Bedingungen in einer Fachklinik erfolgen. Leponex® wird in einer Dosierung von 12,5 bis 50 mg verabreicht und auch beim Parkinson-Tremor eingesetzt. Die Dosierung für psychotische Episoden im Rahmen der Parkinson-Krankheit ist wesentlich niedriger als zur Behandlung der Schizophrenie.

Weitere atypische Neuroleptika zur Behandlung psychotischer Störungen bei Parkinson-Patienten sind **Risperidon** (**Risperdal**®) und **Olanzapin** (**Zyprexa**®), die ebenfalls die Parkinson-Symptomatik nur wenig verschlechtern sollen. Erfolge konnten auch mit **Odanseron** (**Zofran**®) erzielt werden. Zofran® wird sonst als Antiemetikum (Mittel gegen Erbrechen) in der Chemotherapie eingesetzt. Die Dosierung wird mit 12–20 mg pro Tag angegeben. Es muß darauf hingewiesen werden, daß die drei genannten Medikamente nicht für die medikamentös induzierte Psychose bei Parkinson-Patienten zugelassen sind.

6.3.6
Schlafstörung

Parkinson hat schon in seiner Monographie 1817 auf Schlafstörungen hingewiesen. Schlafstörungen gehören zu den häufigen Klagen von Parkinson-Patienten (über 75%) und finden sich nicht selten in Kombination mit depressiven Verstimmungen. Allerdings treten Schlafstörungen insgesamt bei älteren Menschen öfter auf. Bei unbehandelten Patienten mit einem leichten Parkinson-Syndrom, die weder depressiv waren noch eine kognitive Störungen hatten, wurden Schlafstörungen genauso häufig wie bei der altersgleichen Kontrollgruppe gefunden. Schlafstörungen werden an dieser Stelle abgehandelt, da sie oft mit psychischen Störungen einhergehen oder durch diese mitverursacht werden.

Erscheinungsform

Wie altersgleiche Kontrollpersonen klagen Parkinson-Patienten über verlängerte Einschlafzeiten und vermehrte bzw. verlängerte nächtliche Wachphasen. Parkinson-Patienten beschreiben ihren Schlaf als unruhig und flach. Nächtliches Aufwachen kommt auch beim gesunden Schlaf vor. Schlafstörungen gehen verständlicherweise mit vermehrter Tagesmüdigkeit einher. Nicht selten führt eine ängstlich gefärbte Depression dazu, daß Patienten nach dem Erwachen nicht wieder einschlafen können.

Ursachen

Eine sorgfältige Analyse der Schlafstörung, die Beobachtungen des Partners mit einschließt, kann helfen, die vielfältigen Ursachen der Schlafstörung aufzudecken. Erst danach sind gezielte Maßnahmen möglich. Als Ursachen von Schlafstörungen bei Parkinson-Patienten sollen nachfolgende Störungen besonders herausgestellt werden: **nächtliche Bewegungsstörungen** (Akinese, Rigor, Off-Dystonie, Tremor) infolge des Nachlassens der Medikamentenwirkung („wearing-off"), **vegetative Störungen** (vermehrte Harnproduktion und häufiger Harndrang, Schweißausbrüche), **psychische Störungen** (lebhafte Träume, Verwirrtheitszustände, Halluzinationen, Depression), das „Syndrom der ruhelosen Beine (**Restless-legs-Syndrom**) und periodischen Beinbewegungen im Schlaf". Auf das Restless-legs-Syndrom und die periodischen Beinbewegungen im Schlaf werden wir in einem späteren Abschnitt noch ausführlich eingehen (s. S. 134). Schlafstörungen können auch durch nächtliche Atemstörungen mit langen Atempausen (**Schlaf-Apnoe-Syndrom**) bedingt sein, die sich in einer nächtlichen Ableitung der Atmungsparameter und der nächtlichen Sauerstoffversorgung abklären lassen (s. S. 89).

Die häufigste Ursache für Schlafstörungen bei Parkinson-Patienten ist der nächtliche Harndrang. Fast 80 % der Betroffenen berichten, daß sie mindestens zweimal pro Nacht und in einem Drittel der Fälle mindestens dreimal pro Nacht die Toilette aufsuchen müssen. Eine weitere Ursache von Durchschlafstörungen bei Parkinson-Patienten ist die nachlassende Wirkung der Parkinson-Medikamente im Verlauf der Nacht („wearing-off"). Der Dopaminmangel kann zu schmerzhaften Muskelverspannungen und Verkrampfungen in den Waden und Füßen (Off-Dystonie) führen. Die nächtliche Akinese erschwert das Umdrehen im Bett, das für einen entspannten Schlaf notwendig ist. Eine ängstlich gefärbte Depression kann Ursache dafür sein,

---

Mögliche Ursachen von Schlafstörungen beim Parkinson-Syndrom

Motorische Störungen
- Nächtliche Akinese mit erschwertem Umdrehen im Bett
- Nächtliche, schmerzhafte Muskelverspannung (Rigor)
- Nächtliche oder frühmorgendliche Dystonie (Off-Dystonie)
- Tremor (hindert beim Einschlafen und fördert das Erwachen)
- Einschlafmyoklonien
- Restless-legs-Syndrom (Syndrom der ruhelosen Beine und periodischen Beinbewegungen im Schlaf)

Vegetative Störungen
- Nächtliche Schweißausbrüche
- Verstärkte Harnproduktion (Nykturie) und Harndrang in der Nacht

Psychische Störungen
- Ängstlich gefärbte Depression
- Lebhafte Träume, Verwirrtheitszustände

Störungen des zirkadianen Schlaf-Wach-Rhythmus

Schlaf-Apnoe-Syndrom

daß Parkinson-Patienten nach dem Erwachen nicht wieder einschlafen können. Parkinson-Patienten schuldigen manchmal ihren Tremor als Ursache der Schlafstörung an. Der Parkinson-Tremor verschwindet im Schlaf, kann jedoch in der Aufwachphase sofort wieder deutlicher bewußt werden. Ein deutlicher Ruhetremor kann den Einschlafvorgang behindern. Im flachen Schlafstadium kann der Tremor schon vor dem Wachwerden aktiviert sein und das Erwachen fördern. Es wird vermutet, daß die abnorme Weckreaktion durch Störungen des vegetativen Nervensystems bedingt ist. In der Einstellungsphase mit L-Dopa, Dopaminagonisten, Amantadin und Anticholinergika kann es zu Schlafstörungen kommen, die sich im weiteren Verlauf jedoch wieder zurückbilden. Manche Patienten entwickeln eine Verschiebung des Schlaf-Wach-Rhythmus mit Schlafphasen am Tage und Wachphasen in der Nacht.

Maßnahmen

Bei der Besprechung der Maßnahmen bei Schlafstörungen wollen wir zunächst auf die nichtmedikamentösen Maßnahmen eingehen.

Nichtmedikamentöse Maßnahmen. Sie kennen sicherlich eine Vielzahl verschiedener Ratschläge für den idealen Umgang mit dem Schlaf, die für den Einzelnen in unterschiedlicher Weise zum Erfolg führen. Sie selbst müssen Ihren ganz individuellen Schlaf „finden". Unter **Schlafhygiene** versteht man Maßnahmen, die auf den Abbau von schlafstörenden Verhaltensweisen, auf eine schlaffördernde Umgebung und Lebensweise zielen. Wichtig ist, daß Sie für eine ausreichende körperliche Betätigung vor dem Schlafengehen sorgen, um ein Schlafbedürfnis zu erreichen. Gegen einen kurzen Mittagsschlaf (30 Minuten bis zu einer Stunde) besteht kein Einwand. Ein Spaziergang vor dem Schlafengehen wirkt oft Wunder. „Vom Fernseher ins Bett" oder Fernsehen im Schlafzimmer „bis zum Flimmern" ist sicherlich keine gute Lösung. Sie sollten auf späte voluminöse Mahlzeiten und übermäßigen Alkohol-, Kaffee- und Zigarettengenuß verzichten. Alkohol ist kein Schlafmittel, auch wenn Sie vielleicht zunächst den Eindruck haben, mit Alkohol besser einschlafen zu können. Sie erreichen keinen gesunden Schlaf und fühlen sich am nächsten Tag müde

---

Beispiele für allgemeine Maßnahmen bei Schlafstörungen

- **Abbau von schlafstörenden Verhaltensweisen**
  Umgebung schlaffördernd gestalten
  Keine laut tickende Uhr im Blickfeld, ausreichende Lüftung, abdunkeln (z. B. Straßenlaterne)
  Nicht im Schlafzimmer fernsehen

- **Schlaffördernde Lebensweise** (z. B. Mittagsschlaf kurz halten, für körperliche Betätigung am Tage sorgen, Spaziergang vor dem Schlafengehen, keine voluminösen Mahlzeiten

  Vor dem Schlaf, keinen übermäßigen Alkohol-, Kaffee- und Zigarettengenuß
  Keine schriftlichen beruflichen Arbeiten im Bett

- **Entspannungsverfahren** (progressive Muskelrelaxation, Biofeedback-Verfahren, Autogenes Training)

und „gerädert". Schlafforscher sind sich darüber einig, daß man – wie in der Kindheit – ein gewisses Ritual zum Einschlafen durchführen sollte. Einschlafrituale wirken auch im Alter. Wenn Ihre Erfahrungen mit einem guten, entspannenden Buch, mit Einschlafmusik (Kopfhörer, um den Bettnachbarn nicht zu stören) bisher positiv waren, sollten Sie dieses beibehalten.

Auch die Gestaltung Ihres Schlafzimmers kann den Schlaf fördern. Sie sollten sich auf den Schlaf freuen und sich beim Einschlafen nicht stören lassen. Eine laut tickende und womöglich noch große beleuchtete Uhr in Ihrem Blickfeld wird Ihren Ärger über den gestörten Schlaf nur noch verstärken. Gestalten Sie Ihr Schlafzimmer und Ihr Bett nicht als Arbeitsplatz und bearbeiten Sie dort keine dienstlichen Schriftstücke oder Probleme für den nächsten Tag. Wenn Sie nachts wach werden, bleiben sie nicht zu lange im Bett liegen und versuchen Sie nicht, den Schlaf krampfhaft zu erzwingen. Machen Sie einen kleinen Spaziergang durch die Wohnung, setzen Sie sich vielleicht ins Wohnzimmer und hören Sie entspannende Musik. Gehen Sie erst wieder zu Bett, wenn Sie erneut müde geworden sind. Trotz der Schlafunterbrechung sollten Sie am Morgen zur gewohnten Zeit aufstehen, auch wenn Sie nicht mehr im Berufsleben stehen. Von Schlafforschern wird empfohlen, jeden Tag – auch sonntags – etwa zur gleichen Zeit aufzustehen, um den Schlaf-Wach-Rhythmus nach der inneren Uhr beizubehalten. Wenn Sie Ihren Partner durch häufiges Aufstehen stören oder der Partner Sie durch Schnarchen stört, ist es vernünftig, getrennte Schlafzimmer zu haben. Bei Einschlafstörungen können Entspannungsverfahren hilfreich sein (autogenes Training, progressive Muskelrelaxation, Biofeedback-Verfahren), die von Krankenkassen und Volkshochschulen angeboten werden.

Medikamentöse Maßnahmen. Bei nächtlich auftretender Akinese oder schmerzhafter Off-Dystonie hat sich die abendliche zusätzliche Gabe von L-Dopa-Retardpräparaten oder Dopaminagonisten mit langer Wirkdauer bewährt. Bei Neigung zu psychotischen Zuständen sollte allerdings die letzte Medikation nicht zu spät eingenommen werden. Bei seltenen schmerzhaften Dyskinesien durch dopaminerge Überstimulation muß die dopaminerge Medikation reduziert werden. In begründeten Fällen kann unter den erforderlichen Vorsichtsmaßnahmen Clozapin (Leponex®) bei nächtlichen medikamenteninduzierten Psychosen gegeben werden. Sollte eine Depression die Ursache der Schlafstörung sein, können sedierende Antidepressiva helfen. Eines der Abbauprodukte von Selegilin hat eine leichte Amphetaminwirkung (Amphetamin wirkt stimulierend), so daß Selegilin nicht am Abend eingenommen werden soll. Es gibt übrigens auch keinen Grund, den MAO-B-Hemmer Selegilin am Abend einzunehmen.

In begründeten Fällen wird Ihnen Ihr Arzt nach sorgfältiger Diagnostik ein geeignetes Schlafmittel für einen begrenzten Zeitraum verschreiben. Oft ist schon die schlafanstoßende Wirkung eines pflanzlichen Mittels ausreichend wirksam. Pflanzliche Stoffe wie Baldrian, Hopfen, oder Passionsblume wirken bei Ein- und Durchschlafstörungen und haben praktisch keine unerwünschten Wirkungen. Führen Sie keine unkontrollierte Selbstmedikation durch! Ihr Arzt wird Ihnen einen strukturierten Medikamentenplan vorschlagen, der von vornherein auch schon die Reduktion und das Absetzen des Schlafmittels festlegt. Alle gut wirksamen Schlafmittel haben die Nachteile der Mißbrauchsgefahr und Abhängigkeitsentwicklung. Wir haben allerdings die Erfahrung gemacht, daß Parkinson-Patienten sehr kritisch mit Schlafmitteln umgehen.

Es steht eine breite Palette lang- bis kurzwirksamer Benzodiazepin-Schlafmittel, schwach wirksamer Neuroleptika, sedierender Antihistaminika, Alkoholderivate, sedierender Antidepressiva, pflanzlicher Mittel und neuerer Nichtbenzodiazepine zur Verfügung. Barbiturate und Bromsalze werden heute nicht mehr als Schlafmittel empfohlen. Aus der Vielzahl der angebotenen Wirksubstanzen wird Ihr Arzt das für Ihre Schlafstörung geeignete Medikament auswählen. Bei Einschlafstörungen werden eher kurzwirkende Schlafmittel und bei Ein- und Durchschlafstörungen eher mittellangwirksame Mittel gewählt. Bei langwirksamen Schlafmitteln besteht der Nachteil, daß sie am nächsten Morgen Überhangeffekte (z.B. Müdigkeit, Konzentrationsstörungen) verursachen. Ob die neuen Nichtbenzodiazepine Zopiclon (Ximovon®) und Zolpidem (Stilnox®, Bikalm®) ein geringes Abhängigkeitsrisiko haben, wird unterschiedlich beurteilt. In der Regel reicht die Einnahme in individueller Dosierung über einen Zeitraum von 2–3 Wochen. Es ist nicht erforderlich, daß Sie die Schlaftablette regelmäßig, d.h. jeden Abend einnehmen. Auch die sogenannte Bedarfsintervalltherapie führt zum Erfolg. In nachfolgenden Kasten sind die Vertreter einiger Stoffgruppen ohne Einschätzung ihrer Wertigkeit zusammengestellt. Alle Stoffgruppen und Handelspräparate nennen zu wollen, würde den Rahmen dieses Buches sprengen. In dem Beipackzettel Ihres Schlafmittels können Sie nachlesen, zu welcher Stoffgruppe das Ihnen verschriebene Präparat gehört.

Stoffgruppen für den Einsatz bei Schlafstörungen

- Benzodiazepinhypnotika (z.B. Noctamid®)
- Neue Nichtbenzodiazepine (z.B. Stilnox®, Bikalm®, Ximovan®)
- Tranquilizer (z.B. Adumbran®, Lexotanil®)
- Antidepressiva (z.B. Aponal®, Saroten®)
- Neuroleptika (z.B. Atosil®, Dipiperon®, Neurocil®)
- Alhoholderivate (z.B. Choraldurat®)
- Antihistaminika (z.B. Halbmond®, Dolestan®)
- Naturstoffe (Baldrian, Hopfen, Melisse, Kawain, Passionsblume)
- Melantonin (bisher keine ausreichenden Erfahrungen, in Deutschland nicht zugelassen)

Schlaf-Apnoe-Syndrom

Das Schlaf-Apnoe-Syndrom (Apnoe = Atemstillstand) tritt gehäuft bei Männern der mittleren Altersgruppe auf. Neuere epidemiologische Studien besagen, daß ca. 2% der Frauen und ca. 4% der Männer im Alter von 30–60 Jahren an einem klinisch relevanten Schlaf-Apnoe-Syndrom leiden. Auffällig sind lautes und unregelmäßiges Schnarchen, motorische Unruhe, Schlafstörungen, und vor allen Dingen lange Atempausen und Tagesmüdigkeit. Die Atempausen treten mehrmals in der Nacht auf und dauern mehr als 10 Sekunden an. Ursache ist der funktionelle Verschluß der oberen Atemwege (obstruktives Schlaf-Apnoe-Syndrom), seltener eine zentrale Funktionsstörung (zentrales Schlaf-Apnoe-Syndrom). Die nächtlichen Atempausen führen zu einem gestörten Schlafprofil, dadurch kommt es zu Tagesmüdigkeit und Leistungsminderung. Anomalien im Rachenraum müssen operativ korrigiert werden. In vielen Fällen wird eine nächtliche maschinelle Überdruckbeatmung (CPAP) notwendig.

6.4
Vegetative Begleitstörungen

Bei der Parkinson-Krankheit ist häufig auch das vegetative (= autonome) Nervensystem betroffen. Das vegetative Nervensystem wird nach funktionellen Gesichtspunkten vom zentralen und peripheren Nervensystem abgetrennt. Es dient der Regelung der unbewußten inneren Lebensvorgänge von inneren Organen, des Kreislaufs, der Verdauung und des Wärmehaushalts. Wichtige Botenstoffe (Neurotransmitter) innerhalb des vegetativen Nervensystems sind Serotonin und Noradrenalin, die direkt oder indirekt durch den Dopaminmangel beeinflußt werden. Zu den einzelnen vegetativen Störungen zählen Magen-Darmstörungen (Verstopfung, Schluckstörungen), Blasenentleerungsstörungen (Harndrang, Inkontinenz), Kreislaufstörungen (meist orthostatische Hypotension), gestörte Wärmeregulation, Schmerzen, sensible Störungen und Sexualfunktionsstörungen. In diesem Anschnitt wollen wir die einzelnen vegetativen Begleitstörungen bei der Parkinson-Krankheit, ihre Ursachen und therapeutischen Maßnahmen kennenlernen.

> **Vegetative Begleitsstörungen bei der Parkinson-Krankheit**
> - Magen-Darmstörungen (Verstopfung, Schluckstörungen)
> - Kreislaufstörungen (orthostatische Hypotonie)
> - Blasenentleerungsstörungen (Harndrang, Inkontinenz)
> - Gestörte Wärmeregulation
> - Schmerzen und sensible Störungen
> - Sexualfunktionsstörungen (Libido, Erektion)

6.4.1
Magen-Darmstörungen

Magen-Darmstörungen zählen zu den häufigsten Klagen beim Parkinson-Syndrom, wobei die Darmträgheit mit Verstopfung an vorderster Stelle genannt wird. Krankheitsbedingte Störungen der Magen-Darmfunktion müssen von den Störungen abgegrenzt werden, die als unerwünschte Wirkungen der Parkinsonmittel auftreten. Bei Parkinson-Patienten lassen sich Störungen im gesamten Ernährungstrakt, also von der Mundhöhle bis zum Darmausgang nachweisen. In Abb. 25 sind die einzelnen gestörten Abschnitte schematisch dargestellt: das Kauen ist erschwert (1); der Nahrungstransport in der Mundhöhle ist beeinträchtigt (2); Schluckstörungen finden sich sehr häufig bei Parkinson-Patienten (3); der weitere Nahrungstransport über die Speiseröhre (4), den Magen (5), den Dünndarm und den ersten Teil des Dickdarms (6) wird über den vegetativen Nervus vagus gesteuert, der zweite Teil des Dickdarms und die Regulation des Enddarms (7) erfolgt über

Abb. 25. Beim Parkinson-Syndrom sind alle Abschnitte des Ernährungstrakts von der Mundhöhle (Kauen, Nahrungstransport in der Mundhöhle, *1* und *2*), der Schluckvorgang (*3*), der weitere Transport über die Speiseröhre (*4*), den Magen (*5*), den Dünn- und Dickdarm (*6*) bis zum Enddarm (*7*) gestört

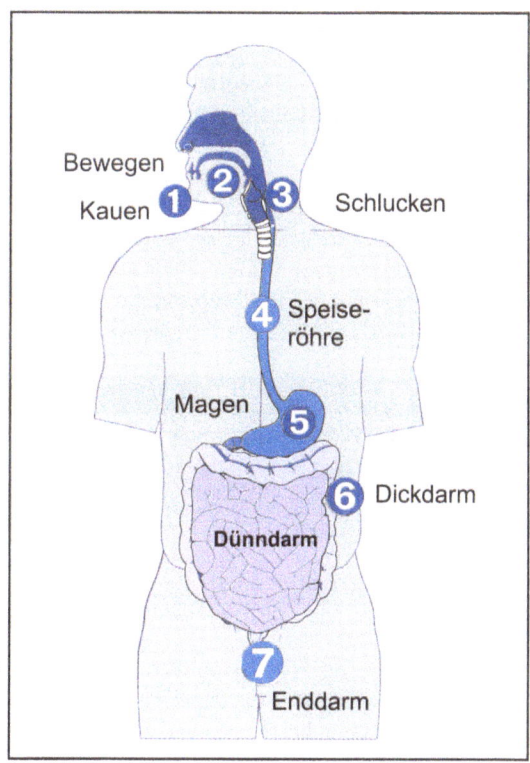

das untere Rückenmark. Die willkürliche Darmentleerung wird von motorischen Zellen der vorderen Zentralregion im Gehirn gesteuert.

Erscheinungsbild

Neben Kau- und Schluckstörungen klagen Parkinson-Patienten über Oberbauchschmerzen, Völlegefühl, frühzeitiges Sättigungsgefühl, ein allgemeines Unwohlsein nach dem Essen mit Aufstoßen und besonders über Verstopfung (Obstipation). Die Schluckstörungen werden wir im nächsten Abschnitt besprechen.

Magen-Darmstörungen beim Parkinson-Syndrom
- Darmträgheit mit Verstopfung (Obstipation)
- Oberbauchschmerzen
- Völlegefühl und Aufstoßen
- Allgemeines Unwohlsein
- Frühzeitiges Sättigungsgefühl

Verstopfung (Obstipation)

Da die Verstopfung die häufigste Begleitstörung der Parkinson-Krankheit darstellt, wollen wir an dieser Stelle ausführlicher auf Ursachen und Maßnahmen eingehen.

Begriffsbestimmung. Unter Obstipation versteht man die Stuhlverstopfung infolge verlängerten Verweilens des Stuhls im Dickdarm mit seltener, verminderter und erschwerter Entleerung des oft verhärteten Stuhls. Die normale Passage durch den Dickdarm dauert etwa 3 Tage (Kolontransitzeit), so daß eine Stuhlfrequenz von 2–3mal pro Woche als normal bezeichnet werden kann. Parkinson-Patienten weisen eine verzögerte Transitzeit im gesamten Dickdarmbereich auf.

Stuhlverstopfung (Obstipation)
• Verlängertes Verweilen des Stuhls im Dickdarm
• Seltener Stuhlgang (seltener als 2–3mal pro Woche)
• Verminderte Stuhlmenge beim Stuhlgang
• Verhärteter Stuhl
• Erschwerte Stuhlentleerung

Ursache. In der Krankheitsgeschichte von Parkinson-Patienten läßt sich nachweisen, daß Verstopfung schon vor Auftreten der ersten Parkinson-Symptome ein häufiges Problem darstellt. Schon vor der Ära der medikamentösen Parkinson-Behandlung wurde über Obstipation bei Parkinson-Patienten berichtet, so daß die Medikation nur eine Teilursache der Darmträgheit darstellen kann. Als wesentliche Ursachen der Obstipation beim Parkinson-Syndrom werden heute folgende Faktoren angeschuldigt: vegetative Regulationsstörung der Darmpassage, Anticholinergika- und L-Dopa-Medikation, verminderte körperliche Aktivität, verminderte Anspannung der Zwerchfell- und Bauchmuskulatur, unzureichende Flüssigkeitsaufnahme und falsche Ernährung (verminderte Zufuhr von Ballaststoffen).

Ursachen für Magen-Darmstörungen bei Parkinson-Patienten
• Vegetative Regulationsstörung der Darmpassage
• Anticholinergika
• Verminderte Anspannung der Zwerchfell- und Bauchmuskulatur
• Unzureichende Flüssigkeitsaufnahme
• Falsche Ernährung (verminderte Zufuhr von Ballaststoffen)
• Verminderte körperliche Aktivität

Für den Transport der Nahrung durch den Verdauungskanal (Speiseröhre, Magen, Dünndarm und Dickdarm) sind kontinuierliche Kontraktionen der Darmwände notwendig (= Peristaltik). Die Peristaltik im Dickdarm wird reguliert durch den sogenannten Plexus myentericus (Plexus = Nervengeflecht; myentericus = die Muskelwand des Darms betreffend). Kleine Nervenzellen und Nervenfasern gelangen entlang der Blutgefäße in die Darmwand und lösen dort Kontraktionen aus. Bei Parkinson-Patienten konnten in diesen Nervengeflechten degenerierte dopaminerge Neurone mit Lewy-Körperchen gefunden werden (Abb. 12C). Wir hatten gehört, daß Lewy-Körperchen als Ausdruck des Zellüntergangs von Nigrazellen im Gehirn von Parkinson-Patienten zu finden sind. Ein ähnlicher Prozeß scheint also auch in den Nervenzellen der Darmwand vorzuliegen. Für den Transport des Stuhls durch den Enddarm ist ein koordiniertes Zusammenspiel von Öffnung des Darmausgangs und Anspannung der Muskeln des Enddarms, des Beckenbodens, der Bauchwand und des Zwerchfells notwendig. Es wird vermutet, daß dystone Muskelverspannungen der Enddarmmuskulatur an der Ausprägung der Verstopfung beteiligt sind.

Einfluß auf die Darmentleerung haben **Anticholinergika** durch Hemmung der Darmbewegung (Peristaltik). Besonders Anticholinergika können die Peristaltik verlangsamen. Nach neueren Untersuchungen scheint der Stellenwert der L-Dopa-Medikation für die Auslösung einer Obstipation bisher überschätzt worden zu sein.

Bei chronischer Verstopfung kann es zu einer erheblichen Ausweitung des Dickdarms (Megakolon) mit der Gefahr eines Darmschlusses oder Darmdurchbruchs kommen. Folge der verzögerten Magenentleerung ist eine verminderte Aufnahme des zugeführten L-Dopa in das Blut. Magenschmerzen können auch durch eine Entzündung der Magenschleimhaut bedingt sein, die sich bei Parkinson-Patienten gehäuft unter der Behandlung mit Parkinsonmitteln, insbesondere L-Dopa nachweisen lassen. Verminderte Flüssigkeitsaufnahme und mangelnde Zufuhr von Ballaststoffen fördern die Obstipation. Wie beim Gesunden fördert körperliche Aktivität die Stuhlgangsregulation des Parkinson-Patienten.

Die letztgenannten Faktoren kann der Betroffene selbst günstig beeinflussen, indem er für eine genügende Flüssigkeitsaufnahme, eine ausgeglichene, ballastreiche Ernährung und – soweit möglich – für körperliche Aktivität sorgt.

Maßnahmen bei Darmträgheit

Nicht-medikamentös

- Ausreichende Flüssigkeitaufnahme (2 Liter pro Tag)
- Ballastreiche, ausgewogene Ernährung (Obst, Gemüse)
- Becken- und Bauchgymnastik, körperliche Aktivität

Stuhlgang-fördernde Mittel

- Ballaststoffe und Quellmittel (z.B. Leinsamen, Weizenkleie, Karaya)
- Gleitmittel und Stuhlweichmacher (Paraffine, Glyzerin), Klysmen
- Salinische Mittel (Glaubersalz, Bittersalz)
- Zucker (Lactulose) 10–20 mg pro Tag, Macrogol (Movicol®) 2–3 × 13 g/Tag

Medikamentöse Maßnahmen

- Domperidon (Motilium®) erhöht die Peristaltik in den oberen Abschnitten des Verdauungstrakts (20–30 mg)
- Cisaprid (Propulsin®) beschleunigt die Dickdarmpassage (2 × 5–10 mg)
- Apomorphin kann bei schwerer Verstopfung in der Off-Phase versucht werden

Allgemeine Maßnahmen. Mit genügend Zeit müssen die Nahrungsmittel gut durchgekaut werden. Lassen Sie sich nicht vom Tischnachbarn drängen oder wählen Sie kleinere Portionen. Vielleicht können Sie ja später ohne Druck Ihren Hunger noch stillen. Trinken Sie ausreichend Flüssigkeit (ohne Kohlensäure) zu den Mahlzeiten. Trainieren Sie Ihre Stuhlgewohnheiten so, daß Sie die Toilette möglichst in Phasen guter Beweglichkeit aufsuchen. Entspannungsübungen, Bauchgymnastik und Bauchmassagen auf der Toilette erleichtern den Stuhlgang. Es ist eine alte Weisheit, daß man sich beim „Geschäft", vor allen Dingen beim „großen Geschäft", nicht stören lassen sollte (Telefon abstellen oder Anrufbeantworter einschalten).

Konservative Maßnahmen. Es gibt viele bewährte Hausrezepte zur Verdauungsförderung. Wichtig ist eine ballastreiche Kost, mit viel Gemüse, frischem Obst und Dörrobst. Leinsamen und Weizenkleie lassen sich unter Joghurt oder Quark verrühren. Weitere Ballaststoffe und Quellmittel sind Flohsamen, Methylcellulose oder Karaya. Weißbrot, Reis, Bananen, fleischreiche Kost und Süßigkeiten fördern die Verstopfung. Bei Laxantieneinnahme müssen Sie die oft lange Zeit zwischen Einnahme und Stuhlgang berücksichtigen. Paraffine und Glyzerin zählen zu den sogenannten Stuhlweichmacher bzw. Gleitmitteln, die mit reichlich Flüssigkeit einzunehmen sind, um eine mechanische Verstopfung zu verhindern. Lactulose in einer Dosierung von 10–20 g pro Tag wirkt relativ rasch. Macrogol-haltige Abführmittel (z.B. Movicol®) werden bei Parkinson-Patienten als besonders erfolgreich eingesetzt. In hartnäckigen Fällen lassen sich Klistiere (z.B. Microklist®), Darmrohr-Einläufe (100 ml einer warmen 10%igen Kochsalzlösung) oder die digitale Ausräumung nicht umgehen. Vor dem Dauergebrauch von Klistiergaben (mehr als einmal pro Woche) muß gewarnt werden, da sie zur Leberschädigung und zum Kaliummangel und schließlich wiederum zur Darmträgheit führen können.

Medikamentöse Maßnahmen. Medikamentöse Abführmittel (Laxantien) sollen nicht ohne vorherige Rücksprache mit dem Arzt genommen werden. In einzelnen Fällen läßt sich die Einnahme von milden Abführmitteln nicht umgehen. Die Laxantieneinnahme sollte auf einmal pro Woche eingeschränkt werden. Der periphere Dopaminrezeptorenblocker **Domperidon (Motilium®)** kann die Regulation der Peristaltik in den oberen Anschnitten des Verdauungstrakts verbessern und dadurch die L-Dopa-Aufnahme im Dünndarm fördern. Domperidon beschleunigt zwar die Magenentleerung, wirkt aber nicht so gut auf den Transportmechanismus im Dickdarm (Einzeldosierung: 3 × 20 mg pro Tag).

Cisaprid (Propulsin®) setzt im Plexus myentericus des Dickdarms den Botenstoff Acetylcholin frei und beschleunigt dadurch die Dickdarmpassage, die bei 80% der Parkinson-Patienten auf 5–7 Tage verlängert ist (Dosierung: 2 × 5–10 mg pro Tag). Cisaprid kann allerdings in Einzelfällen den Tremor verstärken. **Macrogol (Movicol®)** in einer Dosierung von 2–3 × 13 g/Tag hat sich zur Behandlung von Verstopfung bewährt.

Seien Sie nicht beunruhigt, wenn Sie nicht jeden Tag Stuhlgang haben (2–3mal pro Woche Stuhlgang ist noch normal). Bei hartnäckiger Verstopfung in längeren Off-Phasen soll Apomorphin als Injektion helfen, indem es die Anspannung der Beckenbodenmuskulatur vermindert. Unwillkürliche, dystone Kontraktionen des analen Schließmuskels werden in Einzelfällen mit Botulinum-Toxin-Injektionen behandelt. Da Anticholinergika (Akineton®, Sormodren®, Tremarit®) die Darmmotilität vermindern, sollten Sie mit Ihrem Arzt besprechen, ob diese Medikation abgesetzt werden darf. Die Gefahr einer Zunahme der Parkinson-Symptome muß dabei natürlich berücksichtigt und eventuell durch dopaminerge Therapeutika ausgeglichen werden.

Zusammenfassend kann das folgende schrittweise Vorgehen bei Verstopfung empfohlen werden:

Schrittweises Vorgehen bei Verstopfung
1 Ballastreiche Ernährung
2 Ausreichende Flüssigkeitszufuhr
3 Physiotherapeutische Maßnahmen
4 Anticholinergika absetzen (?) oder Umsetzen auf dopaminerge Therapeutika
5 Milde Laxantien, Macrogol (Movicol®)
6 Cisaprid (Propulsin®)
7 Klistiergaben
8 (Apomorphin, Botulinum-Toxin)

6.4.2
Schluckstörung und Speichelfluß

Auf den für viele Parkinson-Patienten sehr lästigen vermehrten Speichelfluß hat schon Parkinson (1817) in seiner Monographie hingewiesen: „His saliva was continually trickling out of his mouth, and he had neither the power of retaining it, nor of spitting it out freely". Vermehrter Speichelfluß war auch die Indikation für den Einsatz von Anticholinergika (Belladonna-Alkaloide) durch Charcot und seine Schüler, die somit den Weg für die medikamentöse Parkinson-Therapie eröffneten.

Erscheinungsbild und Ursache

Parkinson-Patienten, die unter vermehrtem Speichelfluß leiden, tragen ständig ein Taschentuch bei sich. Aufgrund der Bewegungsbehinderung ihrer Arme und Hände können sie den Speichel oft nur mit großer Mühe abwischen. Ursache für den störenden Speichelfluß ist nicht die vermehrte Speichelproduktion, sondern die **Schluckstörung (Dysphagie)**. Mit speziellen Untersuchungsmethoden (Videofluoroskopie) konnte nachgewiesen werden, daß bei Parkinson-Patienten sämtliche am Kau- und Schluckakt beteiligten Muskeln betroffen sind (Wangen-, Zungen und Rachenmuskulatur). Weitere Untersuchungen haben gezeigt, daß die Speichelproduktion bei Parkinson-Patienten normal oder eher vermindert ist. Aufgrund der Schluckstörung sind die Patienten jedoch nicht in der Lage, die normale Speichelmenge vollständig hinunterzuschlucken. Deswegen sind Schluckstörungen in Phasen schlechter Beweglichkeit (Off-Phase) besonders stark ausgeprägt. Nicht nur der Speichel, sondern auch die Nahrung und die Medikamente werden nur unvollständig mit der Zunge in den Rachen geschoben. So kann auch das Parkinson-Medikament in der Mundhöhle verbleiben und für die fehlende Wirkung verantwortlich sein. Wenn zusätzlich der Hustenreflex abgeschwächt ist, können Nahrungsreste in die Luftröhre und von dort in die Lunge gelangen (Aspiration = Fremdstoffeinatmung). Eine sogenannte „stille Aspiration" ist nicht selten die Ursache für eine Lungenentzündung bei Parkinson-Patienten.

Mundtrockenheit ist fast immer auf die Behandlung mit Anticholinergika, Amantadinen oder Budipin als Nebenwirkung zurückzuführen. Falls Sie eines der oben genannten Medikamente einnehmen und längere Zeit unter starker Mundtrockenheit leiden, sprechen Sie mit Ihrem Arzt, ob dieses Medikament reduziert oder abgesetzt werden kann. In der Regel führen Anticholinergika, Amantadine oder Budipin nur bei der initialen Einstellung zur Mundtrockenheit, diese bildet sich nach einiger Zeit unter Beibehaltung der Medikation wieder zurück. Bei Mundtrockenheit müssen Sie besonders auf eine gute Mundpflege achten und häufiger einen kleinen Schluck Wasser oder Tee zu sich nehmen. Manchmal hilft auch ein saures Bonbon, um die Speichelproduktion anzuregen. In hartnäckigen Fällen kann künstlicher Speichel aus der Spraydose (Glandosane®) hilfreich sein. Bei schwerst-pflegebedürftigen Parkinson-Patienten muß mehrmals am Tag die Mundhöhle mit einem feuchten Watteträger behandelt werden.

Maßnahmen

Bei vermehrtem Speichelfluß hilft meist schon die optimale medikamentöse Einstellung mit L-Dopa oder Dopaminagonisten, um die motorische Schluckfähigkeit zu verbessern. Bei mangelndem Therapieerfolg ist die zusätzliche Gabe eines Anticholinergikums eine Stunde vor dem Essen zu überlegen. Bei Risikopatienten (vorbestehende psychische Auffälligkeiten) und bei Gegenanzeigen ist Vorsicht geboten. Die Mahlzeiten sollten möglichst in Phasen guter Beweglichkeit (On-Phase) zerkleinert und mit reichlich Flüssigkeit eingenommen werden. Gleiches gilt für die Tabletteneinnahme (gut nachspülen!). L-Dopa-Tabletten gibt es in löslicher Form (Madopar LT®). Bei deutlicher Schluckstörung empfiehlt sich eine passierte Kost. Über einen kurzen Zeitraum lassen sich ausgeprägte Schluckstörungen mit Amantadin-Infusionen (PK-Merz®) oder subkutaner Apomorphingabe behandeln. Bei anhaltenden schweren Fällen läßt sich die Sondenernährung nicht umgehen.

Sondenernährung

In fortgeschrittenen Krankheitsstadien kann bei ausgeprägter Schluckstörung eine künstliche Ernährung notwendig werden. „Künstlich" bezieht sich dabei nicht auf die Nahrung, sondern auf die Form der Zuführung, die über eine **Magensonde** erfolgt (= enterale Ernährung, enteral = über die Eingeweide). Der tägliche **Kalorienbedarf** errechnet sich aus dem Ruhe- und Arbeitsumsatz. Bei vollständiger körperlicher und geistiger Entspannung (= Ruheumsatz) benötigt der Erwachsene durchschnittlich 1680 kcal in 24 Stunden. Für einen bettlägerigen Patienten rechnet man einen zusätzlichen Arbeitsumsatz von etwa 10%. Bei ausgeprägter Muskelverspannung oder motorisch sehr unruhigen Patienten (auch bei ausgeprägten Dyskinesien) ist der Arbeitsumsatz um 60–100% erhöht, so daß der Kalorienbedarf auf **2600–3300 kcal** ansteigen kann. Der tägliche Nährstoffbedarf beinhaltet nicht nur Kohlehydrate (50%), Eiweiße (20%) und Fette (20–30%), sondern auch Elektrolyte, Spurenelemente und Vitamine. Daneben ist eine ausreichende Flüssigkeitszufuhr notwendig (etwa 2,5 Liter, bei erhöhter Körpertemperatur und starkem Schwitzen 3,5 Liter).

Wir verwenden in der Regel voll bilanzierte, steril verpackte Sondendiäten, die in großer Zahl mit unterschiedlichen Anteilen der Eiweiß-, Fett- und Kohlenhydratfraktionen angeboten werden. In der Sondenkost sind alle lebensnotwendigen Nährstoffe, also auch Vitamine, Mineralstoffe und Spurenelemente, enthalten. Die Sondenzufuhr kann entweder portionsweise mit der Sondenspritze, halbkontinuierlich über einen Sondenbeutel oder kontinuierlich mittels einer Sondenpumpe erfolgen. Wir bevorzugen die halbkontinuierliche Zufuhr, d.h. die Sondennahrung wird in einen Sondenbeutel gefüllt und kann durch die Schwerkraft in den Magen einlaufen. Am Sondenschlauch läßt sich mit einer Rollklemme die Zufuhrgeschwindigkeit regeln. Die Einzelportion soll bei der Magensonde maximal 250 ml betragen und in ca. 20 Minuten einlaufen. Die Nahrungszufuhr erfolgt in halbaufgerichteter Position, um ein Rücklaufen der Nahrung zu vermeiden. Der zeitliche Abstand zwischen zwei Mahlzeiten sollte wenigstens 2–3 Stunden betragen.

Bei einer **Sondenverstopfung** muß regelmäßig mit Tee gespült werden, insbesondere vor und nach der Medikamentengabe (gemörserte Medikamente). Die verstopfte Sonde kann mit einer Spritze gespült werden. Obstsäfte eignen sich nicht zur Sondenspülung, da sie ein Ausflocken der Nahrungsbestandteile verursachen. In der Regel wird die Sondenkost gut toleriert, nur selten kommt es zu Durchfällen, zur Verstopfung oder Erbrechen.

Um Ihnen eine Vorstellung darüber zu geben, wie der Arzt oder das Fachpersonal die Sonde legen, möchten wir Ihnen den Vorgang kurz erklären: Zur Sondenernährung werden heute Sonden aus Polyurethan oder Silikonkautschuk mit verschiedenen Durchmessern bevorzugt (der Durchmesser wird in der Maßeinheit Charriere (CH) angegeben: 1 CH = 0,33 mm). Der Patient wird halbhoch gelagert mit leicht nach hinten geneigtem Kopf. Die Schleimhaut der Nase wird mit einem speziellen Gel oder Spray betäubt und die Sonde mit Gel oder Öl befeuchtet. Nachdem die ersten 10 cm der Sonde durch die Nase eingeführt sind, wird der Kopf des Patienten leicht nach vorne gebeugt. Kooperationsfähige Patienten sollen abwechselnd atmen und schlucken. Während des Schluckens wird die Sonde bis zur Marke 50 bis 55 cm leicht nachgeschoben und nach Lagekontrolle mit einem Pflaster an der Nase fixiert. Die Lage der Sonde im Magen wird durch Einblasen von Luft (20 ml Spritze) überprüft, die mühelos wieder abgesaugt werden kann. Bei gestörter Magenentleerung und erhöhter Aspirationsgefahr (= Rückfließen der Nahrung in die Atemwege) wird eine spezielle Sonde bis in den Dünndarm vorgeschoben (Dünndarmsonde). Eine weitere Möglichkeit besteht darin, die Ernährungssonde im Rahmen einer Magenspiegelung direkt durch die Bauchdecke (= perkutan) in den Magen oder Dünndarm zu führen. Diese Methode nennt man **perkutane endoskopische Gastrostomie (PEG)**.

6.4.3
Schwitzen und Störung der Wärmeregulation

Über die Schweißdrüsen der Haut erfolgt die Wärmeregulation. Die Schweißdrüsen der Handflächen, Fußsohlen und der Stirn reagieren besonders auf psychische Belastung (Angstschweiß). Verminderte Hitzetoleranz und Neigung zu massiven Schweißausbrüchen können schon zu Beginn der Parkinson-Erkrankung in Erscheinung treten. Bei stärker ausgeprägten motorischen Fluktuationen sind Parkinson-Patienten dadurch gefährdet, daß Schwitzen häufig in Phasen schlechter Beweglichkeit (Off-Phase) auftritt. In dieser Phase sind die Patienten dann meist auf Hilfe beim Wäschewechseln angewiesen. Das Wechseln der Wäsche ist unbedingt notwendig, um nicht durch längeres Feuchtliegen Hautveränderungen (Druckstellen, Druckgeschwüre) zu fördern. Seltener klagen Parkinson-Patienten über eine verminderte Schweißsekretion (Hypohidrosis).

Erscheinungsbild und Ursachen

Die **vermehrte Schweißsekretion** betrifft besonders die Nacken- und Kopfregion, kann sich jedoch auf den gesamten Körper ausbreiten. Vor allen Dingen nachts kann es zu massiven wiederholten Schweißausbrüche kommen. Parkinson-Patienten fühlen sich während der heißen Jahreszeit deutlich unwohler, weil ihre Körpertemperatur stärker als bei Gesunden ansteigt. Es versteht sich von selbst, daß dann lange Unterwäsche aus dicker Wolle die Wärmeabgabe nicht unbedingt fördert!

Ohne erkennbaren Infekt kann es bei höheren Außentemperaturen zu kritischen Fieberphasen kommen, die sich mit Medikamenten nur schwer beeinflussen lassen. Als Ursache wird eine Störung des Wärmeaustausches über die Hautgefäße angenommen, die sich nicht ausreichend erweitern und so nicht genügend Wärme abführen. Die Thermoregulationsstörung wird primär wahrscheinlich zentral (im Gehirn) über eine Verstellung des Sollwerts der Temperaturregelung hervorgerufen. Auf der anderen Seite wird Parkinson-Patienten auch eine erhöhte Kältetoleranz zugeschrieben, so daß sie bei niedrigen Temperaturen durch Unterkühlung gefährdet sind. Beim abruptem Absetzen von Anticholinergika kann es zu vermehrtem Schwitzen kommen. Neben der Parkinson-Krankheit gibt es eine Reihe internistischer und endokrinologischer Krankheiten, die mit vermehrter Schweißneigung einhergehen.

Maßnahmen

Während der warmen Jahreszeit sollten luftige Kleidungsstücke benutzt und Naturstoffe bevorzugt werden, die stärker als Kunststoffe den Wärmeaustausch fördern und den Schweiß besser aufnehmen können. Bei Kälte muß warme Kleidung den Parkinson-Patienten schützen. Plastiküberzogene Sitzmöbel oder -kissen sollten gegen entsprechende Stoffwaren ausgetauscht werden. Plastiküberzüge verstärken bei längerem Sitzen die Schweißbildung und können einen Hautreiz darstellen. Bei starkem Schwitzen muß für eine ausreichende Flüssigkeits- und Elektrolytzufuhr (Mineralien) gesorgt werden. Parkinson-Patienten sollten für ihre Urlaubsplanung Gebiete mit gemäßigtem Klima bevorzugen. Medikamentös werden Anticholinergika (z.B. Sormodren®), Clonidin (Catapressan®) und Betarezeptorenblocker (z.B. Dociton®) zur Reduktion der Schweißsekretion eingesetzt.

6.4.4
Kreislaufstörungen

Klagen über Schwindel mit Schwarzwerden vor Augen und selten auch Fallneigung lassen sich bei Parkinson-Patienten oft auf Kreislaufregulationsstörungen zurückführen. Ganz im Vordergrund steht dabei der plötzliche Blutdruckabfall beim Aufstehen (**orthostatische Hypotonie**). Ein erhöhter Blutdruck (Hypertonie) oder Herzrhythmusstörungen finden sich seltener. Die vermehrte Sturzneigung bei Parkinson-Patienten in späteren Stadien ist meist nicht durch Kreislaufstörungen, sondern durch die Störung der gleichgewichtsregulierenden Reflexe (**posturale Reflexe**) bedingt.

Orthostatische Hypotonie (Blutdruckabfall nach dem Aufrichten)

Bei der orthostatischen Hypotonie handelt sich um einen Blutdruckabfall, der kurz nach dem Aufstehen, nach plötzlicher Lageänderung im Liegen oder nach längerem Stehen auftritt. Der obere Blutdruckwert (systolischer Druck) sinkt um mindestens 30 mmHg. Die betroffenen Patienten klagen nach dem Aufrichten über Müdigkeit, Standunsicherheit, ungerichteten Schwindel und Schwarzwerden vor Augen.

Kreislaufstörungen bei der Parkinson-Krankheit

Orthostatische Kreislaufstörung (Blutdruckabfall nach dem Aufstehen, nach längerem Stehen)
- Schwarzwerden vor Augen
- Fallneigung (häufiger durch Störung der Stellreflexe verursacht)

Ursache. Ob Parkinson-Patienten schon primär unter orthostatischer Hypotonie und erniedrigtem Ruheblutdruck leiden, wird in der Literatur unterschiedlich beurteilt. In älteren Untersuchungen zeigten Parkinson-Patienten gegenüber altersgleichen Kontrollgruppen ein signifikant verändertes orthostatisches Blutdruckverhalten, auch der Ruheblutdruck war erniedrigt. Nach neueren Untersuchungen ist jedoch die orthostatische Blutdruckregulation gegenüber altersgleichen Kontrollen nicht verändert. Wahrscheinlich sind die abweichenden Befunde dadurch zu erklären, daß in den älteren Untersuchungen Patienten mit Multi-System-Atrophien eingeschlossen waren. Nicht selten haben Parkinson-Patienten eher einen leicht erhöhten Blutdruck im Stehen, der nicht als Bluthochdruck fehlinterpretiert werden darf und im Liegen Normalwerte erreicht. Die orthostatische Hypotonie bei Parkinson-Patienten kann durch geringe Veränderungen des Blutvolumens und der Blutzellen verstärkt werden. Im Vordergrund stehen dabei Blutarmut (Anämie) und Kochsalzmangel. Eine bestehende Hypotonie kann durch Immobilität (Akinese, Bettlägerigkeit) und Flüssigkeitsmangel begünstigt sein. Natürlich müssen andere internistischen Ursachen ausgeschlossen werden.

Als weitere Ursache für die orthostatische Hypotonie wird eine Funktionsstörung sympathischer Neurone vermutet: In einer klinisch-pathologischen Untersuchung wurde eine direkte Korrelation zwischen orthostatischer Hypotonie und

Zellverlust mit Lewy-Körpern in sympathischen Ganglien gefunden. Einzelne Parkinson-Patienten wiesen erhöhte Antikörper gegen sympathische Neurone auf. Die Neigung zur orthostatischen Hypotonie steigt mit dem Schweregrad der Erkrankung an. Der Akinese-Rigor-Typ ist stärker von der hypotonen Kreislaufstörung betroffen als der Tremor-Typ.

Ursachen der orthostatischen Hypotonie
- Funktionsstörung sympathischer Neurone
- Bewegungsmangel
- Flüssigkeitsmangel
- Blutarmut (Anämie)
- Kochsalzmangel
- Parkinson-Medikamente

In der **Einstellungsphase** auf L-Dopa und Dopaminagonisten kann es zu Blutdruckregulationsstörungen kommen, die sich oft mehr in einem erniedrigten Systemblutdruck als in einer Orthostasereaktion äußern. Aus diesem Grunde muß die Dosissteigerung langsam in kleinen Schritten erfolgen.

Maßnahmen. Als erstes wird Ihr Arzt überprüfen, ob eine bisherige antihypertensive Medikation (gegen zu hohen Blutdruck) noch weiter notwendig ist. Er wird auch Ihre übrige Medikation nach blutdrucksenkenden Nebenwirkungen überprüfen. Dopaminagonisten können den Blutdruck senken.

Hauptpfeiler einer nichtmedikamentösen Behandlung der orthostatischen Hypotonie sind regelmäßiges körperliches Training und ausreichende Flüssigkeits- und Kochsalzzufuhr. Sie sollten nicht flach auf dem Bauch ruhen (auch nicht mittags), da diese Lage den Kochsalzverlust (Natriumverlust) begünstigt und die Orthostaseneigung fördert. Der Oberkörper sollte um 20–30° angehoben sein (Kopfkissen benutzen). Bei bettlägerigen Patienten soll das Bett mehrmals am Tag zum Fußende geneigt werden.

Kreislaufanregende Maßnahmen sind Trockenmassagen, Wechselduschen, Kneipp-Anwendungen und anpaßte Stützstrümpfe. Nehmen Sie sich Zeit, wenn Sie sich aus dem Liegen erheben. Setzen Sie sich zuerst auf die Bettkante und warten Sie einen Moment, bis Ihr Kreislauf „in Schwung gekommen ist". Wir kennen Patienten, die vor dem Aufstehen einige Kaffeebohnen zu sich nehmen. Voluminöse Mahlzeiten fördern die Kreislaufstörung, so daß Sie nach dem Mittagsschlaf stärker gefährdet sind. Vermeiden Sie längeres heißes Duschen oder ein sehr heißes Bad, das die Gefäße erweitert. Bei Parkinson-Patienten ist die danach notwendige Normalstellung der Gefäßweite gestört.

Erst wenn die natürlichen Maßnahmen nicht helfen, wird Ihr Arzt den niedrigen Blutdruck medikamentös behandeln. Geeignet ist z.B. **Fludrocortison** (Astonin H®) in langsam steigender Dosierung. Oft sind 2 Tabletten (0,2 mg) ausreichend (maximal 0,5 mg). Als Nebenwirkung können Knöchelödeme und eine Gewichtszunahme auftreten. **Midodrin** (Gutron®, 2–3 × 2,5 mg pro Tag) ist erfolgreich bei Parkinson-

Patienten eingesetzt worden und hat keine zentralen Nebenwirkungen, da Midodrin die Blut-Hirn-Schranke nicht überwinden kann. Empfohlen wird je eine Tablette (2,5 mg) morgens nach dem Aufstehen und am frühen Abend, evtl. auch in Kombination mit Fludrocortison. Wenn Kreislaufbeschwerden in der Einstellungsphase mit Parkinsonmitteln auftreten, kann **Domperidon** (Motilium®) eingesetzt werden. Früher wurde L-DOPS, eine direkte Vorstufe von Noradrenalin zur Behandlung von orthostatischen Kreislaufstörungen bei Parkinson-Patienten gegeben. Das Medikament ist bisher nur in Japan zugelassen.

Maßnahmen bei orthostatischer Hypotonie

Nicht-medikamentös
- Körperliches Training
- Genügend Flüssigkeit und Kochsalz
- Trockenmassagen, Wechselduschen, Kneipp-Anwendungen
- Anpaßte Stützstrümpfe
- Nicht flach auf dem Bauch schlafen, Kopf um 30° erhöht
- Fußende des Bettes mehrmals am Tag nach unten neigen (bettlägerige Patienten)

Medikamentös (z. B.)
- Fludrocortison (Astonin H®)
- Midodrin (Gutron®)
- Domperidon (Motilium®), in der Einstellungsphase mit Parkinsonmitteln

Bluthochdruck (Hypertonie)

Der Bluthochdruck (Hypertonie) zählt nicht zu den häufigen und problematischen Begleitstörungen einer Parkinson-Krankheit. In verschiedenen Studien ist nachgewiesen worden, daß Parkinson-Patienten seltener als altersgleiche Kontrollgruppen einen erhöhten Blutdruck haben. Als Erklärung wird eine autonome Funktionsstörung angeführt, die primär zur Hypotonie führt. Selten einmal kann es unter L-Dopa zu einem vorübergehenden Blutdruckanstieg kommen.

Herzrhythmusstörungen

Wesentliche auf die Grunderkrankung zurückzuführende kardiologische Störungen sind bei Parkinson-Patienten nicht zu erwarten. Häufiger als bei der Vergleichsgruppe wurden Zeichen der Herzinsuffienz und koronarer Herzkrankheiten gefunden. Bei Parkinson-Patienten soll es unter beschleunigter Atmung und isometrischer Muskelarbeit zu Herzrhythmusstörungen kommen. Bei Gesunden verändert sich die Herzfrequenz in Abhängigkeit von der Körperlageänderung. Bei vielen Parkinson-Patienten ist diese Anpassung gestört. Bei Parkinson-Patienten wurden in Kerngebieten des Hypothalamus, die für die Herzfunktion eine große Rolle spielen, Lewy-Körper als Hinweis für Zelluntergänge gefunden. Früher wurden unter der Hochdosierung von reinem L-Dopa, d.h. ohne Decarboxylasehemmer, Herzrhythmusstörungen beschrieben.

6.4.5
Atemstörungen

Atemstörungen sind häufig vergesellschaftet mit Sprechstörungen und umgekehrt. Bei Parkinson-Patienten wird eine erhöhte Atemfrequenz in Ruhe gefunden. Körperliche Belastung kann dann rasch zur Atemnot (Dyspnoe) führen. Man geht davon aus, daß Bradykinese und Rigor auch die Atemmechanik beeinträchtigen. Wenn die mangelnde körperliche Aktivität hinzutritt, ist die Gefahr einer Lungenentzündung (Pneumonie) gegeben. Wenn der Hustenreflex abgeschwächt ist, können Nahrungsreste in die Luftröhre und von dort in die Lunge gelangen (Aspiration = Fremdstoffeinatmung). Wir hatten erwähnt, daß eine sogenannte „stille Aspiration" nicht selten die Ursache für eine Lungenentzündung bei Parkinson-Patienten ist. Das Schlaf-Apnoe-Syndrom mit nächtlichen verlängerten Atempausen hatten wir besprochen (s. S. 89).

Die **Atemtherapie** zielt auf eine bessere Belüftung der Lungen für einen günstigeren Sauerstoffaustausch. Pflegepersonal, Krankengymnasten oder Ergotherapeuten fördern den Sekretabfluß durch Vibrationen und Beklopfen bzw. Klatschungen auf dem Brustkorb. Bei den Atemübungen werden auch die Atemhilfsmuskeln mit eingesetzt. Der erschwerte Sekretabfluß kann durch schleimlösende Mittel behandelt werden.

6.4.6
Blasenfunktionsstörungen

Der in den Nieren produzierte Harn wird kontinuierlich über die Harnleiter in die Blase geleitet. Das komplizierte Zusammenspiel der Blasen- und Harnröhrenmuskeln erlaubt die kontrollierte Harnabgabe. Bei einem gewissen Füllungszustand der Blase entsteht Harndrang. Wenn die Blasenentleerung nicht mehr ausreichend kontrolliert werden kann, kommt es zu einem unwillkürlichen Harnabgang, der **Harninkontinenz** genannt wird (Inkontinenz = nicht zurückhalten können). Fast die Hälfte aller Parkinson-Kranken klagt über Störungen der Blasenfunktion, wobei die Zahl der männlichen Patienten überwiegt. Eine gestörte Blasenkontrolle ist ein häufiges Symptom bei älteren Menschen und kann unterschiedliche Ursachen haben.

Erscheinungsbild und Ursachen

Formen der Inkontinenz
• Streßinkontinenz
• Drang- (Urge-) Inkontinenz
• Reflexinkontinenz
• Überlaufinkontinenz

Unabhängig von der Parkinson-Krankheit werden verschiedene Formen der Inkontinenz unterschieden. Bei der häufigsten Form, der **Streßinkontinenz,** kommt es unter körperlicher Belastung, wie z. B. Husten, Niesen, Heben, zu unfreiwilligem

Harnabgang, ohne daß der Patient einen Harndrang verspürt. Ursache ist eine Senkung bzw. Erschlaffung der Beckenbodenmuskulatur. Die sogenannte **Drang- oder Urgeinkontinenz** geht mit einem unaufschieblichen Harndrang einher, so daß die Toilette oft nicht rechtzeitig erreicht werden kann. Von einer **Reflexinkontinenz** spricht man, wenn der Blasenentleerungsreflex unkontrolliert abläuft (z.B. bei Querschnittsgelähmten) und von einer **Überlaufinkontinenz**, wenn der Urinabgang bei maximal gefüllter Blase erfolgt, die Blase praktisch „überläuft".

Parkinson-Patienten beklagen häufig eine Dranginkontinenz. Sie müssen – besonders nachts – mehrmals die Toilette aufsuchen, ohne dann eine ausreichende Urinausscheidung zu erreichen (**Pollakisurie**). Erschwerend kommt hinzu, daß die nächtliche Bradykinese das Aufstehen erschwert und die Patienten nicht mehr rechtzeitig die Toilette erreichen. Probleme am Tage treten dann auf, wenn die Kleidung nicht schnell genug geöffnet werden kann.

Häufige Formen der Blasenfunktionsstörungen beim Parkinson-Syndrom	
Imperativer Harndrang	Imperativ = unaufschieblich
Pollakisurie	Drang zum häufigen Wasserlassen ohne vermehrte Ausscheidung
Dranginkontinenz	Harndrang, verbunden mit Inkontinenz (= Unvermögen zum kontrollierten Zurückhalten des Urins)
Abschwächung des Harnstrahls beim Mann	Ursache ist oft die Vergrößerung der Vorsteherdrüse (Prostatahypertrophie)

Bei Frauen müssen krankhafte **Veränderungen der Unterleibsorgane** ausgeschlossen werden. Bei der Parkinson-Erkrankung sind die von den Basalganglien ausgehenden zentralen motorischen Steuerungssysteme für die Blasenentleerung gestört. Durch den Ausfall hemmender Nervensignale auf den Blasenschließmuskel (Detrusor) kommt es zu einer Überaktivität und Verkrampfung dieses Muskels (**Detrusorhyperaktivität**). Die Blasenentleerung wird zusätzlich durch die mangelnde Entspannung der Beckenbodenmuskulatur erschwert. Schon kleine Füllmengen führen zum unwillkürlichen Urinabgang. Seltener ist die krankheitsbedingte Aktivitätsminderung der Blasenmuskulatur (**Detrusorhypoaktivität**) mit der Folge einer sogenannten Überlaufblase und Restharnbildung. Eine Überlaufinkontinenz ist oft Folge der Therapie mit Anticholinergika. **Blasenentzündungen** können Blasenstörungen verstärken.

Klagen über eine Abschwächung des Harnstrahl lassen sich beim Mann häufig auf eine Vergrößerung der Vorsteherdrüse (Prostatahypertrophie) zurückführen. Bevor eine medikamentöse Behandlung eingeleitet wird, muß die **Ursache der Blasenstörung** durch eine urologische bzw. gynäkologische Untersuchung abgeklärt werden. Durch urodynamische Messungen und laborchemische Untersuchungen des Urins lassen sich mechanische Behinderungen (Prostatahypertrophie) oder Entzündungen als Ursache ausschließen. Eine gezielte Behandlung ist nicht nur wegen der unangenehmen Beschwerden, sondern auch wegen der Gefahr einer von der Blase zur Niere aufsteigenden Infektion wichtig.

Maßnahmen

Nichtmedikamentöse Maßnahmen. Sorgen Sie für eine **ausreichende Flüssigkeitszufuhr** (mindestens zwei Liter pro Tag). Verzichten Sie jedoch auf Getränke nach der Abendmahlzeit. Bettlägerige Patienten mit Harninkontinenz können Windeln oder Vorlagen benutzen, die regelmäßig erneuert werden müssen. Patienten dürfen nicht über längere Zeit im Feuchten liegen, weil die Gefahr des Wundliegens mit der Ausbildung von Hautgeschwüren (Dekubitus) besteht. Bei Männern wird zur Harnableitung ein Urinalrolltrichter mit Urinbeutel verwendet. Bei Frauen ist das Problem technisch schwieriger. Es ist für ein regelmäßiges „Topfen" (pflegerischer Ausdruck für „auf den Topf setzen") und häufiges Wechseln von Vorlagen aus aufsaugendem Material zu sorgen.

Maßnahmen bei Blasenstörungen

- Ursache der Blasenstörung abklären
- Urologische bzw. gynäkologische Untersuchung
- Ausreichende Flüssigkeitszufuhr (mindestens zwei Liter pro Tag)
- Bei Harninkontinenz Windeln oder Vorlagen benutzen
- Blasentraining
- Nicht über längere Zeit im Feuchten liegen
- Urin über ein Urinal in einen Auffangbeutel leiten
- Kurzfristig Blasenkatheter, längerfristig suprapubischer Katheter (kein Dauerkatheter!)

Wenn der Urin nicht ausreichend entleert werden kann (Harnverhaltung), kann zunächst ein **Blasentraining** auf der Toilette versucht werden: Dabei klopft der Patient in sitzender Stellung mit der flachen Hand auf die Blasengegend. Wenn es dabei zu einem Urinabgang gekommen ist, kann man durch einen festen Druck mit der Faust in den Unterbauch oft weitere Urinmengen herauspressen. Hilfreich ist auch das Bestreichen oder das Drücken am Oberschenkel, Damm und Genitale. Vielleicht hilft es, wenn Sie während des Blasentrainings hörbar Wasser laufen lassen. Sie können die Blasenentleerung durch die vorherige Flüssigkeitseinnahme fördern. Lassen Sie sich das Blasentraining eventuell von einer Krankengymnastin (einem Krankengymnasten) zeigen.

Eine unvollständige Blasenentleerung kann der Arzt mit Hilfe der **Ultraschalluntersuchung** nachweisen. In der Ultraschalluntersuchung kann der Arzt bestimmen, wieviel Urin unmittelbar nach einer (vermeintlich) vollständigen Blasenentleerung noch in der Blase zurückgeblieben ist. Diese restliche Harnmenge wird als **Restharn** bezeichnet und sollte 50 ml nicht übersteigen. Unter Umständen wird es für einen befristeten Zeitraum notwendig, den Harn über einen kleinen Schlauch (Katheter) abzuführen, der in die Harnröhre eingeführt wird (Katheterisieren). Eine längerfristige Versorgung mit einem Dauerkatheter wird heute nicht mehr empfohlen.

Das **Katheterisieren** muß sorgfältig und unter keimfreien Bedingungen erfolgen. Patienten können das Katheterisieren unter Anleitung selbst erlernen, wenn die Bewegungsstörung nicht ausgeprägt ist und keine mechanischen Behinderung in der Harnröhre besteht. Für die ersten Male muß der Katheter jedoch durch geschulte Hilfspersonen bzw. vom Sozialdienst gelegt werden. Das Pflegepersonal sorgt zunächst für eine sorgfältige Intimpflege. Die Reinigung erfolgt mit Wasser, Wasserlotion und Pflegeschaum. Die gereizte Haut wird mit Hautschutzspray behandelt. Das Anlegen eines **Dauerkatheters** kann nicht mehr empfohlen werden, da oft irreparable Schäden der Harnröhre oder Blase verursacht werden, sich das Infektionsrisiko erhöht und der Dauerkatheter für den Patienten eine erhebliche psychische Belastung darstellt. Hinzu kommt, daß die Entwöhnung vom Dauerkatheter bei wiedererlangter Blasenfunktion oft schwierig ist. Bei einer **Harnverhaltung** wird allerdings kurzfristig ein Katheterisieren notwendig sein. In festgelegten Zeiträumen wird der Urin auf Krankheitskeime untersucht.

Wenn nach gründlicher Untersuchung eine Blasenentleerungsstörung über längere Zeit zu erwarten ist, wird der Arzt (Urologe) entscheiden, ob nicht ein sogenannter **suprapubischer Katheter** angelegt werden muß. Unter sterilen Bedingungen führt der Urologe im Rahmen eines kleinen Eingriffs einen kleinen Schlauch durch die Bauchdecke oberhalb des Schambeins (suprapubisch) in die Blase. Es gibt Urinbeutel mit abgedichteten Systemen, die unsichtbar unter der Kleidung getragen werden können.

Medikamentöse Maßnahmen. Wenn die aufgezeigten nichtmedikamentösen Maßnahmen zu keinem Therapieerfolg geführt haben, wird sich Ihr Arzt zu einer medikamentösen Behandlung entschließen. Dabei geht es hauptsächlich um die Hemmung der Überaktivität der Blasenmuskulatur (Detrusorhyperaktivität). In Frage kommen vorwiegend peripher wirksame Anticholinergika (z.B. Spasmex®), sogenannte muskulotrophe Substanzen (Spasuret®, Dridase®) und Benzodiazepine (z.B. Valium®), Baclofen (Lioresal®) und Dantrolen (Dantamacrin®). Bei Spasmex® ist die Gefahr, psychische Störungen bei Risikopatienten auszulösen, relativ gering.

Die selten verminderte Aktivität der Detrusorfunktion (Detrusorhypofunktion) wird mit Cholinergika (z.B. Doryl®) und Cholinesterase-Hemmern (z.B. Prostigmin®, Ubretid®) behandelt. Manchmal ist schon die Reduktion der verordneten Anticholinergika ausreichend. Die Ansäuerung des Urins schützt vor Harnwegsinfektionen.

Blasenstörungen können, insbesondere wenn sie mit unwillkürlichem Urinabgang (Inkontinenz) einhergehen, eine beträchtliche Einschränkung für den Betroffenen bedeuten, gerade auch im sozialen Umfeld. Der Gefahr von Rückzugstendenzen werden verstärkt. Weisen Sie unbedingt Ihren Arzt auf Ihre Blasenstörung hin, damit die Ursache abgeklärt und entsprechende Maßnahmen ergriffen werden können. Bezugspersonen und Therapeuten sollten auch immer nach Blasenstörungen fragen.

6.4.7
Sexualfunktionsstörungen

Etwa die Hälfte aller männlichen Parkinson-Patienten klagt über Potenzstörungen, wobei insbesondere die unter 50jährigen betroffen sind. Dabei wird weniger über die Abnahme des sexuellen Verlangens (Libido) als vielmehr über Erektions- und

Ejakulationsstörungen berichtet (Erektion: Versteifung des Gliedes, Ejakulation: Samenerguß). Um Sexualfunktionsstörungen bei weiblichen Parkinson-Patienten hat sich die Forschung bisher leider wenig gekümmert, so daß nur wenig bekannt ist. Der erektile Teil der weiblichen Scham (Klitoris) ist ähnlich wie der Penis des Mannes aufgebaut, mit zwei Schwellkörpern, die sich zur Glans clitoridis (Glans: die Eichel) vereinigen. Bei der Besprechung der Sexualfunktionsstörungen bei Parkinson-Patienten wollen wir auch kurz auf das Problem „Sexualität und Alter" eingehen.

Sexualfunktionsstörungen bei Parkinson-Patienten
- Libidostörungen (Störung des sexuellen Verlangens)
- Erektionsstörungen beim Mann (mangelnde Versteifung des Gliedes)
- Erektionsstörungen bei der Frau (mangelnde Versteifung der Klitoris)
- Verminderte Schleimabsonderung in der Scheide
- Ejakulationsstörungen (fehlender Samenerguß, Orgasmus)

Sexualität und Alter

Bis ins höhere Alter bleibt bei Mann und Frau das sexuelle Verlangen (Libido) erhalten. Im Alter ändert sich jedoch die Sexualfunktion. Die Verminderung der sexuellen Aktivität ist ein natürlicher Vorgang. Männliche Parkinson-Patienten müssen daran denken, daß sich im Alter über Fünfzig die Zeit bis zur vollständigen Erektion verdoppelt oder verdreifacht und die Erektion eine kürzere Zeit anhält (erektile Dysfunktion). Auch bei der Frau dauert es länger, bis die Schleimabsonderung in der Scheide die notwendige Gleitfähigkeit bewirkt und die Klitoris anschwillt. Beide Geschlechter benötigen für den Orgasmus eine längere Zeit und danach eine längere Erholungsphase. Für seltenen Geschlechtsverkehr oder das Vermeiden sexueller Kontakte sind jedoch auch soziale und psychologische Faktoren von Bedeutung.

Ursachen

Bei den Ursachen von Sexualfunktionsstörungen müssen organische, medikamentös bedingte und psychische Faktoren abgegrenzt werden. Eine Vielzahl internistischer, urologischer und neurologischer Erkrankungen kann mit Sexualfunktionsstörungen, insbesondere erektiler Dysfunktion beim Mann einhergehen. Im nachfolgenden Kasten sind einige Beispiele aufgeführt.

Die **Parkinson-Erkrankung** betrifft auch das autonome Nervensystem, das an der Regulation der Sexualfunktion beteiligt ist. Daneben können die Parkinsonmittel selbst, wie Anticholinergika und MAO-B-Hemmer, aber auch die Zusatzmedikation (z. B. Betarezeptorenblocker, angstlösende und antidepressive Medikamente) die Sexualfunktion beeinträchtigen. Beim Mann sind Sexualfunktionsstörungen nach Prostata-Operationen und bei Frauen nach Unterleibs- und Brustoperationen anzutreffen. Das Erkrankungsalter und auch die Schwere der

> **Beispiele organisch-bedingter Sexualfunktionsstörungen**
> - Zuckerkrankheit (Diabetes mellitus)
> - Periphere Durchblutungsstörungen
> - Multiple Sklerose
> - Zustand nach Prostata-Operationen
> - Zustand nach Unterleibsoperationen bei der Frau
> - Hormonelle Störungen

Parkinson-Erkrankung scheinen bis zu einem stärker ausgeprägten Krankheitsstadium keinen wesentlichen Einfluß zu haben. Die Annahme, daß eine Veränderung der Sexualhormone bei Parkinson-Patienten eine Ursache sein könnte, hat sich bisher nicht bestätigt. Dennoch kann eine Bestimmung der Sexualhormone sinnvoll sein. Wichtiger ist es, nach Medikamenten zu fahnden, die zusätzlich die Sexualfunktion beeinträchtigen. Unter der Behandlung mit L-Dopa und besonders mit Dopaminagonisten kann eine Steigerung des Sexualtriebes bei weiterbestehender Erektionsstörung auftreten.

Erscheinungsbild

Zunächst muß differenziert werden, ob sich die Störung mehr auf das sexuelle Verlangen (Libido), auf die mangelnde oder fehlende Versteifung von Penis bzw. Klitoris (Erektion) oder auf die Orgasmusfähigkeit bezieht. Obwohl nach Umfragen bei fast der Hälfte der Parkinson-Patienten Sexualfunktionsstörungen bestehen, besprechen nach einer Untersuchung nur etwa 6% der Ärzte diese Probleme mit ihren Patienten. Teilursache ist wohl auf beiden Seiten die unzutreffende Vorstellung, daß es sich beim Parkinson-Patienten in der Regel um einen älteren Menschen handele, für den Sexualität nur noch eine untergeordnete Rolle spiele. Und nicht selten stehen wenig geschulte Therapeuten diesen Problemen etwas hilflos gegenüber. Hinzu kommt, daß die meisten Betroffenen in ihrer Partnerschaft die sexuelle Problematik nicht offen ansprechen.

Allgemeine Maßnahmen

Oft haben sich in der Lebensgeschichte und der langjährigen Beziehung bei der Art des sexuellen Umgangs miteinander besondere Verhaltensmuster entwickelt, die nun vielleicht verhindern, liebevoll und zärtlich miteinander umzugehen. Wenn die Partner ihre sexuellen Aktivitäten bisher ohne Verbalisierung (wortlos), spontan und durch situatives Abtasten eingeleitet hatten, so müssen sie jetzt eine Korrektur vornehmen. Mit der Erkrankung haben vielleicht beide Partner Angst vor der körperlichen Liebe. Es könnten sich Befürchtungen auf beiden Seiten herausgebildet haben, die in einer Versagensangst des Betroffenen und in einer Angst vor Überforderung des nicht betroffenen Partners bestehen. Der erste und wichtigste Schritt ist, daß die Partner ganz offen über ihre Befürchtungen, Bedürfnisse und Wünsche miteinander sprechen. Sie sollten die Gelegenheit auch nutzen, über Dinge zu sprechen, die sich evtl. störend auf den Geschlechtsverkehr auswirken (Speichelfluß, Dyskinesien, Inkontinenz usw.).

Im Rahmen dieses Buches können keine erschöpfenden Erklärungen und Ratschläge für Sexualfunktionsstörungen gegeben, sondern es kann nur auf einzelne Punkte hingewiesen werden. Der behandelnde Hausarzt ist in der Regel kein Experte auf dem Gebiet der Sexualfunktionsstörungen. Er ist jedoch Ihr erster Ansprechpartner, der eine erste Wertung ihrer besonderen Probleme vornehmen kann und die weiteren Maßnahmen für eine spezielle Diagnostik und Behandlung einleitet. Eine angepaßte L-Dopa- bzw. Dopaminagonistentherapie kann zu einer Verbesserung der Sexualfunktionsstörung beitragen. Problematisch wird es allerdings, wenn Dopaminagonisten zur Verstärkung des sexuellen Verlangens führen, ohne daß die Erektionsstörung gebessert wird. Der Teufelskreis schließt sich, wenn durch Medikamentenreduktion zwar der Sexualtrieb gemindert, aber die Motorik wieder verschlechtert wird. Vielleicht kann Ihr Arzt aber durch ein günstigeres Verhältnis der Kombinationspräparate einen akzeptablen Mittelweg finden.

Denken Sie daran, daß es auch vor Ihrer Erkrankung sicherlich Situationen gab, in denen Ihr Sexualverlangen vermindert war, beispielsweise in Streßsituationen, bei Ärger oder bei Ermüdung. Wenn Sie motorisch deutlich behindert sind, hat dies natürlich Einfluß auf Ihre sexuelle Aktivität. Ihr Partner hat sicherlich Verständnis dafür, wenn die sexuelle Aktivität nicht mehr so spontan, sondern geplant in Phasen guter Beweglichkeit erfolgt. Haben Sie nicht auch früher Ihre sexuelle Aktivität durch einen romantischen Abend mit Kerzenlicht, sanfter Musik und einem guten Essen vorgeplant? So abwegig ist dieser Gedanke also gar nicht. Denken Sie daran, daß Ihr wichtigster Sexualpartner Ihr „Kopf" ist: Wenn Sie krankheitsbedingt die „Technik" Ihrer bisherigen sexuellen Praxis modifizieren, muß dies nicht unbedingt mit einem reduzierten Lustgewinn einhergehen. Die Art des sexuellen Umgangs mit Verständnis, Liebe, Zuneigung und Zärtlichkeit führt zur Befriedigung und Zufriedenheit und kann die körperlichen Unzulänglichkeiten kompensieren. Sex ohne Geschlechtsverkehr mit Kuscheln und zärtlichem Hautkontakt kann beglückend sein. Sie werden vielleicht feststellen, daß Ihre neue gemeinsame zärtliche Sexualität zu einer besonderen schönen Form Ihres Sexualverhalten werden kann.

Die Vorstellung, daß für Frauen in späteren Alter die sexuelle Lust eine untergeordnete Rolle spiele, und daß die Sexualität des Mannes auch später einer der wichtigsten Faktoren der Männlichkeit sei, ist glücklicherweise überholt. Beide Partner haben Anspruch auf ein befriedigendes Sexualleben und sollten ihre Sexualpraktiken ohne schambedingte Hemmungen so den Krankheitszeichen anpassen, daß nicht der Verzicht das Ergebnis ist. Ihr Arzt wird die Partner ermutigen, auch bisher nicht genutzte sexuelle Praktiken anzuwenden und auch geeignete Hilfsmittel einzusetzen.

Medikamentöse und andere Maßnahmen

Eine bestehende Zuckerkrankheit muß optimal eingestellt und Durchblutungsstörungen müssen behandelt werden. Wenn Medikamente als Ursache in Frage kommen, sollten diese ab- oder umgesetzt werden (z. B. Betablocker, Anticholinergika, Antidepressiva, Neuroleptika). Alkohol kann zwar das sexuelle Verlangen steigern, mindert jedoch die Erektionsfähigkeit. Männliche Sexualhormone (Testosteron) wird Ihr Arzt nur in Ausnahmefällen bei nachgewiesenem Mangel verordnen, wenn das sexuelle Verlangen gestört ist. Für Männer gibt es eine Reihe von Hilfsmitteln und unterstützenden Maßnahmen zur Erektionsförderung: Schwellkörper-Autoinjektionstherapie, mechanische Erektionssysteme (pharmakologische Penisimplantate, Vakuumvorrichtungen). Sie sollten mit Ihrem Urologen über für Sie geeignete Methoden sprechen. Für Frauen gibt es z. B. spezielle Beckenbodenmassagen und hormonelle Behandlungsmöglichkeiten.

Ein Durchbruch in der medikamentösen Behandlung von Potenzstörungen scheint mit dem neuen Medikament **Viagra®** gelungen zu sein, das seit dem Spätjahr 1998 bei uns erhältlich ist. Die bisherigen Therapierfolge bei Erektionsstörungen sind beachtlich. In 70 % der Fälle konnten Erektionsstörungen gebessert werden, wobei die Erektion schneller eintrat und länger anhielt. Viagra steigert jedoch nicht das sexuelle Lustempfinden (Libido), da es nicht im Gehirn wirksam ist und behandelt deshalb nur einen Teil der genannten Ursachen von Sexualfunktionsstörungen. Viagra wirkt bei Patienten mit organisch und verspannungsbedingten (Streß) Durchblutungsstörungen im Bereich des Penis. Das Medikament fördert auch die Durchblutung in der Scheide und der Klitoris, so daß wahrscheinlich auch Frauen profitieren (entsprechende Untersuchungen werden derzeit durchgeführt). Organisch bedingte Durchblutungsstörungen können z. B. bei Bluthochdruck, Diabetes mellitus oder nach Prostata-Operationen auftreten. Die Nebenwirkungen bei Gesunden werden als relativ gering eingeschätzt (Magen-Darmstörungen, Sehstörungen, Hitzestauung, Blutdruckminderung). Patienten mit schweren Gefäßerkrankungen, z. B. auch im Auge, dürfen Viagra® nicht einnehmen. Ausgeschlossen sind besonders Herzkranke, die nitrathaltige Herzmittel oder Nitrospray nehmen. Unter der Einnahme von Viagra sind mehrere Patienten nach einem Herzstillstand verstorben, so daß vor Einnahme unbedingt eine ärztliche Untersuchung erfolgen muß. Viagra darf nur auf Rezept abgegeben werden. Offiziell kostet eine Tablette Viagra in den USA 10 Dollar. In Deutschland ist das Medikament teurer und wird nur in Ausnahmefällen von den Krankenkassen bezahlt.

6.5
Weitere Begleitstörungen

Als weitere Begleitsstörungen können bei der Parkinson-Krankheit Schmerzen, Gefühlsstörungen, Hautveränderungen, Seh-, Riech- und Augenbewegungsstörungen auftreten.

6.5.1
Schmerzen und Gefühlsstörungen

Erst seit jüngerer Zeit ist bekannt, daß fast die Hälfte aller Parkinson-Patienten über Mißempfindungen und/oder Schmerzen klagt, die schon im Frühstadium der Erkrankung oder erst im weiteren Verlauf unter der Therapie auftreten.

Ursache

Über die Ursache der **Schmerzen** bei Parkinson-Patienten weiß man bis heute nur wenig. Ein Teil der Schmerzen wird ursächlich der Parkinson-Krankheit zugeschrieben, ein anderer Teil ist Folge oder Begleiterscheinung der Parkinson-Symptome. Rücken-, Glieder- und Nackenschmerzen, die als Muskelschmerzen empfunden werden, treten häufig in Off-Phasen oder dystonen Phasen auf, so daß eine Schmerzauslösung über die Schmerzfasern in den angespannten Muskeln vermutet wird. Daneben werden die an Off-Phasen gebundenen Schmerzen auch auf eine Schädigung dopaminerger Neurone im Zwischenhirn (Dienzephalon) zurückgeführt. Wie erwähnt, können Schmerzen auch Ausdruck einer Depression sein.

Für **Gefühlsstörungen** (Taubheitsgefühl, Kribbeln) können Flüssigkeitseinlagerungen (Ödeme), besonders in den unteren Extremitäten verantwortlich sein. Möglicherweise wird durch die Flüssigkeitsstauung Druck auf sensible Nervenendigungen in der Haut ausgeübt. Da auch sensible Störungen mit motorischen Schwankungen korrelieren können, werden – wie bei den Schmerzen – auch zentrale dopaminerge Funktionsstörungen vermutet.

Erscheinungsform

Die **Schmerzen** werden als ziehend, brennend und teilweise krampfartig und nicht selten von den Patienten als „rheumatisch" beschrieben. Rheuma und Parkinson-Krankheit sind zwei grundsätzlich verschiedene Krankheitsbilder. Parkinson-Patienten leiden nicht häufiger an einer rheumatischen Erkrankung als andere Menschen. Rücken-, Glieder- und Brustschmerzen werden jedoch im Frühstadium, wenn die Diagnose Parkinson-Krankheit noch nicht gestellt werden kann, nicht selten auch vom Arzt als rheumatisch fehlgedeutet. Nicht wenige Patienten werden über längere Zeit unter der falschen Diagnose „Schulter-Arm-Syndrom", „Wirbelsäulen-Syndrom", „HWS-Syndrom" oder „Bandscheiben-Syndrom" behandelt. Meist verstärken sich die Schmerzen in den Phasen schlechterer Beweglichkeit und betreffen besonders die Beine auf der von der Parkinson-Symptomatik stärker betroffenen Seite. Es gibt jedoch keinen für die Parkinson-Krankheit typischen Schmerzcharakter.

Als quälend werden einseitig betonte krampfartige Schmerzen in Waden, Füßen und Zehen empfunden, die besonders während der frühen Morgenstunden auftreten, wenn die Medikamentenwirkung abgeklungen ist. Man bezeichnet sie deshalb auch als „Off-Phasen-Dystonie" oder „Frühmorgens-Dystonie". Die schmerzhafte Verkrampfung des Fußes mit Streckstellung der Großzehe und Einwärtswendung des Fußes wird „Fußdystonie" genannt. Schmerzen können auch zum Zeitpunkt der maximalen Medikamentenwirkung zusammen mit Dyskinesien auftreten (Peakdose-Dyskinesien und -Schmerzen). Achten Sie in Schmerzphasen auf unwillkürliche Bewegungen und Verspannungen der betroffenen Körperteile, um einen Zusammenhang mit der Parkinson-Medikation festzustellen und durch Medikamentenumstellung eine Linderung zu erreichen.

Gefühlsstörungen (Sensibilitätsstörungen) empfinden Parkinson-Patienten oft als unangenehme Reizerscheinungen auf der Haut (Brennen oder Ameisenlaufen), als Taubheitsgefühl oder als Kältegefühl, meist im unteren Extremitätenbereich. Das Gesicht ist fast nie betroffen.

Maßnahmen

Zunächst muß überprüft werden, ob die Schmerzen und Sensibilitätsstörungen im Zusammenhang mit der Medikamenteneinnahme stehen. Benutzen Sie für die Eintragungen der Schmerz- und Sensibilitätsphasen ein Tagesprotokoll, in das Sie sonst Ihre Beweglichkeit, Zittern und Überbewegungen eintragen. Ein Beispiel hierfür finden Sie in Abb. 35 (s. S. 167), das Sie kopieren können. In die Kästchen der Medikamentengabe können Sie zusätzlich die Schmerzphasen mit einem Punkt markieren. Für Ihren Arzt ist es dann einfacher, Ihnen eine geeignete Umstellung der Medikation vorzuschlagen.

Wenn die Beschwerden frühmorgens als dystone Krämpfe auftreten, ist die zusätzliche abendliche Einnahme von L-Dopa-Retardmedikamenten oder langwirksamen Dopaminagonisten hilfreich. Vorsicht ist natürlich bei nächtlichen psychischen Störungen geboten. Am Tage auftretende Off-Schmerzen lassen sich durch Verkürzung der Dosisintervalle mit einer insgesamt höheren Tagesdosis behandeln. Bei Peak-dose-Schmerzen muß die L-Dopa-Gesamtdosis gesenkt und eine Fraktionierung mit Verkleinerung der Einzeldosen vorgenommen werden. Auch in diesen Fällen haben L-Dopa-Retardpräparate und langwirksame Dopaminagonisten oft einen günstigen Einfluß. Es ergeben sich also für die an L-Dopa-Wirkspiegel gebundenen Schmerzen die gleichen Behandlungsempfehlungen wie für die motorischen Schwankungen (s. S. 208).

Läßt sich ein Zusammenhang mit der Parkinson-Medikation nicht nachweisen oder führen Umstellungsversuche zu keinem Therapieerfolg, ist der Einsatz von Wirkstoffen wie Baclofen, Diazepam, Tiaprid, Magnesium oder Lithium zu überlegen. Bei Hinweisen für eine depressive Entwicklung empfiehlt sich die Gabe von Antidepressiva.

Natürlich können Schmerzen und Mißempfindungen andere neurologische, inter-

---

Schmerzen und Gefühlsstörungen beim Parkinson-Syndrom

Schmerzen

- Schmerzen in Abhängigkeit vom L-Dopa-Wirkspiegel
  Schmerzen bei niedrigem L-Dopa-Wirkspiegel
  Schmerzen bei hohem L-Dopa-Wirkspiegel

Gefühlsstörungen

- Mißempfindungen (Brennen, Ameisenlaufen)
- Taubheitsgefühl (verminderte Berührungsempfindung)
- Kältegefühl

Therapie

- Medikamentöse Umstellung
- Zusatztherapie (Antidepressiva, Baclofen, Dantrolen)

---

nistische und orthopädische Ursachen haben. Nach der genauen Analyse der Schmerzen und Gefühlsstörungen und einer gründlichen klinischen Untersuchung unter Einsatz apparativer Untersuchungen lassen sich die Ursachen meist nachweisen bzw. ausschließen.

6.5.2
Hautveränderungen

Eine häufige Begleiterscheinung bei Parkinson-Syndrom ist eine vermehrte Talgproduktion. Die vermehrte Schweißsekretion wurde besprochen (Seite 97). Als Nebenwirkungen von Parkinsonmitteln (Dopaminagonisten, Amantadin) können Ödeme und netzförmige bläuliche Hautveränderungen (Livedo reticularis) auftreten.

Vermehrte Talgproduktion (Seborrhoe)

Bei Parkinson-Patienten ist oft die Talgabsonderung erheblich vermehrt. Bevorzugte Stellen sind das Gesicht (Stirn) und der Nacken. Die vermehrte Talgproduktion verleiht dem Gesicht einen glänzend-fettigen Charakter („Salbengesicht"). Viele Patienten klagen gleichzeitig über eine verstärkte Schuppen- und Aknebildung. Indifferente Seifen, Anti-Schuppen-Shampoos, hydrokortisonhaltige Hautsalben können helfen. Wenn sich entzündliche Hautveränderungen ausbilden (seborrhoische Dermatitis), sollten Sie einen Hautarzt konsultieren.

Bei Parkinson-Patienten ist die Blinzelrate vermindert, so daß sich zusammen mit der vermehrten Talgproduktion leicht Entzündungen der Augenlidränder (Blepharitis) ausbilden können. Als Folge kann sich eine Erkrankung der Hornhaut (Keratitis) ausbilden. Bei trockener Hornhaut empfiehlt sich die Anwendung einer künstlichen Tränenflüssigkeit und das mehrmalige Auflegen warmer Kompressen. In schweren Fällen helfen kortisonhaltige Augensalben. Konsultieren Sie aber vorher Ihren Augenarzt.

6.5.3
Riechstörungen

Riechstörungen sind bei Parkinson-Patienten sehr häufig anzutreffen, wenn gezielt danach gefragt wird oder Geruchsproben in der Untersuchung angeboten werden. Da Geschmacksempfindungen wesentlich durch den Geruch mitbestimmt werden, klagen die Patienten meist über einen verminderten Geschmack. Riechstörungen können jedoch auch andere Ursachen haben, die abzuklären sind. Unter der L-Dopa-Therapie können als Nebenwirkung Geschmacksstörungen auftreten.

6.5.4
Sehstörungen

Sehstörungen treten meist als Nebenwirkungen unter der Therapie mit Anticholinergika auf. Im Vordergrund stehen Akkomodationsstörungen, d.h. Sehziele in wechselnden Entfernungen können nicht mehr scharf eingestellt werden. Die Anpassung der Linsenwölbung ist gestört, da der Linsenmuskel (Ziliarmuskel) durch Anticholinergika in seiner Funktion beeinträchtigt ist.

Bestimmte Teile der Netzhaut, die für die Verschärfung des Bildkontrastes feiner Muster verantwortlich sind, benutzen Dopamin als Neurotransmitter. Bei der Parkinson-Krankheit können Störungen der Farbunterscheidung (Farbdiskrimination), der Sehschärfe und des Kontrastsehens auftreten, die von den Betroffenen nur ungenau beschrieben und erst durch apparative Messungen erkannt werden. Konsultieren Sie Ihren Augenarzt und weisen Sie auf Ihre Erkrankung und Medikation hin.

6.5.5
Augenbewegungsstörungen

Augenbewegungsstörungen bei Parkinson-Patienten lassen sich oft erst elektrookulographisch, d.h. durch Ableitung der Augenbewegungen mittels Oberflächenelektroden (EOG, s. S. 145) nachweisen. Klinisch sichtbar ist die herabgesetzte Blinkrate, d.h. die verminderte unwillkürliche Lidschlußbewegung. Bei der Prüfung der Augenbewegungen kann der Arzt oft eine leichte Einschränkung der Blickbewegung nach oben feststellen (vertikale Blicklähmung). Auch ältere Menschen ohne Parkinson-Syndrom zeigen nicht selten eine leichte Bewegungseinschränkung der Augen nach oben. Auf das Krankheitsbild der progressiven supranukleären Blicklähmung (PSP) mit ausgeprägter Blickparese in vertikaler Ebene nach unten werden wir noch gesondert eingehen (s. S. 120). Häufig besteht bei Parkinson-Patienten auch eine Konvergenzschwäche, d.h. die beim Nahsehen erfolgende gleichsinnige Einwärtsbewegung beider Augen ist erschwert, so daß die Betroffenen beim Nahsehen (z.B. Lesen) rasch ermüden.

Augenbewegungsstörungen bei der Parkinson-Krankheit
- Herabgesetzte Blinkrate
- Einschränkung der Blickbewegung nach oben
- Leichte Konvergenzschwäche
- Hypometrische rasche Augenbewegungen (Sakkaden)
- Blickfolgedysmetrie
- Gestörter optokinetische Nystagmus

In der elektrookulographischen Untersuchung lassen sich die vorzeitig abgebremsten raschen Augenbewegungen (hypometrische Sakkaden), die nicht glatten Blickfolgewegungen (Blickfolgedysmetrie) und der gestörte optokinetische Nystagmus dokumentieren. (optokinetisch: das bewegte Sehen betreffend; Nystagmus: Folge rascher und langsamer Augenbewegungen, die für das Fixieren eines bewegten Zieles im Gesichtsfeld notwendig ist). Bei den von uns untersuchten Patienten mit ausgeprägtem Parkinson-Syndrom konnten wir bei mehr als der Hälfte der Fälle deutlich hypometrische Sakkaden nachweisen, die in der Kontrollgruppe nur in unter 10% der Fälle gefunden wurden. Es bestand kein signifikanter Unterschied, wenn die Blicksprünge über eine alternierende Lichtpunktfixation oder über Fremd- bzw. Eigenkommando bei feststehenden Lichtpunkten ausgelöst wurden.

Der Entstehungsmechanismus der Augenbewegungsstörungen bei Parkinson-Patienten ist noch unklar. Diskutiert werden sowohl der direkte Einfluß des gestörten dopaminergen Systems auf die Okulomotorik als auch unabhängig davon die Systemüberschreitung im Krankheitsverlauf.

Einteilung der Parkinson-Syndrome

Die Klassifikation des Parkinson-Syndroms kann nach klinischen, ätiologischen (Ätiologie = Ursache), neuropathologischen Gesichtspunkten oder nach dem Verlauf erfolgen. Üblich ist heute eine Einteilung, die sich vornehmlich nach ätiologischen Faktoren richtet.

Ganz im Vordergrund steht dabei die **Parkinson-Krankheit** (idiopathisches Parkinson-Syndrom). Die zweite Gruppe umfaßt weitere **definierte neurodegenerative Erkrankungen,** bei denen die Multi-System-Atrophien im Vordergrund stehen. Die dritte Gruppe bilden **symptomatische Parkinson-Syndrome,** bei denen die auslösende Ursache bekannt ist. Im Vordergrund stehen dabei die durch Medikamente ausgelösten Parkinson-Syndrome. Der nichtdegenerativen Basalganglienschädigung können unterschiedliche Schädigungsmechanismen zugrunde liegen. Bei der vierten Gruppe, den sog. **Pseudo-Parkinson-Syndromen** handelt es sich um verschiedenartige Hirnschädigungen, die neben anderen Störungen auch Parkinsonzeichen, insbesondere parkinsonähnliche Gangstörungen auslösen.

Einteilung der Parkinson-Syndrome

Idiopathisches Parkinson-Syndrom (Parkinson-Krankheit)

Definierte neurodegenerative Parkinson-Syndrome
- Multi-System-Atrophie
- Progressive supranukleäre Blicklähmung
- Kortikobasale Degeneration
- Seltene neurodegenerative Parkinson-Syndrome

Symptomatische Parkinson-Syndrome
- Durch Medikamente ausgelöstes Parkinson-Syndrom
- Nichtdegenerative Basalganglienschädigung

Pseudo-Parkinson-Syndrome

7.1 Parkinson-Krankheit (idiopathisches Parkinson-Syndrom)

Die Parkinson-Krankheit wird als idiopathisches Parkinson-Syndrom bezeichnet, da bisher die Ursache für den Untergang von Zellen der schwarzen Substanz nicht bekannt ist (idiopathisch = unbekannte Ursache). Nach dem Manifestationsalter unterscheiden sich Fälle mit frühem und mit spätem Krankheitsbeginn.

7.1.1
Parkinson-Krankheit mit frühem Krankheitsbeginn

Die Parkinson-Krankheit tritt gewöhnlich nach dem 50. Lebensjahr auf. Bei Auftreten der Erkrankung vor dem 21. Lebensjahr spricht man von einem „jugendlichen Parkinson-Syndrom" (**juveniles Parkinson-Syndrom**). In diesen Fällen richtet sich die Diagnostik auf andere Erkrankungen, die mit Parkinsonzeichen einhergehen, wie z. B. die Wilson-Krankheit (s. S.127) und die Huntington Krankheit (s. S. 123).

Abgegrenzt wird der sogenannte L-Dopa-sensitive **hereditäre Dystonie-Parkinson-Komplex**, ein erbliches Krankheitsbild mit Parkinson- und Dystoniezeichen, das gut auf L-Dopa anspricht. Diese Erkrankung betrifft vorwiegend Mädchen im Kindesalter und äußert sich zunächst in einer dystonen Gangstörung, zu der sich später Parkinson-Symptome gesellen. Die Betroffenen zeigen eine sehr gute und anhaltende Besserung unter niedriger L-Dopa-Dosierung. Ursache ist ein angeborener Enzymdefekt.

In 5 % der Fälle tritt die Parkinson-Krankheit vor dem 40. Lebensjahr auf und wird dann als Parkinson-Syndrom mit frühem Krankheitsbeginn bezeichnet (**„young onset" Parkinson-Syndrom**). Die Patienten entwickeln einen Rigor-Akinese-Typ mit nur langsamem Fortschreiten (Progredienz) und ohne wesentliche vegetative oder psychische Störungen. Die Betroffenen sprechen zwar gut auf die L-Dopa-Therapie an, entwickeln jedoch früh L-Dopa-induzierte motorische Fluktuationen und Dyskinesien. Aus diesem Grunde wird bei Parkinson-Patienten mit frühem Krankheitsbeginn die alleinige Behandlung mit Dopaminagonisten bevorzugt. Da sich eine familiäre Häufung jüngerer Parkinson-Patienten nachweisen läßt, wird für diese Fälle eine genetische Ursache (Vererbung) vermutet.

Charakteristika der Parkinson-Krankheit in frühem Manifestationsalter

„Juveniles" Parkinson-Syndrom (Beginn vor dem 21. Lebensjahr)
„Young onset" Parkinson-Syndrom (Beginn vor dem 40. Lebensjahr)

- Rigor-Akinese-Typ, selten Tremor
- Langsame Progredienz
- Keine Demenz, selten vegetative Störungen
- Gutes Ansprechen auf L-Dopa
- Früh L-Dopa-induzierte Fluktuationen, Hyperkinesen
- Gehäuftes familiäres Auftreten

Parkinson-Krankheit mit spätem Krankheitsbeginn

Von einigen Ärzten wird ein **seniles Parkinson-Syndrom** „late onset" abgegrenzt, wenn die Parkinson-Krankheit erst nach dem 70. Lebensjahr auftritt. Bei älteren Menschen tritt die meist beidseitige Parkinson-Symptomatik oft nach schweren Erkrankungen und Operationen in Erscheinung. Immer waren jedoch schon vor der Begleiterkrankung bzw. Operation Parkinsonzeichen erkennbar. Die Parkinson-Krankheit hat sozusagen durch die schwere Zweiterkrankung einen Schub erhalten.

Seniles Parkinson-Syndrom
- Auftreten nach dem 70. Lebensjahr
- Häufig nach schweren Erkrankungen oder Operationen
- Parkinson-Syndrom meist beidseitig ausgeprägt
- Rascher Krankheitsverlauf
- Früh psychische Störungen (Demenz, Psychose)

Der Krankheitsverlauf zeigt ein rascheres Fortschreiten, wobei früh psychische Störungen hinzutreten können (medikamentös-ausgelöste Psychose, dementielle Entwicklung).

Einteilung der Krankheitsstadien und Beschwerden

Die 1967 von **Hoehn und Yahr** veröffentlichte Einteilung der Krankheitsstadien wird bis heute international genutzt. Es handelt sich um eine einfache, global-orientierende Bewertung der Krankheitsschwere. Motorische Fluktuationen, Dyskinesien, psychische und vegetative Begleitstörungen werden nicht mit einbezogen. Die Stadien I-III sind in einer späteren Fassung nochmals unterteilt worden.

Einteilung der Krankheitsstadien nach Hoehn und Yahr	
Stadium I	Symptomatik einseitig, keine bis geringe funktionelle Beeinträchtigung
Stadium II	Symptomatik beidseitig, keine Gleichgewichtsstörungen
Stadium III	Erste Anzeichen von gestörten Stellreflexen: Unsicherheit beim Umdrehen. Der Patient kann das Gleichgewicht nicht halten, wenn er, mit geschlossenen Beinen und geschlossenen Augen stehend, angestoßen wird. Der Patient ist funktionell eingeschränkt, ist aber (unabhängig von der Art der Arbeit) noch teilweise arbeitsfähig. Der Patient kann sich selbst versorgen und unabhängig leben; die Behinderung ist schwach bis mäßig
Stadium IV	Vollentwickelte, schwer beeinträchtigende Symptomatik; der Patient kann noch gehen und stehen, ist aber stark behindert
Stadium V	Der Patient ist ohne Hilfe auf Rollstuhl oder Bett angewiesen

Einen raschen Überblick zum Schweregrad des Parkinson-Syndroms kann man durch die **Webster-Skala** erreichen, die sich allerdings nur auf die motorischen Leistungen bezieht: Zehn Symptomenkomplexe werden je nach Ausprägung mit 0 bis 3 Punkten bewertet. Die Summe der Punktwerte ergibt die Einstufung der Parkinson-Symptomatik.

In den meisten neueren klinischen Studien wird die „Unified Parkinson's Disease Rating-Scale" (**UPDRS**) zur Einschätzung des Therapieerfolgs eingesetzt. Die UPDRS ist eine vierteilige Skala mit Untergruppen, in denen kognitive Funktionen, Verhalten und Stimmung (Teil I), die Aktivitäten des täglichen Lebens (Teil II), die motorische Leistungsfähigkeit (Teil III) und Komplikationen der Therapie (Teil IV)

Webster-Skala zur Beurteilung des Schweregrades der Parkinson-Erkrankung	
0–10 Punkte	Leichtes Parkinson-Syndrom, keine nennenswerte Einschränkung der täglichen Routinebewegungen
11–20 Punkte	Mittelschweres Parkinson-Syndrom, deutliche Beeinträchtigung, jedoch noch weitgehende Selbständigkeit
21–30 Punkte	Schwere bis schwerste Behinderung, fast vollständig auf fremde Hilfe angewiesen

erfaßt werden. Die erweiterte Skala enthält die Stadieneinteilung nach Hoehn und Yahr und die modifizierte Schwab- und England-Skala. Zu den Aktivitäten des täglichen Lebens (ADL) werden 13 Fragen gestellt, die von 0 (normal) bis 4 (schwere Beeinträchtigung) graduiert zu beantworten sind. Der dritte Teil erfaßt die Hauptsymptome der Parkinson-Krankheit getrennt für Arme und Beine auf beiden Seiten.

Unified Parkinson´s Disease Rating Scale (UPDRS)	
I	Kognitive Funktionen, Verhalten und Stimmung
II	Aktivitäten des täglichen Lebens (ADL)
III	Motorische Leistungsfähigkeit, getrennt nach Körperregionen
IV	Komplikationen der Behandlung
V	Stadieneinteilung nach Hoehn und Yahr
VI	Modifizierte Schwab- und England-Skala

Weitere gebräuchliche Rangskalen der Krankheitsausprägung sind: Columbia University Rating Scale (CURS), North Western University Disability Scale (NUDS), Schwab & England-Skala, Skala der Österreichischen Parkinson-Gesellschaft, New York University Disability Scale (NYUDS). Die genannten Skalen erfassen in unterschiedlicher Weise Haupt- und Begleitstörungen der Parkinson-Krankheit und eignen sich trotz kritischer Einschränkungen zur einfachen Einschätzung von Parkinson-Krankheitszeichen.

7.2
Definierte neurodegenerative Parkinson-Syndrome

Neurodegeneration bedeutet Untergang von Nervenzellen. Die Parkinson-Krankheit macht mit 80% den größten Teil der neurodegenerativen Parkinson-Syndrome aus. Daneben werden eine Reihe von neurodegenerativen Erkrankungen abgegrenzt, die neben den Parkinson-Symptomen weitere krankhafte Merkmale aufweisen.

7.2.1
Multi-System-Atrophie

Die Multi-System-Atrophien gehören zu den wichtigsten Krankheitsbildern, die von der Parkinson-Krankheit abgegrenzt werden müssen.

Begriffsbestimmung

Multi-System-Atrophie (MSA) bedeutet, daß mehrere (= multi) neuronale Systeme im Gehirn von einer Atrophie (Zelluntergang) betroffen sind. In der Erstbeschreibung durch Graham und Oppenheimer (1969) wurde unter MSA eine variable Kombination aus Parkinson-Symptomen, Pyramidenbahnzeichen, zerebellären und autonomen Störungen verstanden. Heute werden die Multi-System-Atrophien in zwei Untertypen, die **striatonigrale Degeneration (SND)** und **olivo-ponto-zerebellären Atrophie (OPCA)** unterteilt. Das sogenannte **Shy-Drager-Syndrom** mit ausgeprägter Neigung zur orthostatischen Hypotonie wird heute nicht mehr gesondert abgegrenzt (Shy und Drager sind Ärzte, die dieses Krankheitsbild erstmals 1960 beschrieben haben).

Beim **Typ der olivo-ponto-zerebellären Atrophie (OPCA)** handelt es sich klinisch um die Kombination von Parkinsonzeichen und Kleinhirnstörungen. Familiäre Häufungen mit früherem Krankheitsbeginn, langsamerem Verlauf und geringer ausgeprägten vegetativen Störungen sind bekannt. Während beim idiopathischen Parkinson-Syndrom isoliert die Zellen der Substantia nigra absterben, sind bei der MSA der Streifenkörper und weitere Hirnstrukturen erkrankt. PET- und SPECT-Untersuchungen können in Zweifelsfällen bei der Abgrenzung von der Parkinson-Krankheit hilfreich sein (s. S. 154, 156).

Multi-System-Atrophie (MSA)

- MSA-SND-Typ (striatonigrale Degeneration)
- MSA-OPCA-Typ (olivo-ponto-zerebelläre Atrophie)

Erscheinungsbild

Neben typischen **Parkinsonzeichen** (Bradykinese, Tremor, Rigor und posturale Reflexstörungen) treten im weiteren Krankheitsverlauf **autonome Zeichen** (orthostatische Hypotension, Harninkontinenz, Impotenz), **Kleinhirn- und Pyramidenbahnzeichen** hinzu. Bei der olivo-ponto-zerebellären Atrophie (OPCA) können die Kleinhirnstörungen lange vor den Parkinsonzeichen das Krankheitsbild beherrschen. Die autonomen Störungen sind ausgeprägter und treten früher auf als bei der Parkinson-Krankheit. Die Hände sind oft kalt und bläulich verfärbt.

Die ersten Krankheitszeichen treten meist zwischen dem 45. und 60. Lebensjahr, selten im Alter unter 40 oder über 70 Jahre auf. Männer sind häufiger als Frauen betroffen (1,4:1). Das Fortschreiten der MSA-Erkrankung ist sehr viel rascher und die mittlere Überlebenszeit deutlich kürzer als bei der Parkinson-Krankheit, Gangstörungen treten schon in den ersten Jahren auf und die Patienten werden relativ früh rollstuhlpflichtig („Rollstuhlzeichen"). Der striatonigrale Degenerations-Typ unterscheidet sich vom olivo-ponto-zerebellären Typ besonders dadurch, daß neben den autonomen Störungen beim ersten Typ Parkinsonzeichen und beim zweiten Typ Kleinhirnzeichen (Gang- und Standataxie, Sprechstörungen) im weiteren Krankheitsverlauf vorherrschen. Atemgeräusche beim Aus- und Einatmen (Stridor) sind bei der Parkinson-Krankheit selten und können auf die MSA hinweisen. Für beide Erscheinungsformen (SND-Typ, OPCA-Typ) ist das mangelnde Ansprechen auf Parkinsonmittel typisch. Wenn ein Tremor vorhanden ist, handelt es sich meist um einen irregulären Haltetremor, ein Ruhetremor tritt praktisch nicht auf. Die MSA kann mit (reaktiver) Depression und Affektlabilität einhergehen. Affektlabilität bedeutet, daß Gefühlsäußerungen leichter ausgelöst werden: bei geringsten Anlässen bricht der Patient in Tränen aus und schämt sich dieser Enthemmung. Enthemmtes Lachen ist seltener. Eine rasch-fortschreitende dementielle Entwicklung spricht eher gegen eine MSA.

Die mit der MSA auftretenden Blasenfunktionsstörungen sollten urodynamisch abgeklärt werden. Es findet sich häufig die Kombination einer Detrusorhyperaktivität und Spinkterschwäche (s. Blasenfunktionsstörungen, S. 102). Neurogene Schädigungszeichen der äußeren Blasenmuskulatur und des rektalen Schließmuskels (Enddarm) sind zwar häufig, entsprechende elektromyographische Befunde findet man jedoch auch bei der Progressiven supranukleären Blicklähmung (S. 120).

Merkmale der Multi-System-Atrophie (MSA)

- Erstmanifestation zwischen dem 45. und 60. Lebensjahr
- Männer sind häufiger betroffen (1,4:1)
- Rasches Fortschreiten, frühe Rollstuhlpflichtigkeit

Parkinsonzeichen

- Irregulärer Tremor (myoklonusartig)
- Frühe Gang- und Standunsicherheit
- Sturzneigung
- Starker Rigor der Nackenmuskulur

Autonome Zeichen

- Orthostatische Hypotension, Synkopen, Schwindel
- Harninkontinenz
- Anhidrose (keine Schweißsekretion)
- Impotenz

Weitere Merkmale

- Dysarthrie, Dysphagie (Sprech- und Schluckstörung), Stridor, Schnarchen
- Augenbewegungsstörung
- Dyskinesien und Dystonien nach L-Dopa-Gabe
- Affektlabilität (enthemmtes Weinen)
- Schlechte Ansprechbarkeit auf L-Dopa und Dopaminagonisten
- Arterielle Hypertonie im Liegen
- Kalte und blauverfärbte Hände
- Gelenkkontrakturen
- Affektinkontinenz

Therapie

Die Parkinsonzeichen beider MSA-Typen bessern sich kaum nach L-Dopa-Gabe (beim idiopathischen Parkinson-Syndrom spricht gerade das gute Ansprechen auf L-Dopa für die Diagnose). Im Anfangsstadium sollte dennoch ein Therapieversuch mit L-Dopa durchgeführt werden, da bei 30% der Patienten leichte Besserungen der Parkinson-Symptome erzielt werden können. L-Dopa wird versuchsweise bis auf 1000–1500 mg aufdosiert, um den Therapieeffekt zu überprüfen. Wenn diese Hochdosierung erfolglos ist, wird die L-Dopa-Medikation wieder langsam reduziert und schließlich abgesetzt. Der Therapieerfolg sollte sehr kritisch beurteilt werden. Bei einer Reihe unserer Patienten mit MSA besserte sich das Gesamtbild erst, als die mitgebrachte medikamentöse Mehrfachbehandlung mit Parkinsonmitteln reduziert und abgesetzt wurde. Die Patienten hatten mehr unter den Nebenwirkungen ihrer Medikation als unter der scheinbaren Besserung der Beweglichkeit gelitten. Bei den meisten Patienten wird man sich leider auf die Behandlung sekundärer Symptome wie Depression und Verstopfung (Obstipation) beschränken, diese aber wirksam therapieren müssen.

7.2.2
Progressive supranukleäre Blicklähmung

Das von den Ärzten Steele, Richardson und Olszewski 1964 beschriebene Krankheitsbild der progressiven supranukleäre Blicklähmung ist bei voller Ausprägung leicht zu erkennen. Im Verlauf der Erkrankung tritt als wegweisendes Zeichen eine fortschreitende Blicklähmung zunächst nach oben und später nach unten auf. Deshalb wird dieses Krankheitsbild als „progressive supranukleäre Blickparese" (PSP) bezeichnet (progressiv = fortschreitend, supranukleär = oberhalb eines Kerngebiets im Zentralnervensystem, Parese = Lähmung).

Erscheinungsbild

Die Erkrankung betrifft mehr Männer als Frauen, tritt zwischen dem 50. und 65. Lebensjahr auf und zeigt ein relativ rasches Fortschreiten. Betroffen sind 7 von 100000 Individuen im Alter über 55 Jahre. Die frühen Zeichen sind eher uncharakteristisch. Neben einer Muskelsteife, vornehmlich im Nacken- und Rumpfbereich und einer allgemeinen Bewegungsverlangsamung klagen die Patienten schon früh über eine ausgeprägte Gang- und Standunsicherheit mit Fallneigung nach hinten. Die Bradykinese an den oberen Extremitäten ist im Anfangsstadium nur gering ausgeprägt. Bald treten die beschriebene Blicklähmung, Sprech- und Schluckstörungen hinzu. Anders als beim idiopathischen Parkinson-Syndrom sind Rigor und Bradykinese meist symmetrisch und körperachsennah (axial) ausgeprägt, ein Ruhetremor fehlt, die Haltung ist eher aufrechter, das Mitschwingen der Arme ist kaum gemindert. Erkannt werden die Patienten oft daran, daß sie bei einer Blickwendung den Kopf (und den Rumpf) „en bloc" mitdrehen müssen. Die Blinkrate ist vermindert. Die Minderung rascher Augenbewegungen (Sakkaden) und die instabile Blickfixation erklären die geklagten Seh- bzw. Lesestörungen. Im Endstadium

Definierte neurodegenerative Parkinson-Syndrome

sind auch die Blickwendungen zur Seite vollständig eingeschränkt, so daß die weit geöffneten Augen wie eingemauert fixiert erscheinen (Blickstarre). Sprechstörung (Dysarthrie) und Schluckstörung (Dysphagie) begleiten den weiteren Verlauf. Schon nach wenigen Jahren wird der Patient rollstuhlpflichtig oder bettlägerig. Die intellektuellen Fähigkeiten und das Gedächtnis sind zu Beginn nur wenig beeinträchtigt. Die späteren kognitiven Störungen entsprechen denen der Parkinson-Patienten im Sinne frontaler Funktionsstörungen.

Merkmale der progressiven supranukleäre Blickparese

- Auftreten zwischen 50. und 65. Lebensjahr
- Betroffen sind 7 von 100 000 über 55 Jahre

Klinische Merkmale

- Augenbewegungsstörung mit Blickparese nach oben, später nach unten, Ausfall rascher Augenbewegungen, Kopf-Rumpfwendung „en bloc", verminderte Blinkrate (Blickstarre)
- Meist symmetrische Bradykinese und Rigor, beinbetont, selten Ruhetremor
- Früh Stand- und Gangunsicherheit mit Fallneigung nach hinten
- Kognitive Störungen (Frontalhirnzeichen) in späteren Stadien
- Sprechstörung (Dysarthrie), Schluckstörung (Dysphagie)

MRT-, SPECT- und PET-Untersuchungen können bei Abgrenzung zur Parkinson-Krankheit helfen (s. S. 152). Eine vertikale Blickparese nach unten kann auch bei der kortikobasalen Degeneration (s. unten), bei der Multi-System-Atrophie (MSA), bei multiplen Hirninfarkten und anderen neurologischen Erkrankungen auftreten.

Therapie

Leider läßt sich die progressive supranukleäre Blickparese medikamentös wenig beeinflussen. Nur 10% erreichen unter der medikamentösen Therapie eine kurzzeitige Besserung. Empfohlen wird der Behandlungsversuch mit L-Dopa (bis 800 mg), Amantadin, Budipin und Amitriptylin (Antidepressivum). Im Vordergrund der Therapie muß die psychosoziale Betreuung stehen.

7.2.3 Kortikobasale Degeneration

Die außerordentlich seltene kortikobasale Degeneration hat Ähnlichkeit mit der oben beschriebenen progressiven supranukleären Lähmung und tritt zwischen dem 60. und 70. Lebensjahr auf.

Erscheinungsbild

Neben der einseitig betonten akinetisch-rigiden Parkinson-Symptomatik stellt sich früh ein unregelmäßiges Zittern oder Zucken (Myoklonien) einer Hand ein. Weitere

Kennzeichen sind eine Apraxie im Hand- und Mundbereich (Apraxie = Unfähigkeit, Körperteile in einen zweckmäßigen Handlungsablauf einzubinden) und eine sogenannte kortikale Empfindungsstörung. Bei dieser eigenartigen Störung haben die Patienten das Gefühl, ihr Arm bzw. ihr Bein gehöre nicht zu ihnen, sei ihnen fremd oder führe unkontrollierte Bewegungen aus. Man hat dieses Phänomen deshalb auch als „alien-hand/limb"-Phänomen bezeichnet (engl. alien = fremd; limb = Extremität). Nestelnde Bewegungen mit einer Hand, Spiegelbewegungen oder das Verharren des Armes in einer bestimmten Stellung wird oft nicht bemerkt. Die Gangstörung entspricht einer frontalen Gangstörung mit breitbeinigen Schritten. Die raschen Augenbewegungen (Sakkaden) sind früh gestört, eine Blicklähmung tritt erst im Spätstadium auf. Weitere Zeichen sind fokale Dystonien, Kleinhirn- und Schluckstörungen. Kognitive Störungen stehen gewöhnlich nicht im Vordergrund der kortikobasalen Degeneration. Allerdings sind Formen mit frühem Demenzbeginn und Aphasie beschrieben worden. Im MRT findet sich eine asymmetrische frontale oder parietale Atrophie, im PET kann in dieser Region ein verminderter Stoffwechsel nachgewiesen werden.

Merkmale der kortikobasalen Degeneration

- Parkinson-Syndrom (akinetisch-rigider Typ, asymmetrisch)
- Früh Tremor bzw. Zuckungen einer Hand (Aktions-Haltetremor, Myoklonus)
- Apraxie im Hand- und Mundbereich
- Fremdgefühl für Extremitäten („alien-hand/limb"-Phänomen)
- Dystone Bewegungsstörung der oberen Extremitäten
- Schlechtes Ansprechen auf L-Dopa und Dopaminagonisten

Therapie

Die kortikobasale Degeneration läßt sich durch Parkinsonmittel kaum beeinflussen, dennoch sollte die Kombination von L-Dopa und Dopaminagonisten versucht werden. Baclofen kann in Einzelfällen den Rigor mildern. Aktions- und Haltetremor sowie Myoklonus lassen sich manchmal durch Clonazepam (Rivotril®) und Betablocker gering verbessern.

7.2.4
Weitere seltene neurodegenerative Parkinson-Syndrome

Weitere seltene neurodegenerative Parkinson-Syndrome werden kurz genannt und nachfolgend tabellarisch zusammengefaßt.

Parkinson-Demenz-ALS-Komplex

Für einzelne Bewohner der Insel Guam ist ein erbliches Syndrom beschrieben worden, die sich durch die Kombination von Parkinson-Syndrom und Demenz aus-

> **Seltene neurodegenerative Parkinson-Syndrome**
> - Parkinson-Demenz-ALS-Komplex
> - Progressive Pallidumatrophie
> - Huntington-Krankheit (rigid-akinetischer Typ, Westphal-Variante)
> - Neuroakanthozytose
> - Hallervorden-Spatz-Krankheit
> - Diffuse Lewy-Körperchen-Krankheit

zeichnet. Ähnliche Krankheitsbilder sind in Japan, West Guinea, USA und auch in der Bundesrepublik Deutschland beschrieben worden.

Progressive Pallidumatrophie

Die seltene vererbte, progressive Pallidumatrophie beginnt klinisch mit Tremor und komplexen Dyskinesien, die in eine rigid-akinetische Parkinson-Symptomatik münden. Die Erkrankung beginnt früh (zwischen dem 5. und 14. Lebensjahr) so daß sich allenfalls die Abgrenzung zum juvenilen Parkinson-Syndrom ergibt. Der Verlauf ist chronisch-progredient, der Tod tritt meist vor dem 40. Lebensjahr ein. Neuropathologisch handelt es sich um eine isolierte Pallidumatrophie.

Huntington-Krankheit (rigid-akinetischer Typ)

Die rigid-akinetische Form der Huntington-Krankheit (Westphal-Variante) ist als besondere Verlaufsform neben der klassischen Form (Chorea Huntington), der juvenilen Form, der hyperkinetischen Form und der rasch emotional verarmenden Form abgegrenzt worden. Die akinetisch-rigide Form kann schon im Kindes- und Jugendalter beginnen. In der Anamnese finden sich frühzeitig Zeichen wie Nervosität, Reizbarkeit, erhöhte Aggressivität und Konzentrationsschwäche. Der anfangs in den rumpfnahen Muskeln stärker ausgeprägte Rigor sowie die zunehmende Bewegungsarmut können das klinische Bild beherrschen oder mit choreatischen Hyperkinesen abwechseln.

Im Spätstadium gleicht das Bild immer mehr einem schweren rigid-akinetischen Parkinson-Syndroms. Augenbewegungsstörungen mit Ausfall der raschen Augenbewegungen, Blickparesen sowie Zeichen der Pseudobulbärparalyse (Untergang von Zellen in Kerngebieten der unteren Hirnnerven) können hinzutreten. Der weitere Verlauf mündet in eine schwere Demenz.

Neuroakanthozytose

Nach der Chorea Huntington ist die Neuroakanthozytose die häufigste vererbte Chorea. Neben choreatischen und anderen Bewegungsstörungen findet man im Blut geschrumpfte rote Blutkörperchen, sogenannte Akanthozyten (Stechapfelform), die der Krankheit ihren Namen gegeben haben. Die Krankheit beginnt meist im Jugendalter. Bei der frühen Manifestation stehen Parkinson-Symptome im Vordergrund.

Hallervorden-Spatz-Krankheit

Dieses 1922 von Hallervorden und Spatz beschriebene seltene Krankheitsbild wird heute nach dem Manifestationsalter in verschiedene Formen unterteilt. Meist sind Kinder betroffen, die durch Gangstörungen, bulbäre Symptome, Hyperkinesen, Dyskinesien und psychopathologische Veränderungen auffallen. Bei der späten Form (adulte Form) beherrschen Rigor und Akinese das Krankheitsbild. In den Basalganglien (Globus pallidus, Substantia nigra) findet man eine ausgeprägte Eisenansammlung.

Diffuse Lewy-Körperchen-Krankheit

Als diffuse Lewy-Körperchen-Krankheit bezeichnet man den neuropathologischen Befund bei 10–15% von über 75jährigen, bei denen sich Lewy-Körperchen nachweisen lassen, ohne daß zu Lebzeiten eine Parkinson-Krankheit festgestellt werden konnte. Möglicherweise handelt es sich dabei um ein subklinisches Stadium der Parkinson-Krankheit (subklinisch: noch ohne klinische Symptome), d.h. die Patienten sind verstorben, bevor sie die Parkinson-Krankheit entwickelten. In der amerikanischen Literatur findet man die Bezeichnung Parkinson-Syndrom vom Typ der diffusen Lewy-Körperchen-Krankheit und faßt unter diesem Begriff die Parkinson-Patienten mit frühem Beginn einer Demenz, Psychose und geringem Ansprechen auf die dopaminerge Therapie zusammen. Andere Begriffe sind Lewy-Körperchen-Demenz oder Lewy-Körperchen-Variante der Alzheimer Demenz. Patienten mit diffuser Lewy-Körperchen-Krankheit reagieren sehr empfindlich mit Dyskinesien und Dystonien auf Neuroleptika.

7.3
Symptomatische Parkinson-Syndrome

Symptomatisches Parkinson-Syndrom bedeutet, daß die parkinsonähnlichen Symptome als Folge einer anderen Erkrankung mit nachweisbarer Ursache entstehen. Das symptomatische Parkinson-Syndrom wird auch als sekundäres Parkinson-Syndrom bezeichnet.

Symptomatische Parkinson-Syndrome
Medikamentös induziertes Parkinson-Syndrom
• Dopaminrezeptorenblocker (Neuroleptika, Antiemetika)
• Dopaminspeicherentleerer (Reserpin-haltige Blutdruckmittel)
• Kalziumantagonisten (Flunarizin, Cinnarizin)
Basalganglienschädigung
• Durch Vergiftung (Intoxikation)
• Durch Blutung, Infarkt
• Durch Tumor
• Durch Entzündung
• Bei der Wilson-Krankheit

7.3.1
Durch Medikamente ausgelöstes Parkinson-Syndrom

Nach bisherigen Erkenntnissen kann davon ausgegangen werden, daß die Parkinson-Krankheit (idiopathisches Parkinson-Syndrom) nicht durch Medikamente ausgelöst wird. Es gibt jedoch eine Reihe von Wirkstoffen, die als Nebenwirkung Parkinsonzeichen wie Tremor, Bradykinese und Rigor auslösen können. Es handelt sich um Wirkstoffe, die entweder die Dopaminwirkung am Rezeptor blockieren (**Dopaminrezeptorblocker:** Neuroleptika, Dopamin-Antagonisten) oder die Dopaminspeicher in den präsynaptischen Bläschen (Vesikeln) entleeren (**Dopaminspeicherentleerer**).

Durch Medikamente ausgelöstes Parkinson-Syndrom (Parkinsonoid, Parkinsonismus)
Dopaminrezeptorblocker
• Antipsychotika (**Neuroleptika**)
• Antiemetika (Metoclopramid)
• Tranquillantien (z. B. Imap®, Psyquil®)
• Kalziumantagonisten (Flunarizin, Cinnarizin)
Dopaminspeicherentleerer
• Reserpin, Tetrabenazin
Weitere Wirkstoffe
• Antidepressiva
• Lithium

Dopaminrezeptorblocker

Die größte Gruppe der durch Medikamente ausgelösten Parkinson-Syndrome stellen die Neuroleptika dar.

Neuroleptika. Ganz im Vordergrund medikamentös ausgelöster Parkinson-Syndrome stehen als Dopaminrezeptorblocker die Neuroleptika. Neuroleptika sind Wirkstoffe, die bei psychiatrischen Erkrankungen mit psychomotorischer Erregtheit und psychotischen Zustandsbildern mit Halluzinationen und Denkstörungen eingesetzt werden.

Neuroleptika blockieren die postsynaptischen Dopaminrezeptoren, so daß freigesetztes Dopamin den Rezeptor nicht mehr aktivieren kann. Innerhalb von Tagen bis Wochen nach Einleitung der Neuroleptikabehandlung bilden sich bei 15% bis 60% der Patienten eine deutliche Bradykinese sowie ein geringer Rigor und Tremor aus. Bei einigen Patienten weist ein besonderer Tremor im Mundbereich auf die Neuroleptikaauslösung hin: Da die schnellen Mundbewegungen an Kaubewegungen beim Hasen erinnern, wird dieser Tremor auch als Rabbit-Syndrom (engl. rabbit = Hase) bezeichnet. Ältere Patienten über 65 Jahre sind stärker gefährdet als jüngere. Im weiteren Verlauf oder gleichzeitig können dystone Störungen und orofaziale Dyskinesien hinzutreten (orofazial = den Mund und das Gesicht betreffend).

Das durch Neuroleptika ausgelösten Parkinson-Syndrom wird auch als **Parkinsonoid** bezeichnet (Parkinson-ähnlich). In einer Studie hatten mehr als die Hälfte aller mit Neuroleptika behandelten älteren Patienten ein Parkinsonoid. Schwierig wird die Abgrenzung von einer Parkinson-Krankheit, wenn sich das medikamentös ausgelöste Parkinson-Syndrom asymmetrisch ausbildet (in 30% der Fälle). Nicht selten werden diese Patienten fehldiagnostiziert und erfolglos mit Parkinsonmitteln behandelt. Die Kombinationsbehandlung von Neuroleptika und Antidepressiva trägt ein höheres Risiko für ein medikamentös ausgelöstes Parkinson-Syndrom.

Neben den verlangsamten Bewegungen (Bradykinese) fallen das ausdruckslose Gesicht (Hypomimie) und die veränderte Sprache bei den Betroffenen auf. Der Muskeltonus ist erhöht, selten jedoch findet sich ein Zahnradphänomen. Festinations- und Freezingphänome sind beim medikamentös ausgelösten Parkinson-Syndrom eher selten anzutreffen. In Zweifelsfällen können Stoffwechselprodukte von Dopamin (Dopaminmetaboliten) in der Nervenflüssigkeit nachgewiesen werden, die beim medikamentös ausgelösten Parkinson-Syndrom normal oder erhöht sind, während sie bei der unbehandelten Parkinson-Krankheit niedrige Werte zeigen.

In den meisten Fällen bildet sich das Parkinsonoid nach Absetzen der Neuroleptika innerhalb von Tagen oder Wochen wieder zurück, was bei der Parkinson-Krankheit natürlich nicht zu erwarten ist. In seltenen Fällen können die Parkinson-Symptome jedoch über mehrere Jahre oder auch für immer bestehen bleiben (etwa

---

Medikamentös ausgelöstes Parkinson-Syndrom (Parkinsonoid)

Merkmale
- Neuroleptika blockieren Dopaminrezeptoren (D2)
- Tritt in 15–60% der Behandlungsfälle auf
- Entwicklung innerhalb von Tagen bis Wochen nach Therapieeinleitung
- Rückbildung nach Absetzen der Neuroleptika
- In 1% der Fälle keine Rückbildung
- Dopaminmetaboliten im Liquor normal oder erhöht

Klinisch
- Bradykinese steht im Vordergrund,
- Seltener Tremor (im Mundbereich, „Rabbit-Syndrom")
- Rigor ohne Zahnradphänomen
- Hypomimie, Dysarthrie
- Selten Freezing- und Festinationsphänomene
- Symptomatik meist symmetrisch
- Dystone Störungen und orofaziale Dyskinesien im weiteren Verlauf

Therapie
- Neuroleptikum absetzen bzw. ersetzen z. B. durch Clozapin (Leponex®) oder Olanzapin (Zyprexa®)

1 %). Es ist vorstellbar, daß im Frühstadium einer Parkinson-Krankheit, wenn Parkinsonzeichen nicht oder nur angedeutet sichtbar sind, Neuroleptika die Symptome verdeutlichen und somit früher auf die darunterliegende Parkinson-Krankheit aufmerksam machen. In diesen Fällen ist nach Absetzen der Neuroleptika natürlich keine Rückbildung zu erwarten. Auch durch eine einschleichende, niedrige Dosierung mit schwach wirksamen Neuroleptika (niederpotente Neuroleptika) kann ein Parkinsonoid nicht sicher vermieden werden. Ein normaler PET-Befund soll eine gute Rückbildung der Parkinsonzeichen erwarten lassen.

Die **Behandlung** des Parkinsonoids mit Anticholinergika kann zur Verstärkung von psychischen Störungen führen. Die Therapieerfolge mit dem am häufigsten eingesetzten Amantadinsalz (PK-Merz®) sind umstritten. Neuere Antipsychotika wie Clozapin (Leponex®) oder Olanzapin (Zyprexa®) haben ein geringeres Parkinsonoid-Potential.

Metoclopramid. Dieses peripher und zentral wirksame Mittel gegen Erbrechen (Antiemetikum) wird gern bei Magenbeschwerden mit Unwohlsein und Übelkeit gegeben, leider häufig auch in Selbstmedikation. Gastrosil® und Paspertin® z.B. enthalten Metoclopramid. Wahrscheinlich ist Metoclopramid das Medikament, das am häufigsten als Ursache für ein Parkinsonoid übersehen wird.

Dopaminspeicherentleerer

Zu den Dopaminspeicherentleerern gehören Medikamente, die **Reserpin** enthalten (z.B. Adelphan-Esedrix®, Briserin®, Modenol®) und zur Bluthochdruck-Behandlung eingesetzt werden. Reserpin führt zur Zerstörung der präsynaptischen Speicherbläschen, die nach Absetzen von Reserpin wieder neu gebildet werden.

Weitere Wirksubstanzen

Die **Kalziumantagonisten** Flunarizin (Sibelium®) und Cinnarizin (Stutgeron®) werden zur Behandlung von Schwindelerscheinungen, Gleichgewichtsstörungen, Hirndurchblutungsstörungen und zur Migränebehandlung eingesetzt. Die durch Kalziumantagonisten ausgelösten Parkinson-Symptome werden häufig von Dyskinesien und Akathisie (s. S. 138) begleitet.

Einige trizyklische Antidepressiva, Alpha-Methyldopa (z.B. Presinol®) und Lithium können Parkinsonzeichen auslösen.

7.3.2
Wilson-Krankheit

Bei der Wilson-Krankheit handelt es sich um eine seltene vererbte Multiorganerkrankung, deren Grundlage eine Kupferstoffwechselstörung ist. Die wichtigsten Merkmale und klinische Zeichen sind im nachfolgenden Kasten zusammengestellt. Die frühzeitige Erkennung dieses Krankheitsbildes ist wegen der guten Therapierbarkeit wichtig.

Wilson-Krankheit

Merkmale

- Auftreten vor dem 50. Lebensjahr
- Seltene erbliche Kupferstoffwechselstörung (10–30 Fälle pro 1 Million Einwohner)
- Gendefekt auf dem langen Arm des Chromosoms 13

Diagnose

- Kupfer im 24-h-Urin erhöht, Zäruloplasmin im Serum erniedrigt, Kupfer in der Leber erhöht (Biopsie)
- Kayser-Fleischer-Kornealring
- MRT: pathologisches Signalverhalten in den Basalganglien

Erscheinungsbild

- Sprech- und Schluckstörungen
- Haltetremor, Flapping-Tremor (selten Ruhetremor)
- Parkinson-Syndrom (akinetisch-rigider Typ)
- Dystone Bewegungsstörungen
- Psychische Störungen (Verhaltensstörung, Psychose, Demenz)

Therapie

- Kupferdiät, D-Penicillinamin

7.3.3
Intoxikationen (Vergiftungen)

Das MPTP-induzierte Parkinson-Syndrom zählt zu den toxisch-ausgelösten Parkinson-Syndromen und wurde in einem früheren Abschnitt besprochen (s. S. 33). Mangan- (bei Minenarbeitern) und Bleivergiftungen sind die häufigsten Ursachen für ein toxisches Parkinson-Syndrom. In nachfolgenden Kasten sind weitere Giftstoffe aufgeführt, die selten Parkinsonzeichen auslösen.

Toxisch-induziertes Parkinson-Syndrom

- Mangan
- Kohlenmonoxid
- Tetrahydroisoquinolin
- Organophosphate
- Quecksilber
- Karbondisulfid
- Methanol
- Zyanid
- Arsen

Nach **Manganintoxikation** (bei Minenarbeitern) kann sich ein Parkinson-Syndrom entwickeln, das sich durch Dysarthrophonie, Feinmotorikstörungen und eine besondere Gangstörung auszeichnet, die mit einem „Stolzieren" verglichen wird. Deutlich ausgeprägt sind Extremitäten- und Rumpfdystonien. Kleinhirnstörungen und Demenz können das Krankheitsbild begleiten. Parkinsonmittel zeigen nur eine geringe Wirkung.

Nach akuter **Kohlenmonoxidvergiftung** kann sich mit Verzögerung ein Parkinson-Syndrom vom Akinese-Rigor-Typ mit deutlichem Pulsionsphänom ausbilden. Im CT und MRT zeigt sich die Schädigung im Globus pallidum und in der weißen Substanz.

Seltenere Ursachen sind Vergiftungen mit Karbondisulfid, Zyanid, Organophosphate, Tetrahydroisoquinolin, Quecksilber und Methanol. Ein toxisch ausgelöstes Parkinson-Syndrom kann auch ohne weitere Gifteinwirkung fortschreiten.

7.3.4
Entzündlich ausgelöstes Parkinson-Syndrom

Die zwischen 1915 bis 1926 in Europa bei jüngeren Menschen pandemisch aufgetretene Encephalitis lethargica hatten wir besprochen (s. S. 37). Die betroffenen Patienten sind inzwischen verstorben.

Heute kommt es ausgesprochen selten im Rahmen einer Hirnentzündung (Enzephalitis) unterschiedlicher Ursache (Viren, Pilze, nach Schutzimpfungen) zu Parkinson-Syndromen. Im Rahmen einer erworbenen Immunschwäche (**AIDS**) mit Toxoplasmose und bei der **Multiplen Sklerose** sind Parkinsonzeichen selten beschrieben worden. Auch die **Borreliose**, eine durch Zeckenbiß ausgelöste Infektionserkrankung, kann in ganz seltenen Fällen neben anderen Krankheitszeichen auch Parkinson-Symptome verursachen. Der anfängliche Therapierfolg unter Parkinsonmitteln hält nur kurz an.

Eine Erkältungskrankheit bzw. ein grippaler Infekt kann zu einer vorübergehenden Verschlimmerung der Parkinson-Krankheitszeichen führen. In der Regel ist mit einer Besserung zu rechnen, wenn der Infekt überstanden ist.

Creutzfeld-Jakob-Krankheit

Da in letzter Zeit immer wieder in den Medien auf die Creutzfeld-Jakob-Krankheit hingewiesen wird und die Erkrankung auch mit Bewegungsstörungen einhergeht, soll sie an dieser Stelle kurz erwähnt werden. Es handelt sich um eine sehr seltene übertragbare Hirnerkrankung (Creutzfeld-Jakob-Enzephalopathie, CJE). Im Vordergrund des klinischen Bildes stehen eine rasch progrediente dementielle Entwicklung sowie spastische Paresen, choreatische, myoklonische und ataktische Bewegungsstörungen. Die im mittleren Lebensalter auftretende Erkrankung führt innerhalb von Monaten zum Tode. In der Regel treten Parkinson-Symptome vom Akinese-Rigor-Typ erst spät hinzu. Die CJE zählt zu den sogenannten Prionerkrankungen. **Prione** sind infektiöse Eiweißpartikel, die sich mit den üblichen Sterilisationsmaßnahmen nur schwer inaktivieren lassen und im Gehirn zum Untergang von Nervenzellen führen. Die Übertragung kann im Rahmen von Gewebetransplantationen und Hirnoperationen erfolgen, wobei die Erkrankung erst nach Jahren in Erscheinung tritt. Eine ähnliche Erkrankung findet man beim Rind als **BSE** (bovine spongioforme Enzephalopathie). Eine Übertragung von BSE auf den Menschen ist nicht auszuschließen. Eine Therapie ist nicht bekannt.

7.4
Pseudo-Parkinson-Syndrome

Zu den Pseudo-Parkinson-Syndromen zählen der Normaldruckhydrozephalus (NDH), die subkortikale arteriosklerotische Enzephalopathie (SAE), frontale Tumoren, und die traumatische Enzephalopathie (Boxer-Enzephalopathie).

7.4.1
Normaldruckhydrozephalus (NDH)

Hydrozephalus heißt übersetzt Wasserkopf und soll auf einen abnorm vergrößerten Schädel infolge übermäßiger Flüssigkeitsansammlung in den Hirnkammern hinweisen. Beim Erwachsenen kann sich der knöcherne Schädel bei einem Druckanstieg im Gehirn nicht mehr erweitern. Man kann die krankhafte Erweiterung der inneren Hirnkammern im Computertomogramm nachweisen.

Die Bezeichnung **Normaldruckhydrozephalus** (NDH) ist eigentlich nicht korrekt, da beim Erkrankten in unterschiedlichen Zeitabständen Druckerhöhungen der Nervenflüssigkeit (Liquor) nachgewiesen werden können, also nicht immer ein „normaler Druck" besteht. Die klinischen Zeichen bei den überwiegend älteren Patienten (über 70 Jahre) sind gekennzeichnet durch eine charakteristische Gangstörung („frontaler Gang"), die begleitende Unfähigkeit, das Wasser zu halten (Harninkontinenz) und psychische Störungen. Die Entwicklung verläuft schleichend.

Normaldruckhydrozephalus
Merkmale
• Vergrößerte innere Hirnkammern
• Frontale (apraktische) Gangstörung
• Psychische Störung
• Harninkontinenz
Therapie
• Therapeutische Lumbalpunktion, Shunt-Operation

Die **Gangstörung** beim NDH wird als frontale Gangstörung bezeichnet. Sie unterscheidet sich dadurch von der Gangstörung des Parkinson-Patienten, daß der Patient breitbeiniger mit großem Unsicherheitsgefühl geht. Der Gang ist nicht nur langsam und schlurfend, sondern auch unbeholfen, als müsse der Patient das automatische Gehen erst neu erlernen (Gangapraxie). Startprobleme, Schwierigkeiten beim Drehen und Anhalten ähneln der Parkinson-Krankheit. Die **Harninkontinenz** (Unfähigkeit, das Wasser zu halten) zeigt sich anfangs als sogenannte Streßinkontinenz und später als ungehemmte Blasenentleerung. Die **kognitive Störung** ist bei Patienten mit NDH eher gering ausgeprägt und zeigt sich durch räumliche Orientierungs-, Antriebs- und Affektstörungen. Nach mehrmaliger Liquorentnahme (Entlastungspunktion, 50–100 ml) kann sich die Symptomatik vorübergehend (Stunden, Tage) bessern, so daß diese Maßnahme auch zur Diagnosesicherung und Indikation zur Shunt-Operation (operative Anlage eines Ventilsystems zum Druckausgleich) beitragen kann.

7.4.2
Arteriosklerotisches Parkinson-Syndrom

Früher ist die Diagnose „arteriosklerotisch" oder „vaskuläres Parkinson-Syndrom" (entstanden durch „Verkalkung" der Hirngefäße) sehr häufig gestellt worden. Ohne die modernen Untersuchungsmethoden wie Computertomographie (CT) und Ultraschalldiagnostik zur Verfügung zu haben, hatte man großzügig ganz allgemein unterschiedliche Hirnerkrankungen auf eine Arteriosklerose zurückgeführt. Obwohl es theoretisch vorstellbar ist, daß sich eine Gefäßsklerose nur auf Gefäße der Basalganglien bezieht, kommt ein reines vaskuläres Parkinson-Syndrom in der Praxis nicht vor. Nach autoptischen (nach dem Tod durchgeführten) Untersuchungen beträgt der Anteil gefäßbedingter Parkinson-Syndrome nur etwa 5–7%. Bei den betroffenen Parkinson-Patienten waren zu Lebzeiten neben den Parkinsonzeichen immer weitere neurologische Störungen nachweisbar.

Schlaganfälle treten bei Parkinson-Patienten nicht häufiger auf und auch der wichtigste Risikofaktor für die Arteriosklerose, der Bluthochdruck, ist bei Parkinson-Patienten eher seltener. Bei den meisten Parkinson-Patienten mit ausgeprägten Krankheitszeichen findet man also eher seltener Hinweise für eine Verkalkung der Hirngefäße. Das im Rahmen der Arteriosklerose des Gehirns auftretende Parkinson-Syndrom wird als **subkortikales vaskuläres Parkinson-Syndrom** bezeichnet (subkortikal = unter der äußeren Hirnrinde). Seltener wird die Bezeichnung Multiinfarkt-Parkinsonismus benutzt. Häufig sind dann Gefäßrisikofaktoren (z.B. Bluthochdruck) nachweisbar. Bei den Betroffenen sind vorwiegend die unteren Extremitäten betroffen, so daß auch von einem **Parkinsonismus der unteren Körper-**

Subkortikale arteriosklerotische Enzephalopathie

- Akuter oder subakuter Beginn
- Schubweise Verschlechterung
- Frontale Gangstörung
- („Parkinsonismus der unteren Körperhälfte")
- Neben Parkinson-Symptomen weitere neurologische Ausfallserscheinungen
- Infarktnachweis auch in den Basalganglien (MRT)

hälfte gesprochen wird. Die Gangstörung entspricht der genannten frontalen Gangstörung des Normaldruckhydrozephalus mit breitbeinigen, schlurfenden Schritten. Ein klassischer Ruhetremor ist eher ungewöhnlich. Meist lassen sich weitere neurologische Zeichen nachweisen, nicht selten findet sich eine vertikale Blickparese. Die Behandlung mit Parkinsonmittel ist unbefriedigend, sollte jedoch versucht werden. Die Symptomatik entwickelt sich akut oder subakut und verschlechtert sich meist schubweise. In der MRT-Untersuchung werden neben anderen kleinen Infarkten auch vaskuläre Schädigungszeichen in den Basalganglien nachgewiesen.

7.4.3
Durch eine zerebrale Raumforderung (z. B. Hirntumor) ausgelöstes Parkinson Syndrom

Blocq and Merinesco waren 1893 die ersten, die einem Mittelhirntumor (Tuberkulom) bei einem Patienten mit einem Parkinson-Syndrom beschrieben haben. Der Tumor war in die Substantia nigra eingewachsen. Bei den meisten durch einen Hirntumor ausgelösten Parkinson-Syndromen befindet sich der Tumor nicht in unmittelbarer Nähe der Basalganglien, sondern im Frontalhirn (Gliome, Meningeome). Durch direkten oder indirekten Druck auf die nigro-striatalen Bahnen können Parkinsonzeichen entstehen. Blutungen unter der Hirnhaut (subdurale Hämatome), Hirnabzesse im Streifenkörper, Gefäßmißbildungen und intrakranielle Verkalkungen (bei Unterfunktion der Nebenschilddrüse, Hypoparathyreodismus) können in seltenen Fällen Ursache eines Parkinson-Syndroms sein. Kriterien für ein prozeßhaftes Geschehen im Gehirn sind das rasche Fortschreiten der Parkinson-Symptome und das fehlende Ansprechen auf die Parkinsonmittel. Mit Hilfe der Computertomographie und Kernspintomographie (s. später) ist es heute relativ einfach, einen raumfordernden Prozeß im Gehirn nachzuweisen. Im Rahmen bösartiger Tumore der Lunge und der blutbildenden Organe sind Parkinsonzeichen als erstes Symptom beschrieben worden (paraneoplastisches Parkinson-Syndrom).

Zerebrale Raumforderung als Ursache für ein Parkinson-Syndrom
- Frontale Tumore (Gliom, Meningeom)
- Subdurales Hämatome
- Hirnabzesse
- Gefäßmißbildungen
- Intrakranielle Verkalkungen bei Hypoparathyreodismus

Diagnose durch CT und MRT

7.4.4
Posttraumatisches Parkinson-Syndrom (Boxer-Enzephalopathie)

Das Auftreten eines Parkinson-Syndroms nach einer Schädel-Hirn-Verletzung ist außerordentlich selten und entsteht nur im Rahmen einer ausgedehnteren Hirnschädigung. Neben der Parkinson-Symptomatik finden sich dann immer auch weitere neurologische Ausfallserscheinungen. Die Parkinson-Krankheitszeichen nehmen im weiteren Verlauf gewöhnlich nicht zu, bleiben meist einseitig betont und sind in der Regel auch von deutlichen psychischen Störungen begleitet.

Für den „Boxer-Parkinsonismus" (Boxer-Enzephalopathie) sind wiederholte Hirnverletzungen mit kleinen Blutungen und Kontusionsherden durch Faustschläge verantwortlich. Die Parkinson-Symptomatik wird von Kleinhirnstörungen und einer dementiellen Entwicklung begleitet. Eine Reihe von Boxern hat während oder nach ihrer aktiven Laufbahn ein Parkinson-Syndrom entwickelt. Vermutlich ist auch das Parkinson-Syndrom des bekannten früheren amerikanischen Boxweltmeisters Mohammed Ali so entstanden. Natürlich können Hirnverletzung und idiopathisches Parkinson-Syndrom auch unabhängig voneinander vorkommen, auch bei Boxern. Es wird vermutet, daß wiederholte Hirnverletzungen den nigralen Zelluntergang einleiten kann. Im CT des posttraumatischen Parkinson-Syndroms sieht man eine allgemeine zerebrale Atrophie. Im PET werden Schädigungen im Putamen und im Nucleus caudatus nachgewiesen.

KAPITEL 8

Restless-legs-Syndrom
(Syndrom der unruhigen Beine)

Das Restless-legs-Syndrom (RLS, ins Deutsche übersetzt: Syndrom der unruhigen oder ruhelosen Beine) ist auch unter Ärzten noch relativ wenig bekannt, obwohl es mit einer Prävalenz von 1–5% fast so häufig ist wie die Zuckerkrankheit (Diabetes mellitus). Das RLS gehört zwar nicht zu den Parkinson-Syndromen, die erfolgreiche Therapie mit L-Dopa und Dopaminagonisten weist jedoch auf eine Störung dopaminerger Strukturen hin.

8.1
Erscheinungsbild und Diagnose

Die Erkrankung ist gekennzeichnet durch quälende Mißempfindungen, vorwiegend in den Beinen und einen ausgeprägten Bewegungsdrang. Die Störungen treten meist in Ruhe auf, verstärken sich besonders vor dem Einschlafen und erreichen gegen Mitternacht ihr Maximum. Die vornehmlich in den Füßen und Waden auftretenden Mißempfindungen werden als tief brennend, ziehend, kribbelnd, seltener als schmerzhaft und krampfartig beschrieben. Die Patienten versuchen, die Mißempfindungen durch Umdrehen und gymnastische Bewegungen im Bett, Aufstehen und Umherlaufen oder durch Fußbäder und Massage zu lindern. Der Leidensdruck kann zu Depression und Suizidgefährdung führen.

Die unangenehmen Mißempfindungen sind in 80% der Fälle mit wiederholt auftretenden unwillkürlichen Muskelzuckungen in der Beinmuskulatur im Schlaf und entspannten Wachzustand gekoppelt, die mit kurzen Bewegungen im Zehen-, Knie- und selten im Hüftgelenk einhergehen. Diese unwillkürlichen Bewegungen werden als **periodische Extremitätenbewegungen** bezeichnet (engl. periodic limb movements, PLM). Die Bewegungen dauern nur wenige Sekunden an, wiederholen sich innerhalb von 4–90 Sekunden (periodische Bewegungen) und treten definitionsgemäß mindestens 5mal pro Stunde auf. Nur selten kommt es zu unwillkürlichen Bewegungen in den Armen. Die mit den periodischen Bewegungen verbundenen Weckreaktionen stören den Nachtschlaf erheblich und gehen mit einer vermehrten Tagesmüdigkeit einher.

Die Diagnose eines RLS kann gestellt werden, wenn die von der internationalen RLS-Arbeitsgruppe (1995) genannten Kriterien erfüllt sind (siehe Kasten).

Auch während des gesunden Schlafs kann es zu harmlosen unwillkürlichen Bewegungen kommen, die Sie vielleicht selbst schon erlebt haben. Diese Zuckungen sind jedoch nicht mit Mißempfindungen verbunden und führen nur selten zum

Diagnosekriterien des Restless-legs-Syndroms (RLS)

Minimalkriterien

1. Bewegungsdrang der Extremitäten, der in der Regel mit sensiblen Symptomen assoziiert ist
2. Motorische Unruhe
3. Die Symptomatik verschlechtert sich oder tritt nur in Ruhe (Liegen, Sitzen) auf und kann zumindest teilweise und vorübergehend durch Aktivität verbessert werden
4. Die Symptome verschlechtern sich am Abend oder in der Nacht

Zusätzliche Zeichen

5. Schlafstörungen und ihre Folgen: Ein- und Durchschlafstörungen, erhöhte Tagesmüdigkeit, seltener Tagesschläfrigkeit
6. Unwillkürliche Bewegungen:
   a. Periodische Beinbewegungen im Schlaf
   b. Unwillkürliche Bewegungen im Wachzustand und in Ruhe
7. Unauffälliger neurologischer Befund
8. Tritt in jedem Lebensalter auf, längere Remissionen sind möglich
9. Manchmal positive Familienanamnese

Aufwachen. Der Hinweis auf die periodischen nächtlichen Bewegungen ergibt sich aus den Angaben des Patienten und den Beobachtungen des Partners. Da das Restless-legs-Syndrom fast immer mit den periodischen nächtlichen Bewegungen auftritt, kann die nächtliche Abteilung der Muskelaktivität (Elektromyogramm, s. S. 147) zusammen mit dem Hirnstrombild (EEG, s. S. 139) die Diagnose sichern. Die simultane nächtliche Ableitung von Hirnstrombild und Muskelaktivität (und anderen Parametern) wird als Polysomnographie bezeichnet (Poly = mehrfach, Somnographie = graphische Ableitung während des Schlafs). Einfacher ist die Registrierung mit einem Bewegungsaufnehmer am Fußrücken in der Nacht, wobei die Daten am nächsten Tag automatisch ausgewertet werden (Aktigraphie).

Merkmale der periodischen Extremitätenbewegungen im Schlaf

- Ruckartige, kurze Beinbewegungen (selten Armbewegungen)
- Dauer: 0,5–5 Sekunden
- Intervall: 4–90 Sekunden (im Mittel 30 Sekunden)
- Häufigkeit: mindestens 5mal pro Stunde

Das gestörte Schlafprofil bei den Betroffenen mit verlängerter Einschlafzeit, vermehrten Wachphasen und insgesamt flacherem Schlaf wirkt sich natürlich auf die Befindlichkeit und Leistungsfähigkeit am Tage aus.

8.2
Ursache

Beim Restless-legs-Syndrom wird eine idiopathische von einer symptomatischen Form unterschieden (idiopathisch; ohne erkennbare Ursache). Für das **idiopathische RLS** wird in 50% der Fälle eine erbliche Belastung angenommen. Es liegt ein autosomal-dominanter Erbgang vor, d.h. ein Elternteil überträgt das RLS auf die Hälfte der Kinder. Man geht davon aus, daß es sich beim Restless-legs-Syndrom um eine Störung mit verminderter Hemmung im motorischen Regelkreis handelt, wobei die Basalganglien mit eingeschlossen sind.

Symptomatisches Restless-legs-Syndrom
• Schwere Nierenerkrankung (20–35%)
• Eisenmangelanämie (25%)
• Schwangerschaft (11–30%)
• Rheumatoide Arthritis (25%)
• Selten: chronische Lungenerkrankung, Vitamin B12-Mangel, Schlafapnoesyndrom, Parkinson-Krankheit, Medikamente (Antidepressiva, Neuroleptika, Lithium)

Bei etwa der Hälfte der Patienten mit RLS kann eine andere zugrundeliegende Erkrankung nachgewiesen werden. Es handelt sich um Patienten, die sich wegen einer schweren **Nierenerkrankung** einer Blutwäsche (Dialyse) unterziehen müssen (20–35%). Die Tatsache, daß das RLS nach der Nierentransplantation verschwindet, spricht gegen die Annahme, daß die Dialysebehandlung selbst das RLS verursacht. Weiterhin tritt das RLS bei rheumatischer Arthritis (Gelenkerkrankung), Eisenmangel, chronischer Lungenerkrankung, entzündlicher Muskelerkrankung und bei Schwangeren auf. Im Rahmen der Parkinson-Krankheit, des Schlafapnoesyndroms (kurzzeitiger Atemstillstand während des Schlafes, s. S. 89), bei Vitamin B12-Mangel, Schilddrüsenfunktionsstörungen und nach Einnahme von Antidepressiva, Neuroleptika und Lithium kann das RLS auftreten. Koffein kann in Einzelfällen ein RLS verstärken oder provozieren.

8.3
Therapie

Zunächst muß natürlich ein symptomatisches RLS ausgeschlossen und behandelt oder das auslösende Medikament (z.B. Antidepressivum) abgesetzt werden. Für die Therapie des Restless-legs-Syndrom und die periodischen Beinbewegungen sind relativ niedrige abendliche und nächtliche Gaben von L-Dopa-Präparaten und Dopaminagonisten Mittel der ersten Wahl. Für alle derzeit zur Verfügung stehenden Dopaminagonisten ist die Wirksamkeit nachgewiesen, wobei der Domperidon-Schutz mit 3 × 10–20 mg die Nebenwirkungen mildert. Die Besserung der Beschwerden unter Dopraminagonisten oder L-Dopa ist oft so prompt, daß der Therapieerfolg zur Diagnosesicherung beitragen kann.

Medikamentöse Therapie des Restless Legs Syndroms	
RLS-Ausprägung	Medikamentöse Therapie
1. Wahl	
Sporadisches oder leichtes RLS	L-Dopa (100–200 mg)
Mittelschweres RLS mit Ein-und Durchschlafstörung als Dauerbehandlung	L-Dopa-Retard (100–200 mg) oder Dopaminagonisten, z.B. Dopergin® 0,2–0,4 mg oder Parkotil® 0,15–0,5 mg
Schweres RLS unter L-Dopa tagsüber RLS	z.B. Dopergin® max. 0,4 mg; Parkotil® max. 0,75 mg
2. Wahl	Opiate, Benzodiazepine, Carbamazepin

Für Patienten, die nicht auf Parkinsonmittel ansprechen, werden als Mittel der 2. Wahl Opiate (z.B. Valoron N®, DHC 60®) unter strenger ärztlicher Kontrolle eingesetzt. Wie Sie wissen, können Opiate bei längerer Anwendung zur Gewöhnung und Abhängigkeit führen. Als weitere Wirkstoffe können Kodein, Benzodiazepine (Valium®, Rivotril®), Carbamazepin (wird sonst bei epileptischen Anfällen und Neuralgien gegeben) versucht werden. Clonidin (Catapressan®) wird nicht mehr empfohlen, da die zuvor genannten Medikamente wirksamer sind.

Akathisie

Akathisie (griech. Unfähigkeit zu sitzen) ist früher sehr selten bei der unbehandelten Parkinson-Krankheit beschrieben worden und tritt vornehmlich unter der Behandlung mit hochpotenten Neuroleptika auf. Die Akathisie kann sich bei Therapieeinleitung mit Neuroleptika als akute Akathisie und unter Langzeitmedikation als tardive Akathisie entwickeln. Die Patienten sind durch eine erhebliche innere Unruhe gequält, die erst durch Umherlaufen gemildert wird. Die Patienten rutschen auf dem Stuhl hin und her, schlagen die Beine übereinander, stehen auf, setzen sich wieder und führen wippende Bewegungen aus. Das Gefühl der inneren Unruhe wird von Mißempfindungen und brennenden Schmerzen, meist im Bereich der Beine, begleitet. Mit den motorischen Erscheinungen können auch Vokalisationen, wie Stöhnen, Ächzen und Brummen, auftreten.

Als Ursache wird eine Blockade und Empfindlichkeitssteigerung dopaminerger Rezeptoren des limbischen Systems angenommen. Therapeutisch steht das Absetzen der Dopaminrezeptorenblocker (Neuroleptika) an erster Stelle, soweit dies möglich ist. Zur medikamentösen Therapie werden Anticholinergika und Betablocker versucht. Amantadin (PK-Merz®), Clonazepam (Rivotril®) und Clonidin (Catapressan®) können die Akathisie bessern.

KAPITEL 10
Zusatzuntersuchungen

In diesem Abschnitt werden wir Sie kurz über apparative Untersuchungen informieren, die Ihr Arzt vielleicht bei Ihnen aus unterschiedlichen Gründen für angezeigt hält. Die Diagnose Parkinson-Krankheit ist eine klinische Diagnose und kann mit apparativen Untersuchungsmethoden nicht bewiesen oder ausgeschlossen werden. Der Arzt erhält aber wichtige Zusatzinformation für die Einschätzung des weiteren Verlaufs und zur Abgrenzung von anderen Erkrankungen (Differentialdiagnose). Falls bei Ihnen eine von den im folgenden beschriebenen Untersuchungen durchgeführt werden soll, können Sie sich hier schon über die Methode und den Ablauf informieren. Wir werden auch kurz etwas zur Bedeutung der einzelnen Methoden für die Parkinson-Krankheit sagen.

10.1
Hirnstrombild (EEG)

Die Bedeutung und Aussagekraft der Ableitung von Hirnströmen wird von vielen Laien überschätzt. Die intellektuelle Leistungsfähigkeit kann mit dem EEG nicht überprüft werden. Zur Verdeutlichung dieser Tatsache wird gern die Gegenüberstellung von zwei EEG-Kurven angeführt, die sich wenig unterscheiden: das eine EEG stammte von einem Wasserkäfer und das andere von einem bekannten Hirnforscher. Nur ein kleiner Teil von Hirnfunktionsstörungen läßt sich im EEG darstellen. Große Bedeutung hat das EEG jedoch bei den Anfallskrankheiten (Epilepsien).

10.1.1
Prinzip

Bei der Elektroenzephalographie (EEG) werden elektrische Spannungsschwankungen des Gehirns von der Schädeloberfäche abgeleitet. Dazu werden kleine Oberflächenplättchen (Elektroden) auf der Kopfhaut befestigt, die zu dem EEG-Apparat führen (Abb. 26). Die elektrischen Spannungsschwankungen werden im EEG-Gerät (= Elektroenzephalograph) verstärkt und über ein Schreibgerät aufgezeichnet (EEG-Kurve). Der Arzt erhält so ein Kurvenbild über die „Hirnaktivität" (= Elektroenzephalogramm).

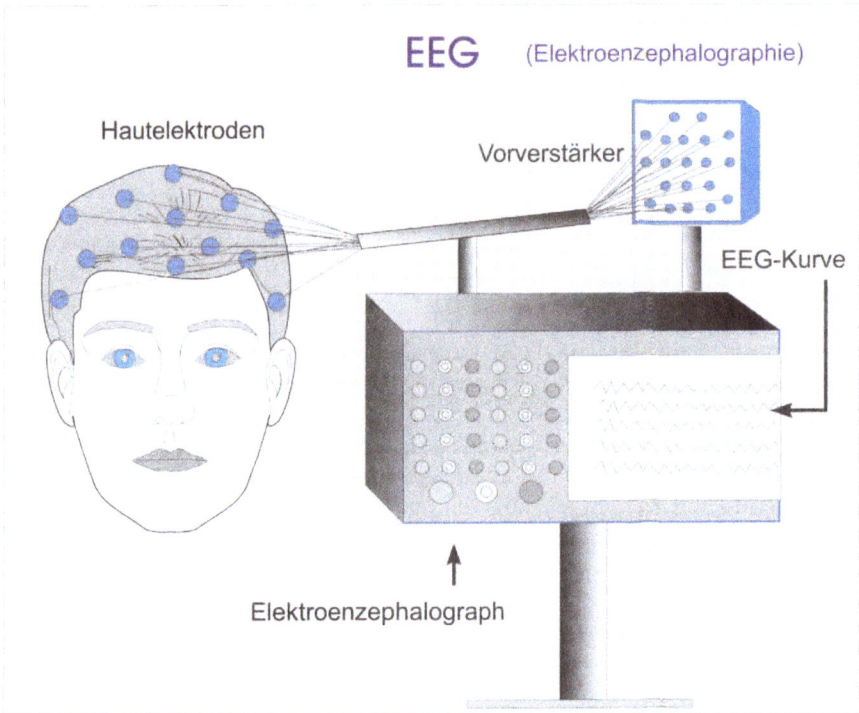

Abb. 26. Schematische Darstellung einer EEG-Ableitung (s. Text)

10.1.2
Durchführung

Kleine Oberflächenplättchen (Elektroden) werden auf der Kopfhaut in regelmäßigen Abständen befestigt (8, 12, 16, 24 oder 32 Elektroden) und über kleine Kabel mit dem EEG-Gerät verbunden. Die Untersuchung ist schmerzfrei und dauert etwa 20–30 Minuten. Der leichte Druck der aufgesetzten Elektroden ist nicht ganz angenehm. Schwierig kann die Ableitung für den Patienten und die EEG-Assistenten werden, wenn ein Zittern – besonders des Kopfes – besteht. Bei besonderen Fragestellungen werden Sie aufgefordert, über 3 Minuten tief ein- und auszuatmen oder es werden Fotoblitze in rascher Folge vor Ihren Augen erzeugt.

10.1.3
Bedeutung für Parkinson-Patienten

Für die Diagnosestellung einer Parkinson-Krankheit ist das EEG nicht geeignet. Nach dem Kurvenbild des EEG kann der Arzt jedoch feststellen, ob Funktionsstörungen bestehen, die über den Zelluntergang der Substantia nigra hinausgehen und den weiteren Verlauf ungünstig beeinflussen können. In diesen Fällen ist eher mit psychischen Nebenwirkungen und einem schlechteren Ansprechen auf Parkinsonmittel hinsichtlich der motorischen Leistungen zu rechnen.

10.2
Visuell evozierte Potentiale

Mit Hilfe der visuell evozierten Potentiale (VEP) werden der Sehnerv (Nervus opticus) und die nachfolgende Sehbahn untersucht. Visuell-evoziert bedeutet: über Lichtreize ausgelöst.

10.2.1
Prinzip

Als visueller Reiz (Lichtreiz) wird üblicherweise ein auf einem Fernsehschirm dargestelltes Schachbrettmuster benutzt. Die in rascher Folge wechselnden schwarzen und weißen Felder des Schachbretts erregen die lichtempfindlichen Netzhautzellen.

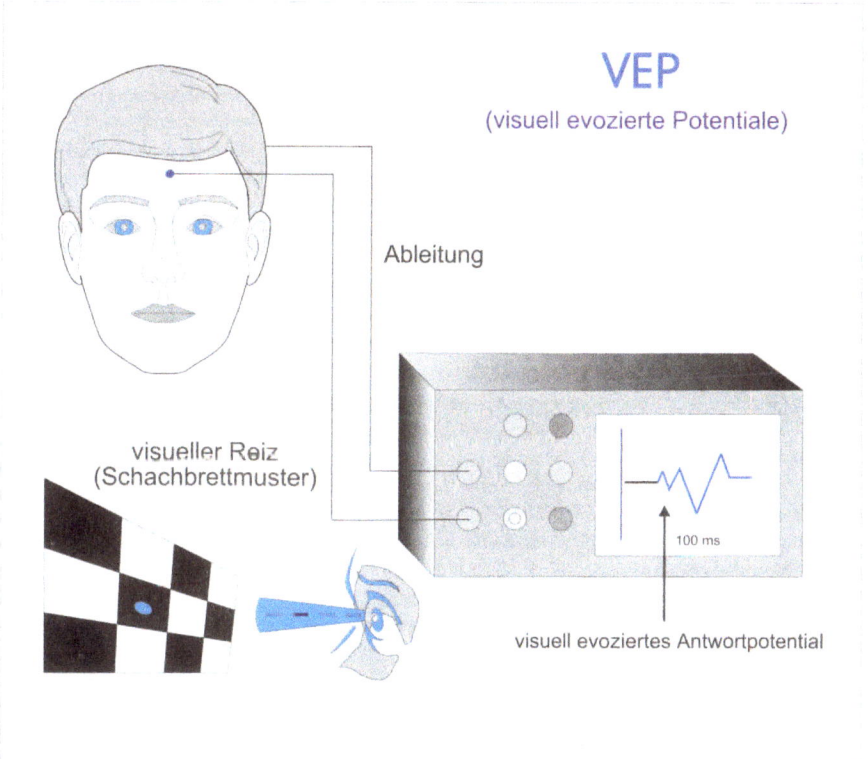

Abb. 27. Schematische Darstellung der visuell evozierten Potentiale (VEP, s. Text)

Über die Sehnerven wird die Erregung zur Sehbahn und schließlich zur Sehrinde im hinteren Anteil des Großhirns weitergeleitet. Ähnlich der EEG-Aufzeichnung werden die durch den Lichtreiz erzeugten Spannungsschwankungen von der hinteren Schädeloberfläche über der Sehrinde mit Elektroden abgeleitet. Die Dauer vom Setzen des Reizes bis zur Reizantwort wird als Latenz bezeichnet. Eine schematische Darstellung der Methode sehen Sie in der Abb. 27.

10.2.2
Durchführung

Die Ableitung des VEP erfolgt entweder mit Klebeelektroden (schmerzlos) oder zwei kleinen Nadelelektroden von der Kopfhaut (der Einstich ist kaum spürbar). Für einige Minuten müssen Sie mit einem oder beiden Augen den Mittelpunkt des Monitors fixieren, während die schwarzen und weißen Felder des Schachbrettmusters rasch wechseln. Die Untersuchung ist ungefährlich.

10.2.3
Bedeutung für die Parkinson-Patienten

Bestimmte Teile der Netzhaut, die für die Verschärfung des Bildkontrasts feiner Muster verantwortlich sind, benutzen Dopamin als Neurotransmitter. Sehstörungen bei Parkinson-Patienten sind nicht selten durch Störungen der Farbdiskrimination und der Sehschärfe bedingt. Untersuchungen haben gezeigt, daß bei über der Hälfte der Parkinson-Patienten die VEP-Latenz unter Verwendung bestimmter Reizmuster verzögert ist. Eine Beziehung zum Schweregrad der Erkrankung besteht jedoch nicht. Unter der L-Dopa-Therapie ist eine positive Beeinflussung der VEP beschrieben worden. Für die Diagnosestellung und auch für die Verlaufsbeobachtung spielen die VEP jedoch eine untergeordnete Rolle.

10.3
Akustisch evozierte Potentiale (AEP)

Ähnlich der VEP-Untersuchung können die in Hörnerven (Nervus acusticus) und der aufsteigenden Hörbahn generierten Spannungsschwankungen von der Kopfhaut als akustisch evozierte Potentiale (AEP) abgeleitet werden.

10.3.1
Prinzip

Der akustische Reiz erfolgt als Klick über einen Kopfhörer, die Ableitung mittels Nadel- oder Oberflächenelektroden von der Kopfhaut. Die durch den Klickreiz erzeugten Potentialschwankungen können wie bei den VEP erst nach einer Mittelungsbildung (Average-Technik) dargestellt werden. Die frühen Komponenten der

Akustisch evozierte Potentiale (AEP)

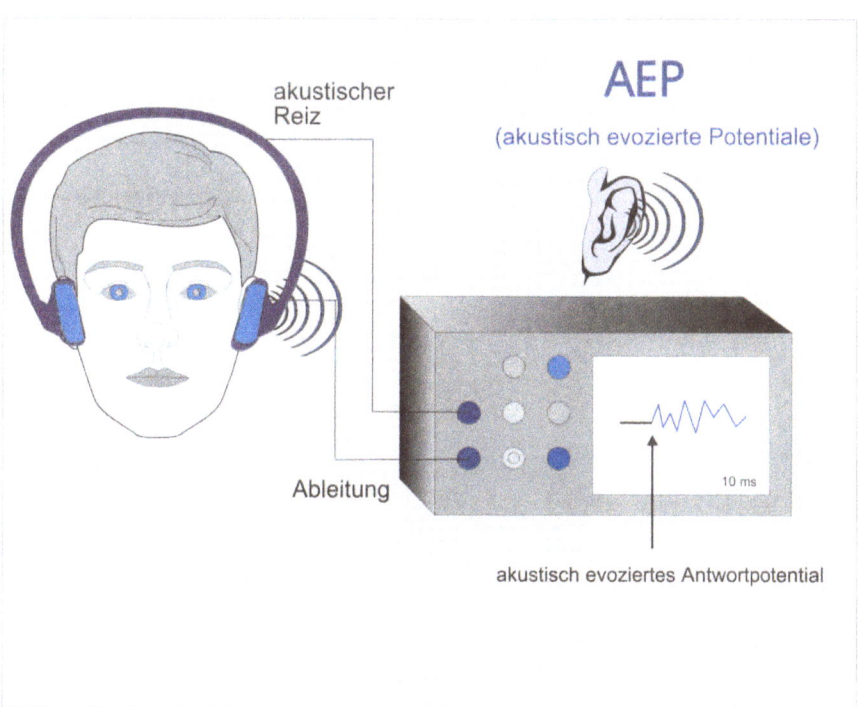

Abb. 28. Schematische Darstellung der akustisch evozierten Potentiale (AEP, s. Text)

akustisch evozierten Potentiale stellen sich nach 1,5–6 Millisekunden als 5 voneinander abgrenzbare AEP-Wellen dar, die mit römischen Ziffern von I bis V bezeichnet werden. Eine schematische Darstellung sehen Sie in der Abb. 28.

10.3.2
Durchführung

Die Untersuchung erfolgt im Liegen oder Sitzen auf einem bequemen Stuhl. Nachdem die Elektroden gesetzt sind, wird Ihnen ein Kopfhörer anlegt, über den Sie in rascher Folge Klickreize angeboten bekommen. Um die sehr kleinen Potentialschwankungen störungsfrei darstellen zu können, müssen Sie sich vollkommen entspannen. Die Untersuchung ist ungefährlich.

10.3.3
Bedeutung für die Parkinson-Patienten

Die Angaben über parkinsonspezifische Befunde der AEP sind uneinheitlich. Einen wesentlichen diagnostischen Wert hat die AEP-Untersuchung also für Parkinson-Patienten nicht. Diese Untersuchung wird Ihnen evtl. dann empfohlen, wenn es um die Abklärung einer Schwindelsymptomatik geht und eine Schädigung im Verlauf des dem Gleichgewichtsnerven benachbarten Hörnervs ausgeschlossen werden soll.

10.4
Motorisch evozierte Potentiale (MEP)

Obwohl mittels motorisch evozierter Potentiale Leitungszeiten in motorischen Bahnen bestimmt werden, kann diese Untersuchung nicht zur Diagnose der Parkinson-Krankheit beitragen. In jüngster Zeit wurde die Magnetstimulation als therapeutische Maßnahme bei Parkinson-Patienten überprüft.

10.4.1
Prinzip und Durchführung

Mit einer ringförmigen Magnetspule können die motorischen Großhirnzellen (Betz-Riesenzellen) durch den Schädel hindurch (= transkraniell) erregt werden. Da die Reizung magnetisch erfolgt, nennt man dieses Verfahren auch **transkranielle Magnetstimulation**. Die Erregung wird über die motorischen Bahnen von Gehirn und Rückenmark zu den Muskeln geleitet und kann dort als Muskelzuckung abgeleitet werden. Wird z.B. über dem motorischen Handfeld (s. Abb. 7, S. 16) gereizt, kommt es zu einer Muskelzuckung der kleinen Handmuskeln. Die Muskelkontraktion der Handmuskeln wird mit kleinen Oberflächenelektroden als motorisch evoziertes Potential (MEP) abgeleitet. Die Dauer von der Magnetreizung bis zur Muskelzuckung wird als motorische Leitungszeit bestimmt.

Zur Ableitung der motorischen Antwort wird eine Oberflächenelektrode auf den Daumenballen geklebt. Der Arzt legt die Magnetspule auf den seitlichen Schädel und setzt Einzel- oder Serienreize, die der Patient als eine kurze Muskelzuckung erlebt. Eine schematische Darstellung der Methode sehen Sie in Abb. 29.

10.4.2
Bedeutung für die Parkinson-Patienten

Die motorische Leitungszeit ist bei Parkinson-Patienten normal. Nach Einzel- und Doppelreizen lassen sich bei Parkinson-Patienten vereinzelt von der Norm abweichende MEP-Befunde nachweisen. In letzter Zeit wurde geprüft, ob die transkranielle Magnetstimulation therapeutisch bei Parkinson-Patienten eingesetzt werden kann. Bei depressiven Patienten konnte durch **repetitive transkortikale Magnetstimulation** (Reizung in schneller Abfolge, > 1 Hz) eine Besserung erreicht werden. Vereinzelt konnte bei Parkinson-Patienten mit der repetitiven Magnetstimulation ein Einfluß auf den Tremor und die Bradykinese erzielt werden, der allerdings nur kurze Zeit anhielt. Eine anhaltende Verbesserung der Feinmotorik kann mit der wiederholten Magnetstimulation nicht erreicht werden. Zu beachten ist, daß bei dieser Methode die Gefahr besteht, epileptische Anfälle auszulösen. Für die sogenannte **Magnetpulsstimulation** liegen Einzelmitteilungen über Verbesserungen motorischer

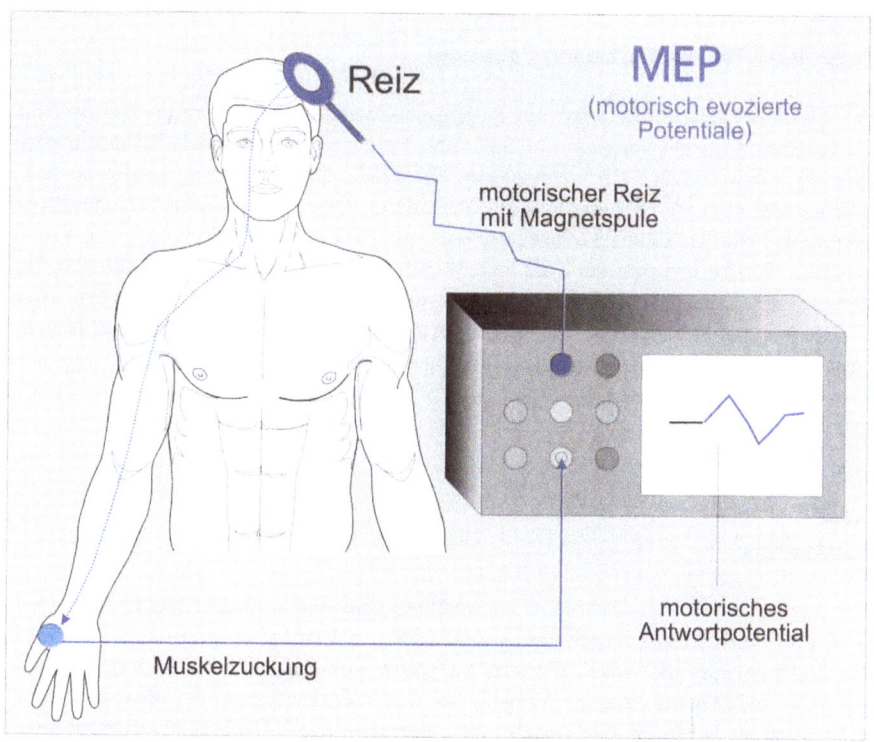

Abb. 29. Schematische Darstellung der motorisch evozierten Potentiale (MEP, s. Text)

und kognitiver Leistungen vor, die allerdings mittels klinischer Studien überprüft werden müssen.

10.5
Elektrookulographie (EOG)

Elektrookulographie bedeutet Ableitung und Aufzeichnung von Augenbewegungen (oculus = Auge, Graphie = Aufzeichnung).

10.5.1
Prinzip und Durchführung

Da das Auge einen Dipol darstellt, können die Augenbewegungen als Potentialschwankungen im elektrischen Feld aufgezeichnet werden. Unter, über und neben dem Auge werden Klebeelektroden angebracht. Mit der Elektrookulographie können die raschen und langsamen Augenbewegungen besser analysiert und dokumentiert werden. Die Untersuchung ist schmerzfrei.

10.5.2
Bedeutung für die Parkinson-Patienten

Die Elektrookulographie wird bei Parkinson-Patienten vornehmlich zur Analyse der raschen Augenbewegungen (= Sakkaden) eingesetzt. Parkinson-Patienten können oft nur verzögert ein wechselndes Blickziel erreichen (hypometrische Sakkaden). Bei 10 von 18 untersuchten Parkinson-Patienten konnten wir deutliche hypometrische Sakkaden nachweisen, während dies nur bei 2 Patienten der altersgleichen Kontrollgruppe der Fall war. Darüber hinaus zeigten die Parkinson-Patienten eine signifikante Verlangsamung der Geschwindigkeit der Blicksprünge (Sakkadengeschwindigkeit). Die Verminderung der Geschwindigkeit rascher Augenbewegungen wird in der Literatur allerdings unterschiedlich bewertet. Bei der progressiven supranukleären Blickparese (PSP, s. S. 120) können Augenbewegungsstörungen schon frühzeitig mit der EOG erfaßt werden.

10.6
Blinkreflex

Um das Auge vor Fremdkörpern zu schützen und den Augapfel feucht zu halten, wird unbewußt (reflektorisch) in unregelmäßigen Abständen ein kurzer Lidschluß durchgeführt („Blink" oder „Blinzeln"). Danach wird dieser Reflex auch Blink- oder Blinzelreflex genannt. Da der Muskel, der den Lidschluß bewirkt, Musculus orbicularis-oculi heißt, findet auch die Bezeichnung „Orbicularis-oculi-Reflex" Verwendung.

10.6.1
Prinzip und Durchführung

Der Blinkreflex kann elektrisch ausgelöst werden, indem man den ersten Ast des Gesichtsnervens (N. trigeminus) an der Augenbraue reizt. Mittels unter und neben dem Auge angebrachter Klebeelektroden kann die Zeit bestimmt werden, die vom elektrischen Reiz bis zum Augenschluß benötigt wird (Blinkreflex-Latenz). Es werden mehrere Reize nacheinander gegeben, und der Arzt überprüft die ausgelösten Muskelantworten. Die Untersuchung ist zwar nicht angenehm, aber gut zu ertragen.

10.6.2
Bedeutung für die Parkinson-Patienten

Bei Gesunden kommt es bei wiederholten Reizen zu einer „Gewöhnung" (Habituation) der Reflexantworten mit zunehmender Verkleinerung der Antwortpotentiale. Bei Parkinson-Patienten bleibt oft dieses Habituationsverhalten aus. Darüber hinaus können weitere Veränderungen der Reflexantworten nachgewiesen werden. Eine Diagnosesicherung ist mit der Untersuchung der Blinkreflexe nicht möglich.

10.7
Tremoranalyse

Die grobe Einschätzung und Zuordnung eines Tremors gelingt schon klinisch durch Beobachtung unter verschiedenen psychischen Belastungssituationen (z. B. mentale Belastung, Rechenaufgabe). Als wichtigste und häufigste Tremorform muß der essentielle Tremor vom Parkinson-Tremor abgegrenzt werden. Zu Forschungszwecken sind komplizierte, computergesteuerte Analysegeräte entwickelt worden. Wir wollen hier nur die einfachen Methoden der ärztlichen Praxis besprechen.

10.7.1
Prinzip

Mit Hilfe eines Positions- oder Beschleunigungsaufnehmers kann der Arzt die Frequenz (Tremorschläge pro Sekunde) bestimmen sowie die Ausschläge des Tremors (Tremoramplituden) abschätzen. Einfach durchzuführen ist die Analyse mit einem kleinen Tremoraufnehmer, der auf den zitternden Körperteil (Finger) geklebt und mit einem Aufzeichnungsgerät verbunden ist (Abb. 24). Für die elektromyographische Untersuchung des Tremors sticht der Arzt dünne Nadeln in zwei oder mehrere Muskelpaare, z. B. Streck- und Beugemuskeln des Unterarms und leitet die Aktivität der Muskulatur während der Zitterbewegungen ab. (s. Abb. 22, S. 56). Mit speziellen tragbaren Aufzeichnungsgeräten ist es möglich, den Tremor über 24 Stunden auch außerhalb der Klinik oder Praxis aufzuzeichnen. Vor stereotaktischen Operationen zur Tremorbehandlung werden meist aufwendigere Tremoranalysen durchgeführt, um Tremoramplituden in verschiedenen Ebenen (dreidimensional) zu bestimmen.

10.7.2
Durchführung

Zur Tremordokumentation mit einem **Bewegungsaufnehmer** wird das wenige Millimeter große Gerät auf den zitternden Körperteil (z. B. Zeigefinger) geklebt und mit dem Ableitegerät verbunden (s. Abb. 24, S. 58, Pfeil). Unter Ruhe-, Halte- und Bewegungsbedingungen kann die Tremorfrequenz abgeleitet werden. Die Muskelaktivität während des Tremors kann mit Oberflächenelektroden oder mit kleinen Nadeln durchgeführt werden (**Elektromyographie**, EMG). Für die schmerzfreie Oberflächen-Myographie werden kleine Elektroden auf die Haut über dem Muskel geklebt. Für die Nadelmyographie müssen zwei dünne Nadeln in die am Tremor beteiligten Muskelgruppen gestochen werden. Der Einstich in die Muskulatur ist etwa so schmerzhaft wie eine Blutentnahme. Zur weiteren Differenzierung kann der Tremor unter Gewichtsbelastungen der ausgestreckten Hand gemessen werden.

10.7.3
Bedeutung für die Parkinson-Patienten

Wie erwähnt, ist der wichtigste Schritt in der Abgrenzung eines Parkinson-Tremors die klinische Beobachtung. Beim Nachweis eines Ruhetremors ist dessen Frequenzanalyse für die Diagnose in der Regel nicht erforderlich. Die zusätzliche elektromyographische Überprüfung kann jedoch den klinischen Eindruck einer Muskelentspannung untermauern. Die erfolgreiche medikamentöse Therapie läßt sich durch die Minderung der Bewegungsausschläge (Tremoramplituden) dokumentieren.

Wenn zu Beginn der Erkrankung ein Haltetremor im Vordergrund steht, kann die Bestimmung der Tremorfrequenz in der Abgrenzung eines essentiellen Tremors jedoch hilfreich sein. Beim essentiellen Tremor ist die Tremorfrequenz meist höher als beim Parkinson-Haltetremor. In Abb. 23 (s. S. 58) sieht man in der oberen Reihe einen regelmäßigen 4,5-Hz-Haltetremor eines Parkinson-Patienten. Der in der unteren Reihe dargestellte Haltetremor hat eine höhere Frequenz von 7,5 Hz und stammt von einem Patienten mit essentiellem Tremor. Typisch für einen Parkinson-Ruhetremor ist die deutliche Abnahme der Tremorausschläge bei Anspannung der Muskulatur (z. B. durch Faustschluß). Trotz weiterer Muskelanspannung schaukelt sich der Tremor aber langsam wieder auf und erreicht nach einigen Sekunden die Ausgangsstärke (s. Abb. 22, S. 56, oben).

Charakteristisch für den Parkinson-Tremor ist die alternierende Innervation von Agonisten und Antagonisten. In Abb. 22 (unten) ist die Muskelaktivität aus den Streck- und Beugemuskeln der Hand mittels Nadelelektroden simultan abgeleitet. Die Aktivierung der Handstrecker hebt die Hand. Danach erfolgt die Innervation der Handbeuger bei gleichzeitiger Innervationsruhe in den Streckern. Die wechselweise Muskelanspannung in der Streck- (Extensoren) und Beugemuskulatur (Flexoren) führt schließlich zur rhythmischen Auf- und Abbewegung der Hand (Abb. 22, unterer Abschnitt). Beim essentiellen Tremor läßt sich dagegen oft eine synchrone Muskelaktivität in antagonistischen Muskelpaaren nachweisen. Hilfreich in der Differenzierung der verschiedenen Tremorformen ist die Tremoranalyse unter Gewichtsbelastung der zitternden Extremität.

10.8
Ultraschalluntersuchung der Hirngefäße

Die Ultraschalluntersuchung der äußeren und inneren Hirngefäße (Dopplersonographie, Duplexsonographie) dient nicht der Diagnosesicherung eines Parkinson-Syndroms, sondern dem Ausschluß zusätzlicher Hinweise für eine Hirnschädigung, in diesem Falle Hirngefäßschädigung. Die Dopplersonographie wird nach dem Physiker C. J. Doppler (1803–1853) benannt.

10.8.1
Prinzip

Dopplersonographie

Das auch für Schallwellen gültige Dopplerprinzip besagt, daß sich die Frequenz bei Annäherung des Wellenzentrums erhöht und bei Zentrumsentfernung wieder mindert. Sie kennen dieses Prinzip sicherlich vom an- und abschwellenden Ton eines mit Sirene vorbeifahrenden Krankenwagens. Der Dopplereffekt eignet sich zum Messen der Strömungsgeschwindigkeit und -richtung der roten Blutkörperchen, wenn man eine kleine Schallsonde auf ein Blutgefäß setzt. So kann der Arzt Gefäßeinengungen oder -verschlüsse im Bereich der Halsgefäße aufspüren. An einer dünnen Stelle im Schläfenbereich können durch den Schädel hindurch (transkraniell) Gefäße im Inneren des Schädels untersucht werden (transkranielle Dopplersonographie).

Ultraschallmethode

Mit der Ultraschallmethode, die Ihnen vielleicht geläufiger ist, können die Gefäßwände der Halsschlagader sichtbar gemacht werden. Der auf dem Bildschirm

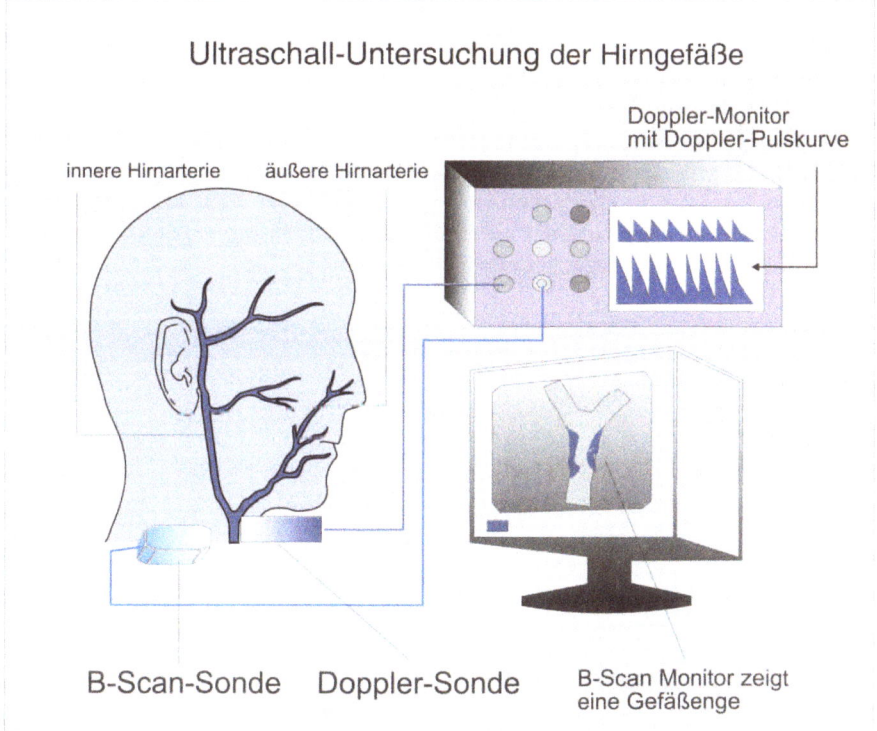

Abb. 30. Schematische Darstellung der Ultraschalluntersuchung der Hirngefäße (Doppler und B-Scan, s. Text)

dargestellte Gefäßabschnitt wird als B-Bild bezeichnet und die Ultraschallmethode als B-Scan abgekürzt (Abb. 30, unten rechts).

Duplexsonographie

Die Kombination von Dopplersonographie und B-Scan bezeichnet man als Duplexsonographie. Mit der Duplexsonographie kann man gezielt in einem mittels B-Scan gewählten Gefäßabschnitt die Dopplersonographie durchführen. Mit der **farbkodierten Duplexsonographie** können die Dopplersignale als Strömungsprofil farbig in den Gefäßabschnitt projiziert werden.

10.8.2
Durchführung

Die Untersuchung wird am liegenden Patienten durchgeführt, sie ist schmerzfrei und ohne große Belastung für den Patienten. Der Arzt führt die Sonde auf der Haut entlang des Verlaufs der Blutgefäße, nachdem ein spezielles Gel aufgetragen wurde. Die Untersuchung dauert gewöhnlich etwa 20 Minuten.

10.8.3
Bedeutung für die Parkinson-Patienten

Die Ultraschalluntersuchung der äußeren und inneren Hirngefäße hat für Schlaganfalls-Diagnostik die größte Bedeutung. Ein durch Arteriosklerose ausgelöstes Parkinson-Syndrom ist eher selten (s. S. 131). Im höheren Alter kann sich jedoch neben der Parkinson-Krankheit eine Hirngefäßerkrankung entwickeln, die den weiteren Verlauf ungünstiger gestalten wird.

Ultraschalluntersuchung der Hirngefäße

- Dopplersonographie
  - extrakraniell
  - transkraniell
- Ultraschalluntersuchung (B-Bild)
- Duplexsonographie (farbkodierte Dopplersonographie)

10.9
Computertomographie (CT)

Die Computertomographie des Gehirns hat zwar die neurologische Diagnostik revolutionär erweitert, kann jedoch bisher nicht die pathologischen Veränderungen erfassen, die der Parkinson-Krankheit zugrunde liegen.

10.9.1
Prinzip

Die Computer-Tomographie (CT) ist eine spezielle Röntgenuntersuchung, bei der mit Röntgenstrahlen schichtweise Dichtemessungen von Körperabschnitten durchgeführt werden. Die Dichtemessung des Gehirns wird kraniale Computer-Tomographie (CCT) genannt. Die gemessenen Werte werden einem Computer zugeleitet und zu einem Schnittbild, dem Computertomogramm, verarbeitet (Abb. 31).

10.9.2
Durchführung

Die Untersuchung wird im röhrenförmigen Computertomographen (Abb. 31) durchgeführt und dauert etwa 15 Minuten. Während dieser Zeit muß der Patient

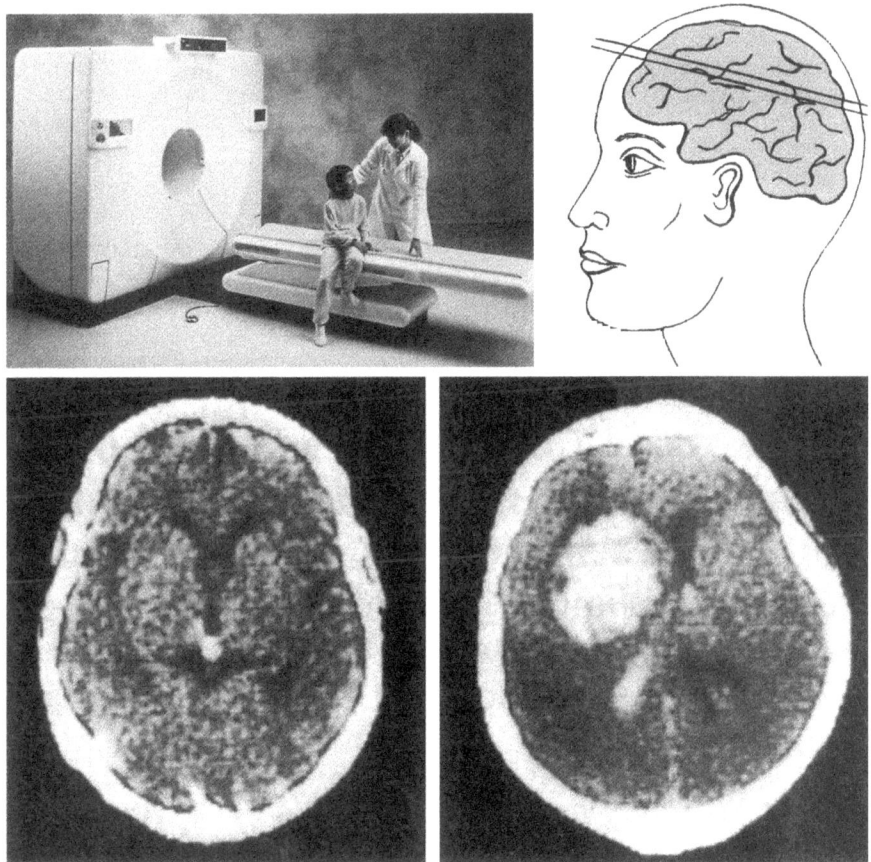

Abb. 31. Computer-Tomographie des Gehirns. *Oben*: schematische Darstellung des CT-Geräts und eines „Schnittbildes". *Unten: links* normales CT, *rechts* rundlicher krankhafter Prozeß mit Verdrängungserscheinungen

ruhig auf dem Rücken liegen. Nur bei besonderen Fragestellungen wird mit Ihrem Einverständnis ein Kontrastmittel in die Vene verabreicht. Die Strahlenbelastung ist relativ gering und entspricht etwa drei Röntgenaufnahmen des knöchernen Schädels. Wenn Sie unter Angstgefühlen in engen Räumen leiden und sich vor der Enge des röhrenförmigen CT-Geräts fürchten („Platzangst"), dürfen Sie den Röntgenarzt ruhig um eine angstlösende Medikation bitten.

10.9.3 Bedeutung für Parkinson-Patienten

Bei der Parkinson-Krankheit ohne zusätzliche Krankheitszeichen ist das Computertomogramm unauffällig. Um zusätzliche Hinweise für eine Hirnschädigung wie Gewebsdefekte infolge von kleinen Schlaganfällen oder eine Erweiterung der inneren und/oder äußeren Hirnkammern nicht zu übersehen und den weiteren Verlauf besser einschätzen zu können, führen wir bei jedem Patienten mit Parkinson-Syndrom einmal eine CT-Untersuchung durch. Parkinson-Patienten mit hirnatrophischen Zeichen im CCT sprechen oft schlechter auf die L-Dopa-Therapie an. Wenn auch selten, so ist es wichtig, einen Tumor als Ursache des Parkinson-Syndroms auszuschließen.

10.10 Kernspintomographie (KST)

Die Kernspintomographie, die auch Magnetresonanztomographie (MRT) oder nukleare magnetische Resonanztomographie (NMR) genannt wird, zeichnet sich durch eine höhere Detailauflösung der erfaßten Strukturen aus. Unter den Laien hat sich die Bezeichnung Kernspintomographie eingebürgert, Ärzte nutzen häufiger die Abkürzungen MRT und NMR.

Bezeichnungen für die Kernspintomographie
- Kernspintomographie (KST)
- Magnetresonanztomographie (MRT)
- Nukleare magnetische Resonanztomographie (NMR)

10.10.1 Prinzip

Das MRT-Gerät ist äußerlich dem Computertomographen vergleichbar (s. Abb. 31). Die Messung erfolgt allerdings nicht wie im CT mit Röntgenstrahlen, sondern in einem Magnetfeld. Durch ein starkes äußeres Magnetfeld werden Wasserstoffkerne des Gewebes in der Magnetfeldrichtung ausgerichtet. Dabei führen die Wasserstoffkerne eine Kreiselbewegung um ihre eigene Achse durch, was als Spin bezeichnet wird (daher auch der Name Kernspintomographie). Durch kurze magnetische Impulse hoher Frequenz werden die Wasserstoffkerne aus ihrer Hauptfeldrichtung herausgedreht. Nach Ende des Hochfrequenzimpulses drehen sich die Kerne wieder in die Ausgangsrichtung zurück und entwickeln dabei elektromagnetische Signale, die über ein Computerverfahren zu einen Schnittbild in beliebiger Ebene rekonstruiert werden. Der Vorteil liegt einmal in der fehlenden Röntgenbelastung und zum anderen in der weitaus besseren räumlichen Auflösung, d. h. millimeterkleine Defekte können nachgewiesen werden. Moderne MRT-Geräte bzw. deren Computerprogramme können das Gehirn in dreidimensionaler Ebene darstellen und die Strukturen aus verschiedenen Blickwinkeln betrachten.

10.10.2
Durchführung

Der Untersuchungsvorgang ähnelt dem der CT-Untersuchung: In dem röhrenförmigen Gerät müssen Sie für etwa 15–30 Minuten ruhig auf dem Rücken liegen. Die Geräusche während der Untersuchung sind für manche Patienten etwas unangenehm. Für besondere Fragestellungen wird mit Ihrem Einverständnis ein Kontrastmittel in die Vene verabreicht. Auch hier gilt wie für die CT-Untersuchung, daß „Platzangst" mit einem angstlösenden Medikament vorbehandelt werden darf.

10.10.3
Bedeutung für die Parkinson-Patienten

Die Magnetresonanztomographie kann derzeit nicht für die Diagnosestellung einer Parkinson-Krankheit eingesetzt werden. Mit der MRT kann man jedoch z. B. besser als mit der Computertomographie (CT) kleinere Herde einer Durchblutungsstörung (subkortikale arteriosklerotische Enzephalopathie, SAE) nachweisen, die auf einen ungünstigeren Verlauf der Parkinson-Krankheit deuten können. Wegen der hohen Auflösung können mit der MRT auch Strukturen des Hirnstamms, des Kleinhirns und der Basalganglien beurteilt werden. So kann die MRT in der Abgrenzung des idiopathischen Parkinson-Syndroms von der Multi-System-Atrophie (MSA) und der progressiven supranukleären Blickparese (PSP) hilfreich sein.

Bei der MSA vom OPCA-Typ läßt sich die Kleinhirnatrophie abgrenzen, der SND-Typ der MSA zeigt oftmals im hinteren Anteil des Putamens (Schalenkern) eine Dichteminderung und in einigen Fällen einen intensiveren Randsaum. Bei der PSP ist oft eine Verschmälerung des Mittelhirns nachweisbar. Störungen der Liquorzirkulation mit Ausbildung eines sogenannten Normaldruckhydrozephalus lassen sich besser mit der MRT- als der CT-Untersuchung nachweisen. Ob die Magnetresonanz-Spektroskopie (MR-Spektroskopie), ein Verfahren zur Strukturanalyse biochemischer Reaktionen im Magnetfeld, zur diagnostischen Einordnung besser geeignet ist, wird derzeit noch überprüft.

Eine MRT-Untersuchung wird dann notwendig, wenn sich im CT ein Befund ergeben hat, der mit einer höheren Detailauflösung genauer differenziert werden muß. Die im Vergleich zum CT teure MRT-Untersuchung wird nicht routinemäßig bei Parkinson-Patienten, sondern nur bei besonderen diagnostischen Fragestellungen eingesetzt.

10.11
Positronen-Emissions-Tomographie (PET)

Mit der Positronen-Emissions-Tomographie (PET) steht seit kurzer Zeit ein bildgebendes Verfahren zur Verfügung, mit dem biochemische Veränderungen im Gehirn sichtbar gemacht werden können

10.11.1
Prinzip

Mit radioaktiv markierten Substanzen wie z. B. Fluorodopa und Racloprid kann das dopaminerge Transmittersystem im Streifenkörper (Striatum) analysiert und bildlich dargestellt werden (Abb. 32).
Vereinfacht läßt sich das Prinzip etwa folgendermaßen beschreiben: Positronen sind Elementarteilchen mit positiver Ladung und werden als Gegenstück zu Elektronen auch Anti-Elektronen genannt. Da Positronen in der Natur nicht vorkommen, müssen sie mit großem technischen Aufwand in einer Beschleunigeranlage (Zyklotron) hergestellt werden. Treffen Positronen und Elektronen aufeinander, zerstören sie sich unter Ausendung von Gamma-Strahlen. Inaktive biologische Atome können durch gamma-strahlende Atome ersetzt (markiert) werden. Die als Radiopharmakon (Tracer oder Ligand) bezeichnete radioaktive Substanz wird kurz nach der Herstellung über eine Armvene injiziert. Das Radiopharmakon verhält sich genauso wie die biologische Substanz, verteilt sich im Blut und erreicht schließlich die Organe, so auch das Gehirn. Das Radiopharmakon strahlt nur für Minuten bis Stunden und ist für den Patienten nicht schädlich. Die Gammastrahlung wird von ringförmigen Detektoren des PET-Geräts gemessen und über aufwendige Computerberechnungen bildlich (Schichtbilder) umgesetzt. So können mit radiomarkierten Substanzen am lebenden Menschen im Streifenkörper der Dopaminumsatz und die Rezeptorendichte bildlich dargestellt werden.

10.11.2
Bedeutung für die Parkinson-Patienten

Mit der Positronen-Emissions-Tomographie ist es prinzipiell möglich, die Funktionsstörung dopaminerger Rezeptoren schon vor Ausbruch der Erkrankung nachzuweisen. Wie erwähnt, treten erste Parkinsonzeichen erst nach Untergang von 60–80% der dopaminergen Strukturen auf. PET ist ein teures und aufwendiges Untersuchungsverfahren und steht in Deutschland erst an wenigen Orten zur Verfügung. Eindeutige Risikofaktoren, die die Entwicklung einer Parkinson-Krankheit voraussagen könnten, sind bis heute nicht bekannt. Eine vorklinische PET-Diagnostik ist erst dann sinnvoll, wenn eine sichere Einflußnahme auf das Fortschreiten der Erkrankung möglich ist. So bleibt dieses Verfahren vorerst Forschungsprojekten

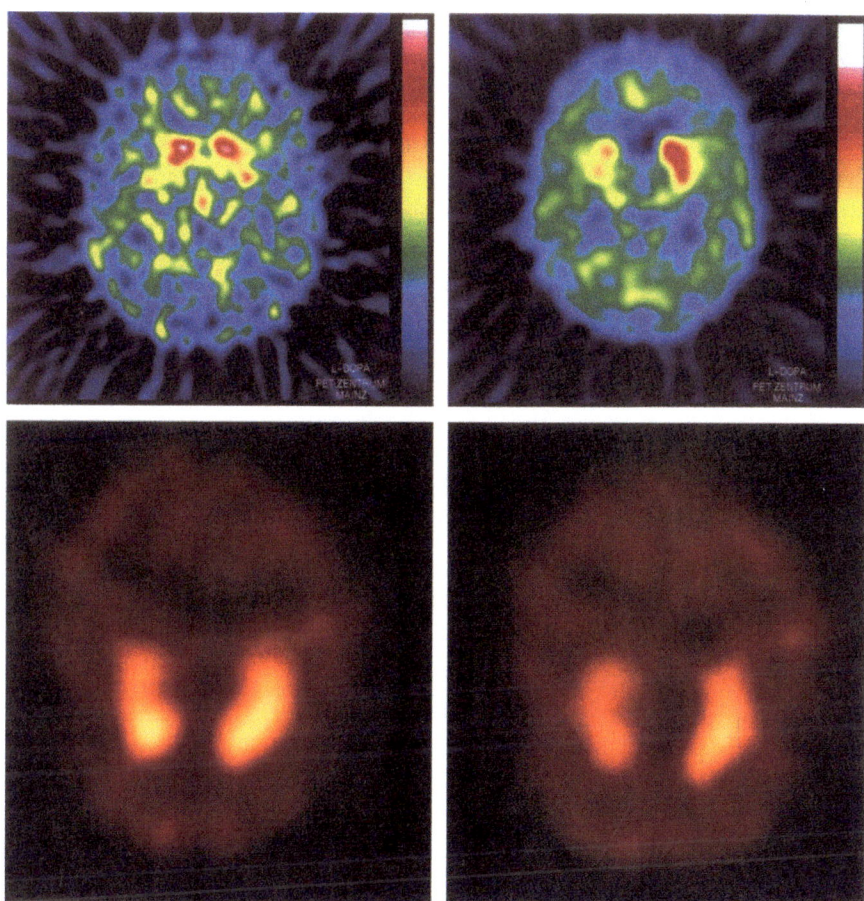

Abb. 32. *Oben:* Positronen-Emissions-Tomogramm (PET). *Unten:* Single-Photonen-Emissions-Computed-Tomogramm (SPECT): Die *rechten* Bilder zeigen jeweils die deutlich asymmetrische Anreicherung des radioaktiven Markers (siehe Text)

und differentialdiagnostisch schwierigen Patienten vorbehalten, wie z. B. bei der Abgrenzung einer Multi-System-Atrophie (MSA) oder progressiven supranukleären Blickparese (PSP).

Bei der Abgrenzung der **Multi-System-Atrophie (MSA)** und der **progressiven supranukleären Blickparese (PSP)** von der Parkinson-Krankheit können nachfolgende PET-Befunde hilfreich sein:

PET-Befunde bei der MSA und PSP

- **Fluorodopa-PET:** verminderte Aufnahme im Caudatum und Putamen
- **Racloprid-PET:** verminderte D2-Rezeptor-Bindung
- **Fluorodeoxyglukose-PET:** verminderte Aktivität im Striatum

Bei der MSA und PSP ist die Fluorodopa-Aufnahme gleichmäßig im Nucleus caudatus und im Putamen vermindert, während bei der Parkinson-Krankheit vorwiegend das Putamen betroffen ist. Mit Racloprid als Radiopharmakon kann eine verminderte D2-Rezeptorendichte nachgewiesen werden, die bei der Parkinson-Krankheit normal ist. Mit Fluorodeoxyglukose als Radiopharmakon ist die verminderte Stoffwechselaktivität im Striatum nachweisbar. Die PET-Untersuchung kann bisher nur Hilfsmittel in der diagnostischen Zuordnung sein, entscheidend ist der klinische Befund.

10.12
Single-Photonen-Emissions-Computed-Tomographie (SPECT)

Ein dem PET ähnliches Verfahren der funktionellen Bildgebung ist die Single-Photon-Emissions-Computed-Tomographie (SPECT).

10.12.1
Prinzip

Während des Zerfalls radioaktiver Substanzen entsteht eine Gammastrahlung. Nach diesem Vorgang, der auch „single photon emission" genannt wird, hat die Methode ihren Namen erhalten. Wie beim PET wird die Verteilung radioaktiv markierter Substanzen in räumlicher und zeitlicher Abfolge (mit einer rotierenden Gammakamera) gemessen. Die Werte in den Basalganglien werden mit denen anderer Hirnareale verglichen und bildlich in ein Schnittbild (Tomogramm) umgesetzt (s. Abb. 32, unten).

Die SPECT-Untersuchung ist weiter verbreitet und weniger aufwendig als PET-Untersuchungen, allerdings ist die Detailauflösung schlechter. Eine häufig verwendete Substanz ist **Iodobenzamid (IBZM)**, die spezifisch an postsynaptische Dopamin-D2-Rezeptoren bindet. Iodobenzamid wird mit dem gamma-strahlenden ^{123}Jod markiert, in Spuren (wenige Tausendstel Gramm) in die Blutbahn gebracht und gemessen (IBZM-SPECT). ^{123}Jod zerfällt nach einigen Stunden, die Strahlenbelastung ist also relativ niedrig. Ein weiterer Marker ist **Beta-CIT**, mit dem präsynaptische Neurone dargestellt werden können.

10.12.2
Bedeutung für Parkinson-Patienten

Auch die SPECT-Untersuchung dient im wesentlichen der Abgrenzung der Parkinson-Krankheit von nicht-idiopathischen Parkinson-Syndromen (z. B. MSA, PSP). Mit neueren Radiopharmaka wie Beta-CIT und 123-IPT kann die präsynaptische Dopaminbindung beurteilt werden, die ein Maß für die Anzahl der noch intakten Neurone sein kann. In derzeit laufenden Untersuchungen will man mit der SPECT-Methode in Langzeituntersuchungen die Abnahme dopaminerger Neurone dokumentieren und mit den klinischen Befunden vergleichen. Mit dieser Methode kann der Einfluß von Parkinsonmitteln auf den Krankheitsverlauf überprüft und somit eine Aussage über deren mögliche Schutzwirkung (Neuroprotektion) getroffen werden.

KAPITEL 11

Behandlungsmöglichkeiten

Die Heilung der Parkinson-Krankheit ist bis heute nicht möglich. Im Vordergrund der therapeutischen Maßnahmen steht die medikamentöse Therapie, die durch Krankengymnastik, Ergotherapie und Logotherapie ergänzt wird. Die derzeitigen Therapiestrategien haben zu einer deutlichen Verbesserung der Lebensqualität der Betroffenen geführt.

Operative Maßnahmen kommen derzeit nur für Einzelfälle in Betracht, bei denen medikamentöse Maßnahmen versagt haben. Alle Therapiemaßnahmen müssen von der psychosozialen Betreuung begleitet werden, um sozialen Rückzugstendenzen und zunehmender Isolation entgegenzuwirken. Einen besonderen Stellungwert haben dabei die Parkinson-Selbsthilfegruppen, die in fast allen größeren Orten eingerichtet wurden (s. Anhang, S. 275). In diesem Abschnitt werden wir ausführlich auf die einzelnen Behandlungsmethoden eingehen.

> **Behandlung des Parkinson-Syndroms**
> - Medikamentöse Behandlung
> - Krankengymnastik, Logopädie, Ergotherapie
> - Psychosoziale Betreuung
> - Operative Behandlung

11.1
Medikamentöse Behandlungsmöglichkeiten

Für die medikamentöse Behandlung ist bisher nur der symptomatische Einfluß sicher nachgewiesen, d.h. es können bisher nur die Parkinson-Symptome und Begleiterscheinungen erfolgreich behandelt werden. Ob durch Parkinsonmittel auch das Fortschreiten der Erkrankung beeinflußt werden kann, wird in tierexperimentellen Studien und Verlaufsuntersuchungen bei Parkinson-Patienten untersucht. Wesentliches Therapieprinzip der medikamentösen Behandlung ist der Ausgleich (Substitution) des Dopaminmangels. Die **Zufuhr der Vorstufe des Dopamins** (L-Dopa), **die Hemmung des Abbaus von Dopamin** (MAO-B-Hemmer, COMT-Hemmer) und Substanzen, die **Dopaminrezeptoren direkt stimulieren** (Dopaminagonisten) können den Dopaminmangel ausgleichen. Versuche, die Umwandlung von Tyrosin in L-Dopa durch **NADH** zu fördern, sind bisher nicht überzeugend. NADH (Nicotinamidadenindinukleotid) ist ein Hilfsenzym (Koenzym) für das Enzym Tyrosinhydrolase, die Tyrosin in L-Dopa umwandelt (s. Abb. 10).

Substanzen, die auf das dopaminerge System durch Substitution, Abbaublockade oder durch direkte Stimulation am Dopaminrezeptor wirken, werden unter dem Begriff **Dopaminergika** oder Dopamimetika zusammengefaßt. Eine Besserung der Parkinson-Symptome ist auch über eine nichtdopaminerge Wirkung möglich, wie z. B. über das **cholinerge System** (Anticholinergika) und das **glutamaterge System** (NMDA-Rezeptor-Antagonisten, Amantadin, Budipin).

Medikamentöse Parkinsonbehandlung

Dopaminerges System
- L-Dopa als Vorstufe des Dopamins
    - plus Decarboxylasehemmer
- plus COMT-Hemmer
- Dopaminagonisten
- MAO-B-Hemmer

Cholinerges System
- Anticholinergika

Glutamaterges System
- Hemmung der glutamatergen Überfunktion durch NMDA-Rezeptor-Antagonisten (Amantadin, Budipin)

Für die normale Übertragung von Bewegungsimpulsen muß eine bestimmte Menge an Dopamin bereitgestellt werden. Man kann sich den „Dopaminspeicher" als Gefäß mit einem Sieb als Boden vorstellen, durch das körpereigenes Dopamin kontinuierlich abfließen kann (Abb. 33). Neubildung, Wiederaufnahme und Abbau regulieren den wirksamen Dopaminspiegel. Bei der Parkinson-Krankheit ist das körpereigene Dopamin vermindert. Um einen wirksamen Dopaminspiegel zu erreichen, muß Dopamin als Vorstufe (**L-Dopa**) oder Ersatzstoff (**Dopaminagonisten**) von außen zugeführt werden oder es muß der „Abfluß", also der Abbau von Dopamin bzw. L-Dopa gehemmt werden (**MAO-B-Hemmer, COMT-Hemmer**). Eine weitere Einflußnahme erfolgt indirekt über eine Aktivitätsminderung von Acetylcholin (**Anticholinergika**) und Glutamat durch **NMDA-Rezeptor-Antagonisten**.

Nach dem Wirkprinzip kann die medikamentöse Behandlung wie folgt eingeteilt werden:

Wirkprinzipien der medikamentösen Parkinson-Behandlung

- Beeinflussung des dopaminergen Systems
    Hemmung des Enzyms Decarboxylase durch Benserazid und Carbidopa
    Hemmung des Enzyms COMT durch COMT-Hemmer (Tolcapon, Entacapon)
    Hemmung der MAO-B-Aktivität durch MAO-B-Hemmer
- **Direkte Stimulation der postsynaptischen Dopaminrezeptoren durch Dopaminagonisten**
- Beeinflussung des glutamatergen Systems
- Beeinflussung des cholinergen Systems

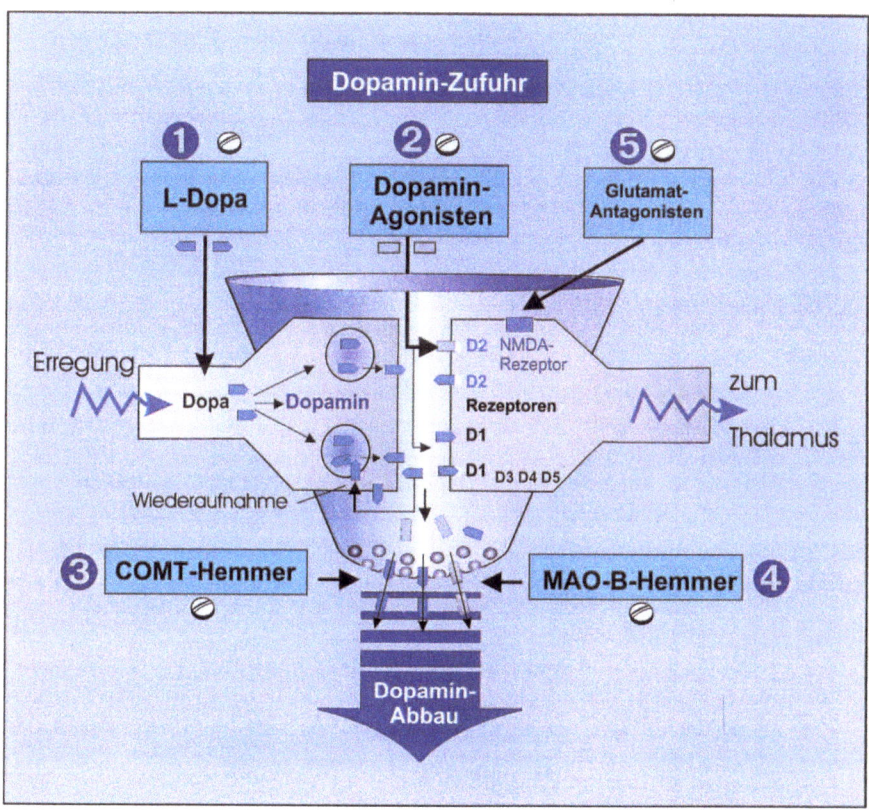

Abb. 33. Der „Dopaminspeicher" ist hier als Gefäß mit einem Sieb als Boden dargestellt, durch das körpereigenes Dopamin kontinuierlich „abfließen" kann. Der verminderte Dopamingehalt kann durch die Vorstufe L-Dopa *(1)*, durch Dopaminersatzstoffe *(2)*, COMT-Hemmer *(3)*, MAO-B-Hemmer *(4)* ausgeglichen werden. Die indirekte Beeinflussung wird über die Aktivitätsminderung von Glutamat durch NMDA-Rezeptor-Antagonisten *(5)* erreicht

11.1.1
Allgemeine Hinweise zur Medikamenteneinnahme

Bevor Sie nun die einzelnen Medikamente zur Parkinson-Behandlung kennenlernen werden, möchten wir Ihnen einige allgemeine Hinweise zum Umgang mit Ihren Medikamenten geben: Jedes wirksame Medikament hat neben seiner erwünschten Hauptwirkung leider auch **unerwünschte Wirkungen** (Nebenwirkungen). Der Wissenschaft ist es bisher nur in Einzelfällen gelungen, den Wirkstoff ausschließlich an den gewünschten Ort der Schädigung oder Funktionsstörung zu transportieren, so daß sich auch gesunde Strukturen mit dem Wirkstoff auseinandersetzen müssen. Verdeutlich werden kann dies beim Einsatz von Medikamenten gegen Krebszellen. Nicht nur die bösartigen Zellen werden abgetötet, sondern auch gesunde Zellen, mit der Folge z.B. von Haarausfall und Erbrechen. Die Vorstufe des L-Dopa soll ausschließlich im Gehirn den Dopaminmangel ausgleichen. Wie wir sehen werden, wird jedoch auch der Dopamingehalt außerhalb des Gehirns erhöht und führt dort zu unerwünschten Wirkungen, wie Magen-Darmbeschwerden und Kreislaufstörungen.

Bevor ein neues Medikament seine Zulassung erhält, ist es in umfangreichen Versuchen im Labor und in klinischen Studien am Menschen untersucht worden. In sehr sorgfältigen Protokollen wurden alle unerwünschten Wirkungen protokolliert und in der Gebrauchsinformation, die jeder Medikamentenpackung beiliegt, dokumentiert. Lesen Sie also die **Gebrauchsinformation** (Beipackzettel) für Ihr Medikament in Ruhe durch. Sie werden in der Regel eine größere Auflistung von Nebenwirkungen (unerwünschte Wirkungen), Gegenanzeigen (Kontraindikationen), Vorsichtsmaßnahmen, Warnhinweisen, Wechselwirkungen mit anderen Mitteln, Anwendungsfehler, Maßnahmen bei Überdosierung und zur Haltbarkeit finden, die über die in diesem Buch genannten Hinweise hinausgehen.

Die Hersteller haben in der Gebrauchsinformation alle Nebenwirkungen aufgelistet, die in Studien und später in Anwendungsbeobachtungen beobachtet oder durch Ärzte gemeldet wurden. Sie müssen nicht befürchten, daß Sie alle aufgeführten unerwünschten Wirkungen ertragen müssen, denn sonst hätte das Medikament seine Zulassung nicht bekommen. Medikamente, die der eine gut verträgt, können bei dem anderen Beschwerden hervorrufen. Wichtig sind die Gegenanzeigen bei verschiedenen körperlichen und psychischen Begleiterkrankungen. Sollten Sie in der Gebrauchsanweisung einen Hinweis finden, der für Sie zutreffen oder wichtig sein könnte, fragen Sie vor der Tabletteneinnahme nochmals Ihren Arzt! Im übrigen sollten Sie sich stets nach den Anweisungen und Empfehlungen Ihres Arztes richten.

Hinweise für den Medikamentengebrauch

- Gebrauchsinformation sorgfältig durchlesen

Angaben über

- Gegenanzeigen (Kontraindikationen)
- Nebenwirkungen
- Vorsichtsmaßnahmen
- Warnhinweise
- Wechselwirkungen mit anderen Mitteln
- Anwendungsfehler
- Maßnahmen bei Überdosierung
- Verfallsdatum, Lagerung

Hinweise

- Medikamentenplan erstellen lassen
- Dosiersysteme nutzen (für einen Tag oder eine Woche)
- Entsorgung (nicht in den Hausmüll werfen, sondern in der Apotheke abgeben)

Für fast alle Medikamente, so auch für die Parkinsonmittel gilt, daß sie **nicht zusammen mit Alkohol** eingenommen werden dürfen. Schon kleine Mengen Alkohol können die Wirkung mancher Medikamente deutlich verstärken oder einschränken, ganz abgesehen von der gesundheitsschädigenden Wirkung des Alkohols bei

Mißbrauch. In fast allen Gebrauchsinformationen der Parkinsonmittel werden Sie den Hinweis finden, daß als unerwünschte Wirkungen Reaktionsvermögen und Urteilsfähigkeit beeinträchtigt sein können und besondere Vorsicht geboten ist, wenn Sie ein Fahrzeug führen oder Maschinen bedienen. Sie selbst müssen die Entscheidung treffen und die Verantwortung übernehmen, das gilt auch unabhängig von einer Medikamenteneinnahme bei Befindlichkeitsstörungen und Beschwerden. Besondere Vorsicht ist in der Einstellungsphase geboten!

Beachten Sie, daß Ihre Medikamente nicht unbegrenzt haltbar sind. Das **Verfallsdatum** finden Sie auf der Packung. Die Medikamente sind an einem sicheren, trockenen Ort bei Zimmertemperatur aufzubewahren. Wenn Sie einzelne Tabletten für eine Tagesration aus der Packung herausnehmen, sorgen Sie dafür, daß die Medikamente nicht verwechselt werden können. Unsere Parkinson-Patienten tragen einen Medikamentenplan bei sich, in dem immer auch die Menge der Einzeldosis in Milligramm aufgeschrieben ist, so ist die Gefahr einer versehentlichen Unter- oder Überdosierung geringer. Legen Sie Ihren Medikamentenplan mit den Medikamentenpackungen (nicht die einzelnen Tabletten!) bei jedem Arztbesuch vor. Nutzen Sie ausreichend große und übersichtliche **Dosiersysteme** für einen Tag oder eine Woche, die oft kostenlos von Pharmafirmen zur Verfügung gestellt werden oder in Apotheken preisgünstig erhältlich sind. Und schließlich noch der Hinweis: Medikamente gehören nicht in den Haushaltsmüll! Wenn es in Ihrem Ort keine Sammelstelle für zu vernichtende Medikamente gibt, bringen Sie die nicht mehr benötigten Arzneimittel in die Apotheke.

Für die Wirkung eines Medikaments ist dessen **Bioverfügbarkeit** von besonderer Bedeutung. Man versteht darunter die Geschwindigkeit und das Ausmaß, in denen die Wirksubstanz aus der Tablette freigesetzt, in die Blutbahn aufgenommen und am Wirkort verfügbar wird. Faktoren sind die Auflösungsgeschwindigkeit der Tablette im Magen oder Dünndarm, die Geschwindigkeit der Magen-Darm-Passage, (Transport- oder Transitzeit), die Konkurrenz mit anderen Nahrungsbestandteilen beim Übertritt in das Blut oder die Zellen, die Verteilung und Speicherung im Gewebe und die Abbauprozesse in der Leber. Von Bedeutung ist schließlich, wieviel von der Wirksubstanz nach welcher Zeit den Wirkort erreicht.

Unter der **Galenik** eines Medikaments versteht man die „Verpackung" und Formgebung des Wirkstoffs, z.B. als Tablette, Kapsel, Salbe oder Tinktur. Das Verpackungsmaterial besteht aus den nicht wirksamen Hilfsstoffen, die auch Geschmacksstoffe enthalten können. Über eine besondere Galenik verfügen die Retardformen, die den Wirkstoff nur langsam abgeben (z.B. L-Dopa-Retardformulationen oder rasch-lösliche Formen, z.B. Madopar LT). Unter **Halbwertzeit** versteht man die Zeit, die für das Abfallen der Konzentration des Wirkstoffes im Serum bzw. Plasma auf die Hälfte ihres Ausgangswerts erforderlich ist. Die Wirkdauer eines Medikamentes kann aber länger sein als die Halbwertzeit (s. S. 176).

11.1.2
Therapie mit L-Dopa

Mit der Einführung der L-Dopa-Therapie 1961 war es erstmals möglich, den der Krankheit zugrundeliegenden Dopaminmangel auszugleichen.

Wirkprinzip

Dopamin könnte zwar als Medikament zugeführt werden, muß jedoch ohne Wirkung bleiben, da es die sogenannte Blut-Hirn-Schranke nicht überwinden kann (s. Abb. 34). Die Blut-Hirn-Schranke ist eine funktionelle Barriere zwischen der Blutbahn und den Hirnzellen. L-Dopa als **Vorstufe des Dopamins** kann dagegen die Blut-Hirn-Schranke durchdringen und im Gehirn zur eigentlichen Wirksubstanz Dopa-

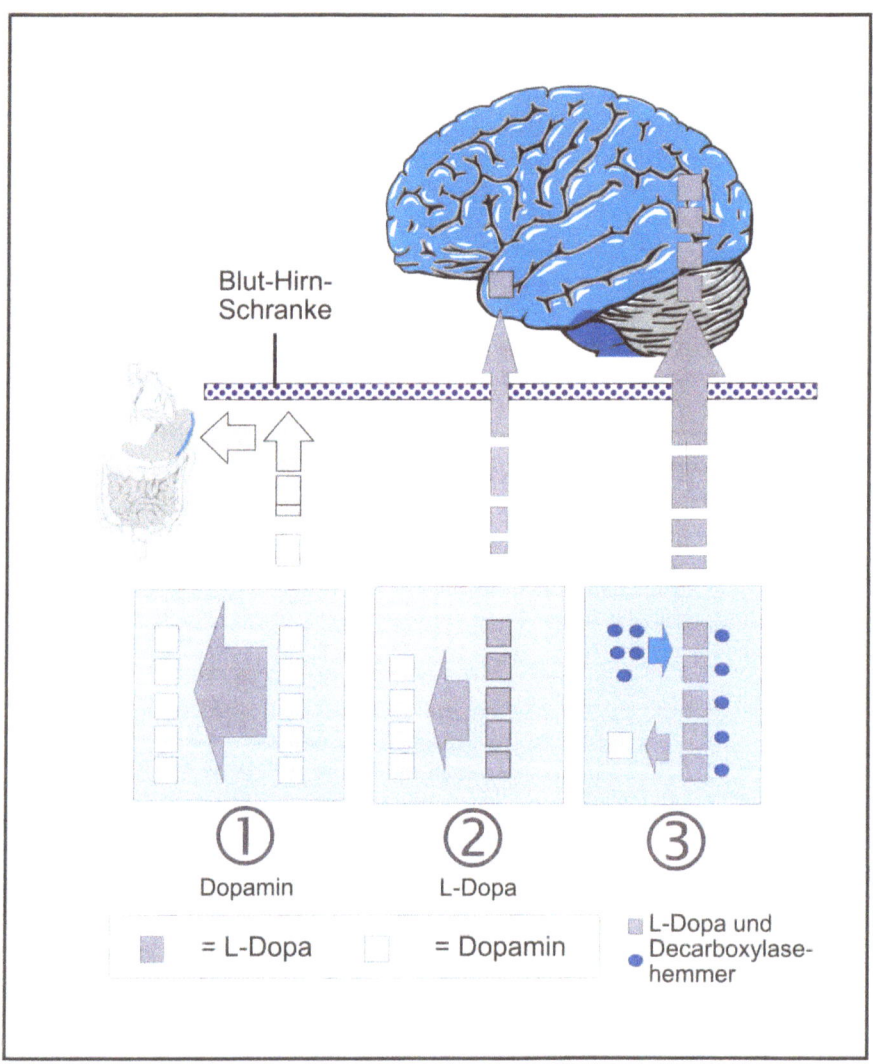

Abb. 34. L-Dopa-Behandlung. 1. Dopamin kann die Blut-Hirn-Schranke (BHS) nicht überwinden. 2. Reines L-Dopa, ohne Decarboxylasehemmer, wird peripher zu 80 % abgebaut, so daß nur 20 % die Hinzellen erreicht. 3. In Kombination mit einem Decarboxylasehemmer erreichen 80 % des verabreichten L-Dopa die Hirnzellen

min umgewandelt werden. Dopamin ist nicht nur ein wichtiger Botenstoff (Neurotransmitter) im zentralen motorischen Regelkreis, sondern auch Zwischenstufe für weitere Botenstoffe.

Anfänglich konnte nur reines L-Dopa gegeben werden, mit dem Nachteil, daß etwa 80 % des verabreichten L-Dopa schon in der Darmwand, in der Leber oder in den kleinen Hirngefäßen zu Dopamin umgewandelt wurde bevor es die Hirnzellen erreichte. Deswegen mußte L-Dopa damals in sehr hohen Dosen (bis über 10 g L-Dopa!) gegeben werden, um bei einzelnen Patienten überhaupt eine Wirkung zu erreichen. Entsprechend hoch war auch der Anteil von Dopamin durch peripher umgewandeltes L-Dopa mit der Folge erheblicher Nebenwirkungen, wie z. B. Magen-Darmbeschwerden und Kreislaufstörungen. Der Transport von der Darmschleimhaut in das Blut geschieht über ein aktives Transportsystem, das auch von anderen großen Aminosäuren der Nahrung benutzt wird. Die Aufnahme kann durch große eiweißreiche Mahlzeiten und Übersäuerung des Magen verzögert werden.

Ein entscheidender Fortschritt war die Kombination von L-Dopa mit einem **Decarboxylasehemmer** DCH). DCH sind Substanzen, die den Umbau von L-Dopa zu Dopamin (Decarboxylierung) außerhalb des Gehirns hemmen. Der Decarboxylasehemmer selbst kann die Blut-Hirn-Schranke nicht durchdringen, so daß die Umwandlung von L-Dopa zu Dopamin im Gehirn selbst nicht gehemmt wird (s. Abb. 34). Benserazid und Carbidopa sind heute gebräuchliche Decarboxylasehemmer. In der Kombination von L-Dopa und DCH kann L-Dopa bei gleicher Wirkung deutlich niedriger (80 %) dosiert werden. Etwa 75–100 mg DCH sind notwendig, um die Decarboxylase ausreichend zu hemmen, einige Patienten benötigen bis zu 200 mg. L-Dopa hat eine Halbwertzeit von 1,5–2 Stunden.

Ein zweiter Abbauweg von L-Dopa erfolgt über ein Enzym, das **Catechol-O-Methyltransferase** genannt und mit „COMT" abgekürzt wird. Seit kurzer Zeit kann auch die Hemmung von COMT therapeutisch für Parkinson-Patienten genutzt werden. Auf die COMT-Hemmer werden wir noch gesondert eingehen (s. S. 171).

L-Dopa in Kombination mit einem Decarboxylasehemmer wird heute als das Mittel der ersten Wahl („**Goldstandard**") für Parkinson-Patienten angesehen. Bei der Erstbehandlung hat L-Dopa unter allen bisher zur Verfügung stehenden Parkinsonmitteln die beste therapeutische Wirkung auf Bradykinese und Rigor. Die Wirkung auf den Tremor ist von Patient zu Patient verschieden. Gleichgewichtsstörungen (Störungen der posturalen Reflexe) werden durch L-Dopa weniger beeinflußt. Bei den meisten Patienten kann mit einer deutlichen Besserung von Bradykinese und Rigor gerechnet werden, so daß ein fehlendes Ansprechen auf die L-Dopa-Medikation Anlaß zur Überprüfung der Diagnose Parkinson-Krankheit sein muß.

Handelspräparate

In Tabelle 1 sind Handelsnamen, Wirkstoffgehalt pro Tablette bzw. Kapsel, Verhältnis L-Dopa zu DHC und Packungsgrößen der derzeit in Deutschland erhältlichen L-Dopa-Medikamente in alphabetischer Reihenfolge zusammengestellt.

Benserazid als Decarboxylasehemmer: Madopar® und
PK-Levo®
Carbidopa Benserazid als Decarboxylasehemmer: isicom®, Nacom®
(Sinemet®) und Striaton®

Tabelle 1. Auswahl in Deutschland zugelassener L-Dopa-Präparate: Tabletteninhalt, Anteil des Decarboxylasehemmers in den einzelnen L-Dopa-Präparaten und Packungsgrößen. * Sinemet® in Österreich und der Schweiz

Handelsname	Wirkstoffgehalt pro Tablette bzw. Kapsel in mg		L-Dopa/DHC	Packungs-größe
	L-Dopa	DCH		
isicom® 100	100	25	4:1	(30/60/100)
isicom® 250 mg	250	25	10:1	(30/60/100)
Madopar® 125 T	100	25	4:1	(20/50/100)
Madopar® 250	250	50	4:1	(20/50/100)
Madopar®-Depot	100	25	4:1	(20/50/100)
Madopar® LT 125	100	25	4:1	(20/50/100)
Nacom® 100*	100	25	4:1	(30/100)
Nacom® 100 Retard*	100	25	10:1	(30/100)
Nacom® 200 Retard*	200	50	4:1	(30/100)
PK-Levo	100	25	4:1	(100)
Striaton®	250	50	4:1	(30/60/100)

Zwischen den beiden Decarboxylasehemmern Benserazid und Carbidopa besteht kein wesentlicher therapeutischer Unterschied. Mit der Einführung der Kombinationsmedikamente kann auf die Gabe von reinem L-Dopa (das heißt ohne Decarboxylasehemmer) ganz verzichtet werden. Bei der Mehrzahl der L-Dopa-Präparate beträgt das Verhältnis L-Dopa: Decarboxylasehemmer 1:4, nur isicom® 250 und Nacom® (ohne Zusatz 100) haben einen geringeren Decarboxylaseanteil (1:10). Es ist zu beachten, daß einmal die Gesamtmenge von L-Dopa und Decarboxylasehemmer (Madopar 125 enthält 100 mg L-Dopa und 25 mg Decarboxylasehemmer) und einmal nur die L-Dopa-Menge (Isicom 100 enthält ebenfalls 100 mg L-Dopa und 25 mg Decarboxylasehemmer) für die Medikamentenbezeichnung gewählt wurde.

Nebenwirkungen

Von den meisten Patienten wird L-Dopa gut vertragen, wenn die Dosierung einschleichend vorgenommen wird. Die höchste L-Dopa-Konzentration im Blut wird nach 1–1,5 Stunden erreicht. Die häufigste Nebenwirkung ist Übelkeit, her-

L-Dopa-Nebenwirkungen bei Behandlungsbeginn
- Magen-Darmbeschwerden
- Blutdrucksenkung mit Schwindelerscheinungen
- Psychische Störungen (insbesondere bei älteren Patienten)

vorgerufen durch Stimulation des Brechzentrums im Hirnstamm durch peripher gebildetes Dopamin. Weitere Nebenwirkungen bei Behandlungsbeginn sind im nachfolgenden Kasten zusammengestellt.

Magen-Darmbeschwerden. Übelkeit, Appetitlosigkeit und Völlegefühl treten meist nur zu Beginn der Behandlung auf, insbesondere, wenn die Medikation nüchtern eingenommen wird. Auch unter Beibehaltung der Dosis bilden sich diese Störungen langsam zurück. Nur in Ausnahmefällen ist bei Übelkeit die medikamentöse Behandlung mit Domperidon (Motilium®), 1–3 × 10–20 mg pro Tag notwendig.

Blutdrucksenkung. Da Parkinson-Patienten häufig schon primär zu einem niedrigen Blutdruck neigen, muß der blutdrucksenkende Effekt des L-Dopa beachtet werden. Bei niedriger Blutdrucklage können Kreislaufregulationsstörungen auftreten, die sich bei plötzlicher Körperlageänderung, z. B. nach dem Aufstehen, bemerkbar machen (orthostatische Hypotension). Die orthostatischen Kreislaufstörungen sind unter L-Dopa seltener als eine allgemeine Blutdrucksenkung.

Psychische Störungen. Diese können – insbesondere bei älteren Parkinson-Patienten – auch schon zu Beginn der Behandlung ausgelöst oder verstärkt werden. Gefährdet sind Patienten im höheren Alter, die schon vor der Behandlung mit L-Dopa psychische Auffälligkeiten zeigten und/oder andere Krankheitszeichen des Gehirns aufwiesen. L-Dopa-bedingte psychische Störungen kündigen sich häufig durch lebhafte Träume, Schlafstörungen und innere Unruhezustände an. Desorientiertheit, illusionäre Verkennungen und optische, seltener akustische Halluzinationen (Trugwahrnehmungen) zwingen zur Medikamentenreduktion, wobei dann leider auch eine schlechtere Beweglichkeit in Kauf genommen werden muß. Wenn L-Dopa in der Kombination mit anderen Parkinsonmitteln gegeben wird, ist zu beachten, daß psychische Störungen im Sinne medikamentös ausgelöster Psychosen auch bei den anderen Parkinsonmitteln zu beobachten sind.

Im Verlauf der Behandlung mit L-Dopa kommt es nach wenigen Jahren in der Mehrzahl der Fälle zu Nebeneffekten, wie Schwankungen der Beweglichkeit (motorische **Fluktuationen**), Überbewegungen (**Dyskinesien**, Dystonien) und **psychischen Störungen** (Psychosen, Depression).

Lebhaft und weiterhin kontrovers diskutiert wird die Frage, ob eine langfristige L-Dopa-Behandlung den Untergang dopaminerger Zellen begünstigt und somit für ein rascheres Fortschreiten der Erkrankung von Bedeutung ist. Befunde, die für eine Toxizität von L-Dopa sprechen, wurden bisher nur an Gewebekulturen in Abwesenheit von Gliazellen erhoben, wenn L-Dopa in extrem hoher Dosierung verabreicht wurde. Die bisherigen klinischen Untersuchungen sprechen eher gegen diese Annahme, wenigstens bei den beim Menschen üblichen Dosierungen. In Rattengehirnen mit induzierter Parkinson-Erkrankung konnten sogar zellschützende (neuroprotektive) Effekte beobachtet werden. Auf die schwierigen Probleme der Langzeitbehandlung werden wir später noch ausführlich eingehen (s. S. 201). Für jüngere Parkinson-Patientinnen gilt der Hinweis, daß der Decarboxylasehemmer Benserazid im Tierexperiment das Knochenwachstum des Fötus stören kann und Madopar deshalb nicht in der Schwangerschaft eingenommen werden darf. Da unter L-Dopa-Behandlung einige Narkosemittel (z. B. Halothan) zu Störungen der

Auf L-Dopa verzichtet werden sollte bei
• schwerer Nierenschädigung,
• schwerer Leberschädigung,
• schwerer Herzkrankheit,
• Schilddrüsenüberfunktion,
• bekannter endogener Psychose

Herztätigkeit führen können, muß L-Dopa 8–12 Stunden vor der Narkose abgesetzt werden.

Dosierungshinweise

Trotz der relativ kurzen Halbwertszeit von L-Dopa (1,5–2 Stunden) reichen im Anfangsstadium 3–4 Einzeldosen am Tage, da die Speicherfähigkeit für Dopamin noch wenig gestört ist. Wegen möglicher unerwünschter Wirkungen wird mit einer niedrigen Dosierung begonnen (z.B. zweimal eine $^1/_2$ Tablette isicom® 100 mg oder zweimal $^1/_2$ Tablette Nacom® 100 mg (Sinemet®) oder zweimal $^1/_2$ Tablette Striaton® 100 mg oder 2 Tabletten Madopar® 62,5 mg). Die weitere Steigerung wird jeweils nach einigen Tagen erfolgen. Manchmal kann es auch sinnvoll sein, mit der weiteren Höherdosierung 2–3 Wochen zu warten, da sich manchmal Verbesserungen mit Verzögerung einstellen können. Bei einer leichten Parkinson-Krankheit kann eine Tagesmedikation mit dreimal 50–100 mg L-Dopa ausreichend sein.

Tabelle 2. Beispiel einer Neueinstellung mit L-Dopa

Beispiel einer Neueinstellung mit L-Dopa					
	morgens	mittags	nachmittags	abends	gesamt
1.–3. Tag	50 mg	0	50 mg	0	100 mg
4.–7. Tag	50 mg	50 mg	50 mg	0	150 mg
2. Woche	50 mg	50 mg	50 mg	50 mg	200 mg
3. Woche	100 mg	50 mg	50 mg	50 mg	250 mg
4. Woche	100 mg	50 mg	100 mg	50 mg	300 mg

Erst in fortgeschrittenen Stadien versagt der Speichermechanismus, so daß sich die Wirkungsdauer verkürzt und häufigere, möglichst kleine Einzeldosen verabreicht werden müssen. Die Einzeldosis darf jedoch eine gewisse Schwellendosis nicht unterschreiten. Die L-Dopa-Tagesdosen liegen gewöhnlich zwischen 300 mg und 800 mg, selten über 1000 mg. Zu niedrige L-Dopa-Einzeldosen lassen keinen therapeutischen Effekt erwarten und führen wegen des geringen DCH-Anteils zu einer nur unvollständigen Sättigung der Decarboxylase. Es ist in den meisten Fällen also nicht sinnvoll, nur 2 × 50 mg L-Dopa zu verabreichen. Die Einstellung ist dann beendet, wenn der Patient einen deutlichen Bewegungsgewinn erreicht hat und sich in seiner motorischen Funktion nicht mehr wesentlich beeinträchtigt fühlt. In Hinblick auf mögliche Spätkomplikationen soll also nicht maximal, sondern (nur) optimal dosiert werden. Natürlich kann nicht bei jedem Patienten eine optimale Wirkung erreicht werden bzw. muß die Dosierung wegen rasch eintretender Nebenwirkungen niedrig bleiben. Damit Ihr behandelnder Arzt die Dosierungsverteilung günstiger ermitteln kann, wird er Sie evtl. bitten, Tagesprofile Ihrer Beweglichkeit aufzustellen. Eine Vorlage hierzu sehen Sie in der folgenden Abb. 35.

Wenn am frühen Morgen eine deutliche motorische Behinderung besteht, z.B. bei der Morgentoilette, kann schon im Bett die erste Dosis mit einem kleinen Imbiß (z.B. Zwieback, Keks) als sogenannte Startermedikation eingenommen werden. Warten Sie im Bett den Wirkungseintritt ab (ca. 45 Minuten) und beginnen Sie erst dann mit der Morgentoilette. Ihr Arzt wird Ihnen evtl. eine zusätzliche Medikation versuchsweise zubilligen, wenn Sie eine besondere motorische Anforderung (z.B. Tanzen, längerer Spaziergang) beabsichtigen. Nur bei einem reproduzierbaren Bewegungsgewinn sollten Sie diese Strategie fortsetzen. Sprechen Sie jede Änderung der Medikation immer mit Ihrem Arzt ab, das gilt übrigens für alle therapeutischen Maßnahmen. Für ältere Patienten ist es sicherlich nicht immer einfach, einen Medikamentenplan mit häufigen Einzeldosen durchzuhalten. Erstaunlich ist allerdings, mit welcher Sorgfalt dies von den meisten, auch älteren Parkinson-Patienten geleistet wird.

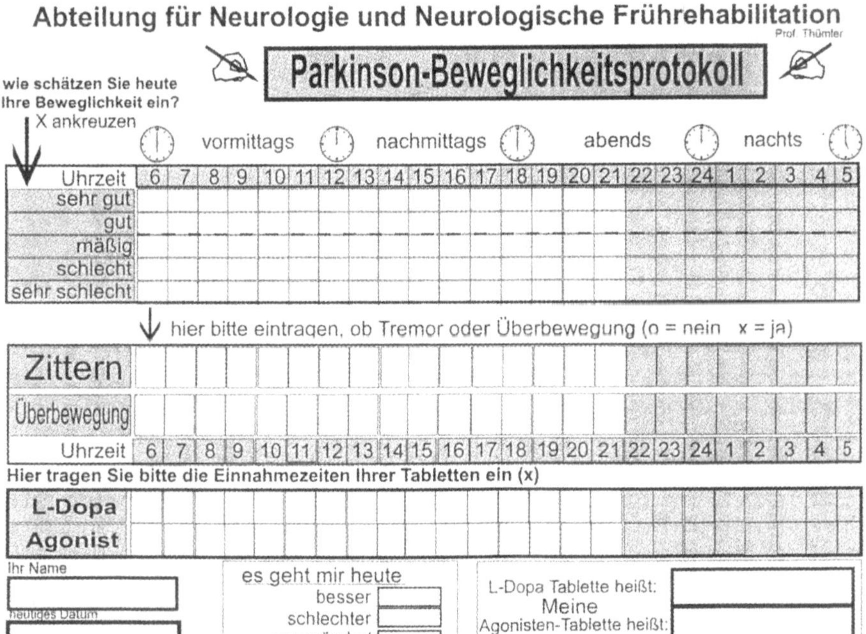

Abb. 35. Tagesprofil zur Dokumentation der Beweglichkeit, des Zitterns (Tremors) und der Überbewegungen

L-Dopa-Retardpräparate

Eine Retard- oder Depotpräparation kann die Wirkungsdauer einer Substanz verlängern (retardiert = verzögert). In Deutschland sind derzeit zwei L-Dopa-Retardpräparate zugelassen, nämlich Nacom® 100/200 Retard (Sinemet®) und Madopar® Depot. Durch den besonderen Tablettenaufbau wird erreicht, daß die Wirkstoffe während der Magen- bzw. Dünndarmpassage verzögert freigesetzt und nur schrittweise abgegeben werden. Gegenüber der Standardformulierung werden so eine verlängerte Wirkungsdauer und ein gleichmäßigerer L-Dopa-Blutspiegel erreicht.

Bei Nacom® 100/200 Retard (Sinemet®) sind die Wirkstoffe (L-Dopa und Carbidopa) in eine polymere Matrix eingebettet. Während der Dünndarmpassage findet ein geschwindigkeitskontrollierter Erosionsprozeß statt, der die Wirkstoffe über einen Zeitraum von 4–6 Stunden aus der Tablette freisetzt. Beim Madopar® Depot befinden sich die Wirkstoffe (L-Dopa und Benserazid) in einer gelatinösen Kapsel, die sich im Magen innerhalb von 5 Stunden auflöst und so ihre Wirkstoffe nur langsam freigibt.

Die Bioverfügbarkeit der Retardformen ist mit 80% niedriger als diejenige der Standardzubereitung, entsprechend müssen eventuell die Einzeldosen erhöht werden. Die Einnahmefrequenz (Anzahl der täglichen Einzeldosen) kann um 30–50% vermindert werden. Die tägliche Höchstdosis sollte 1500 mg nicht überschreiten, verteilt auf 3–4 Einzeldosen. Die L-Dopa-Retardformulationen sind wie die Standardformulationen mit einen Decarboxylasehemmer im Verhältnis 4:1 kombiniert.

L-Dopa-Retard-Medikamente

- **Nacom® 100 Retard** *
  enthält 100 mg L-Dopa und 25 mg Carbidopa

- **Nacom® 200 Retard** *
  enthält 200 mg L-Dopa und 50 mg Carbidopa

- **Madopar® Depot**
  enthält 100 mg L-Dopa und 25 mg Benserazid

(* Sinemet® in Österreich und der Schweiz)

Nach bisherigen Erfahrungen ist der Einsatz von L-Dopa-Retardpräparaten besonders bei Patienten mit vorhersehbarem Wirkungsverlust zum Ende der Einzeldosis hilfreich (End-of-dose-Akinesie), wobei die Phasen schlechter Beweglichkeit nicht so abrupt einsetzen und die Phasen guter Beweglichkeit länger anhalten. Gleichzeitig kann die Einnahmehäufigkeit reduziert werden. Nachteilig ist allerdings, daß die Wirkung verzögert einsetzt, so daß die Patienten den Gewinn an Beweglichkeit nicht so deutlich wie unter der Standardmedikation spüren. In der Praxis hat es sich bei einzelnen Patienten mit „Anlaufschwierigkeiten" am Morgen als vorteilhaft erwiesen, die Retardform mit konventionellem L-Dopa zu kombinieren. Die Um- oder Einstellung nur auf Retardpräparate wird in der Regel nicht empfohlen, da die Bioverfügbarkeit unsicherer ist. Durch die verzögerte Freisetzung besteht eher die Möglichkeit, daß L-Dopa durch Nahrungseiweiße bei der Aufnahme im Darm verdrängt wird und die notwendigen Wirkspiegel unterschritten werden.

Die längste Medikamentenpause ist durch die Nachtruhe gegeben. Wenn nachts bzw. frühmorgens eine deutliche Bewegungsminderung auftritt, evtl. verbunden mit schmerzhaften Waden- und Fußverkrampfungen (Fußdystonie), kann dies auf den relativ niedrigen L-Dopa-Spiegel im Blut beruhen. In solchen Fällen kann sich die abendliche L-Dopa-Retardmedikation günstig auswirken. Einzelne unserer Patienten berichten, daß sie unter der L-Dopa-Retardmedikation nachts wieder allein zur Toilette gehen können. Wir kennen jedoch auch Patienten mit den obengenannten Störungen, die von der L-Dopa-Retardmedikation nicht profitieren. Das Risiko nächtlicher Verwirrtheitszustände ist auch unter der Retardform gegeben, gerade bei abendlicher Einnahme. Im Vergleich zur L-Dopa-Standardform halten Nebenwirkungen unter L-Dopa-Retard länger an.

Mit der Retardform wird eine kontinuierlichere Dopaminrezeptorstimulation erreicht. Die Hoffnung jedoch, daß es unter den Retardmedikamenten im Verlauf der Erkrankung weniger häufig zu Wirkungsfluktuationen und Dyskinesien kommt, hat sich nach einer neueren Langzeituntersuchung nicht bestätigt. Die Retardmedikation hatte jedoch zu einer stärkeren funktionellen Verbesserung geführt (Alltagsaktivitäten) als die Standardform. Die Frage der Umstellung auf eine abendliche Dosis oder die Kombinationsbehandlung muß individuell abgeschätzt werden. Hilfreich ist, wenn Sie während der Umstellung den Tagesverlauf (evtl. auch Nachtverlauf) genau protokollieren, um in Absprache mit dem behandelnden Arzt die günstigste Dosierung zu finden. Die angepaßte Einstellung erfordert Zeit und Geduld; eine zu kurzfristige und zu häufige Änderung des Medikamentenplans kann nicht zum Ziel führen.

Schnell-lösliches L-Dopa

Als rasch wirksames und lösliches L-Dopa steht Madopar® 125 LT dem Handel zur Verfügung (LT ist die Abkürzung für lösliche Tablette). Madopar LT enthält wie die Standardform L-Dopa und Benserazid im Verhältnis 4:1. Bei Madopar LT wird L-Dopa rascher freigesetzt und schneller aufgenommen. Bereits nach 20–30 Minuten tritt die Wirkung ein (bei der Standardform dauert es etwa doppelt so lange). Gegenüber der Standardform sind die Plasmaspitzenwerte jedoch nicht erhöht, so daß nicht mit Spitzendosisdyskinesien (Peak-dose-Dyskinesien, vom maximalen L-Dopa-Blutspiegel abhängige abnorme Bewegungen) zu rechnen ist. Ansonsten entsprechen die Wirksamkeit und Wirkungsdauer den Standardpräparaten. Standard-L-Dopa soll übrigens rascher wirken, wenn die Tablette gut zerkaut wird, bevor man sie hinunterschluckt.

Patienten, die unter einer schlechten Beweglichkeit am frühen Morgen leiden (frühmorgendliche Akinese) können mit Madopar LT eine schnellere Wirkung erreichen, um z. B. die Morgentoilette und den Arbeitsbeginn zu erleichtern. Patienten im fortgeschrittenem Krankheitsstadium klagen nicht selten über eine Beweglichkeitsabnahme nach dem Mittagessen (nachmittägliche Akinese), für die auch eiweißreiche Mahlzeiten mit schlechterer L-Dopa-Aufnahme verantwortlich gemacht werden. Auch in diesen Fällen kann Madopar LT die Phase schlechter Beweglichkeit (Off-Phase) abkürzen. Eine nichtmedikamentöse Möglichkeit ist die Verschiebung eiweißreicher Mahlzeiten in die Abendstunden (s. auch S. 213). Da sich die LT-Tablette in Wasser auflösen läßt, ist sie auch für Patienten mit Schluckstörungen oder für die Verabreichung über eine Magensonde (Sondenernährung) geeignet. Wenn die Einschränkung der Beweglichkeit eindeutig mit dem absinkenden L-Dopa-Blutspiegel korreliert (wearing-off), kann mit der löslichen Form schneller die Off-Phase überwunden werden. Einzelne Patienten halten für Off-Phasen eine LT-Tablette in Bereitschaft. Die Wirkung von Madopar LT ist unabhängig davon, ob die Tablette in fester Form, sublingual (unter der Zunge zergehen lassen) oder in Wasser gelöst eingenommen wird. Der verbliebene Rückstand nach Auflösung im Glas ist nicht die Wirksubstanz sondern es handelt sich um wirkungslose Tablettenbestandteile. Wegen des schnelleren Wirkungseintritts eignet sich die LT-Form auch für den pharmakologischen L-Dopa-Test zur Überprüfung der Ansprechbarkeit auf L-Dopa.

Einsatzmöglichkeiten der löslichen L-Dopa-Form (Madopar LT)
- Frühmorgendliche Bewegungsminderung (Starterdosis)
- Nachmittägliche Bewegungsminderung
- Wirkungsschwankungen in Abhängigkeit von L-Dopa-Blutspiegel
- Extradosis für unerwartete Off-Phasen
- Schluckstörungen (Ernährung über Magensonde)

Weitere L-Dopa-Darreichungsformen

Unter der Vorstellung, ein gleichmäßiger L-Dopa-Plasmaspiegel könne zu einer Stabilisierung des klinischen Bildes bei schweren motorischen Fluktuationen führen, sind verschiedene Applikationsformen versucht worden.

Weitere L-Dopa-Verabreichungsformen
- L-Dopa-Infusion über die Vene
- Verabreichung über Magen- oder Dünndarmsonde
- Verabreichung als Zäpfchen (Suppositorium)
- Medikamenten-Depot (in die Haut verpflanzt)

Die **Infusion von L-Dopa** über die Vene (i.v.) leitete die L-Dopa-Behandlung in Europa ein und ist durch die Tablettenform ersetzt worden. Dauerinfusionen mit L-Dopa führten zwar zu einer stabileren klinischen Wirkung, sind aber weniger praktikabel und haben sich auch wegen der notwendigen großen Flüssigkeitsmengen nicht bewährt.

Auch die kontinuierliche Zufuhr von **L-Dopa über eine Nasensonde**, die in den Magen bzw. Dünndarm führt oder über eine Sonde, die von außen durch die Bauchdecke hindurch in den Dünndarm gelegt wird, ist wenig praktikabel. Im Tierversuch wurden in den Körper eingepflanzte **Medikamenten-Depots** versucht, die den Wirkstoff über einen längeren Zeitraum freisetzen sollen. Wirkstoffe können auch als **Zäpfchen** (Suppositorium) verabreicht werden. Die Aufnahme über die Enddarmschleimhaut ist relativ unzuverlässig, wenn das Zäpfchen nicht weit genug eingeführt wird.

11.1.3
Die Behandlung mit COMT-Hemmern

Ein neues Therapieprinzip in der Behandlung der Parkinson-Krankheit wurde kürzlich mit den COMT-Hemmern **Entacapon** und **Tolcapon** eingeführt. Die COMT-Hemmer Tolcapon (**Tasmar®**) und Entacapon (**Comtess®**) sind bei der Behandlung der fortgeschrittenen Parkinson-Krankheit mit motorischen Wirkungsschwankungen (Fluktuationen) wirksam.

> **Achtung!** Am 17. November 1998 hat die zuständige Behörde der Europäischen Kommission empfohlen, die Zulasssung für Tolcapon-haltige Arzneimittel (Tasmar®) ruhen zu lassen. Die Empfehlung wurde mit Berichten über schwere Hepatotoxität (Leberschädigung) begründet, darunter drei Fälle mit tödlichem Ausgang. Das Inverkehrbringen von Tasmar® wurde dem pharmazeutischen Unternehmer mit sofortiger Wirkung durch die zuständige Überwachungsbehörde untersagt.
> Parkinson-Patienten, die auf Tasmar® eingestellt waren, wurden umgehend von ihren behandelnden Ärzten informiert und auf eine andere Medikation umgestellt. Langzeiteffekte sind nach dem Absetzen von Tasmar nach bisherigen Untersuchungen nicht zu erwarten.

Obwohl Tasmar® also derzeit (Stand April 1999) dem Handel nicht mehr zur Verfügung steht, möchten wir Ihnen einige Hinweise zu den bisherigen Erfahrungen mit dem COMT-Hemmer Tasmar® geben.

Wirkprinzip de COMT-Hemmer

Das Enzym Catechol-O-Methyltransferase (abgekürzt: COMT) findet sich innerhalb (zentral) und außerhalb (peripher) des Gehirns. Peripher wird L-Dopa über das Enzym Decarboxylase (DC) zu Dopamin und über das Enzym COMT zur unwirksamen Substanz 3-O-Methyldopa (3-OMD) abgebaut. 3-O-Methyldopa hat eine längere Halbwertzeit als L-Dopa, kann sich somit im Blut anreichern und an der Bluthirnschranke mit L-Dopa in Konkurrenz treten. Durch die periphere Hemmung der 3-OMD wird der Anteil an L-Dopa, der die Blut-Hirn-Schranke durchdringt, deutlich erhöht werden, gleichzeitig ist weniger 3-OMD im Blut vorhanden.

Zentral wird Dopamin durch COMT zu 3-MT (3-Methoxytyramin) und durch das Enzym MAO-B zu DOPAC umgewandelt (Abb. 36). Während die Hemmung der DC und MAO-B schon längere Zeit zur Parkinson-Therapie genutzt werden, ist die Hemmung der COMT erst seit kurzer Zeit therapeutisch nutzbar. Entacapon ist ausschließlich peripher wirksam, während Tolcapon sowohl peripher als auch zentral am Abbau von L-Dopa beteiligt ist. Zusammen mit L-Dopa verabreicht bewirken die COMT-Hemmer eine Verbesserung der Bioverfügbarkeit und eine gleichmäßigere Anflutung von L-Dopa im Gehirn. So werden im Gehirn über längere Zeit wirksame L-Dopa-Spiegel erreicht, ohne daß die Maximalkonzentration von L-Dopa wesentlich ansteigt. Vermehrte, durch Gipfelkonzentration ausgelöste Dyskinesien (Peak-dose-Dyskinesien) sind weniger zu erwarten. COMT-Hemmer sind im peripheren Bereich auf L-Dopa angewiesen, sollen derzeit also nur in Kombination mit L-Dopa angewendet werden. Wie sich COMT-Hemmer in der Lang-

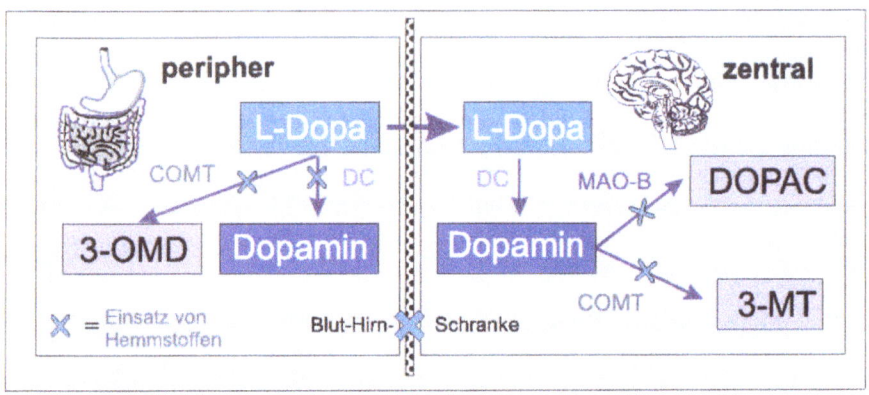

Abb. 36. Hemmung des Abbaus von L-Dopa und Dopamin in der Peripherie und im Gehirn (s. Text)

zeitbehandlung auswirken, kann erst nach entsprechenden Langzeitbeobachtungen bewertet werden.

COMT-Hemmer		
Handelsname	Wirkstoffgehalt pro Tablette	Packungsgrößen
Tasmar® (Tolcapon)*	100 mg	(30/60/100)
Tasmar® (Tolcapon)*	200 mg	(30/60/100)
Comtess® (Entacapon)	200 mg	(30/60/100)

* Zulassung ruht seit 17.11.1998.

Tolcapon (Tasmar®) ist sowohl peripher als auch zentral als COMT-Hemmer wirksam, während Entacapon (Comtess®) ausschließlich peripher die COMT-Aktivität hemmt. Therapeutisch entscheidend ist wahrscheinlich nur die periphere Hemmung. Ob die zentrale Hemmung des L-Dopa-Abbaus die Bildung freier Radikale begünstigt, wird derzeit kontrovers diskutiert. Beide COMT-Hemmer werden rasch resorbiert und haben eine Halbwertszeit von etwa 2–3 Stunden. Durch 200 mg Tasmar® wird die relative Bioverfügbarkeit um 90% erhöht, durch 200 mg Comtess® wird die Bioverfügbarkeit um 45% erhöht.

Die Wirkung von COMT-Hemmern ist noch am Tag der erstmaligen Einnahme oder spätesten am nächsten Tag zu erwarten. Mit dem erhöhten L-Dopa-Angebot können jedoch ebenso rasch auch Dyskinesien auftreten, wie wir sie durch Dosiserhöhung von L-Dopa kennen. Die Einstellung muß also unter engmaschiger Beobachtung erfolgen, um den unerwünschten Wirkungen rechtzeitig durch Reduktion der L-Dopa-Dosierung entgegenzuwirken. Bei Neigung zu Dyskinesien kann auch schon bei Behandlungsbeginn die L-Dopa-Dosis gesenkt werden. Die Ergebnisse der Langzeitbeobachtungen über viele Jahre müssen abgewartet werden.

In den meisten Fällen kann die L-Dopa-Tagesdosis gesenkt werden. COMT-Hemmer sind für Patienten mit motorischen Fluktuationen zugelassen. Durch die zusätzliche Gabe von COMT-Hemmern konnte in Studien eine deutliche Verlängerung der On-Phasen, also der Zeiten guter Beweglichkeit und eine Verringerung der Häufigkeit, Ausprägung und Dauer der Off-Phasen (Zeiten schlechter Beweglichkeit) erreicht werden. Die L-Dopa-Dosis kann in den meisten Fällen reduziert werden. Bei Patienten ohne motorische Fluktuationen können mit COMT-Hemmern eine Verbesserung der Bewältigung alltäglicher Aufgaben (ADL) und der Motorik erreicht werden. Durch die frühzeitige Kombination von L-Dopa und COMT-Hemmern können darüber hinaus motorische Spätkomplikationen verzögert werden.

Wirkung der COMT-Hemmer Tolcapon (Tasmar®) und Entacapon (Comtess®)

Merkmale

- Hemmt den Abbau von L-Dopa und Dopamin
- Verlängert die Halbwertzeit von L-Dopa
- Erhöht die Bioverfügbarkeit von L-Dopa
- Bewirkt eine gleichmäßigere Anflutung von L-Dopa
- Erhöht nicht die L-Dopa-Maximalkonzentration

Bei Patienten mit Fluktuationen

- Verlängerung der On-Phasen
- Verkürzung der Off-Phasen

Bei Patienten ohne Fluktuation

- Verbesserung der Bewältigung alltäglicher Aufgaben (ADL)
- Verzögertes Auftreten motorischer Fluktuationen

Dosierungshinweise

Comtess® (Entacapon) wird wegen seiner im Vergleich zum Tolcapon kürzeren Wirkzeit gemeinsam mit jeder L-Dopa-Dosis verabreicht. Zu jeder L-Dopa-Dosis werden 200 mg Comtess® hinzugegeben. Die Gesamttagesdosis kann auf maximal 2000 mg gesteigert werden. Bei Neigung zu Dyskinesien sollte die L-Dopa-Dosis mit der Zusatzmedikation von Comtess® reduziert werden.

Wie L-Dopa sollte der COMT-Hemmer nicht abrupt abgesetzt werden, da dem L-Dopa-Entzugssyndrom (s. S. 212) ähnliche Erscheinungen auftreten können.

Nebenwirkungen

COMT-Hemmer werden im allgemeinen gut vertragen. Nebenwirkungen ergeben sich im wesentlichen durch die Erhöhung des Dopaminangebots und bilden sich nach Reduktion von L-Dopa wieder zurück. Wenn Dyskinesien, Halluzinationen und Verwirrtheitszustände auftreten, muß die L-Dopa-Dosis angepaßt werden. Weitere Nebenwirkungen sind Übelkeit, hypotone Kreislaufregulationsstörungen, Schwindel, Schlafstörungen und Appetitverlust. Eine häufige nichtdopaminerge Nebenwirkung von Tasmar® waren Durchfälle (Diarrhöen), die nach 2–3 Monaten oder auch früher auftreten. Durchfall ist bei den übrigen Parkinsonmitteln eher ungewöhnlich. In Tasmar®-Studien traten die Durchfälle bei 16% (unter 3 × 100 mg Tasmar®) bzw. 18% (3 × 200 mg Tasmar®) zwei bis vier Monate nach Behandlungsbeginn auf und führten bei 5% bzw. 6% der Patienten zum Behandlungsabbruch. Die Ursache dieser Nebenwirkung ist bisher nicht bekannt. Die Dunkelgelbfärbung des Urins ist harmlos.

Wie erwähnt, mußte Tasmar® wegen schwerer Leberschädigung mit tödlichem Ausgang in drei Fällen mit Wirkung vom 17.11.98 aus dem Handel genommen werden.

Klinische Wirkung und Nebenwirkungen von COMT-Hemmern

- Die Wirkung setzt schon am ersten oder zweiten Tag ein
- Ebenso rasch können Dyskinesien auftreten
- Die L-Dopa-Dosierung kann in der Regel gesenkt werden
- COMT-Hemmer können mit allen gängigen Parkinsonmitteln kombiniert werden
- Die Nebenwirkungen entsprechen den L-Dopa-Nebenwirkungen
- Unter Comtess® können in 10% der Fälle Durchfälle auftreten
- Engmaschige Kontrollen der Leberwerte empfohlen (insbesondere bei leberkranken Patienten)

Entacapon (Comtess®) unterscheidet sich in seiner Wirkung nicht wesentlich von Tolcapon (Tasmar®). Comtess® hat eine Halbwertszeit von 2–3 Stunden und wird in einer Dosierung von 200 mg zur jeweiligen L-Dopa-Dosis hinzugegeben. Wie Tasmar® erhöht Comtess® die Bioverfügbarkeit von L-Dopa. Bei Parkinson-Patienten mit Fluktuationen konnten die Off-Zeiten signifikant vermindert und die On-Zeiten signifikant verlängert werden. Die zusätzliche Gabe von Comtess® erlaubt eine L-Dopa-Reduktion von bis zu 20%. In den beiden größten Studien mit Entacapon (USA = 205 Patienten; Skandinavien = 171 Patienten) konnte der tägliche Anteil der On-Zeiten im Durchschnitt um eine bzw. 1,3 Stunden erhöht werden. Nach 24wöchiger Behandlung hatten sich in der USA-Studie die Symptome unter Entacapon um 0,5 Punkte verbessert, während sie sich in der Kontrollgruppe um 3 Punkte verschlechtert hatten (UPDRS-Skala). In einer Tagesdosierung von 600 mg bis 2000 mg wurde Comtess® relativ gut vertragen. Die häufigsten Nebenwirkungen waren Dyskinesien, Bauchschmerzen oder Unwohlsein, Kreislaufregulationsstörungen, Durchfall (13%), Verwirrtheit, Ängstlichkeit und Schlaflosigkeit. In seltenen Fällen wird eine Erhöhung der Leberwerte beschrieben, so daß insbesondere bei leberkranken Patienten eine engmaschige Kontrolle der Leberenzyme erfolgen muß.

11.1.4
Therapie mit Dopaminagonisten

Neben der L-Dopa-Therapie stellen Dopaminagonisten derzeit den wichtigsten Pfeiler der medikamentösen Parkinson-Therapie dar. Dopaminagonisten sind Substanzen, welche die Wirkung von Dopamin nachahmen. In diesem Abschnitt geben wir Ihnen zunächst eine allgemeine Übersicht über die derzeit bei uns zugelassenen Dopaminagonisten, die wir dann im einzelnen besprechen werden. Bromocriptin (z. B. Pravidel®), α-Dihydroergocriptin (z. B. Almirid®), Lisurid (Dopergin®), Pergolid (Parkotil®) und Cabergolin (Cabaseril®) gehören zur Gruppe der Mutterkorn-Abkömmlinge oder Ergot-Derivate (Derivate = Abkömmlinge). Ropinirol (Requip®) und Pramipexol (Sifrol®) sind Nicht-Ergot-Derivate. Der Name „Mutterkorn" stammt von Inhaltsstoffen eines Pilzes, der auf Getreide wächst. Die Bezeichnung „Ergot" ist aus der Wirkung dieser Stoffe auf die Muskulatur der Gebärmutter (ergon = Wehen) abgeleitet (ergoline Dopaminagonisten). Die weiteren pharmakologischen Wirkungen der Dopaminagonisten wie Verminderung von Prolaktin (Hormon zur Förderung der Milchproduktion) und Wachstumshormonen spielten bei Parkinson-Patienten mit gewöhnlich höherem Lebensalter keine Rolle.

Ergot-Dopaminagonisten	Nicht-Ergot-Dopaminagonisten
Bromocriptin (z. B. Pravidel®)	Pramipexol /Sifrol®)
Cabergolin (Cabaseril®)	Ropinirol (Requip®)
α-Dihydroergocriptin (z. B. Almirid®)	
Lisurid (Dopergin®)	
Pergolid (Parkotil®)	

Wirkungsweise

Dopaminagonisten wirken direkt an den postsynaptischen Dopaminrezeptoren. Sie „agieren" dort ähnlich wie Dopamin, daher der Name Dopaminagonisten. Der ideale Dopaminagonist, der die Funktion des körpereigenen Dopamins in allen Bereichen erfüllt, ist bis heute nicht gefunden. Gefordert wird nach bisherigen Kenntnissen ein Dopaminagonist, der eine spezifische und ausgewogene Bindungsfähigkeit zu D2- und D1-Rezeptoren aufweist und eine physiologische, d. h. den normalen Verhältnissen angepaßte Stimulation bewerkstelligt. Für das Wirkprinzip der Dopaminagonisten ergeben sich im Vergleich zu L-Dopa eine Reihe von **Vorteilen:**

1 Während L-Dopa erst nach Umwandlung in Dopamin wirksam werden kann, stimulieren Dopaminagonisten direkt die Dopaminrezeptoren. Dopaminagonisten sind also nicht auf intakte präsynaptische Strukturen angewiesen.
2 Dopaminagonisten aktivieren auch besondere Rezeptoren an der ersten Nervenendigung (Präsynapse), die Autorezeptoren genannt werden. Diese Autorezeptoren regulieren die präsynaptische Dopaminfreisetzung. Dopaminagonisten ha-

ben zu den Autorezeptoren eine starke Bindungsfähigkeit und verringern so die Dopaminfreisetzung und den Dopaminumsatz. Es gibt tierexperimentelle Hinweise dafür, daß ein erhöhter Dopaminumsatz die Bildung giftiger Radikale und somit die Gefahr einer Nervenzellschädigung fördern kann (s. S. 34).

3 Dopaminagonisten werden im Gegensatz zu L-Dopa nicht zu potentiell giftigen Abbauprodukten verstoffwechselt. Für den Menschen gibt es jedoch bisher keine ausreichenden Beweise für eine giftige L-Dopa-Wirkung in der üblichen Dosierung.

4 Alle Dopaminagonisten haben eine längere Halbwertzeit als L-Dopa. Nach L-Dopa-Medikation kommt es infolge des raschen Anstiegs der Plasmakonzentration zu einer kurzzeitigen Überflutung der Dopaminrezeptoren mit Dopamin. Die kurze Halbwertzeit von L-Dopa (ca. 1,5 Stunden) führt dazu, daß am Ende des Dosisintervalls nicht mehr ausreichend Dopamin für die Rezeptorstimulation zur Verfügung steht. Die phasenhafte oder pulsative Stimulation der Dopaminrezeptoren soll das spätere Auftreten von Dyskinesien begünstigen. Dopaminagonisten führen zu einer gleichmäßigeren (tonischen) Rezeptorstimulation und verzögern bzw. verringern Fluktuationen und Dyskinesien. Dopaminagonisten haben eine höhere Bindungsfähigkeit zum postsynaptischen Rezeptor als körpereigenes Dopamin. Ein Überschuß an freigesetztem körpereigenem Dopamin kann am Dopaminrezeptor somit keine zusätzliche Wirkung ausüben, wodurch weniger Dyskinesien zu erwarten sind.

5 Im Gegensatz zu L-Dopa treten Dopaminagonisten beim aktiven Transport an der Blut-Hirn-Schranke oder bei der Aufnahme über die Darmwand nicht in Konkurrenz zum Nahrungseiweiß und anderen Substanzen. Dopaminagonisten können also zusammen mit den Mahlzeiten eingenommen werden, was auch die Verträglichkeit verbessert.

6 Nach experimentellen Untersuchungen können Dopaminagonisten nigrostriale Dopaminzellen vor dem weiteren Zelluntergang schützen (neuroprotektiver Effekt). Beim Menschen ist die Neuroprotektion allerdings noch nicht bewiesen.

Neurologen tendieren heute zu einem möglichst frühen Einsatz von Dopaminagonisten, um L-Dopa einzusparen und Spätkomplikationen hinauszuzögern. Klinische Studien mit den ersten zugelassenen Dopaminagonisten Bromocriptin und Lisurid (Dopergin®) haben eindeutig nachweisen können, daß die Kombinationstherapie im Vergleich zur Monotherapie mit L-Dopa Spätkomplikationen mildern und hinauszögern kann. Die neueren Dopaminagonisten bestätigen die Ergebnisse. Bei frühem Krankheitsbeginn (unter 50–55 Jahre) wird die initiale Therapie mit Dopaminagonisten favorisiert. Als Monotherapie (alleinige Therapie) ist der therapeutische Effekt der Dopaminagonisten meist geringer als der von L-Dopa. In der Kombinationstherapie von L-Dopa mit Dopaminagonisten kann bis zu 40 % L-Dopa eingespart werden. Auf die Therapiestrategien werden wir am Ende dieses Abschnitts noch ausführlicher eingehen.

Die einzelnen Dopaminagonisten unterscheiden sich sowohl pharmakodynamisch als auch pharmakokinetisch. Dopaminagonisten zeigen unterschiedliche Bindungsfähigkeiten zu D1-, D2- und anderen nichtdopaminergen Rezeptoren und haben unterschiedliche Plasmahalbwertzeiten.

Dopaminagonisten stimulieren vorzugsweise D2-Rezeptoren. Das Nebenwirkungsprofil von Dopaminagonisten ist auch von der Funktion und Bindungsfähigkeit an andere Rezeptoren, wie Noradrenalin und Serotonin-Rezeptoren abhängig. Die Überstimulation limbischer Dopaminrezeptoren kann zu zentralen Nebenwirkungen führen. Eine geringere Bindungsfähigkeit zu diesen Rezeptoren kann also eine bessere Verträglichkeit bedeuten. Eine kontinuierliche Rezeptorstimulation solle das Risiko von Spätkomplikationen (Fluktuationen, Dyskinesien) verringern. Um Ihnen eine Übersicht zu geben, haben wir nachfolgend die Funktion, Bindungsfähigkeiten und die Plasmahalbwertzeiten für einzelne Dopaminagonisten nach Literaturangaben zusammengestellt (Tab. 3). Anzumerken ist, daß die Wirkdauer der Dopaminagonisten in der Regel länger ist, als es die Plasmahalbwertzeiten vermuten lassen.

Nachteil der Dopaminagonisten ist, daß sie nicht so prompt auf Parkinson-Symptome wirken wie L-Dopa und oft ein ungünstigeres Nebenwirkungsprofil haben. Wegen möglicher Nebenwirkungen muß die Aufdosierung von Dopaminagonisten grundsätzlich langsam erfolgen. Obwohl die Tagestherapiekosten von Dopaminagonisten in der Monotherapie oder Kombinationstherapie mit L-Dopa in der Querschnittbetrachtung zu Beginn der Therapie höher sind als eine L-Dopa-Monotherapie, werden im Langzeitverlauf die Gesamtkosten für die medikamentöse Therapie reduziert, da das Auftreten von Fluktationen und Dyskinesien hinausgezögert wird. Die Kosten für die medikamentöse Behandlung von Parkinson-Patienten mit Fluktationen und Dyskinesien liegen deutlich höher als bei Patienten ohne motorische Spätkomplikationen. Insgesamt bedeutet der Einsatz von Dopaminagonisten einen wesentlichen Fortschritt in der Behandlung der Parkinson-Krankheit.

Tabelle 3. Rezeptorwirkung (Funktion bzw. Affinität) und Plasmahalbwertzeit einzelner Dopaminagonisten an Dopaminrezeptoren sowie Noradrenalin-Rezeptoren (A) und Serotonin-Rezeptoren (S)

Rezeptorwirkung zu Dopaminrezeptoren und Halbwertzeiten einzelner Dopaminagonisten								
	D_1	D_2	D_3	D_4	D_5	5-HT	NA	HWZ (Std.)
Bromocriptin	(−)	++	++	+	+	++	++	6
Cabergolin	O	+++	?	?	?	O	O	> 63
α-Dihydroergocriptin	+	+++	?	?	?	?	?	10−16
Lisurid	+	+++	++	?	?	O	O	2−3
Pergolid	+	+++	++++	+	+	++	++	7−16
Pramiepexol	O	++	++++	++	?	O	+	8−12
Ropinirol	O	++	++++	+	O	O	O	3,4−10

O = kein Effekt, − = hemmend, + = geringe ++ = mittlere +++ = starke ++++ = sehr starke Wirkung ? = unbekannt; $D_1 - D_5$ = DA-Rezeptoren, 5-HT = Serotonin-Rezeptor NA = Noradrenalin-Rezeptor, HWZ = Plasmahalbwertzeit (nach Olanow und Koller, 1998).

Handelspräparate

In Deutschland sind derzeit 7 Wirkstoffe als Dopaminagonisten für die Parkinsonbehandlung zugelassen. In der nachfolgenden Tabelle 4 sind auf der linken Seite die Wirkstoffe der Dopaminagonisten in alphabetischer Reihenfolge und auf der rechten Seite die Handelsnamen dargestellt. Die Dopaminagonisten sind qualitativ in ihrem Wirkungs- und Nebenwirkungsprofil vergleichbar, haben jedoch unterschiedliche Rezeptorprofile und unterschiedlich lang anhaltende therapeutische Effekte. Durch den Wechsel von einem Dopaminagonisten zu einem anderen kann nicht selten eine günstigeres Wirkungs-/Nebenwirkungsprofil erreicht werden. Durch die Wirkung auf nichtdopaminerge Rezeptoren erklären sich einige Nebenwirkungen wie Kreislaufstörungen (Blutdrucksenkung) und psychische Störungen (Psychosen).

Um Ihnen die Zuordnung Ihres Dopaminagonisten zu erleichtern, haben wir die bei uns zugelassenen Dopaminagonisten in Tabelle 5 mit Handelsnahmen und Darreichungsformen zusammengestellt (Stand: Rote Liste 1998).

Nach dem Arzneimittelgesetz kann der Gesundheitsminister durch Rechtsverordnung festlegen, daß Arzneimittel nur in bestimmten Packungsgrößen in den Verkehr geliefert werden dürfen. Für Parkinsonmittel sind folgende Packungsgrößen erlaubt: N1 = 30 Tabletten, N2 = 60 Tabletten, N3 = 100 Tabletten. Nicht alle Hersteller halten sich an diese Packungsgrößen.

Die einschleichende Medikation der Dopaminagonisten mildert nicht nur mögliche Nebenwirkungen, sondern läßt auch den Zeitpunkt einer optimalen Dosierung besser erkennen. Dopaminagonisten sollten stets mit oder nach einer Mahlzeit oder einem kleinen Imbiß eingenommen werden. Anders als beim L-Dopa ist eine Beeinträchtigung der Resorption durch die in der Nahrung enthaltenen Aminosäuren (eiweißreiche Kost) nicht zu erwarten. Werden Dopaminagonisten in Kombination mit L-Dopa verabreicht, werden beide Medikamente am besten etwa 60 Minuten nach dem Essen eingenommen.

Nebenwirkungen

Die Nebenwirkungen der Dopaminagonisten ergeben sich im wesentlichen aus ihren **peripheren Wirkungen** (Interaktionen mit Dopaminrezeptoren außerhalb

Tabelle 4. *Linke Spalte:* Wirkstoffe der Dopaminagonisten in alphabetischer Reihenfolge, *rechte Spalte:* Handelsnamen

Dopaminagonisten (Wirkstoffe und Handelsnamen)	
Wirkstoff	Handelsname
Bromocriptin	Bromocriptin ratiopharm®, kirim®, Pravidel®
Cabergolin	Cabaseril®
α-Dihydroergocriptin	Almirid®, Cripar®
Lisurid	Dopergin®
Pergolid	Parkotil®
Ropinirol	Requip®
Pramipexol	Sifrol®

Tabelle 5. Dopaminagonisten: Handelsnamen und Darreichungsformen

Handelsname	Inhalt (mg)
Almirid® 5,	Kapseln zu 5 mg
Almirid® 20	Tabletten zu 20 mg
Bromocriptin ratiopharm 2,5	Tabletten zu 2,5 mg
Bromocriptin ratiopharm 5	Kapseln zu 5 mg
Bromocriptin ratiopharm 10	Kapseln zu 10 mg
Cabaseril® 1 mg	Tabletten zu 1 mg
Cabaseril® 2 mg	Tabletten zu 2 mg
Cabaseril® 4 mg	Tabletten zu 4 mg
Cripar® 5	Kapseln zu 5 mg
Cripar® 20	Tabletten zu 20 mg
Dopergin®-0,2	Tabletten zu 0,2 mg
Dopergin®-0,5	Tabletten zu 0,5 mg
kirim® 2,5 mg	Tabletten zu 2,5 mg
kirim® 5 mg	Kapseln zu 5 mg
kirim® 10 mg	Kapseln zu 10 mg
Parkotil® 0,05	Tabletten zu 0,05 mg
Parkotil® Startpackung	Tabletten zu 0,05 mg
Parkotil® 0,25	Tabletten zu 0,25 mg
Parkotil® 1,0	Tabletten zu 1,0 mg
Pravidel® 2,5 mg	Tabletten zu 2,5 mg
Pravidel® 5 mg	Kapseln zu 5 mg
Pravidel® 10 mg	Kapseln zu 10 mg
Requip® 0,25 mg	Tabletten zu 0,25 mg
Requip® 0,5 mg	Tabletten zu 0,5 mg
Requip® 1 mg	Tabletten zu 1 mg
Requip® 2 mg	Tabletten zu 2 mg
Requip® 5 mg	Tabletten zu 5 mg
Sifrol® 0,088 mg	Tabletten zu 0,088 mg
Sifrol® 0,18 mg	Tabletten zu 0,18 mg
Sifrol® 0,7 mg	Tabletten zu 0,7 mg

des Gehirns): Die meist zu Beginn der Behandlung auftretenden orthostatischen Kreislaufregulationsstörungen und Magen-Darmbeschwerden lassen sich durch die vorherige oder gleichzeitige befristete Gabe von Domperidon (Motilium®, 3 × 10 mg bis 3 × 20 mg) gut beeinflussen. In späteren Therapiestadien treten die Nebenwirkungen im allgemeinen dann auch ohne Motilium® nicht mehr auf. Bei den **zentralen Nebenwirkungen** der Dopaminagonisten stehen psychische Störungen ganz im Vordergrund (s. Kasten). Man geht davon aus, daß die zentralen Nebenwirkungen unter Dopaminagonisten durch eine unphysiologische Stimulation limbischer Dopaminrezeptoren ausgelöst werden. Solange Nebenwirkungen bestehen, darf die Dosis nicht gesteigert oder es muß die L-Dopa-Dosis gesenkt werden. Wichtig ist, daß Ihnen als Patient vor der Ein- bzw. Umstellung auf einen Dopaminagonisten mögliche Nebenwirkungen bekannt sind und Sie eine Sofortwirkung nicht erwarten dürfen. Im folgenden Kasten sind die häufigsten Nebenwirkungen der Dopaminagonisten zusammengefaßt.

Nebenwirkungen der Dopaminagonisten

- Magen-Darmbeschwerden
  (Appetitlosigkeit, Übelkeit, Erbrechen, Verstopfung)
- Herz-Kreislaufstörungen
  Blutdruckabfall, Herzrhythmusstörungen
  Durchblutungsstörungen an Fingern und Zehen
- Zentrale Nebenwirkungen
  Schwindel, Schläfrigkeit, Verwirrtheit, Trugwahrnehmungen,
  Steigerung des sexuellen Verlangens, Appetitsteigerung
- Verstärkung der Dyskinesien (Überbewegungen)
- Sonstige Nebenwirkungen
  Kopfschmerzen, Durchblutungsstörungen an den Fingern, Ödeme (ergoline Dopaminagonisten), retroperitoneale/pulmonale Fibrose (ergoline Dopaminagonisten)

Bei höherer Dosierung der Dopaminagonisten kann es zur Libidosteigerung (Steigerung des Sexualtriebs), selten zur Libidominderung kommen. Bei älteren Patienten muß mit der Dosierung von Dopaminagonisten besonders vorsichtig umgegangen werden, insbesondere, wenn schon zuvor psychische Störungen bekannt waren. Ein Teil der Nebenwirkungen wird auf ergotaminähnliche Effekte zurückgeführt, so daß der Wechsel zu einem Nicht-Ergot-Dopaminagonisten sinnvoll sein kann. Selten sind unter hochdosierter Dauerbehandlung mit Ergot-Dopaminagonisten Angina pectoris-Anfälle und Durchblutungsstörungen in den Fingern und Zehen (Raynaud-Symptomatik), periphere Ödeme und fibrotische Veränderungen an der

Verzicht auf Dopaminagonisten bei

- psychischen Störungen in der Vergangenheit,
- ausgeprägter Hirnleistungsstörung,
- schweren Herz-Kreislaufstörungen,
- Magen-Darmgeschwüren in jüngster Zeit.

Lunge beschrieben worden, die sich nach Absetzen der Dopaminagonisten zurückgebildet haben. Bei Risikopatienten (z.B. Rauchern, Vorerkrankungen der Lunge) sollten die Blutsenkungsgeschwindigkeit (BSG) bestimmt und evtl. eine Röntgenaufnahme der Lunge durchgeführt werden.

Charakteristika der Dopaminagonisten

In diesem Abschnitt werden wir einige Charakteristika der zur Zeit in Deutschland zugelassenen Dopaminagonisten besprechen. Zu den Merkmalen werden wir einzelne Studienergebnisse aufführen, die aber für die Gesamtbeurteilung des entsprechenden Dopaminagonisten nicht immer ausreichend sind. Die L-Dopa-Einsparungseffekte unter Dopaminagonisten und der positive Einfluß auf Spätkomplikationen wie Fluktuationen und Dyskinesien sind in etwa vergleichbar. Unsere Vorschläge für die Ein- bzw. Umstellung können nur eine grobe Orientierung darstellen. Immer muß die Einstellung einschleichend erfolgen und sich etwaigen Nebenwirkungen anpassen. Ihr Arzt wird Ihnen einen auf Ihr besonderes Krankheitsbild abgestimmten Ein- bzw. Umstellungsplan vorschlagen. Die Nebenwirkungen der einzelnen Dopaminagonisten sind zwar ähnlich, können aber in der Stärke deutliche Unterschiede ausweisen. Lesen Sie sich die Gebrauchsinformation (Beipackzettel) Ihres Medikaments in Ruhe durch. Hier finden Sie eine größere Auflistung von Nebenwirkungen, Wechselwirkungen mit anderen Medikamenten, Vorsichtsmaßnahmen und Gegenanzeigen, die über die hier genannten Hinweise hinausgehen. Wir haben zu Ihrer Information nur die wichtigsten Hinweise in diesem Buch aufgeführt. Sollten Sie im Beipackzettel einen Hinweis finden, der für Sie zutreffen oder wichtig sein könnte, fragen Sie vor Therapiebeginn nochmals Ihren Arzt.

Bei der Umstellung von einem Dopaminagonisten auf einen anderen muß eine vergleichbare bzw. gleichwertige Wirkstärke (Äquivalenzdosis) des neuen Dopaminagonisten gefunden werden. Die in der nachfolgende Tabelle 6 nach klinischen Erfahrungen dargestellten mittleren Tagesdosen und Dosisbereiche der einzelnen Dopaminagonisten stellen Näherungswerte dar, so daß für jeden einzelnen Patienten

Tabelle 6. Mittlere Tagesdosen und Dosisbereiche (nach Herstellerangaben in den Fachinformationen)

	Durchschnittliche Tagesdosis (mg)	Dosisbereich (mg/Tag)
Bromocriptin	15	12,5–30
Cabergolin	4	2–6
α-Dihydroergocryptin	60	40–120
Lisurid	1,25	0,6–2
Pergolid	3,0	0,75–5
Pramipexol-Salz	1,5	0,375–4,5
Ropinirol	9,0	3–24

die optimale Dosierung gefunden werden muß. Wir haben die Erfahrung gemacht, daß die Dopaminagonisten in der Praxis häufig zu niedrig dosiert werden. Bevor wegen eines vermeintlich mangelnden Therapieerfolgs von einem Dopaminagonisten auf einen anderen ungestellt wird, sollte eine optimale Dosierung mit dem bisher verabreichten Dopaminagonisten erreicht sein. Über Bromocriptin und Lisurid liegen die längsten und umfangreichsten Erfahrungen vor. Die neueren Dopaminagonisten müssen sich an den Klassikern Bromocriptin und Lisurid messen lassen.

11.1.4.1.1
Bromocriptin

Bromocriptin. Bromocriptin findet sich als Bromocriptin von ct, Bromocriptin ratiopharm®, Bromocrel®, kirim® und Pravidel® in Deutschland im Handel. Bromocriptin war als Pravidel® der erste in Deutschland für die Parkinsonbehandlung zugelassene Dopaminagonist und schon zuvor zum Abstillen und bei Riesenwuchs in Gebrauch (1977). Lisurid (Dopergin®) kam einige Jahre nach Bromocriptin in den Handel (1982). Für die Parkinsonbehandlung wurde Lisurid 1988 zugelassen.

Bromocriptin hat eine starke Bindungsfähigkeit zum D2-Rezeptor und eine schwache dem D1-Rezeptor entgegengerichtete Komponente (antagonistische Wirkung, Tabelle 4). Bromocriptin stimuliert auch den präsynaptischen Dopaminrezeptor. Da man davon ausgeht, daß für eine gute motorische Wirkung sowohl D2- als auch D1-Rezeptoren agonistisch (zusammenwirkend) stimuliert werden sollten, ist die Wirksamkeit im Vergleich zu anderen D2- und D1-Rezeptor-Agonisten etwas ungünstiger. Möglicherweise ist für die Wirkung von Bromocriptin körpereigenes Dopamin zur D1-Stimulation erforderlich. Für Patienten, die Bromocriptin über Jahre in der Kombination mit L-Dopa einnehmen, das Medikament gut vertragen und keine motorischen Fluktuationen entwickelt haben, besteht kein zwingender Grund zur Umstellung. Die Halbwertzeit von Bromocriptin wird mit 6 Stunden angegeben. Bromocriptin von ct, Bromocriptin ratiopharm®, kirim® und Pravidel® ist in teilbaren Tabletten zu 2,5 mg (Packungsgrößen: 10/30/100 Tabletten) und in Kapseln zu 5 mg und 10 mg erhältlich. Bromocriptin steht auch als Bromocriptin-Depot-Injektionslösung zur intramuskulären Behandlung bei ausgeprägten Wirkungsfluktuationen zur Verfügung (Novartis Pharma).

Für die Umstellung von der L-Dopa-Monotherapie auf die Kombinationsbehandlung mit Bromocriptin beginnt man mit einer geringen Dosis am Abend, z.B. $^1/_2$ Tablette (= 1,25 mg). In Abhängigkeit von der Verträglichkeit kann stufenweise wöchentlich um $^1/_2$ Tabletteoder rascher gesteigert werden. Bei Übelkeit wird zusätzlich Motilium®, 3 × 10 mg bis 3 × 20 mg verordnet. Die L-Dopa-Medikation bleibt zunächst unverändert. In der Regel setzt die optimale Wirkung nach 6 Wochen ein, so daß dann mit der L-Dopa-Reduktion begonnen werden kann (bis etwa 30%). Der mittlere Dosisbereich liegt bei 12,5–30 mg.

Als besondere **Nebenwirkung** ist es in seltenen Fällen unter der Behandlung mit höheren Bromocriptindosen (30–140 mg) zu fibrotischen Veränderungen an Lunge und Bauchfell gekommen, die sich nach dem Absetzen wieder zurückbildeten. Auch bei den anderen Ergotderivaten (Lisurid, Pergolid, α-Dihydroergocryptin und Carbergolin sind sehr selten bei Langzeitmedikation in höherer Dosierung fibrotische Veränderungen an der Lunge beschrieben worden. Bei Risikopatienten (z. B. nach einer Lungenerkrankung) sollten Röntgenaufnahmen der Lunge vor Therapiebeginn mit Dopaminagonisten von Ergottyp durchgeführt werden. Weiterhin sind bei einigen Patienten zum Teil schmerzhafte Hautveränderungen (Erythromelalgie, Renaud-Phänomene) beschrieben worden. Ansonsten entsprechen die Nebenwirkungen denen der übrigen Dopaminagonisten.

Lisurid (Dopergin®). Der Dopaminagonist Lisurid ist nach Bromocriptin der am längsten bekannte und eingesetzte Dopaminagonist für die Behandlung des Parkinson-Syndroms. Lisurid gehört zur Stoffklasse der Ergot-Derivate. Die Wirksamkeit und Verträglichkeit von Lisurid in der Monotherapie und in der frühen Kombination mit L-Dopa wurden u. a. in einer 10 Jahresstudie im Vergleich mit einer L-Dopa-Monotherapie dokumentiert. Lisurid ist auch parenteral (über die Vene) verabreichbar, jedoch in dieser Darreichungsform nicht zugelassen und steht nur in akuten Notfällen oder bei gravierenden und bedrohlichen Komplikationen der Krankheit, wenn nach Aussage des behandelnden Arztes keine zugelassene therapeutische Alternative vorhanden ist, zur Verfügung. Weitere Informationen zu dieser Darreichungsform sind für den Arzt bei der Schering AG, Berlin erhältlich.

Lisurid (Dopergin®) hat eine sehr hohe Bindungsfähigkeit zum D2-Rezeptor, die 33fach stärker im Vergleich zum Bromocriptin und 13fach stärker im Vergleich zum Pergolid ist. Die mittlere Bindungsfähigkeit zum D1-Rezeptor ist in ähnlicher Relation höher als beim Bromocriptin und Pergolid. Damit kommt Lisurid in seiner Wirkung dem körpereigenen Dopamin nahe. Im Vergleich zum Bromocriptin hat Lisurid eine stärkere klinische Wirkung. Nach etwa 30–60 Minuten wird der maximale Wirkstoffspiegel erreicht, die Plasmahalbwertzeit ist mit 2–3 Stunden relativ kurz. Dies deutet daraufhin, daß die Wirkdauer länger ist, als es die Halbwertzeit vermuten läßt. Langzeituntersuchungen über mehr als 10 Jahre konnten zeigen, daß Dopergin® in Kombination mit L-Dopa weniger motorische Fluktuationen und Dyskinesien auslöst als die alleinige Behandlung mit L-Dopa. In dieser Studie konnte auch gezeigt werden, daß die frühe Kombination von L-Dopa und Lisurid im Vergleich zur L-Dopa-Monotherapie zu einer vergleichbaren Verbesserung der Parkinson-Symptomatik führt. Bei noch unbehandelter und früher Parkinson-Krankheit könnte in der Monotherapie über 1–2 Jahre eine gute symptomatische Wirkung erreicht werden. Bei Patienten mit Psychosen in der Krankheitsgeschichte ist, wie bei den übrigen Dopaminagonisten auch, die Gefahr der Auslösung von Verwirrtheitszuständen und Psychosen gegeben. Bei diesen Patienten muß der Arzt eine Nutzen-Risiko-Abwägung vornehmen.

Dopergin® steht in teilbaren Tabletten zu 0,2 mg (Packungsgrößen: 10/30/100 Tabletten) und 0,5 mg (Packungsgrößen: 20/50) dem Handel zur Verfügung. Die Einstellung wird mit 0,1 mg pro Tag, entsprechend $1/2$ Tablette, am Abend begonnen und in langsamen Schritten (wöchentlich) von 0,1–0,4 mg bis zur optimalen Dosis gesteigert. Dopergin®-0,5 ist nur zur höherdosierten Weiterbehandlung von mit Dopergin®-0,2 stabil eingestellten Patienten bestimmt. In einer Studie konnte mit einer mittleren Tagesdosis von 2,6 mg eine Besserung der Parkinson-Symptomatik von 34% in der On-Phase erreicht werden. In der oben genannten 10-Jahresstudie betrug die mittlere Tagesdosis von Lisurid 1,1 mg für die Kombi-

Tabelle 7. Dosierungsbeispiel für die einschleichende Behandlung mit Dopergin®

Dopergin®-0,2 (zur einfachen Einstellung)				
Woche	morgens	mittags	abends	Tagesdosis (mg)
1			0,1	0,1
2	0,1		0,1	0,2
3	0,1	0,1	0,1	0,3
4	0,1	0,1	0,2	0,4
5	0,2	0,1	0,2	0,5
6	0,2	0,2	0,2	0,6
7	0,2	0,2	0,3	0,7
8	▲ Umstellung			

Dopergin®-0,5 (zur höherdosierten Weiterbehandlung)				
Woche	morgens	mittags	abends	Tagesdosis (mg)
7	0,25	0,25	0,25	0,75
8	0,25	0,25	0,5	1,00
9	0,5	0,25	0,5	1,25
10	0,5	0,5	0,5	1,5
11	Je nach klinischem Bild bei Bedarf weitere			
12	Aufdosierung bis zu 2,0 mg/Tag			

Bei Kombination mit L-Dopa ist eine L-Dopa-Reduktion von 30–40 % möglich

nation mit L-Dopa und 1,4 mg für die Lisurid-Monotherapie. Wie bei den anderen Dopaminagonisten auch, soll die Aufdosierung sehr langsam erfolgen, um Nebenwirkungen zu vermeiden. Bei Übelkeit kann vorübergehend Motilium®, 3 × 10 mg bis 3 × 20 mg verabreicht werden. In den meisten Fällen liegt die Tagesdosis zwischen 0,6 und 2 mg und kann auf 3–4 Einzeldosen verteilt werden. Dosierungen unter 0,6 mg pro Tag lassen keine klinische Wirkung erwarten. Bei Umstellung von Bromocriptin auf Dopergin® ist davon auszugehen, daß 1 mg Lisurid etwa 12 mg Bromocriptin entsprechen. Dopergin® sollte immer mit einem kleinen Imbiß (z. B. Brötchen) eingenommen werden, um die Verträglichkeit zu verbessern. Falls Magen-Darm- oder Kreislaufstörungen auftreten, sollte die Dosis zunächst nicht weiter erhöht werden. Bei Auftreten psychischer Störungen muß die Dosis reduziert werden. Ein Beispiel einer Einstellung auf Dopergin® sehen Sie in Tabelle 7. In fortgeschrittenen Krankheitsstadien können – wie bei anderen Dopaminagonisten auch – kürzere Dosisintervalle notwendig werden (4–5mal pro Tag). Die mittlere Dosierung liegt bei 1,3 mg.

Pergolid (Parkotil®). Pergolid wurde mit dem Handelsnahmen Parkotil® nach Bromocriptin und Lisurid 1993 in Deutschland eingeführt und zur Kombinationsbehandlung mit L-Dopa zugelassen.

Pergolid (Parkotil®) ist ein halbsynthetisches Ergotderivat und bindet bevorzugt an D2-Rezeptoren. Im Gegensatz zum Bromocriptin ist Pergolid ein starker D2-Agonist und ein schwacher D1-Agonist. Der maximale Plasmaspiegel wird nach 1–2 Stunden erreicht. Im Vergleich zum Bromocriptin ist die Plasmahalbwertzeit deutlich länger (7–16 Stunden) und die therapeutische Wirkung hinsichtlich der Zunahme der motorischen Leistungsfähigkeit und Verbesserung der Alltagsaktivitäten günstiger. In Studien konnte die motorische Funktion um 35% gebessert und die Off-Phasen um den gleichen Betrag reduziert werden. Die L-Dopa-Einsparung betrug 20–30%. Parkotil® steht in Tablettenform zu 0,05 mg, 0,25 mg und 1,0 mg dem Handel zur Verfügung.

Für die Einstellung hat sich die Parkotil-Startpackung für die ersten 8 Tage mit 30 Tabletten zu 0,05 mg bewährt, die ein klares Dosierungsschema vorgibt. Ansonsten beginnt man in der Kombinationsbehandlung mit 0,05 mg (1 Tablette zu 0,05 mg am Abend) während der ersten beiden Tage. Während der nächsten Wochen wird je nach Verträglichkeit alle zwei Tage um 0,125 mg erhöht. Die Verteilung erfolgt auf 3–4 Einzeldosen. Bei Übelkeit kann Motilium® (3 × 10 mg bis 3 × 20 mg) für einen beschränkten Zeitraum eingesetzt werden. Die mittlere Tagesdosis liegt bei 3 mg. Ein Dosierungsbeispiel für die einschleichende Kombinationsbehandlung mit Parkotil® sehen Sie in Tabelle 8.

In üblichen Dosierungen bis 3 mg wird Parkotil® gut vertragen. In seltenen Fällen sind – wie bei anderen Ergotderivaten auch – ansteigende Leberenzyme, Knöchelödeme, Erythromelalgie und fibrotische Veränderungen an der Lunge beschrieben worden.

α-Dihydroergocryptin (z. B. Almirid®). Der Wirkstoff α-Dihydroergocryptin (DEC) ist für die Kombinationsbehandlung mit L-Dopa für Patienten ohne Fluktuationen in Deutschland seit 1995 zugelassen.

α-Dihydroergocryptin hat eine hohe Affinität zum D2-Rezeptor und geringere Bindungsfähigkeit zum D1-Rezeptor. Mit etwa 10–16 Stunden hat dieser Dopamin-

Tabelle 8. Dosierungsbeispiel für die einschleichende Kombinationsbehandlung mit Parkotil®

Einschleichende Dosierung von Parkotil® (mg)/L-Dopa-Reduktion					
Tag	Morgen	Mittag	Abend	Gesamt	L-Dopa
1–2	0	0	0,05	0,05 mg	unverändert
3–5	0,05	0,05	0,05	0,15 mg	unverändert
6–8	0,1	0,1	0,1	0,3 mg	unverändert
9–11	0,1	0,1	0,25	0,45 mg	unverändert
12–14	0,1	0,25	0,25	0,6 mg	Reduktion
15	0,25	0,25	0,25	0,75 mg	vorsichtig
jeden 2. Tag um 0,125 mg erhöhen, bis max. 3 mg					bis 40 %

agonist die zweitlängste Plasmahalbwertzeit unter den bisher bei uns zugelassenen Dopaminagonisten. Bei Erreichen der Erhaltungsdosis wird das Medikament dreimal pro Tag verabreicht. Bei guter klinischer Wirksamkeit besteht im Vergleich zum Bromocriptin ein relativ günstiges Nebenwirkungsprofil. Die Neigung zu psychiatrischen Nebenwirkungen wie Halluzinationen und Psychosen, wird als relativ gering eingeschätzt, so daß sich Dihydroergocryptin besonders für den Einsatz bei älteren Patienten mit entsprechendem Risiko anbietet.

Almirid® steht in Kapselform zu 5 mg für die Einstellphase und in Tablettenform zu 20 mg (teilbar) für die Erhaltungstherapie dem Handel zur Verfügung.

Die Einstellung soll langsam einschleichend in 10-mg-Schritten erfolgen. Man beginnt mit je einer 5 mg-Kapsel am Morgen und am Abend für die ersten beiden Wochen. Nach den ersten zwei Wochen werden die Kapseln durch die 20-mg-Tablette ersetzt. In der dritten und vierten Woche nimmt man $^1/_2$ Tablette (= 10 mg) morgens und $^1/_2$ Tablette abends, also insgesamt 20 mg pro Tag. Nun wird die Tagesdosis mit den Tabletten alle zwei Wochen um weitere 10 mg erhöht bis zu einer Erhaltungsdosis von etwa 40–60 mg (2–3 Tabletten). Bei fortgeschrittener Parkinson-Krankheit sind oft Tagesdosen von über 100 mg erforderlich, um eine ausrei-

Tabelle 9. Dosierungsbeispiel für die einschleichende Dosierung mit Almirid®

Einschleichende Dosierung von Almirid®/L-Dopa-Reduktion					
Woche	Morgen	Mittag	Abend	Gesamt	L-Dopa
1–2	5 mg	0	5 mg	10 mg	unverändert
3–4	10 mg	0	10 mg	20 mg	unverändert
5–6	15 mg	0	15 mg	30 mg	unverändert
alternativ	10 mg	10 mg	10 mg	30 mg	
7–8	20 mg	0	20 mg	40 mg	unverändert
9–10	20 mg	10 mg	20 mg	50 mg	vorsichtige
10–11	20 mg	20 mg	20 mg	60 mg	Reduktion
alle 2 Wochen			bis max.	120 mg	bis ca. 50 %

chende Wirkung zu erzielen. Die Erhaltungsdosis sollte morgens, mittags und abends eingenommen werden. Die mittlere Tagesdosis wird mit 60 mg angegeben.

Cabergolin (Cabaseril®). Der Wirkstoff Carbergolin steht seit 1995 unter dem Handelsnamen Dostinex® zur Behandlung des Prolaktinoms (Prolaktin-produzierender Hypophysentumor) und seit 1997 als Cabaseril® zur Behandlung der Parkinson-Krankheit dem Handel in Deutschland zur Verfügung. Zugelassen ist Cabaseril® als Ergänzung zur Behandlung mit L-Dopa. Zur Anwendung von Cabaseril® in der Frühphase der Parkinson-Krankheit liegen erste Erfahrungen vor.

Cabergolin gehört zu den Ergot-Dopaminagonisten mit einer hohen Bindungsfähigkeit zur D2-Rezeptorfamilie und einer geringeren D1-Rezeptoraffinität. Die Serotonin- und Noradrenalin-Rezeptoren werden kaum aktiviert (s. Tabelle 3, S. 177). Die mit der Bindung an diese Rezeptoren zu erwartenden Nebenwirkungen sollten daher seltener auftreten. Die Besonderheit von Cabergolin ist die im Vergleich zu anderen Dopaminagonisten lange Wirkdauer. Cabergolin besitzt mit etwa 65 Stunden die längste Plasmahalbwertzeit aller Dopaminagonisten und muß nur einmal pro Tag eingenommen werden, um einen wirksamen Plasmaspiegel zu erreichen. Ob die Verteilung auf zwei Tagesdosierungen bei Unverträglichkeit und dyskinetischen Nebenwirkungen vorteilhaft ist, muß geprüft werden. Nach Absetzen von Cabaseril® sind nach 30–35 Stunden keine wirksamen Plamaspiegel und somit auch keine Nebenwirkungen mehr zu erwarten. Im Vergleich mit kürzer wirksamen Dopaminagonisten ist auch ein längeres Anhalten der Nebenwirkungen denkbar.

In Studien konnten in Abhängigkeit von der Dosierung die Off-Zeiten deutlich (um 30–80%) verkürzt werden. In einem Beobachtungszeitraum von 3–5 Jahren erhielt eine Patientengruppe L-Dopa und eine andere Cabaseril® als Monotherapie. In der Cabaseril®-Monotherapie traten deutlich weniger Dyskinesien als in der L-Dopa-Gruppe auf, wobei die Häufigkeit der Dyskinesien mit der L-Dopa-Tagesdosis korrelierte. Bei Leber- und Nierenleiden wird Cabaseril® sicher ausgeschieden.

Zur Kombination mit L-Dopa wird in der ersten Woche 1 Tablette zu 1 mg Cabaseril® als Einmalgabe morgens begonnen. Die L-Dopa-Medikation wird zunächst unverändert beibehalten. In der zweiten Woche wird auf insgesamt 1,5 bis 2 mg pro Tag erhöht, d.h. $1/2$ bis 1 Tablette hinzugegeben. Wenn die Tagesdosis von 2 mg nicht ausreichend ist, kann weiter um 0,5–1 mg pro Tag aufdosiert und L-Dopa reduziert werden, bis die optimale Wirkung erreicht ist. Eine wöchentliche Dosissteigerung läßt nach 2–3 Wochen therapeutisch wirksame Spiegel erwarten. Bei Übelkeit kann vorübergehend Motilium®, 3 × 10 mg bis 3 × 20 mg verabreicht werden. Das Umsetzen von einem anderen Dopaminagonisten auf Cabaseril® erfolgt stufenweise innerhalb von 2–3 Wochen. Für Cabaseril® müssen erst konstante Plamaspiegel („steady state") erreicht werden, so daß ein direktes Umstellen durch Austausch einen zu geringen Dopaminspiegel zur Folge hätte. Cabaseril® steht in Tablettenform zu 1 mg, 2 mg und 4 mg zur Verfügung. Die mittlere Tagesdosis liegt bei 4 mg. Es wird empfohlen, die Tabletten als Einmalgabe zum Frühstück mit etwas Flüssigkeit einzunehmen.

Die **Nebenwirkungen** entsprechen denen anderer Ergot-Dopaminagonisten. Zu Beginn der Behandlung kann es zu Magen-Darmstörungen und zur Blutdrucksenkung kommen. Bei zentralen Nebenwirkungen (Halluzinationen, Psychosen) sollte zunächst die L-Dopa-Dosierung vermindert werden. Beinödeme und Raynaud-Symptome sind selten. Da die ebenfalls seltenen fibrotischen Veränderungen der Lungen oft mit einer Erhöhung der Blutsenkungsgeschwindigkeit (BSG) einhergingen, sollte vor Therapiebeginn die BSG bestimmt werden. Die letztgenannten Nebenwirkungen sind selten und auch von den übrigen ergolinen Dopaminagonisten bekannt.

Ropinirol (Requip®). Das 1997 bei uns eingeführte Requip® enthält als Wirkstoff Ropinirol, der nicht zur Gruppe der Mutterkorn-Derivate gehört. Requip® ist der erste nichtergoline Dopaminagonist, der neben der Kombination mit L-Dopa auch für die Monotherapie der Parkinson-Krankheit im Frühstadium zugelassen ist. Nach bisherigen Untersuchungen besteht ein günstiges Wirkungs-Nebenwirkungs-Spektrum, insbesondere mit weniger Kreislauf- und psychischen Störungen bei älteren Parkinson-Patienten. Requip® gibt es in fünf verschiedenen Wirkstärken: 0,25 mg, 0,5 mg, 1 mg, 2 mg, 5 mg. Es sind Packungen zu 21 Tabletten und 84 Tabletten erhältlich.

Ropinirol (Requip®) hat eine hohe Bindungsfähigkeit zur D2-Rezeptorfamilie, insbesondere zum D3-Rezeptor und keine Affinität zum D1-Rezeptor. Zu den nichtdopaminergen Rezeptoren besteht keine nennenswerte Affinität, so daß ein günstiges Nebenwirkungsprofil für Kreislauf- und psychische Störungen erwartet werden kann. Die maximale Plasmakonzentration wird nach etwa 1,5 Stunden erreicht, wenn das Medikament nüchtern und etwa 4 Stunden, wenn Requip® zusammen mit einer Mahlzeit eingenommen wird. Die Plasmahalbwertzeit wird mit 3,4–10 Stunden angegeben. In einer Studie zum Wirksamkeitsvergleich von Ropinirol und L-Dopa in der Monotherapie konnte eine vergleichbare Wirkung bei leichten Erkrankungsfällen für die ersten 6 Monate nachgewiesen werden. In der Monotherapie mit Requip® war nach 6 Monaten eine Besserung der motorischen Funktion um 24% nachweisbar, während sich die unbehandelte Gruppe leicht verschlechtert hatte. Im Vergleich zum Bromocriptin war Requip® in der frühen Monotherapie über 3 Jahre effektiver. Über die Hälfte der Patienten konnte über 3 Jahre ausreichend in der Monotherapie mit diesem Dopaminagonisten behandelt werden.

Die **Anfangsdosis** sollte während der ersten Woche 1 Filmtablette Requip® 0,25 mg 3 × täglich betragen. Danach kann die Dosis in 3 × täglich 0,25-mg-Schritten erhöht werden. (1. Woche 0,75 mg, 2. Woche 1,5 mg, 3. Woche 2,25 mg, 4. Woche 3,0 mg, 5. Woche 6 mg, 6. Woche 9 mg, 7. Woche 12 mg, 8. Woche 15 mg). In der Kombinationsbehandlung mit L-Dopa kann die L-Dopa-Dosis schrittweise um 20–30% reduziert werden. Die mittlere Tagesdosis liegt bei 3–6 mg, die Höchstdosis wird mit 24 mg pro Tag angegeben (Tabelle 10).

Tabelle 10. Einschleichende Dosierung von Requip®

Einschleichende Dosierung von Requip®					
Woche	Morgen	Mittag	Abend	Gesamt	L-Dopa
1	0,25 mg	0,25 mg	0,25 mg	0,75 mg	unverändert
2	0,5 mg	0,5 mg	0,5 mg	1,5 mg	unverändert
3	0,75 mg	0,75 mg	0,75 mg	2,25 mg	unverändert
4	1,0 mg	1,0 mg	1,0 mg	3,0 mg	vorsichtige Reduktion ca. 30%
Weitere Aufdosierung bis 9 mg (max. 24 mg)					

Pramipexol (Sifrol®). Pramipexol (Sifrol®) ist der neueste Dopaminagonist, der für die Kombinationsbehandlung mit L-Dopa 1998 in Deutschland eingeführt wurde. Pramipexol ist nach Requip® der zweite bei uns zugelassene Dopaminagonist, der nicht zu der Gruppe der Ergot-Derivate gehört.

Sifrol® bindet vorwiegend an die D2-Rezeptoren-Gruppe und dort besonders an den D3-Rezeptor. D3-Rezeptoren befinden sich auch in Hirnstrukturen, denen eine stimmungsaufhellende Wirkung zugeschrieben wird (limbisches System). Es besteht keine Affinität zum D1-Rezeptor (s. Tabelle 4). Da Serotonin- und Noradrenalin-Rezeptoren kaum aktiviert werden, sind unter Sifrol® weniger Kreislauf- und Magen-Darmstörungen zu erwarten. Die Wirksamkeit wurde in der Kombinationsbehandlung und in der Monotherapie (im Vergleich zu Placebo) nachgewiesen. In den USA, Kanada und der Schweiz ist Pramipexol für die Monotherapie zugelassen. Beim fortgeschrittenem Parkinson-Syndrom konnten die motorischen Leistungen um 26,7% und die Aktivitäten des täglichen Lebens um 34% nach der UPDRS-Skala verbessert werden. Off-Phasen konnten in der Kombination von L-Dopa und Sifrol® um 17% im Vergleich zu 6% (nur L-Dopa) gesenkt werden, dabei konnte 25% L-Dopa eingespart werden. In einer Vergleichsstudie über 9 Monate mit Bromocriptin (durchschn. Dosis: 22,6 mg) war Pramipexol (durchschn. Dosos: 3,4 mg) wirksamer. Sifrol® zeichnet sich durch eine relativ rasch einsetzende Wirkung aus, so daß in den meisten Fällen innerhalb von 3 Wochen eine wirksame Dosis erreicht wird. In der Monotherapie konnte Sifrol® die Symptomatik im frühen Krankheitsstadien signifikant verbessern, wobei der Therapieerfolg bei 60% der Patienten über 2 Jahre anhielt. Bei tremor-dominanten Parkinson-Patienten wurde eine Reduktion des Ruhetremors um 60% erreicht.

Sifrol® steht in Tablettenform zu 0,088 mg (0,125); 0,18 (0,25) mg und 0,7 (1,0) mg zur Verfügung. In Klammern ist jeweils die Salzform von Pramipexol in mg angegeben, die sich in der Dosierungsangabe einfacher handhaben läßt. Man beginnt mit 3 × 1 Tablette Sifrol® 0,088 mg (0,125 mg) und erhöht schrittweise um 3 × 0,18 mg (3 × 0,25 mg) Tabletten in wöchentlichen Abständen (Tabelle 11). Die durchschnittliche Tagesdosis liegt bei 4 mg. Die Dosisanpassung erfolgt nach der klinischen Wirkung und Verträglichkeit, gelingt jedoch relativ rasch.

Tabelle 11. Einschleichende Dosierung von Sifrol® (in Klammern: jeweils die Salzform in mg)

Einschleichende Dosierung von Sifrol® (Base- und Salzform)					
Woche	Morgen	Mittag	Abend	Gesamt	L-Dropa
1	0,088 mg (0,125 mg)	0,088 mg (0,125 mg)	0,088 mg (0,125 mg)	0,264 mg (0,375 mg)	unverändert
2	0,18 mg (0,25 mg)	0,18 mg (0,25 mg)	0,18 mg (0,25 mg)	1,54 mg (0,75 mg)	unverändert
3	2 × 0,18 mg (2 × 0,25 mg)	2 × 0,18 mg (2 × 0,25 mg)	2 × 0,18 mg (2 × 0,25 mg)	1,08 mg (1,5 mg)	unverändert
4	3 × 0,18 mg (3 × 0,25 mg)	3 × 0,18 mg (3 × 0,25 mg)	3 × 0,18 mg (3 × 0,25 mg)	1,62 mg (2,25 mg)	vorsichtige Reduktion (etwa 30%)
5	1 × 0,7 mg (1 × 1 mg)	1 × 0,7 mg (1 × 1 mg)	1 × 0,7 mg (1 × 1 mg)	2,1 mg (3 mg)	

Als Nebenwirkungen werden Übelkeit, Verstopfung (Obstipation), Schläfrigkeit und Trugwahrnehmungen (Halluzinationen) angeben. In Kombination mit L-Dopa können – wie bei den übrigen Dopaminagonisten – Dyskinesien auftreten. Obwohl in den Studien kein vermehrtes Auftreten von erniedrigtem Blutdruck (Hypotonie) im Vergleich zur Kontrollgruppe nachweisbar war, kann bei schneller Aufdosierung am Behandlungsbeginn in Einzelfällen eine Hypotonie auftreten. Fibrotische Veränderungen (retroperitoneale und pleurale Fibrosen) sowie Hautveränderungen wurden nicht beobachtet und sind auch wegen der nicht-ergolinen Struktur von Sifrol® nicht zu erwarten. Unter der Behandlung mit Pramipexol werden in regelmäßigen Abständen augenärztliche Untersuchungen empfohlen, insbesondere dann, wenn Sehstörungen auftreten.

Apomorphin. Apomorphin (Apomorphin-Woelm®, 10 mg-Ampullen) ist in Deutschland nur als Brechmittel (Emetikum) zugelassen. Von allen Dopaminagonisten hat Apomorphin die größte Ähnlichkeit mit dem körpereigenen Dopamin. Es bindet sowohl an D2- als auch D1-Rezeptoren. Die Wirkung setzt nach 5–15 Minuten ein und hält nur 90–120 Minuten an. Im Rahmen eines Heilversuchs darf Ihr Arzt Apomorphin für besondere Problemfälle mit ausgeprägten Schwankungen der Beweglichkeit einsetzen, bei denen keine ausreichende Besserung mit anderen medikamentösen Maßnahmen zu erreichen ist. Das gilt auch für die Behandlung akinetischer Krisen (s. S. 49) und für die prä- und postoperative Phase. In Kliniken mit besonderen Erfahrungen wird Apomorphin entweder als wiederholte subkutane Injektion mit einem Penject oder als Dauerinfusion über die Haut mittels einer Minipumpe eingesetzt.

Andere Applikationsformen sind mit unterschiedlichen Erfolgen versucht worden: Die Verabreichung über die Nasenschleimhaut als **Spray** kann zu Schleimhautreizungen führen. Apomorphin wird in Tablettenform mit **sublingualer Verabreichung** (man läßt das Medikament unter der Zunge zergehen) und als **Zäpfchen** (rektal) meist nicht ausreichend aufgenommen. Auch die Aufnahme über die Haut (transdermal) als **Medikamentenpflaster** hat sich nicht durchgesetzt. Apomorphin-Behandlungserfolge müssen sich – auch wegen der größeren Belastung für den Patienten – an den zugelassenen Dopaminagonisten messen lassen, die zunächst in optimaler Dosierung versucht werden.

Der **Apomorphin-Test** wird 2 Stunden nach der letzten Einnahme eines Parkinsonmittels durchgeführt. Um Nebenwirkungen einzuschränken, erhält der Patient 2–3 Tage vor dem Test täglich 3 × 20 mg Domperidon (Motilium®). Es werden unter strenger ärztlicher Kontrolle 1 mg Apomorphin in die Haut gespritzt. Nach etwa 10–20 Minuten sollte die Wirkung eintreten. Die Dosis wird abhängig vom Behandlungserfolg alle 1–2 Tage um 1 mg bis maximal 5 mg erhöht. Das Testergebnis wird wie beim L-Dopa-Test überprüft und dokumentiert. Auch wenn der Apomorphintest kein eindeutig positives Ergebnis zeigen sollte, kann in einzelnen Fällen mit einer Dosiserhöhung von L-Dopa- oder Dopaminagonisten noch eine Besserung erreicht werden. Auf der anderen Seite wird Ihr Arzt bei Therapieversagern an andere Parkinson-Syndrome wie die z. B. die Multi-System-Atrophie denken.

11.1.5
Therapie mit MAO-B-Hemmern

Die Behandlung mit Monoaminooxidase-B-Hemmern (= MAO-B-Hemmer) stellt ein weiteres Therapieprinzip der Parkinson-Krankheit dar. Die Wirksubstanz heißt Selegilin. Selegilin wurde ursprünglich als „Psychostimulanz" und Antidepressivum entwickelt.

Wirkungsweise

Monoaminooxidasen (MAO) sind Enzyme, die am Stoffwechsel von Botenstoffen im Gehirn beteiligt sind. Man unterscheidet eine Monoaminooxidase-A (MAO-A) und eine Monoaminooxidase-B (MAO-B). MAO-B baut das körpereigene Dopamin im Gehirn ab. Schon vor der Einführung der L-Dopa-Behandlung wurden Therapieversuche mit MAO-Hemmern durchgeführt, um den Abbau des Dopamins zu vermindern. Früher standen jedoch nur MAO-A-Hemmer zur Verfügung, die zu schweren unerwünschten Wirkungen mit Blutdruckkrisen und psychischen Störungen führen konnten. Der gleichzeitige Genuß von MAO-A-Hemmern und Tyramin, das sich in bestimmten Käsesorten befindet, kann zu gefährlichen Bluthochdruckkrisen („cheese-effect" = „Käse-Effekt") führen.

Erst mit dem selektiven MAO-B-Hemmer **Selegilin** war eine nebenwirkungsarme Behandlung möglich. Selegilin hemmt irreversibel, d.h. nicht umkehrbar, das Enzym MAO-B. Verstärkt wird der Effekt wahrscheinlich durch die Hemmung der Wiederaufnahme von Dopamin, so daß insgesamt mehr Dopamin für die Übertragung am Wirkort zur Verfügung steht. Die Blut-Hirn-Schranke wird ohne Probleme überwunden, die Plasmahalbwertzeit beträgt etwa 40 Stunden.

Neben der eher geringen symptomatischen Wirkung auf motorische Parkinson-Symptome wird Selegilin nach tierexperimentellen Versuchen eine Schutzwirkung auf den fortschreitenden Krankheitsprozeß zugeschrieben (neuroprotektive Wirkung). Wir hatten besprochen, daß freie Radikale an der Schädigung von Nervenzellen beteiligt sind (s. S. 34). MAO-B-Hemmer können im Experiment die Bildung giftiger freier Radikale vermindern. Im MPTP-Tiermodell konnte Selegilin den giftigen Effekt von MPTP blockieren (s. S. 33). In einer großen klinischen Untersuchung (DATATOP-Studie, „Deprenyl and Tocopherol Antioxidative Therapy of Parkinson's disease") mit 800 Patienten konnte nachgewiesen werden, daß mit Selegilin als initiale Monotherapie die Notwendigkeit für eine L-Dopa-Therapie um durchschnittlich 9 Monate hinausgezögert wird. Ob aus diesen Daten ein verlangsamter Krankheitsverlauf abgeleitet werden darf oder der Effekt der schwachen symptomatischen Wirkung von Selegilin zuzuschreiben ist, ist umstritten.

Verunsichert sind Ärzte und Patienten durch eine kürzlich veröffentlichte englische Studie, die eine erhöhte Sterblichkeit bei den mit Selegilin behandelten Patienten aufwies: Insgesamt 750 Patienten wurden in 3 Gruppen aufgeteilt, die entweder L-Dopa allein, in Kombination mit Bromocriptin oder in Kombination mit Selegilin erhielten. Nach der über 5jährigen Behandlungszeit war die Sterberate in der Selegilin-Gruppe höher als in den beiden anderen Gruppen. Da in allen früheren Untersuchungen zum Selegilin kein erhöhtes Sterberisiko gefunden wurde, werden erhebliche Zweifel an der Qualität dieser Studie geäußert und die

Ergebnisse in Frage gestellt wird. Spätere kritische Analysen der Daten konnten das Ergebnis nicht bestätigen. In einer 1997 veröffentlichten deutschen Langzeituntersuchung (5 Jahre) mit 116 Patienten starben in der Selegilin-Gruppe 2 Patienten und 3 Patienten in der Gruppe, die kein Selegilin erhalten hatten (SELEDO-Studie). Ähnlich den Ergebnissen der DATATOP-Studie verzögerte Selegilin die L-Dopa-Pflichtigkeit und verbesserte die Symptomatik im ersten Behandlungsjahr. Überzeugender sind also die Studien, die eher eine Lebensverlängerung unter Selegilin beobachten.

Aus der DATATOP- und SELEDO-Studie wird die Empfehlung für die initiale Monotherapie mit Selegilin für Patienten mit leichtem Parkinson-Syndrom abgeleitet. Die klinischen Erfahrungen zeigen, daß die Wirkung oft nach 1–2 Jahren abklingt und dann eine Kombinationsbehandlung notwendig wird. Durch den zusätzlichen Einsatz von Selegilin kann die L-Dopa-Medikation in der initialen Behandlungsphase um 20–30% reduziert werden. Bei Patienten mit schweren Fluktuationen der Beweglichkeit ist die Kombinationbehandlung mit Selegilin meist nicht erfolgreich.

Nebenwirkungen

Nebenwirkungen sind selten und in der Regel gering ausgeprägt. Sie können im wesentlichen aus dem relativ überhöhten Dopaminangebot abgeleitet werden und lassen sich durch Verringerung der L-Dopa-Dosis gut behandeln. Da Selegilin zu Amphetamin-Derivaten verstoffwechselt wird, besteht auch eine antriebssteigernde Wirkung. Wenn diese Wirkung genutzt werden soll, wird das Medikament am Morgen gegeben. Die letzte Dosierung sollte nicht am späten Abend erfolgen, da durch die antriebssteigernde Wirkung das Einschlafen gestört sein kann. Vorsicht ist geboten bei Patienten mit Magen- und Zwölffingerdarmgeschwüren, die durch Selegilin reaktiviert werden können. Bei Behandlungsbeginn können die Leberenzyme ansteigen. Medikamente mit Serotoninwirkung, wie z. B. Serotonin-Wiederaufnahmehemmer, trizyklische Antidepressiva, können in Kombination mit Selegilin psychische Störungen verstärken.

Nebenwirkungen unter Selegilin (MAO-B-Hemmer)

Selegilin-spezifische Nebenwirkungen
- Schlafstörung (durch antriebssteigernde Wirkung)
- Verschlimmerung bestehender Magengeschwüre

Dopaminerge Nebenwirkungen
- Übelkeit, Schwindel
- Verstärkung-Dopa-induzierter Dyskinesien
- Verstärkung-Dopa-induzierter Verwirrtheitszustände und Halluzinationen
- Verstopfung (Obstipation)
- Harnentleerungsstörung bei Prostataerkrankungen
- Blutdrucksenkung (seltener Blutdruckerhöhung)

Handelspräparate

Bei uns sind z. Z. der MAO-B-Hemmer Selegilin mit den Handelsnahmen Amindan®, Antiparkin®, Deprenyl®, Jutagilin®, Movergan®, Selegam®, Selegilin Azupharma®, Selemerck®, Selepark® zugelassen.

Dosierungshinweise

Selegilin-Präparate stehen in Tablettenform zu 5 mg und/oder 10 mg zur Verfügung. Bei guter Verträglichkeit kann Selegilin 10 mg (2 Tabletten) mit dem Frühstück eingenommen werden. Bei Unverträglichkeit empfiehlt sich die Gabe von 2,5 mg oder 5 mg am Morgen und 5 mg zum Mittagessen, unzerkaut mit etwas Flüssigkeit. Die übliche Dosis wird mit 7,5 bis 10 mg angegeben, wobei 10 mg gleichzeitig auch die empfohlene Höchstdosis ist. Auf diesen Punkt wollen wir besonders hinweisen, da wir es mehrmals erlebt haben, daß Patienten in der Vorstellung, eine bessere Wirkung zu erreichen, selbständig die Selegilin-Dosis auf drei oder vier Tabletten erhöht haben. Damit ist keine bessere Wirkung, sondern nur ein höheres Nebenwirkungsrisiko zu erreichen.

11.1.6
Therapie mit Amantadinen

Amantadin wurde früher als Amantadinhydrochlorid (Symmetrel®) zur Grippevorbeugung (Influenza-Virus A, Asiengrippe in den 60iger Jahren) eingesetzt. Noch heute werden Amantadine bei Hauterkrankungen verabreicht, die durch das Herpessimplex-Virus ausgelöst werden. Im Jahre 1969 haben der Neurologe R. S. Schwab

Tabelle 12. Auswahl einiger im Handel zugelassener Selegilin-Präparate

MAO-B-Hemmer (Selegilin)		
Handelsname	Wirkstoffgehalt pro Tablette	Packungsgrößen
Amindan®	5 mg	(30/60/100)
Antiparkin® 10	10 mg	(30/60/100)
Deprenyl®	5 mg	(30/60/100)
Jutagilin®	5 mg	(30/60/100)
Jutagilin®	10 mg	(30/60/100)
Movergan®	10 mg	(30/60/100)
Movergan®	10 mg	(30/60/100)
Selegilin Azupharma®	5 mg	(30/60/100)
Selegam®	5 mg	(30/60/100)
Selemerck	10 mg	(30/60/100)
Selepark®	5 mg	(30/60/100)

und Mitarbeiter die positive Wirkung auf die Bradykinese und den Rigor – weniger auf den Tremor – bei Parkinson-Patienten zufällig entdeckt und beschrieben.

Wirkungsweise

Die Vorstellungen über den Wirkmechanismus der Amantadine sind im einzelnen noch nicht geklärt. Die bisherige Vorstellung war, daß Amantadin die Wiederaufnahme von Dopamin hemmt und seine Freisetzung fördert, so daß insgesamt das zerebrale Dopaminangebot erhöht wird. Neuere experimentelle Untersuchungsergebnisse zeigen, daß Amantadin partiell an glutamatergen **NMDA-Rezeptoren** (s. Abb. 10) bindet und diese blockiert (NMDA ist die Abkürzung für N-Methyl-D-Aspartat).

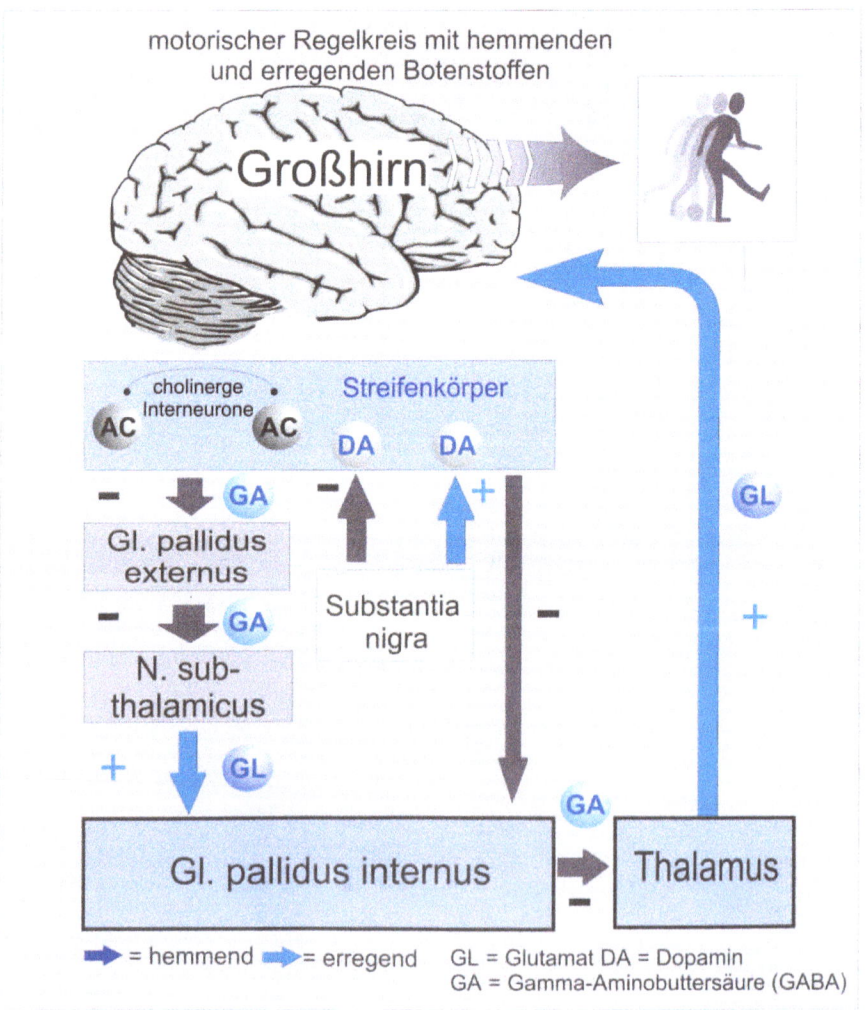

Abb. 37. Motorischer Regelkreis mit erregenden und hemmenden Botenstoffen (s. Text)

Die Abb. 37 stellt nochmals den motorischen Regelkreis in den Basalganglien dar, wobei jetzt die Botenstoffe mit ihren hemmenden und erregenden Eigenschaften eingezeichnet sind. Neben Dopamin sind Glutamat und GABA (Gamma-Aminobuttersäure) die wichtigsten Botenstoffe im Gehirn. Die neuronale Verbindung vom Nucleus subthalamicus zum inneren Pallidum wird über **Glutamat** gesteuert. Durch den Dopaminmangel bzw. durch die unphysiologische Stimulation der dopaminergen Rezeptoren unter der L-Dopa-Therapie entwickelt sich eine relative Überaktivität dieser glutamatergen Bahn mit der Folge, daß der Thalamus und damit die Weiterleitung zum Großhirn stärker gehemmt wird. Durch Blockade der NMDA-Rezeptoren kann die glutamaterge Überaktivität gehemmt und somit die Motorik verbessert werden. Weiterhin soll Amantadin auch hemmend auf die Überaktivität der cholinergen Interneurone im Streifenkörper (Abb. 37) wirken und so Bradykinese und Rigor bessern können. Der Einfluß von Amantadin auf weitere Neurotransmitter wird für die stimmungsaufhellenden und vigilanzsteigernden Effekte verantwortlich gemacht (Vigilanz = Wachheit).

Nach experimentellen Untersuchungen soll die NMDA-Rezeptoraktivität für unterschiedliche Nervenzellschädigungen im Gehirn verantwortlich sein, wie sie z. B. auch beim Schlaganfall auftreten. Amantadine sollen geschädigte Nervenzellen vor dem weiteren Untergang schützen (Neuroprotektion). Bei der Parkinson-Krankheit steht der Beweis für einen neuroprotektiven Effekt der Amantadine allerdings noch aus. Auch die Befunde einer neueren retrospektiven Studie mit verbesserter Überlebensrate für Patienten, die mit Amantadin behandelt wurden, sind nicht unbedingt Beweis für eine neuroprotektive Wirkung.

Mögliche Wirkmechanismen von Amantadinen beim Parkinson-Syndrom

- Blockade der NMDA-Rezeptoren
- Hemmung der Aktivität cholinerger Interneurone im Striatum
- Hemmung der Wiederaufnahme von Dopamin
- Förderung der Freisetzung von Dopamin
- Einfluß auf weitere Botenstoffe (stimmungsaufhellend, vigilanzsteigernd)
- Neuroprotektiver Effekt?

Amantadin wird gut resorbiert und hat eine Plasmahalbwertzeit von etwa 24 Stunden. Die Wirkung von Amantadin nimmt bei einem Teil der Parkinson-Patienten im weiteren Therapieverlauf ab. Wir kennen jedoch Patienten, die auch noch nach Jahren eine deutliche motorische Wirkung unter der Amantadin-Therapie zeigen. Dies wurde besonders dann deutlich, wenn wir versuchten, Amantadin zu reduzieren oder ganz abzusetzen. Im Tiermodell konnte kürzlich gezeigt werden, daß Glutamat an der Entstehung der Dyskinesien beteiligt sein könnte. Nach neueren Untersuchungen kann die Kombinationsbehandlung von L-Dopa und Amantadin das Auftreten von Fluktuationen und Dyskinesien im Krankheitsverlauf bei Parkinson-Patienten verzögern. Mit der alleinigen Gabe (Monotherapie) von Amantadin läßt sich eine Besserung der Parkinsonzeichen von 20–30 % erreichen, wobei die Wirkung auf den Tremor relativ gering ist. Wegen der guten Verträglichkeit werden Amantadine gern zu Beginn der Erkrankung und bei leichter Symptomausprägung gegeben.

Ein besonderer Vorteil besteht darin, daß Amantadin als Infusion (PK-Merz®-Infusion) über die Vene verabreicht werden kann. Die Infusion kann z.B. bei der akinetischen Krise (s. S. 49), bei der Operationsvorbereitung und bei Schluckstörungen notwendig werden. In der Praxis hat sich die zeitlich begrenzte PK-Merz®-Infusionsbehandlung bei Parkinson-Patienten mit deutlichem Antriebsmangel bewährt. Amantadin wird auch zur Behandlung der Neuroleptika-induzierten Dyskinesien, des malignen L-Dopa-Entzugs- und malignen neuroleptischen Syndroms eingesetzt (s. S. 49). Lamotrigin, ein Wirkstoff zur Behandlung der Epilepsien, hemmt zwar die Freisetzung von Glutamat, zeigt bei Parkinson-Patienten im Kurzversuch jedoch keine Wirkung.

Dosierungshinweise

Um Nebenwirkungen zu vermeiden, beginnt man mit einer Tablette zu 100 mg und erhöht nach 3–6 Tagen um weitere 100 mg. Die bisherige Parkinson-Medikation wird zunächst beibehalten. Etwa eine Woche nach Behandlungsbeginn ist die therapeutische Wirkung zu erwarten, so daß dann evtl. die übrige Parkinson-Medikation leicht reduziert werden kann. Die mittlere Tagesdosis beträgt für Amantadinsulfat 200–600 mg und für Hydrochloridsalz 100–400 mg.

Handelspräparate

Amantadine stehen in Tablettenform als Amantadinsulfat (Tregor®, PK-Merz®) oder als Hydrochloridsalz (Adekin®, Amantadin ratiopharm®, Amixx®, Symmetrel®, Viregyt®, Amantadin-TEVA®) und als Infusionslösung (PK-Merz®-Infusion, Tregor®-Infusion) dem Handel zur Verfügung. Zwischen der Sulfat- und Hydrochloridform bestehen keine wesentlichen therapeutischen Unterschiede. Amantadinsulfat wird langsamer aufgenommen und abgebaut als die Hydrochloridform. Seltener wird der schwächer wirksame Amantadinabkömmling **Memantine-HCL (Akatinol®)** bei Parkinson-Patienten eingesetzt, der allerdings eine bessere Wirkung auf den Tremor als Amantadine haben soll. Im weiteren Krankheitsverlauf wird man wahrscheinlich ohne die zusätzliche Gabe von L-Dopa oder Dopaminagonisten nicht auskommen.

Auswahl gebräuchlicher Amantadine		
Wirksubstanz	Handelsname	Mittlere Tagesdosis
Amantadin-Sulfat	PK-Merz®, Tregor®	200–400 mg
Amantadinhydrochlorid	Adekin®, AMIXX®, Cerebramed®, Viregyt K®, Amantadin-TEVA®	200–600 mg

Nebenwirkungen

In der Regel sind Amantadine bei mittlerer Dosierung gut verträglich. Unterschenkelödeme (Wassereinlagerungen im Knöchel- und Fußrückenbereich) und Marmorierung der Haut (Livedo reticularis) können sich selten ausbilden. Da Amantadin

Nebenwirkungen der Amantadine

- Mundtrockenheit
- Blutdruckabfall
- Blasenentleerungsstörungen
- Unruhe, Schlafstörungen
- Übelkeit, Schwindel, Erbrechen
- Psychotische Störungen
- Unterschenkelödeme, Hautveränderungen

über die Niere ausgeschieden wird, ist bei Patienten mit Nierenerkrankungen Vorsicht geboten. Weitere Nebenwirkungen sind im nachfolgenden Kasten zusammengestellt.

Da Amantadin schon bei mittlerer Dosierung zu Schlafstörungen führen kann, sollte die letzte Dosierung nicht spät am Abend gegeben werden. Psychische Störungen mit Verwirrtheitszuständen und Halluzinationen sowie kognitive Störungen treten meist in Kombination mit anderen Parkinsonmitteln auf. Bei älteren und dementen Patienten ist entsprechende Vorsicht geboten. Nach Reduktion oder Absetzen von Amantadin bilden sich die psychischen Störungen in der Regel rasch zurück. Die Kontraindikationen für Amantadine sind im nachfolgenden Kasten zusammengestellt.

Kontraindikation für Amantadine

- Schwerer Leber- und Nierenschädigung
- Bekannte Verwirrtheitszustände, Psychosen
- Engwinkelglaukom
- Myasthenie (Muskelerkrankung)
- Schwangerschaft
- Anfallsleiden

11.1.7
Therapie mit Budipin (Parkinsan®)

Mit Budipin (Parkinsan®) steht seit April 1997 ein weiteres Parkinson-Medikament für Parkinson-Patienten ohne Fluktuationen zur Kombinationstherapie dem Handel zur Verfügung. Budipin wird bisher der Gruppe der Glutamatantagonisten zugeordnet, stellt jedoch wahrscheinlich nach dem Wirkungsprofil eine eigenständige Substanz dar.

Wirkungsweise

Der Wirkungsmechanismus dieses „atypischen Parkinsonmittels" ist nicht vollständig aufgeklärt: Die anticholinerge Wirkung ist schwächer als die der unten besprochenen Anticholinergika (s. S. 198). Budipin hat dopaminerge, Glutamat-Rezeptor- und Muskarin-Rezeptorblockierende und GABA-freisetzende Eigenschaften, wobei die pharmakologischen Mechanismen nicht im einzelnen geklärt sind. Wegen seiner vielfältigen Wirkungsmechanismen wird Budipin auch als „dirt-drug" („schmutzige Droge") bezeichnet. Möglicherweise sind wegen der komplexen Interaktionen verschiedener Neurotransmittersysteme gerade unterschiedliche pharmakologische Angriffspunkte für die Behandlung der Parkinson-Krankheit notwendig. Beim Parkinson-Patienten handelt es sich sicherlich nicht nur um ein Dopamin-Mangelsyndrom. Bei einem relativ günstigen Nebenwirkungsprofil wirkt Budipin gut auf den Ruhetremor, aber auch auf Rigor und Bradykinese. Die klinische Wirksamkeit wird in weiteren kontrollierten Studien überprüft.

Dosierungshinweise

Parkinsan® steht in Tablettenform zu 10 mg, 20 mg und 30 mg (Packungsgrößen: 30/100 Tabletten) zur Verfügung. Die Einstellung erfolgt langsam einschleichend, wobei eine durchschnittliche Tagesdosierung von 60 mg angestrebt wird. Trotz der relativ langen Plasmahalbwertzeit von über 30 Stunden muß Budipin 3 × täglich verabreicht werden. Der Parkinson-Patient muß wissen, daß die Wirksamkeit von Budipin erst nach mehreren Wochen einsetzen kann.

Nebenwirkungen

Parkinsan® ist nach den bisherigen Erfahrungen gut verträglich. Das Nebenwirkungsprofil hat Ähnlichkeit mit dem der Anticholinergika. In der Kombinationsbehandlung mit anderen Parkinsonmitteln traten bei $^1/_4$ der Patienten Schwindel, Übelkeit, Verwirrtheit, Unruhe und Mundtrockenheit auf, wenn die Aufdosierung rasch erfolgte. Bei Patienten mit Prostatavergrößerung kann es zu Beschwerden beim Wasserlassen kommen. Bei Patienten mit Engwinkelglaukom muß der Augeninnendruck regelmäßig kontrolliert werden. Das Auftreten von Nebenwirkungen ist von der Höhe der Anfangsdosierung, der Dosissteigerung und einer mangelnden Anpassung in der Kombinationstherapie abhängig. Es sollte mit niedriger Anfangsdosis (10 mg/Tag) begonnen und nur langsam gesteigert werden.

11.1.8
Therapie mit Anticholinergika

Die medikamentöse Behandlung der Parkinson-Krankheit begann Ende des letzten Jahrhunderts, als französische Ärzte erstmals Extrakte aus der Tollkirsche (Atropa belladonna) bei Parkinson-Patienten einsetzten. Die Behandlung war darauf ausgerichtet, die vermehrte Speichelproduktion zu hemmen. Früher benutzten Frauen den Extrakt dieser Blütenpflanze zur Pupillenerweiterung [große Pupillen galten (und gelten) als Schönheitsideal, bella donna = schöne Frau]. Die Behandlung mit Anticholinergika stellt somit das älteste medikamentöse Therapieprinzip beim Parkinson-Syndrom dar, hat jedoch durch den Einsatz von L-Dopa und Dopaminagonisten an Bedeutung verloren. Seit 1946 können Anticholinergika künstlich (synthetisch) hergestellt werden.

Wirkungsweise

Durch den Mangel an Dopamin kommt es zur Überaktivität cholinerger Interneurone im Streifenkörper (cholinerge Wirkung). Anticholinergika (anti = gegen) hemmen diese Überaktivität und führen somit nach dem Waageprinzip (s. Abb. 14, S. 30) zu einem Gleichgewicht zwischen Acetylcholin und Dopamin, allerdings auf einem niedrigeren Niveau.

Anticholinergika wirken besonders auf Tremor und Rigor, weniger auf die Bradykinese. Heute werden Anticholinergika meist nur noch als Zusatzmedikation eingesetzt, besonders beim sonst nicht ausreichend behandelbaren Tremor. Es gibt Parkinson-Patienten, bei denen Anticholinergika keinen Einfluß auf den Tremor haben und Parkinson-Patienten, die erst nach Umsetzen von einem Anticholinergikum auf ein anderes eine Antitremorwirkung zeigen. Wenn vermehrter Speichelfluß bei Schluckstörungen und übermäßiges (nächtliches) Schwitzen die Parkinson-Krankheit begleiten, hat sich die zusätzliche Gabe von Anticholinergika bewährt. Zu bedenken ist, daß Anticholinergika zu einer Verminderung der L-Dopa-Aufnahme durch Verlangsamung der Magen-Darm-Beweglichkeit und Verzögerung der Magenentleerung führen können.

Nebenwirkungen der Anticholinergika

Vorsicht ist geboten bei älteren Patienten und besonders bei Kranken mit bereits vorhandenen psychischen Störungen, da es zur Verstärkung von kognitiven Störungen, zu Erregungszuständen, Verwirrtheit und Trugwahrnehmungen kommen kann. Nach Absetzen der Anticholinergika bilden sich die psychischen und kognitiven Störungen wieder zurück.

Nebenwirkungen der Anticholinergika

- Mundtrockenheit (bei vermehrtem Speichelfluß erwünscht), trockene Augen
- Minderung der Schweißsekretion (bei vermehrtem Schwitzen erwünscht), selten vermehrtes Schwitzen
- Blasenentleerungsstörungen
- Verstopfung (Obstipation)
- Herzschlagbeschleunigung (Tachykardie)
- Akkomodationsstörung (weite Pupillen), Lichtempfindlichkeit
- Denkstörungen (kognitive Störungen) bei älteren Patienten
- Verwirrtheitszustände, Trugwahrnehmungen bei Risikopatienten

Kontraindikation für Anticholinergika

- Augendruckerhöhung (Engwinkelglaukom)
- Geschwulst der Vorsteherdrüse (Prostata-Adenom)
- Mechanische Enge im Magen-Darm-Kanal
- Herzrhythmusstörungen
- Bekannte psychische Störungen

Handelspräparate

Nachfolgend sind die gebräuchlichsten Anticholinergika für die Parkinsonbehandlung zusammengestellt (Tabelle 13). Biperiden soll mehr auf den Rigor, die übrigen Anticholinergika dagegen mehr auf den Tremor wirken.

Da sich Nebenwirkungen besonders in der Anflutungsphase von Anticholinergika entwickeln, wurden Retardpräparate entwickelt (Akineton® retard, Artane® retard). In der Tabelle 14 finden Sie die gebräuchlichsten Anticholinergika, aufgelistet nach Handelsnamen, Wirkstoffgehalt und Packungsgrößen.

Dosierungshinweise

Grundsätzlich sollte ein langsamer Aufbau der optimalen Erhaltungsdosis mit niedrigen bis mittleren Dosierungen angestrebt werden, so daß Nebenwirkungen recht-

Tabelle 13. Zusammenstellung der handelsüblichen Anticholinergika

Wirksubstanz	Handelsnamen
Biperiden	Akineton®, Desiperiden®, Norakin®
Benzatropin	Cogentinol®
Bornaprin	Sormodren®
Metixen	Tremarit®, Metixen® Berlin Chemie
Pridonil	Parks® 12
Procylidin	Osnervan®
Trihexyphenidyl	Artane®, Parkopan®

Tabelle 14. Zusammenstellung der gebräuchlichsten Anticholinergika

Handelsname	Wirkstoffgehalt in mg	Packungsgrößen
Akineton®	Tabletten zu 2 mg	(20/50/100)
Akineton® retard	Dragees zu 4 mg	(20/50/100)
Artane® 2 mg	Tabletten zu 2 mg	(50/100)
Artane® 5 mg	Tabletten zu 5 mg	(50/100)
Artane® retard	Kapseln zu 5 mg	(50/100)
Biperiden-ratiopharm®	Tabletten zu 2 mg	(20/50/100)
Cogentinol®	Tabletten zu 2 mg	(25/100)
Desiperiden®	Tabletten zu 2 mg	(30/60/100)
Desiperiden® Injektion	Ampullen zu 5 mg	(5)
Sormodren®	Tabletten zu 4 mg	(20/50/100)
Tremarit®	Tabletten zu 5 mg	(30/50/100)
Tremarit® Bitabs	Manteltabletten zu 15 mg	(50/100)

zeitig erkannt bzw. gut kontrolliert werden können. Um Magenbeschwerden zu vermeiden, können Anticholinergika mit oder kurz nach den Mahlzeiten eingenommen werden. Wenn sich die Anticholinergika-Medikation als wenig wirksam herausstellt oder nicht-tolerable Nebenwirkungen auftreten, soll das Medikament nur langsam reduziert und abgesetzt werden. Es kann durchaus sinnvoll sein, bei Unwirksamkeit von einem Anticholinergikum auf ein anderes umzustellen.

11.2
L-Dopa-Langzeitsyndrom

L-Dopa in Kombination mit einem Decarboxylasehemmer ist derzeit immer noch der „Goldstandard" für die Parkinsonbehandlung. Etwa 10% der Patienten benötigen bei gutem Behandlungserfolg über Jahre nur relativ geringe L-Dopa-Dosen, ohne wesentliche Beweglichkeitsschwankungen (motorische Fluktuationen) zu entwickeln. Die gute Wirkung der L-Dopa-Therapie hält bei den meisten Parkinson-Patienten 3–5 Jahre an („Honeymoon"-Periode). Danach entwickelt der größte Teil jedoch motorische und nichtmotorische Spätkomplikationen, die unter dem Begriff „L-Dopa-Langzeit-Syndrom" zusammengefaßt werden. Es handelt sich dabei um die Wirkungsabnahme der einzelnen L-Dopa-Dosis, um motorische Fluktuationen mit Wechsel von guter und schlechter Beweglichkeit (on-off), um Phasen von Überwegungen (Dyskinesien, Dystonien) und um nichtmotorische Komplikationen mit psychischen Störungen.

L-Dopa-Langzeitsyndrom

- Wirkungsabnahme der L-Dopa-Medikation
- Motorische Komplikationen

    Schwankungen der Beweglichkeit (on-off)
    Überbewegungen (Dyskinesien, Dystonien)

- Nichtmotorische Komplikationen

    Verwirrtheitszustände, Trugwahrnehmungen
    Depressive Verstimmungen

11.2.1
Fluktuationen und Dyskinesien

Fluktuationen der Beweglichkeit können in Abhängigkeit von der Einzeldosierung oder auch völlig unabhängig von der Medikamenteneinnahme auftreten. Für die im Verlauf der Langzeitbehandlung auftretenden Schwankungen der Beweglichkeit (motorische Fluktuationen) werden Fachbegriffe (meist aus dem englischen Sprachgebrauch) benutzt, von denen wir einzelne schon benutzt haben und die an dieser Stelle nochmals kurz erklärt werden sollen. Unter Fluktuationen versteht man gewöhnlich Schwankungen der Beweglichkeit (Motorik) und nicht die wechselnden psychischen oder vegetativen Störungen. Die in Abhängigkeit von psychischen Belastungen auftretenden unterschiedlichen Tremorstärken werden nicht den motorischen Fluktuationen zugerechnet.

Phasen schlechter Beweglichkeit werden im klinischen Sprachgebrauch kurz als „Off" und Phasen guter Beweglichkeit kurz als „On" bezeichnet. Bei motorischen Fluktuationen heißt es dann, der Patient befindet sich im „On" oder „Off". Die Unterscheidung in vorhersehbare, an die Medikamenteneinnahme gebundene Bewegungsstörungen und unvorhersehbare, also dosisunabhängige Fluktuationen ist für die medikamentöse Anpassung außerordentlich wichtig. Das Tagesprotokoll ihrer Beweglichkeit (s. Abb. 35, S. 167) kann dabei sehr hilfreich sein. Die Begriffe für motorische Fluktuationen beziehen sich meist auf die Abhängigkeit von der L-Dopa-Medikation.

Begriffe für Schwankungen (Fluktuationen) der Beweglichkeit

Dosisabhängige, vorhersehbare Fluktuationen

- Hypokinese
  End-of-dose-Akinesie („wearing-off")
  Nachmittägliche Hypokinese

- Hyperkinese (Dyskinesie/Dystonie)
    On-Dose-Dyskinesie/Dystonie
       Peak-dose-Dyskinesie (choreatisch)
       Biphasische Dyskinesie (dyston)
       On-dose Dystonie
    Off-dose-Dyskinesie/Dystonie

Dosisunabhängige, unvorsehbare Fluktuationen

- On-Off-Phänome
- Freezing
- Paradoxe Akinese (Kinesia paradoxa)

Dosisabhängige, vorhersehbare Fluktuationen

In Abb. 38 sind die L-Dopa-Plasmaspiegel und motorische Leistungen in verschiedenen Stadien der Erkrankung dargestellt. Beim Gesunden liegt der Spiegel für körpereigenes Dopamin deutlich über der sogenannten motorischen Schwelle (Abb. 38 A). Im Anfangsstadium der Parkinson-Krankheit reicht eine Einzeldosis von L-Dopa aus, um eine gute Beweglichkeit über mehrere Stunden zu erreichen. Der intakte Speichermechanismus (Abb. 38 B, Pfeile) sorgt trotz abfallender L-Dopa-Plasmakonzentration für eine bedarfsgerechte Freisetzung von Dopamin, so daß eine langanhaltende therapeutische Wirkung erreicht wird. So kann trotz der relativ kurzen Halbwertzeit von L-Dopa (1–2 Stunden) mit einer längeren Wirkdauer gerechnet werden. Auch das Auslassen einer Einzeldosis führt meist nicht zur Wirkungsabnahme.

Im fortgeschrittenem Krankheitsverlauf kann der präsynaptische Speichermechanismus die abfallende L-Dopa-Plasmakonzentration nicht mehr kompensieren (Abb. 38 C, kleine Pfeile), so daß bei längerem Dosisintervall erste Fluktuationen auftreten. In der Phase der höchsten Plasmakonzentration wird die sog. Dyskinesieschwelle überschritten, so daß Überbewegungen (Dyskinesien) auftreten können. (Abb. 38 C). Durch Hinzugabe von COMT-Hemmern oder L-Dopa-Retard-

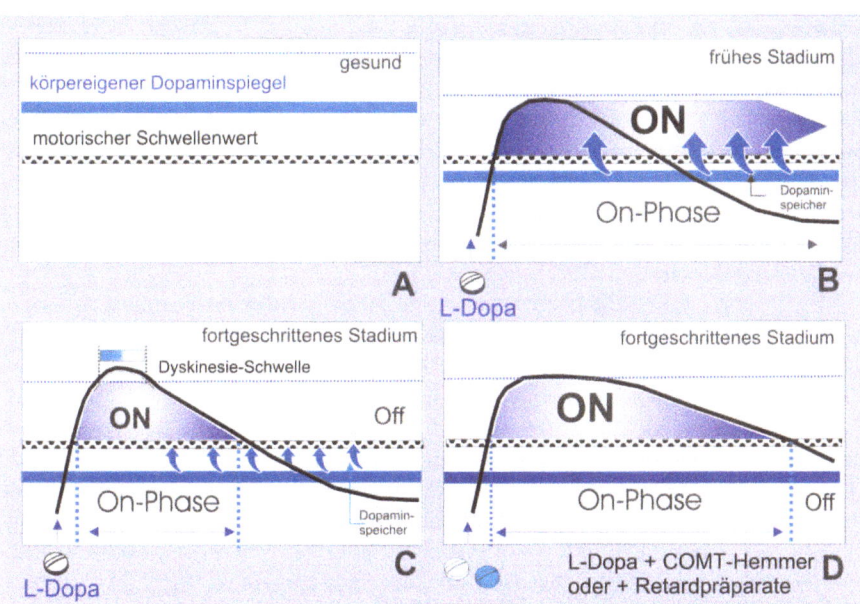

Abb. 38 A–D. L-Dopa-Plasmakonzentration und motorische Fluktuationen in verschiedenen Stadien der Erkrankung (s. Text)

präparationen kann die L-Dopa-Wirkdauer verlängert und durch Reduktion der L-Dopa-Dosis die Plasmakonzentration unterhalb der Dyskinesieschwelle gehalten werden. (Abb. 38 D).

Das längste Dosisintervall besteht zwischen der letzten Tagesdosis und der ersten Einnahme am nächsten Morgen. Die verkürzte Medikamentenwirkung macht sich am frühen Morgen als „**frühmorgendliche Akinese**" („early-morning akinesia") bemerkbar: das Aufstehen bereitet Schwierigkeiten, die Morgentoilette und das Ankleiden erfordern einen erhöhten Zeitaufwand. Im weiteren Krankheitsverlauf können sich auch am Tage hypokinetische Phasen entwickeln, die mit zunehmendem Abstand von der letzten Dosis deutlicher werden. Für die an die Einzeldosis gebundene Akinese werden die Begriffe **End-of-dose-Akinesie** (Akinese am Ende des Dosiswirkung) oder „**wearing-off**" benutzt. Um einen positiven motorischen Effekt zu erreichen, muß der Dopaminspiegel einen bestimmten Wert erreichen (Dopamin-Schwellenkonzentration). Nach dem „Alles oder Nichts-Gesetz" erfolgt bei Unterschreiten der kritischen Plasmakonzentration keine Signalweiterleitung, es wird also kein motorischer Effekt erreicht (= Hypokinese). Einzelne Parkinson-Patienten können sich nach dem Mittagessen schlechter bewegen. Diese mittäglichen oder **nachmittäglichen Akinesen** können u.a. dadurch erklärt werden kann, daß zuwenig L-Dopa aufgenommen wird, weil große eiweißreiche Mahlzeiten die Aufnahme von L-Dopa behindern (s. S. 213).

In Abhängigkeit von der L-Dopa-Konzentration im Plasma können Überbewegungen (Dyskinesien, Dystonien) sowohl bei hohen L-Dopa-Spiegeln (**On-dose-Dyskinesien**) als auch bei niedrigen L-Dopa-Spiegeln (**Off-dose-Dyskinesien**) auftreten.

Dyskinesien. Bei den Dyskinesien (griech. „dyskinetos" = schwer zu bewegen) handelt es sich um die Kombination von choreatischen, dystonen und athetotischen Bewegungsstörungen (Chorea, Dystonie und Athetose sind neurologische Krankheitsbilder, die mit unwillkürlichen, abnormen Bewegungen einhergehen). Der Begriff Dyskinesie ist vornehmlich den medikamenteninduzierten Bewegungsstörungen vorbehalten. In der Regel treten die Überbewegungen in der Phase guter Beweglichkeit auf, so daß die Betroffenen diese Phase mit Überbewegungen eher akzeptieren als deren Angehörige, die dann das gemeinsame Auftreten in der Öffentlichkeit scheuen.

Dyskinesien, die bei Spitzenwerten der L-Dopa-Plasmakonzentration auftreten, werden **Peak-dose-Dyskinesien** (engl. peak = Spitze) oder Spitzendosisdyskinesien genannt. Am häufigsten sind Peak-dose-Dyskinesien als Bewegungsunruhe im Gesichts- und Schulter-Nackenbereich mit grimmasierenden, kauenden und schmatzenden Bewegungen. Der Mund wird in unregelmäßiger Weise geöffnet und geschlossen, die Zunge wird im Mund hin- und hergeschoben. Schlecht sitzende Zahnprothesen werden dadurch gelockert und bewegt. Oft ist gleichzeitig in der Schulter-Nacken-Muskulatur eine ständige Bewegungsunruhe zu beobachten. Patienten mit Dyskinesien der Atemmuskulatur sind beim Sprechen beeinträchtigt. Mit den Fingern werden ruckartige nestelnde Bewegungen durchgeführt, die häufig in Willkürbewegungen eingebunden werden.

In Abb. 39 sind die von der L-Dopa-Plasmakonzentration abhängigen Fluktuationen (Schwankungen der Beweglichkeit) nochmals schematisch dargestellt. Im Anfangsstadium der Erkrankung liegt die wirksame L-Dopa-Plasmakonzentration oberhalb der motorischen Schwelle und unterhalb der Dyskinesieschwelle. Der Patient erreicht unter der Medikation ein normales Beweglichkeitsprofil (Abb. 39a). Die Chance, mit Parkinson-Medikamenten eine gute Wirksamkeit ohne akinetische oder dyskinetische Phasen zu erreichen, wird als „**therapeutisches Fenster**" bezeichnet. Im frühen Stadium besteht ein weites therapeutisches Fenster, d.h. die Medikation bewirkt eine gleichbleibende motorische Besserung ohne Fluktuationen. Im weiteren Krankheitsverlauf wird bei hohen L-Dopa-Spiegeln die Dyskinesieschwelle überschritten und bei niedrigen L-Dopa-Spiegeln die motorische Schwelle unterschritten (Abb. 39b). Der körpereigene Dopaminspeicher kann Dopamin nicht mehr ausreichend puffern und nicht bedarfsgerecht abgegeben.

Mit zunehmender Krankheitsprogression wird das therapeutische Fenster enger. Nach dem 5. Krankheitsjahr entwickeln sich die ersten Fluktuationen mit Dyskinesien, die nach dem 10. Erkrankungsjahr das Krankheitsbild beherrschen können (Abb. 39c). Plasmaspitzen von L-Dopa werden mit Dyskinesien oder psychischen Störungen beantwortet, niedrige L-Dopa-Spiegel führen rasch zu akinetischen Phasen. Die Zeiten guter Beweglichkeit werden immer kürzer und werden von Dyskinesien begleitet. Es gibt Patienten, die im Tagesverlauf keine normalen Bewegungsphasen mehr erreichen, sondern von einer On-Phase mit Dyskinesien in die nächste Off-Phase mit schwerer Akinese geraten.

Sogenannte **biphasische Dyskinesien** sind seltener und treten dann auf, wenn der Schwellenwert im ansteigenden und absteigenden Schenkel erreicht wird (Abb. 39b). Die Betroffenen entwickeln vor Erreichen des maximalen Wirkspiegels Dyskinesien, danach tritt eine Phase normaler Bewegung ohne Dyskinesien auf (On-Phase), die nach kurzer Zeit wieder von Dyskinesien abgelöst wird. Biphasische

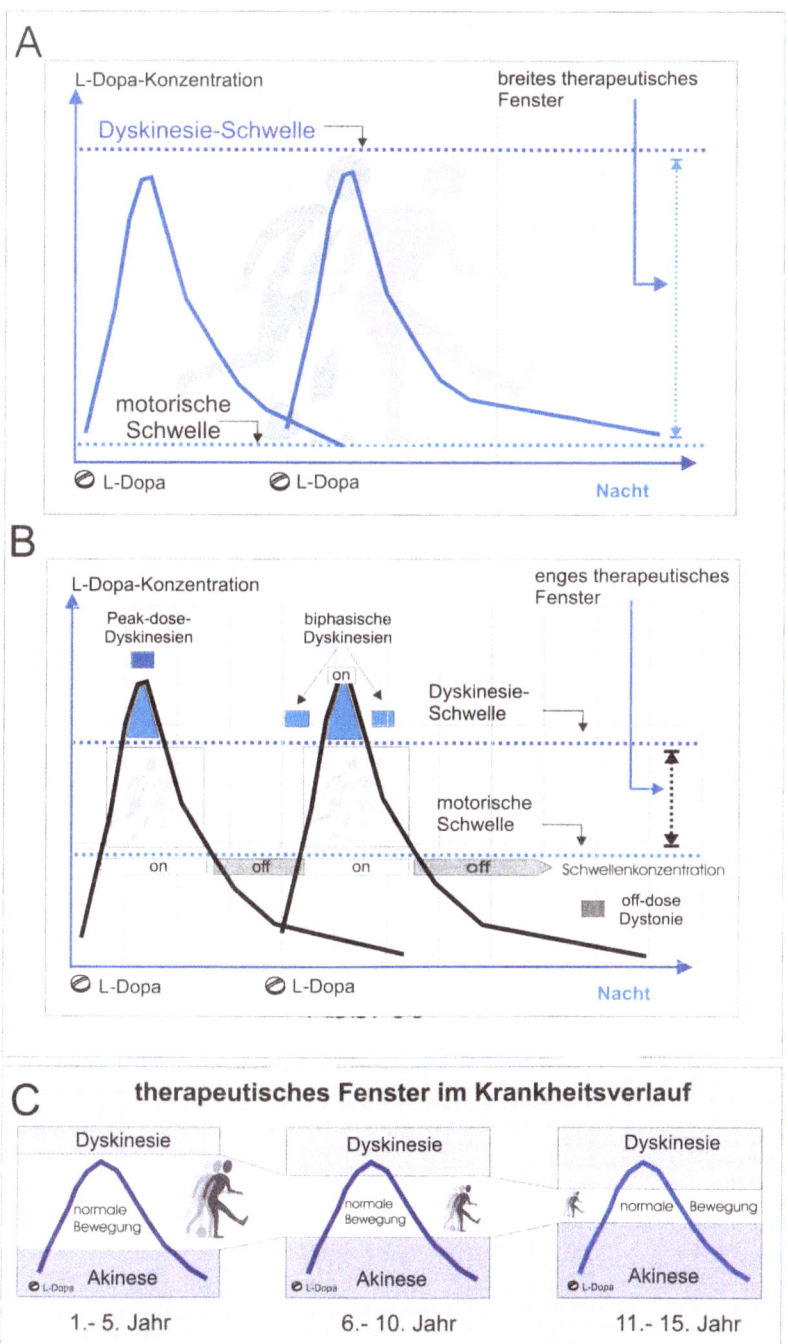

Abb. 39 A–C. Wechsel von Dyskinesien und akinetischen Phasen im weiteren Krankheitsverlauf („enges" therapeutisches Fenster)

Dyskinesien zeigen also einen „Dyskinesie-On-Dyskinesie"-Ablauf. Während die Spitzendosisdyskinesien (Peak-dose-Dyskinesien) sich meist als choreatische Dyskinesien an den oberen Extremitäten zeigen, haben biphasische Dyskinesien einen eher dystonen Charakter und können sich auf die unteren Extremitäten ausbreiten oder dort vorherrschen. Während man bisher das Phänomen der Dyskinesien mit einer Überstimulation postsynaptischer Dopaminrezeptoren zu erklären versuchte, ergeben sich nach neueren Untersuchungen Hinweise, daß Dyskinesien Ausdruck einer reversiblen funktionellen Imbalance im motorischen Regelkreis sind (s. Abb. 37). Dabei soll die unphysiologische Aktivierung der direkten Verbindung zwischen Striatum und dem inneren Pallidumglied sowie die gesteigerte Sensitivität der glutamatergen Bahnen verantwortlich sein.

Dystonien. Dystonien sind durch langsame und zähflüssige, teilweise drehende Bewegungen gekennzeichnet. Bei anhaltender Muskelanspannung kann phasenhaft eine Fehlstellung der Arme, Beine oder des Rumpfes resultieren. Besonders jüngere Parkinson-Patienten neigen zu Dystonien, die bei ihnen früher als Dyskinesien auftreten. Parkinson-Patienten mit Fluktuationen können in der zweiten Nachthälfte oder in frühen Morgenstunden schmerzhafte Muskelverkrampfungen („frühmorgendliche Dystonie", „Off-Dystonie") in den Waden und Füßen entwickeln („Fußdystonie"). Die Zehen und der Vorderfuß stehen dabei in gebeugter Stellung, wobei die Großzehe in gestreckter Haltung verharrt. Derartige Fußverkrampfungen können auch am Tage in Phasen schlechter Beweglichkeit oder in der Anflutungs- und Abflutungsphase von Dopaminagonisten auftreten. Die dystonen Verkrampfungen können sich asymmetrisch auf das gesamte Bein ausbreiten. Off-Dystonien oder Wearing-off-Dystonien sind also im Gegensatz zu den Dyskinesien an niedrige L-Dopa-Spiegel gebunden (Abb. 39b). Selten werden biphasische Dystonien der unteren Extremitäten beobachtet, die sich – wie biphasische Dyskinesien – in der An- und Abflutungsphase ausbilden. L-Dopa-induzierte Dystonien im Gesichts- und Halsbereich sind oft an On-Perioden gebunden (On-dose-Dysonie).

Dosisunabhängige, unvorhersehbare Fluktuationen

Wenn eine motorische Blockierung plötzlich und ohne Bezug zur Medikation auftritt, wird der Begriff „**Freezing**" (eng. freeze = einfrieren) gewählt: Ohne ersichtliche Ursache oder durch psychische Belastung, durch vermeintliche Hindernisse (Türschwellen, Bordsteinkanten, Bodenwellen) oder auch in engen Räumen (Toilette) kann es zu einer plötzlichen Blockierung der Bewegung kommen, die Sekunden oder Minuten anhalten kann. Häufig sind Freezing-Attacken Ursache von Stürzen. Nicht selten stößt dieses Phänom bei Angehörigen auf Mißverständnisse, denn sonst wären Äußerungen nicht möglich wie: „Das kann doch gar nicht sein, eben konntest du dich noch frei bewegen und nun soll es plötzlich nicht mehr gehen!" Freezing-Attacken treten meist in späteren Krankheitsstadien und besonders bei Patienten mit Haltungsstörungen auf. Auf Tricks und Strategien zur Überwindung plötzlicher Bewegungsblockaden werden wir später eingehen (s. S. 233).

Der Wechsel von guter Beweglichkeit zur plötzlichen Unbeweglichkeit wird als „**On-off-Phänomen**" bezeichnet. Die Betroffenen berichten, daß sie sich plötzlich „motorisch wie abgeschaltet" (engl. off) fühlen, um sich dann nach kurzer Zeit wieder ohne Behinderung bewegen zu können (engl. on = eingeschaltet). Wenn der klinische Effekt nach Gabe eines Parkinsonmittels völlig ausbleibt, spricht man von einem „No-on-Phänomen", während der verspätete klinische Effekt als „Delayed-on-Phänomen" bezeichnet wird. Im engeren Sinne sollte die Bezeichnung On-off-Phänomen den unvorhersehbaren Fluktuationen vorbehalten sein. Andere Bezeichnungen sind: paroxysmales On-off-Phänomen, Random oscillations, Random off (engl. random = wahllos).

Von paradoxer Akinese (**Kinesia paradoxa**) spricht man, wenn eine extreme Streßsituation oder Emotionen plötzlich zu einer verbesserten Beweglichkeit führen. Diese durch psychische Belastung ausgelösten On-Phasen sind nicht vorhersehbar und treten auch nicht regelmäßig in entsprechenden Situationen auf.

11.2.2
Mögliche Ursachen für das Auftreten von Fluktuationen

Die Ursachen für das Auftreten von motorischen Fluktuationen sind nicht endgültig geklärt. Voraussetzung für die Entwicklung von Fluktuationen scheinen die verminderte Speicherfähigkeit geschädigter Dopaminneurone und der verminderte körpereigene Dopaminumsatz zu sein. In fortgeschrittenen Krankheitsstadien wird zugeführtes L-Dopa wird nicht mehr in dopaminergen Neuronen zu Dopamin umgewandelt, sondern in Gliazellen. Dopamin in Gliazellen kann nicht ausreichend gespeichert und somit nicht bedarfsgerecht abgegeben werden. Schon leichte Schwankungen der Plasmakonzentration können nicht mehr abgepuffert werden, so daß Dopaminrezeptoren nun einer mehr pulsativen Stimulation ausgesetzt sind. Dieses Konzept hat zu den Strategien einer mehr kontinuierlichen Dopaminstimulation geführt (s. später).

Hypothesen zur Entstehung von Fluktuationen

- Degeneration dopaminerger Neurone
- Imbalance im motorischen Regelkreis
- Gestörter Dopaminspeicher
- Pulsatile Rezeptorstimulation
- Veränderte Empfindlichkeit der Dopaminrezeptoren
- L-Dopa-Resorptionsstörung

Weitere Hypothesen besagen, daß Dopaminrezeptoren unter der Langzeitmedikation mit L-Dopa in ihrer Empfindlichkeit verändert werden. Auf die unphysiologische Aktivierung bestimmter Bahnen im motorischen Regelkreis hatten wir bei den Dyskinesien hingewiesen. Da es auch bei unbehandelten Parkinson-Patienten zu Fluktuationen kommen kann, kann medikamentös zugeführtes L-Dopa nur einen Teilfaktor für die Entstehung der Fluktuationen darstellen. Der Mechanismus des unvorhersehbaren On-off-Phänomens ist ebenfalls nicht geklärt. Kurzfristige funktionelle Rezeptorveränderungen werden als Ursache diskutiert, wobei D1-Rezeptoren eine besondere Rolle spielen sollen. Daneben können L-Dopa-Resorptionsstörungen bei verzögerter Magenentleerung oder eiweißreicher Kost Teilfaktoren darstellen.

11.2.3
Behandlung von Fluktuationen

Solange der Hinweis einer Wirkungsabnahme oder eine Abhängigkeit der Fluktuationen von der Medikamenteneinnahme besteht, sind die Chancen für eine erfolgreiche medikamentöse Behandlung gut. Wenn im Laufe der Krankheitsentwicklung das therapeutische Fenster enger wird (Abb. 39c), gestaltet sich die Behandlung schwieriger.

Behandlung von End-of-Dose-Akinesien

Die End-of-dose-Akinesie ist dadurch gekennzeichnet, daß sich die Wirkdauer der einzelnen L-Dopa-Dosis verkürzt, die Akinese also am Ende des Dosisintervalls auftritt. Die Behandlung von End-of-Dose-Akinesien ohne Dyskinesien gestaltet sich meist einfach und erfolgreich. Die erste Strategie zielt auf ein **gleichmäßigeres L-Dopa-Angebot**, das durch kleinere L-Dopa-Einzeldosen mit Verkürzung der Dosierungsabstände erreicht werden kann. Die nachfolgende L-Dopa-Dosis soll kurz vor Abklingen der vorangehenden Dosis eingenommen werden. Die L-Dopa-Einzeldosis sollte 50 mg nicht unterschreiten, um die Schwellenkonzentration zu erreichen. Bei der **L-Dopa-Retardmedikation** ist eine höhere Dosierung erforderlich (etwa um 30%), um die Schwellenkonzentration zu überschreiten.

Ein weiteres Therapiekonzept ist die Kombination mit **Dopaminagonisten**. Wenn der klinische Erfolg der Dopaminagonisten sichtbar wird, kann L-Dopa in der Einzeldosierung reduziert werden. Eine hoffnungsvolle neue Therapiestrategie zur Behandlung der End-of-dose-Akinesien ist die zusätzliche Gabe von **COMT-Hemmern**. Wenn Dyskinesien auftreten, muß auch hier die L-Dopa-Dosis reduziert wer-den. MAO-B-Hemmer (Selegilin), Amantadine und Budipin werden seltener zur Behandlung der End-of-dose-Akinesien eingesetzt, Anticholinergika sind ungeeignet. Bei schwersten End-of-Dose-Akinesien bietet sich die Apomorphinbehandlung mit einer Minipumpe an, die in Spezialkliniken durchgeführt wird (s. S. 190).

Bei mittäglicher oder nachmittäglicher Akinese sollten große, eiweißreiche Mahlzeiten vermieden und die Hauptmahlzeit in den Abend verlegt werden. Die Medikamente Domperidon und Cisaprid können die L-Dopa-Aufnahme im Magen-Darmtrakt verbessern (s. auch S. 94). Patienten, die unter nächtlichen akinetischen Zuständen leiden, profitieren von der abendlichen Gabe eines langwirksamen Dopaminagonisten oder von L-Dopa-Retard. Es besteht kein Einwand, wenn Parkinson-Patienten für besondere Anlässe, die eine erhöhte motorische Aktivität erfordern (z. B. längerer Spaziergang, Tanzen) eine zusätzliche kleine Dosis L-Dopa einnehmen. Einzelne Patienten bevorzugen für diese Anlässe die lösliche Tablettenform (Madopar® LT), um rascher die akinetische Phase zu überwinden. Wissenschaftliche Untersuchungen haben zwar weder eine eindeutige Beeinflussung des L-Dopa-Blutspiegels noch eine Verstärkung der Parkinsonzeichen unter schwerer körperlicher Arbeit aufzeigen können, dennoch zeigt die Erfahrung manchmal den guten Effekt nach zusätzlicher L-Dopa-Medikation.

Behandlung von On-off-Phänomenen

Die Behandlung unvorhersehbarer Fluktuationen (On-off-Phänomen) gestaltet sich ungleich schwieriger. In diesen Fällen sollte immer auch nach L-Dopa-Resorptionsstörungen (Magenentleerungsstörungen, eiweißreiche Kost) gefahndet werden. Wegen der verminderten Speicherfähigkeit der dopaminergen Neurone kann schon eine gering verminderte L-Dopa-Aufnahme zu einer drastischen Reduktion des zentralen Dopamins führen und damit eine Akinese auslösen. Die medikamentösen Maßnahmen entsprechen denen der End-of-dose-Akinesie. Die L-Dopa-Dosis sollte reduziert bzw. auf kleinere Einzeldosen verteilt werden und mit einem Dopaminagonisten kombiniert werden. Auf die Gabe von L-Dopa-Retard verzichtet man in der Vorstellung, daß Retardpräparationen Schwankungen der L-Dopa-Plasmakonzentrationen um den kritischen Schwellenwert begünstigen. Falls eine Kombination mit Dopaminagonisten schon besteht, kann der Wechsel auf einen anderen Dopaminagonisten hilfreich sein. Eiweißreiche Mahlzeiten sollten zeitverschoben (45–60 Minuten) mit der L-Dopa-Medikation eingenommen werden. Bei Magenentleerungsstörungen wird die Gabe von Domperidon (Motilium®) in einer Dosierung von 3 × 20 mg pro Tag empfohlen.

Freezing-Phänomene in Phasen guter Beweglichkeit lassen sich meist medikamentös nicht beeinflussen. Die frustrierenden Therapieversuche weisen darauf hin, daß Freezing wahrscheinlich kein dopaminerges Phänomen ist. Wenn Angstzustände Freezing-Phänomene verstärken, können angstlösende Medikamente hilfreich sein. Optische, akustische und weitere Hilfen zur Überwindung der Freezing-Episoden werden wir bei den nichtmedikamentösen Maßnahmen besprechen.

Behandlungsmöglichkeiten bei Wirkungsabnahme und Fluktuationen	
End-of-dose-Akinese	• L-Dopa-Dosierungsintervalle verkürzen • Dopaminagonisten • COMT-Hemmer • Selegilin • (Apomorphin subkutan)
On-Off-Phänomene	• L-Dopa-Fraktionierung • Evtl. Dopaminagonisten wechseln • Domperidon (Motilium®) • Diätetische Maßnahmen
Behandlungsmöglichkeiten von Dyskinesien	
Peak-dose-Dyskinesien	• Dosisintervalle verkürzen, kleinere L-Dopa-Dosen • Dopaminagonisten (hohe L-Dopa-Tagesdosen vermeiden)
Off-Dystonien	• L-Dopa-Retardpräparate am Abend • Dopaminagonisten • Amantadin, Budipin (hohe L-Dopa-Tagesdosen vermeiden)

Behandlung von Dyskinesien

Peak-dose-Dyskinesien. Am häufigsten treten Dyskinesien bei hoher L-Dopa-Plasmakonzentration auf (Spitzendosis-Dyskinesie, Peak-dose-Dyskinesien). Folglich zielt die Behandlung auf einen gleichmäßigeren L-Dopa-Spiegel mit möglichst wenigen Spitzen (peaks). Die Behandlung von Dyskinesien ist oft schwieriger als die Behandlung dosisabhängiger akinetischer Phasen. Durch Reduktion der L-Dopa-Einzeldosen können zwar die Dyskinesien vermindert werden, die On-Phasen werden jedoch verkürzt und die Off-Phasen verlängert (Abb. 40b). Effektiver ist es, die Dosisintervalle mit niedrigeren L-Dopa-Einzeldosen zu verkürzen (Abb. 40c). Die Einzeldosen sollen 50 mg nicht unterschreiten, damit die Schwellenkonzentration erreicht wird.

Da Peak-dose-Dyskinesien mit guter Beweglichkeit verbunden sind, klagen weniger die Patienten selbst als vielmehr die Angehörigen, die sich durch die psycho-

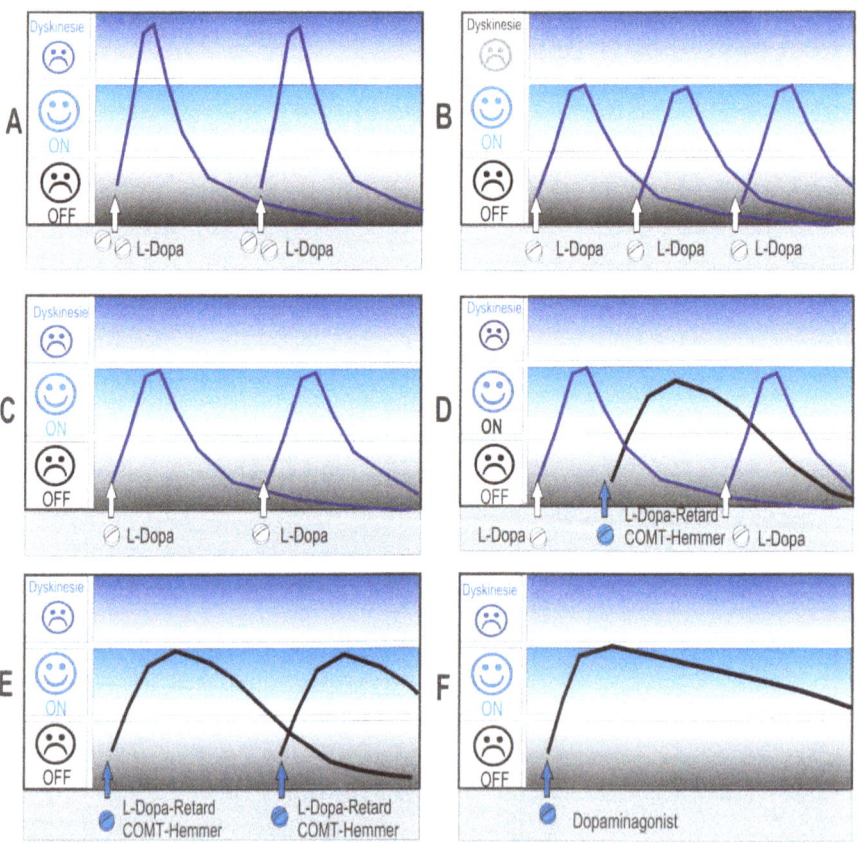

Abb. 40 A-F Schematische Darstellung von Therapiemöglichkeiten bei Dyskinesien durch Minderung der Einzeldosis (**B**), Verkürzung der Dosisintervalle (**C**) oder den Einsatz von L-Dopa-Retard oder COMT-Hemmer (**E, D**) oder Dopaminagonisten (**F**)

soziale Stigmatisierung beeinträchtigt fühlen. Wenn der Rückbildung der Dyskinesien nur mit einer deutlichen Bewegungsminderung eingekauft werden kann, sollte der Betroffene entscheiden, ob er eher die Bradykinese oder die Dyskinesie zu tolerieren bereit ist. Betroffene sollten mit Angehörigen und Freunden offen über ihre Dyskinesien sprechen und ihnen mitteilen, daß sie die Phase dieser „komischen Überbewegungen" weniger belastend erleben als die akinetische Phase.

Falls noch nicht geschehen, wird mit Dopaminagonisten kombiniert oder L-Dopa in äquivalenten Dosen durch Dopaminagonisten ausgetauscht. Wenn sich unter der Gabe von COMT-Hemmern Spitzendosis-Dyskinesien verstärken, müssen die L-Dopa-Einzeldosen reduziert werden. Bei schon erfolgter Kombinationsbehandlung mit Dopaminagonisten, wird die Dopaminagonisten-Dosis weiter erhöht und L-Dopa reduziert. Die Umstellung auf einen anderen Dopaminagonisten kann manchmal erfolgreich sein. Die Kombination oder der Austausch mit Dopaminagonisten und/oder der zusätzliche Einsatz von COMT-Hemmern kann den L-Dopa-Spiegel glätten und so zu einer mehr natürlichen, kontinuierlichen Stimulation der Rezeptoren führen (Abb. 40 d, e, f). Nach neueren Studien soll Amantadin in Kombination mit L-Dopa zu einer deutlichen Minderung von Dyskinesien führen. Die Therapie der Peak-dose-Dyskinesien ist oft ein Balanceakt zwischen Bradykinese und Dyskinesie, wobei das therapeutische Fenster im Krankheitsverlauf immer enger wird (s. Abb. 39). Die Erfolge stereotaktischer Operationen bei pharmakorefraktären Dyskinesien sind ermutigend (s. S. 226). Unter der chronischen Hochfrequenzstimulation des Globus pallidus internus und des Nucleus subthalamicus kann die L-Dopa-Dosierung deutlich reduziert und damit die Dyskinesien gemildert werden, ohne die Beweglichkeit wesentlich zu verschlechtern.

Biphasische Dyskinesien. Aus Peak-dose-Dyskinesien können sich im weiteren Krankheitsverlauf biphasische Dyskinesien entwickeln, die oft schwieriger zu behandeln sind. Therapeutisch wird zeitlich befristet ein gleichmäßiger, aber höherer L-Dopa-Spiegel angestrebt. Ansonsten entsprechen die Therapieempfehlungen denen der Peak-dose-Dyskinesien. L-Dopa mit schnellerem Wirkungseintritt (Madopar® LT) kann helfen, länger anhaltende Dyskinesien in der Anflutungsphase rascher zu überwinden. Wenn Dyskinesien gehäuft in den Vormittagsstunden auftreten, kann die Aufteilung in mehrere kleinere L-Dopa-Dosen für diesen Zeitraum förderlich sein.

Behandlung von Dystonien

Schmerzhafte dystone Verkrampfungen der unteren Extremitäten treten oft in Phasen niedriger L-Dopa-Plasmakonzentrationen auf (**Off-dose-Dystonie**). Betroffen sind oft Patienten mit relativ hohen L-Dopa-Einzeldosen. Empfohlen wird eine Reduktion der L-Dopa-Tagesdosis sowie die Umstellung auf einen Dopaminagonisten. Manchmal gelingt es, zeitlich definierte Off-dose-Dystonien gezielt mit Madopar® LT zu mildern. Die in der zweiten Nachthälfte oder morgens auftretenden schmerzhaften Verkrampfungen der Füße lassen sich meist gut mit einer abendlichen L-Dopa-Retardpräparation oder einem langwirksamen Dopaminagonisten behandeln. Bei therapierefraktären Fällen sind in Einzelfällen Botulinum-Toxin-Injektionen in die betroffene Muskulatur erfolgreich durchgeführt worden. Botulinum-Toxin schädigt die Nervenendigungen und führt zu einer leichten Muskellähmung. Wenn sich in seltenen Fällen dystone Hyperkinesen in Phasen maximaler L-Dopa-Spiegel ausbilden (**On-dose-Dystonie**), wird wie bei den Peak-dose-Dyskinesien verfahren.

Führt die medikamentöse Anpassung zu keinem befriedigenden Einfluß auf Dyskinesien, werden auch Substanzen wie Tiaprid oder Haloperidol oder Clozapin versucht. Erst bei Pharmakoresistenz und schwerer psychischer und motorischer Beeinträchtigung werden neurochirurgische Maßnahmen erwogen (s. dort).

11.2.4
Malignes L-Dopa-Entzugssyndrom

Nach rascher Reduktion oder abruptem Absetzen von L-Dopa (L-Dopa-Entzug), aber auch nach Entzug von Dopaminagonisten oder Umstellung auf L-Dopa-Retard kann es nach 1–2 Tagen zu einem lebensbedrohlichen (maligne = bösartig) Krankheitsbild kommen, das mit Rigor, Akinese, Fieber, Blutdruckabfall, Herzrasen, massivem Schwitzen und Bewußtseinsstörungen bis zur Bewußtlosigkeit einhergeht. Von einzelnen Ärzten werden die Bezeichnungen „**akinetische Krise**" (s. S. 49) und „malignes Dopa-Entzugssyndrom" gleichbedeutend benutzt. Im Blut werden eine Vermehrung der weißen Blutkörperchen (Leukozytose) und eine Erhöhung von Leber- und Muskelenzymen (SGOT, SGPT, CK) festgestellt. Als Fieberursache wird eine Störung im Thermoregulationszentrum des Gehirns angenommen, wobei der starke Rigor die Wärmebildung im Körper zusätzlich verstärkt.

Malignes L-Dopa-Entzugssyndrom
- **Rigor**, Akinese, Schluckstörung, (Tremor)
- **Fieber** (Hyperthermie), Schwitzen
- **Bewußtseinsstörung**, Bewußtlosigkeit (Koma)
- Herzrhythmusstörungen, Blutdruckabfall, Atemnot
- Pathologische Leber- und Muskelenzyme

Ein malignes Dopa-Entzugssyndrom macht eine notfallmäßige Klinikeinweisung mit intensivmedizinischer Überwachung notwendig. Die Behandlung besteht in der Gabe von L-Dopa über eine Magensonde (z. B. Madopar® LT), Apomorphin-Infusionen in die Haut (20–200 mg pro Tag) oder PK-Merz®-Infusionen (200–400 mg pro Tag) über die Vene bei gleichzeitiger Flüssigkeitszufuhr. In schwerwiegenden Fällen wird Dantrolen® gegeben, ein Mittel, das sonst bei Spastik Anwendung findet.

Früher hatte man versucht, den Wirkungsverlust unter L-Dopa-Behandlung dadurch zu bessern, daß man dem Patienten das L-Dopa plötzlich vollständig entzog, um es nach einer Therapiepause („drug holiday") in geringerer Dosierung wieder einzusetzen. Wegen des Risikos eines malignen L-Dopa-Entzugssyndroms wird der L-Dopa-Entzug heute nicht mehr durchgeführt.

Zu einer ähnlichen Symptomatik kann es unter der Behandlung mit Neuroleptika kommen („**malignes neuroleptisches Syndrom**"), wenn die Dopaminrezeptoren blockiert werden. Die Ursache beider Syndrome ist im einzelnen nicht endgültig geklärt.

11.3
Wechselwirkungen

Da es sich bei Parkinson-Patienten meist um ältere Patienten handelt, ist damit zu rechnen, daß neben den Parkinsonmitteln weitere Medikamente gegen unterschiedliche Krankheiten und Beschwerden eingenommen werden müssen. Auf den möglichen negativen Einfluß eiweißreicher Mahlzeiten für die L-Dopa-Aufnahme in Darm und Gehirn werden wir an dieser Stelle ausführlicher eingehen.

11.3.1
Wechselwirkungen von Parkinsonmitteln und anderen Medikamenten

Sie sollten Ihren gesamten Medikamentenplan bei jedem Arztbesuch vorlegen. Dies ist besonders wichtig, wenn Sie zu einem Facharzt überwiesen werden, der Ihren Krankheitsverlauf und Ihre medikamentöse Behandlung im einzelnen vielleicht nicht so genau kennt. Lesen Sie den Beipackzettel Ihrer Parkinsonmittel aufmerksam durch. In der Regel finden Sie dort auch Hinweise zu Wechselwirkungen mit anderen Arzneimitteln. Auf die Wirksubstanzen, die Parkinsonzeichen auslösen und damit die Symptome der Parkinson-Krankheit verstärken können, hatten wir hingewiesen (s. S. 125). Neuroleptika und einige Mittel gegen Übelkeit (Metoclopramid) blockieren Dopaminrezeptoren. Bluthochdruckmittel wie Reserpin entleeren die Dopaminspeicher, und Kalziumantagonisten hemmen die L-Dopa-Wirkung.

Vitamin-B$_6$ verstärkt den Abbau von L-Dopa zu Dopamin durch Aktivierung von Dopa-Decarboxylase. Bei der heute üblichen Kombinationsbehandlung von L-Dopa und einem Decarboxylasehemmer kann Vitamin-B$_6$ in einer üblichen Dosierung (z.B. als Multivitaminpräparat) unbedenklich eingenommen werden. Unter dem **Narkosemittel** Halothan kann es zu schweren Herzrhythmusstörungen kommen, so daß L-Dopa mindestens acht Stunden vor der Narkose abgesetzt werden muß. Mittel zur lokalen Betäubung der Haut oder Schleimhaut (z.B. zahnärztliche Maßnahmen) sollten sicherheitshalber ohne Adrenalinzusatz verabreicht werden (s. auch S. 239). Informieren Sie Ihren Chirurgen, Narkosearzt und Zahnarzt über Ihre Erkrankung und legen Sie Ihren Medikamentenplan vor.

11.3.2
L-Dopa-Aufnahme und Nahrungseiweiß

L-Dopa ist wie Nahrungseiweiß eine Aminosäure, die über die Dünndarmschleimhaut in das Blut abgegeben wird. Die Aufnahme erfolgt zum Teil über einen aktiven Transportmechanismus, der in konkurrierender Weise gleichzeitig von L-Dopa und dem Nahrungseiweiß benutzt wird. Größere Eiweißmengen können L-Dopa aus diesem Transportmechanismus verdrängen und so die L-Dopa-Aufnahme vermindern. Die spätere Überführung von L-Dopa und Eiweiß vom Blut in die Hirnzellen (Blut-Hirn-Schranke) erfolgt ebenfalls über einen aktiven Transport, so daß hier beide Substanzen erneut in Konkurrenz treten. Aus diesem Grund wird empfohlen, die L-Dopa-Medikation etwa eine halbe Stunde vor oder eine Stunde nach dem

Essen einzunehmen. In Studien konnte nachgewiesen werden, daß eine strenge eiweißarme Diät motorische Fluktuationen günstig beeinflußt. Eine strikte Eiweißdiät ist jedoch wegen des faden Geschmacks nicht zumutbar. Der Vorschlag, eiweißreiche Mahlzeiten in den Abend zu verschieben, kann zwar zur besseren Beweglichkeit am Tage führen, trägt jedoch das Risiko nächtlicher Hypokinesen. Im allgemeinen ist es ausreichend, den Eiweißkonsum über den Tag zu verteilen und die L-Dopa-Medikation nicht zusammen mit eiweißreichen Hauptmahlzeiten (Fisch, Fleisch) einzunehmen.

Bei Wirkungsminderung von L-Dopa oder Auftreten von scheinbar unvorhersehbaren Fluktuationen muß auch die Funktion der Magenentleerung überprüft werden. Übersäuerung des Magens und die Behandlung mit Anticholinergika verzögern die Magenentleerung. Durch Domperidon (Motilium®) kann die Peristaltik in den oberen Anschnitten des Verdauungstrakts verstärkt werden (20–30 mg). Cisaprid (Propulsin®) beschleunigt die Dickdarmpassage (2 × 5 mg) und kann so indirekt zum besseren Nahrungstransport beitragen.

KAPITEL 12

Therapiestrategien

Therapeutische Maßnahmen bei der Parkinson-Krankheit können in **symptomatische, neuroprotektive** und **restaurative** Therapien eingeteilt werden. Bis heute ist nur die symptomatische Therapie gesichert, die auf eine Verbesserung der Krankheitszeichen (Symptome) zielt. Die Parkinson-Forschung unternimmt derzeit große Anstrengungen, um Wirksubstanzen zu finden, die den Krankheitsprozeß aufhalten oder wenigstens verzögern können und ist bemüht, mögliche neuroprotektive Eigenschaften derzeit eingesetzter Parkinsonmittel nachzuweisen. Für MAO-B-Hemmer, Amantadin, Budipin und auch Dopaminagonisten gibt es experimentelle Hinweise für eine neuroprotektive Wirkung. Nervenwachstumsfaktoren können im Experiment Hirnzellen schützen und die Progression der Erkrankung verzögern (s. S. 37). Restaurative Therapie bedeutet, daß geschädigte oder abgestorbene Neurone durch funktionsfähige Nervenzellen ersetzt werden (s. Transplantation dopaminerger Zellen).

Therapiemaßnahmen bei der Parkinson-Krankheit

- **Symptomatische Therapie**
  Parkinson-Symptome behandeln (gebräuchliche Parkinsonmittel)

- **Neuroprotektive Therapie**
  Krankheitsprozeß aufhalten oder verzögern (MAO-B-Hemmer? Amantadin? Dopaminagonisten? Budipin? Nervenwachstumsfaktoren?)

- **Neurorestaurative Therapie**
  Geschädigte Neurone durch funktionsfähige Neurone ersetzen (Transplantation dopaminproduzierender Zellen

---

Ziele der symptomatischen medikamentösen Therapie sind:
Verbesserung

- der motorischen Leistungsfähigkeit,
- der vegetativen und psychischen Begleitstörungen und
- der Nebenwirkungsrate.

Der therapeutische Grundsatz „**soviel wie nötig und so wenig wie möglich**" hat auch für die Parkinson-Behandlung Bedeutung, gerade unter dem Gesichtspunkt der möglichen Spätkomplikationen. Ganz individuell muß der einzelne Patient (und auch der behandelnde Arzt) entscheiden, ob er mit dem erreichten Therapieerfolg zufrieden ist, sich in seinen Alltagsaktivitäten nicht mehr behindert fühlt und eine gewisse Restsymptomatik tolerieren will.

Wichtig ist zunächst, daß die Diagnose ausreichend gesichert ist. In unserer Klinik fordern wir für jede Erstdiagnostik – auch bei typischer Befundkonstellation – einmal eine kraniale Computertomographie (CCT), um ein sekundäres Parkinson-Syndrom nicht zu übersehen und zusätzliche Schädigungszeichen auszuschließen, die den weiteren Verlauf beeinflussen können. Die neurologische Untersuchung beinhaltet auch die pharmakologische Überprüfung (L-Dopa-Test, evtl. Apomorphin-Test), die Befunddokumentation mittels motorischer Leistungstests und Videoaufzeichnungen.

Erst nach Diagnosesicherung wird der Arzt seinen Patienten vorsichtig und einfühlsam, aber sachlich über sein Krankheitsbild aufklären und ihn in die Problematik der bevorstehenden Langzeit-Therapie und -überwachung einführen. Die frühzeitige Hilfestellung bei der Krankheitsbewältigung und Verarbeitung (Coping) stellt einen wichtigen Pfeiler in der psychosozialen Betreuung dar. In die Gespräche werden Angehörige und an der weiteren Therapie beteiligte Personen mit einbezogen. Auch unter Berücksichtigung der eingeschränkten finanziellen Ressourcen im Gesundheitswesen halten wir bei deutlicheren Parkinsonzeichen eine stationäre Erstdiagnostik und medikamentöse Ersteinstellung in einer neurologischen Facheinrichtung für notwendig und sinnvoll. Die weitere Betreuung erfolgt durch den niedergelassenen Neurologen und/oder Hausarzt.

Für die Behandlungsstrategien sind im einzelnen folgende vier „W-Fragen" zu beantworten:

- Wann? Optimaler Zeitpunkt des Therapiebeginns
- Was? Welche Wirksubstanz bzw. Wirksubstanzen
- Wie oft? Fraktionierung der Medikation
- Wieviel? Höhe der Einzeldosis

Für jeden einzelnen Patienten muß ein ganz **individueller Therapieplan** für die Ersteinstellung unter Berücksichtigung des Lebensalters, der sozialen Umstände, des Schweregrades und Schwerpunkts der Parkinsonzeichen, der zu erwarteten Progression, der vegetativen und psychischen Begleitsstörungen und Zusatzerkrankungen aufgestellt werden. Der Berufsmusiker wird seinen Anspruch anders einfordern als z.B. ein Rentner. Die Frage, wann mit der Therapie begonnen werden soll, ist nach heutigem Kenntnisstand leichter zu beantworten, als die Frage mit welcher Wirksubstanz bzw. in welcher Kombination. Die nachfolgend dargelegten Therapievorschläge orientieren sich an Empfehlungen aus der Literatur und an eigenen Erfahrungen. Die aufgeführten Therapiestrategien werden unter Fachleuten unterschiedlich beurteilt. In den nächsten Jahren ist sicherlich durch neue wissenschaftliche Erkenntnisse eine weitere Modifikation zu erwarten.

Der ideale therapeutische Ansatz einer symptomatischen und neuroprotektiven Therapie ist bisher nicht ausreichend belegt, so daß wir uns auf die symptomatische, d.h. auf die einzelnen Krankheitszeichen bezogene Behandlung beschränken müssen. Die kontroversen Diskussionen über den optimalen Zeitpunkt des medikamentösen Therapiebeginns sind nicht abgeschlossen. Nachdem man erkannt

> **Aspekte für die Planung der Therapie**
> - Lebensalter
> - Soziale Umstände
> - Schweregrad der Symptomatik
> - Schwerpunkt der Symptomatik
> - Fortschreiten der Erkrankung
> - Begleitstörungen
> - Zusatzerkrankungen

hatte, daß die L-Dopa-Behandlung zu erheblichen Langzeitproblemen führen kann (L-Dopa-Langzeitsyndrom, s. S. 201), bestand lange Zeit die Forderung, die L-Dopa-Therapie möglichst lange hinauszuschieben und den Patienten möglichst lange medikamentös unbehandelt zu lassen. Studien haben jedoch eindeutig gezeigt, daß sich ein früher Behandlungsbeginn günstiger auf die Symptomatik und die Lebenserwartung auswirkt als der spätere Therapiebeginn.

12.1
Ersteinstellung

Nachdem die Entscheidung für eine medikamentöse Parkinson-Behandlung gefallen ist, wird Ihr Arzt für Ihren besonderen Fall eine geeignete Therapiestrategie auswählen. Zunächst muß entschieden werden, ob eine **Monotherapie** (Behandlung mit einem einzigen Wirkstoff) oder eine **Kombinationstherapie** (Behandlung mit zwei oder mehreren Wirkstoffen) erfolgen soll. Weiterhin muß festgelegt werden, mit welchem Wirkstoff die Monotherapie (L-Dopa, Dopaminagonisten, MAO-B-Hemmer, Amantadine, Anticholinergika, Budipin) oder mit welchen der genannten Wirkstoffe eine Kombinationsbehandlung durchgeführt werden soll. Die Basis für die Kombinationsbehandlung ist gewöhnlich L-Dopa, das mit Dopaminagonisten, COMT-Hemmern, MAO-B-Hemmern, Amantadin oder Budipin kombiniert werden kann. Die Um- und Einstellung mit Parkinsonmitteln sollte möglichst immer nur mit einem Mittel erfolgen, so daß die Therapieerfolge klar zugeordnet werden können. Anticholinergika haben vornehmlich Bedeutung für die Behandlung des Tremors und vegetativer Begleitstörungen (s. S. 198). Für die Behandlung eines im Vordergrund stehenden Tremors können auch Budipin, Beta-Rezeptorenblocker, Primidon und Clozapin wirksam sein (s. S. 66 f.).

12.1.1
Monotherapie

Monotherapie bedeutet die Behandlung mit einem einzigen Wirkstoff. Grundsätzlich ist eine Monotherapie für Patient und Arzt einfacher zu handhaben, auch deswegen, weil Wirkungen und Nebenwirkungen eindeutig dem einzelnen Medikament zugeordnet werden können. Die Entscheidung für einen bestimmten Wirkstoff hängt von seinem Wirkprofil, seinen Nebenwirkungen und seiner vermuteten neuroprotektiven Wirkung ab. Für jüngere Patienten hat die Neuroprotektion verständlicherweise einen höheren Stellenwert als bei alten Patienten.

Monotherapie mit L-Dopa

Die Monotherapie mit L-Dopa ist weiterhin die wirksamste Therapie mit dem günstigsten akuten Wirkungs- und Nebenwirkungsprofil. Die meisten Patienten mit einem idiopathischen Parkinson-Syndrom erleben unter L-Dopa eine dramatische Besserung. Der Therapierfolg unter L-Dopa ist so zuverlässig, daß bei Nichtansprechen die Diagnose überprüft werden sollte (z. B. Multisystemerkrankung). In der Langzeitanwendung hat die Monotherapie mit L-Dopa den Nachteil, daß sich in der Mehrzahl der Fälle motorische Fluktuationen und Dyskinesien entwickeln. Eine neurotoxische Wirkung für L-Dopa ist beim Menschen nicht belegt. Die Spätkomplikationen sind rückbildungsfähig, wenn die L-Dopa-Medikation abgesetzt wird.

Bei Patienten, die subjektiv und objektiv in ihrer motorischen Leistung beeinträchtigt sind und aus verschiedenen Gründen eine rasche, optimale Wirkung fordern, kann die Behandlung mit L-Dopa als Monotherapie begonnen werden. Die Behandlung mit L-Dopa-Retardpräparaten (Nacom® retard, Madopar® Depot) ist für den Patienten komfortabler, da weniger Einzeldosen ausreichen. Insgesamt muß jedoch höher dosiert werden. Das Risiko, Spätkomplikationen zu entwickeln, ist mit L-Dopa-Retardpräparaten nicht vermindert.

Die Kombination mit COMT-Hemmern entspricht einer optimierten L-Dopa-Monotherapie mit einem günstigeren Wirkungs- und Nebenwirkungsprofil, wobei man sich für die Langzeitbehandlung eine Verzögerung von Spätkomplikationen erhofft. Die L-Dopa-Monotherapie wird speziell für ältere Parkinson-Patienten akzeptiert, die mit geringerer Wahrscheinlichkeit Spätkomplikationen erwarten lassen. Auch für Patienten mit dementieller Entwicklung kann die initiale Monotherapie mit L-Dopa sinnvoll sein.

Monotherapie mit Dopaminagonisten

Die Monotherapie mit Dopaminagonisten wurde schon vor über 20 Jahren mit Einführung des ersten Dopaminagonisten Bromocriptin überprüft. Limitierend waren die Nebenwirkungen unter höherer Dosierung (Übelkeit und Blutdrucksenkung als periphere Nebenwirkungen sowie Verwirrtheitszustände und Trugwahrnehmungen als zentrale Nebenwirkungen). In Vergleichsstudien war Bromocriptin der L-Dopa-Monotherapie im Wirkungs- und Nebenwirkungsprofil unterlegen. In Langzeituntersuchungen zeigte sich bald ein Nachlassen der Wirkung unter der Monotherapie mit Bromocriptin. Für Lisurid (Dopergin®) z. B. konnte in verschiedenen Studien bei noch unbehandelter und früher Parkinson-Krankheit eine zufriedenstellende symptomatische Wirkung über durchschnittlich 1–2 Jahre in der Monotherapie nachgewiesen werden. Ähnliche Befunde liegen auch für die später zugelassenen Dopaminagonisten vor. Wichtigste Erkenntnis war jedoch, daß Spätkomplikationen, wie Fluktuationen und Dyskinesien, seltener, später und weniger ausgeprägt als unter der Monotherapie mit L-Dopa auftraten. Für Parkinson-Patienten mit jüngerem Manifestationsalter (50–55 Jahre), die relativ früh unter L-Dopa-Behandlung motorische Komplikationen entwickeln, wird von den meisten Fachleuten die Behandlung mit Dopaminagonisten empfohlen. Der enge Arzt-Patienten-Kontakt in der Einstellungsphase hilft, Enttäuschungen über einen nur langsamen Wirkungseintritt und auftretenden Nebenwirkungen vorzubeugen. Bei Wirkungsminderung nach längerer Behandlungsdauer ist eine Kombinationstherapie mit L-Dopa notwendig.

Monotherapie mit MAO-B-Hemmern (Selegilin)

Die Monotherapie mit MAO-B-Hemmern führt zu einer nur leichten, meist nicht ausreichenden Symptomverbesserung. Nach der genannten DATATOP-Studie können MAO-B-Hemmer die Notwendigkeit einer L-Dopa-Behandlung um 9 Monate hinauszögern. Ob MAO-B-Hemmer (Selegilin) den Krankheitsprozeß verzögern können, ist bis heute nicht entschieden. Hinweise ergeben sich aus MPTP-Tierversuchen, aus der theoretischen Möglichkeit, die Bildung freier Radikale zu mindern und Studien, die auf eine Lebensverlängerung unter Selegilin hinweisen. Die drei genannten Hypothesen sind für den Menschen nicht bewiesen. Eine Monotherapie mit MAO-B-Hemmern wird heute bei leichten Parkinson-Symptomen durchgeführt, zum einen in der Hoffnung auf einen möglichen schützenden Einfluß und zum anderen, um den Einsatz von L-Dopa hinauszuzögern. Von den meisten Patienten mit deutlichen Parkinsonzeichen wird der geringe symptomatische Effekt einer Monotherapie mit Selegilin nicht akzeptiert.

Monotherapie mit Amantadinen

Die Monotherapie mit Amantadinen führt ebenfalls zu einer nur geringen Symptomverbesserung (20–30%), die in der Monotherapie nicht durchgehend anhält. Vorteilhaft sind die relativ geringen Nebenwirkungen. Amantadin kann als initiale Monotherapie bei Patienten mit geringer motorischer Beeinträchtigung eingesetzt werden, wobei der Einsatz auch hier von der Hoffnung auf eine schützende Wirkung vor weiterer Degeneration getragen wird.

Monotherapie mit Budipin (Parkinsan®)

Der polyvalente Wirkmechanismus von Budipin, insbesondere der hemmende Einfluß am NMDA-Rezeptor läßt eine dem Amantadin ähnliche zellschützende Wirkung (Neuroprotektion) vermuten. Bisher gibt es jedoch keine klinischen Studien, die nachweisen, daß Budipin den natürlichen Krankheitsverlauf beeinflussen oder die Spätkomplikationen (motorische Fluktuationen, Dyskinesien) hinauszögern kann. Wegen der relativ guten Wirkung von Budipin auf den Tremor kann bei Patienten mit im Vordergrund stehendem Tremor die Therapie mit Budipin begonnen werden. Wegen der genannten unerwünschten Nebenwirkungen (Übelkeit, Mundtrockenheit, Magen-Darm-Störungen) ist auf eine sehr langsame Aufdosierung (Steigerung um 10 mg/Woche) zu achten.

Monotherapie mit Anticholinergika

Die Monotherapie mit Anticholinergika kann bei jüngeren Parkinson-Patienten mit im Vordergrund stehendem Ruhetremor und Rigor (Tremor-dominate Form) im Frühstadium gewählt werden, wenn unter L-Dopa kein Erfolg zu erzielen ist. Auf die zentralen Nebenwirkungen bei älteren Risikopatienten mit kognitiven Störungen hatten wir hingewiesen. Die Therapie sollte mit niedrigen und mittleren Dosierungen unter bevorzugter Verwendung von Retardpräparaten erfolgen. Die Nebenwirkungen und Kontraindikationen hatten wir bereits besprochen (s. S. 198).

12.1.2
Kombinationstherapie

Unter einer Kombinationstherapie versteht man die Behandlung mit zwei oder mehreren Wirkstoffen. Kombinationsbehandlung im engeren Sinne bedeutet nicht den vorübergehenden Einsatz eines zusätzlichen Wirkstoffs zur Behandlung von Begleitstörungen, wie Anticholinergika bei vermehrtem Speichelfluß. Unter **früher Kombinationstherapie** wird gewöhnlich die Behandlung mit L-Dopa als Basissubstanz verstanden, die mit einem weiteren Wirkstoff innerhalb des ersten Behandlungsjahres kombiniert wird. Ziel der frühen Kombination mit Dopaminagonisten ist die L-Dopa-Reduktion und das Hinauszögern von Spätkomplikationen (s. S. 201). Für jüngere Parkinson-Patienten mit einem Erkrankungsbeginn vor dem 50.–55. Lebensjahr wird allgemein die initiale Monotherapie mit Dopaminagonisten favorisiert, die über viele Monate bis einige Jahre eine gute symptomatische Wirkung zeigen kann. Wenn zusätzlich L-Dopa benötigt wird, kann mit niedrigen Dosen begonnen werden. Für Patienten über 70 Jahre ist es durchaus berechtigt, zunächst auf den zusätzlichen Einsatz von Dopaminagonisten zu verzichten (s. auch S. 222). Ob sich durch die neueren Dopaminagonisten die Empfehlungen ändern, bleibt abzuwarten. Die Kombination von Dopaminagonisten und MAO-B-Hemmern, Amantadinen, Budipin und Anticholinergika ist gerechtfertigt, jedoch bisher wenig überprüft. Bei einer Mehrfachkombination müssen natürlich auch höhere Kosten berücksichtigt werden, die sich jedoch durch den Therapieerfolg im Langzeitverlauf relativieren (s. S. 177).

In Deutschland wird derzeit für die Kombinationsbehandlung L-Dopa mit einem Dopaminagonisten bevorzugt. Der zusätzliche Einsatz von COMT-Hemmern kann helfen, die Rezeptorstimulation gleichmäßiger zu gestalten. Es gibt jedoch Befund- und Umgebungskonstellationen, die eine andere Strategie rechtfertigen. Der Einsatz von L-Dopa sollte jedenfalls dann erfolgen, wenn durch andere Wirkstoffe keine befriedigende Wirkung erreicht werden konnte. Im weiteren Verlauf wird es sich meist nicht umgehen lassen, L-Dopa insgesamt höher zu dosieren und die Gesamtdosis auf mehrere Einzeldosen zu verteilen. Für uns ist immer wieder erstaunlich, wie konsequent und zuverlässig die Forderung nach häufigeren Einzeldosen von Parkinson-Patienten erfüllt wird. Dies mag teilweise an der Persönlichkeitsstruktur einzelner Parkinson-Patienten liegen, z. T. aber auch daran, daß Sie die Notwendigkeit „am eigenen Leib" erfahren. Sie spüren deutlich, wie die mehrfache Dosierung Bewegungsschwankungen (Fluktuationen) günstiger beeinflußt. Die meisten Patienten kommen in der Kombinationsbehandlung mit einer L-Dopa-Tagesdosis von 300–800 mg aus. Nur in einzelnen Fällen ist es notwendig, die L-Dopa-Gesamtdosis auf mehr als 1000 mg zu steigern. Wir kennen Patienten, bei denen unter Einsatz aller derzeit zur Verfügung stehenden Parkinsonmittel in unterschiedlichen Kombinationen und Formulierungen die L-Dopa-Gesamtdosis nicht unter 1000 mg gesenkt werden konnte. Ihr Arzt wird den Einsatz von L-Dopa (in retardierter oder schnell löslicher Form), Dopaminagonisten sowie COMT-Hemmern, Amantadin und Budipin für die weitere Therapieanpassung mit Ihnen abstimmen.

Gebräuchliche (sinnvolle) Kombinationsbehandlungen

- L-Dopa plus Dopaminagonisten
- L-Dopa plus COMT-Hemmer
- L-Dopa plus Amantadin
- L-Dopa plus MAO-B-Hemmer
- L-Dopa plus Budipin
- L-Dopa plus Anticholinergika
- Dopaminagonisten plus Amantadin
- Dopaminagonisten plus Budipin
- Amantadin plus Budipin
- L-Dopa plus Dopaminagonisten plus MAO-B-Hemmer
- Dopaminagonisten plus MAO-B-Hemmer (Budipin, Amantadin)

Es ist wichtig, daß Ihnen als Parkinson-Patient auch im weiteren Krankheitsverlauf ein klares individuelles Konzept angeboten wird. Die sachliche Aufklärung (auch der Angehörigen) über bewährte moderne Therapiestrategien und deren Probleme erleichtert den weiteren therapeutischen Weg und macht notwendige Korrekturen der Therapie besser verständlich. Die gewählte Therapiestrategie für die Ersteinstellung muß im weiteren Krankheitsverlauf den motorischen Störungen und Begleiterscheinungen angepaßt werden. Der Arzt muß auf der anderen Seite aber auch die Grenzen seiner therapeutischen Bemühungen deutlich machen, die durch das Fortschreiten der Erkrankung, durch Langzeit-Therapieeffekte und Begleiterkrankungen gegeben sind.

Kombination von Dopaminagonisten und Amantadin oder Budipin

Die Kombination Dopaminagonisten und Amantadin bzw. Budipin verfolgt zwei Ziele in der Langzeitbehandlung: Einmal möchte man mit den genannten Wirkstoffen Fluktuationen und Dyskinesien hinauszögern und zweitens erhofft man sich einen schützenden (neuroprotektiven) Einfluß auf den Krankheitsprozeß. Bei vorsichtiger Aufdosierung von Dopaminagonisten können Nebenwirkungen vermindert werden. Amantadine und Budipin sind relativ gut verträglich. Wenn – wie kürzlich im Tiermodell gezeigt werden konnte – NMDA-Rezeptoren an der Entstehung von Dyskinesien beteiligt sind, könnte die Kombination mit Amantadin und Budipin einen günstigen Einfluß auf den späteren Verlauf der Erkrankung haben. Bei im Vordergrund stehendem Tremor bietet sich die Antitremorwirkung von Budipin an.

Kombination von L-Dopa und MAO-B-Hemmern

Durch die Kombination von L-Dopa und einem MAO-B-Hemmer können im Mittel 20–30% L-Dopa eingespart werden. Der Anteil der motorischen Besserung liegt ebenfalls bei 20–30%. MAO-B-Hemmer werden relativ gut vertragen. Die symptomatische Wirkung von MAO-B-Hemmern ist oft nur im ersten bis zweiten Behandlungsjahr deutlich. Ob die verzögerte L-Dopa-Pflichtigkeit durch einen symptomatischen oder protektiven Effekt bedingt ist, ist noch ungeklärt. Die Ergebnisse einer kürzlich veröffentlichten englische Studie mit erhöhter Sterblichkeit bei Patienten, die in der Kombination von L-Dopa und MAO-B-Hemmern behandelt worden waren, haben einer kritischen Nachprüfung nicht standgehalten. Nach bisherigen Erfahrungen kann eine Kombinationsbehandlung mit MAO-B-Hemmern wenigstens im ersten Jahr sinnvoll sein. Die Empfehlung, zusätzlich MAO-B-Hemmer (Selegilin) zu wird geben, wird auch von der Hoffnung auf eine neuroprotektive Wirkung getragen.

12.2
Allgemeine Therapieleitlinien

Es sei nochmals betont, daß die medikamentöse Behandlung eines Parkinson-Patienten individuell angepaßt erfolgen muß. In Deutschland wird die Entscheidung einer Monotherapie mit Dopaminagonisten oder einer Kombinationstherapie mit L-Dopa und Dopaminagonisten und/oder anderen Parkinsonmitteln vorwiegend vom **Alter des Patienten** abhängig gemacht. Bei einigen Parkinsonexperten sind jüngere Parkinson-Patienten unter 60 Jahre und ältere über 60 Jahre alt. Andere Parkinsonärzte teilen in 3 Lebensabschnitte ein: das jüngere Alter betrifft Patienten unter 55 Jahre, der nächste Lebensalterabschnitt umfaßt Patienten zwischen dem 56. und 70. Lebensjahr und das höhere Manifestationsalter Patienten über 70 Jahre. Als Sondergruppe werden die Patienten mit einem Erkrankungsalter unter dem 40. Lebensjahr herausgestellt. („young onset" Parkinson-Syndrom), die auf eine Monotherapie mit Dopaminagonisten eingestellt werden. Wichtig sind natürlich das biologische Alter, die sozialen Verhältnisse (z.B. Berufstätigkeit), die psychiatrischen Risikofaktoren und Begleiterkrankungen. Bei jüngerem Manifestationsalter und nur leichter Symptomatik versucht man zunächst ohne L-Dopa auszukommen, bis der Patient L-Dopa-pflichtig wird. Bei Patienten über 70 Jahre rücken die Probleme der L-Dopa-Langzeittherapie eher in den Hintergrund, so daß die initiale Monotherapie mit L-Dopa gerechtfertigt ist. Bei den älteren Patienten bestehen oft internistische Begleiterkrankungen und psychische Auffälligkeiten in der Anamnese, so daß man sich einmal wegen der kürzeren Lebenserwartung und zum anderen wegen des höheren Psychose-Risikos von Dopaminagonisten zur L-Dopa-Monotherapie entscheiden kann.

In den vorangegangenen Abschnitten hatten wir die Vor- und Nachteile einer Mono- oder Kombinationsbehandlung mit den derzeit zur Verfügung stehenden Parkinsonmitteln besprochen. Neben dem eher geringen symptomatischen Effekt erhofft man sich von den MAO-B-Hemmern und Amantadin ein Hinauszögern des

L-Dopa-Einsatzes und einen Schutz vor dem weiteren Zelluntergang. Budipin empfiehlt sich derzeit besonders beim tremordominanten Parkinson-Syndrom. Die Therapieempfehlungen für die Ersteinstellung von Parkinson-Patienten sind nicht einheitlich und werden möglicherweise in Zukunft durch neue Forschungsergebnisse modifiziert. Die nachfolgende tabellarische Übersicht kann nur als grobe Orientierungshilfe für die Ersteinstellung von Parkinson-Patienten gelten.

Therapieempfehlungen für die Ersteinstellung von Parkinson-Patienten	
Alter < 55 Jahre	Monotherapie mit Dopaminagonisten und/oder Amantadin, MAO-B-Hemmern, Budipin bis zur L-Dopa-Pflichtigkeit
Alter 56–70 Jahre	L-Dopa in Kombination mit Dopaminagonisten und/ oder COMT-Hemmern (evtl. Kombination mit MAO-B-Hemmern oder Amantadin oder Budipin)
Alter > 70 Jahre	Initial L-Dopa-Monotherapie
Tremor-Dominanz	Initial Budipin

Bei jüngeren Patienten mit akinetisch-rigider Symptomatik wird also die Ersteinstellung mit Dopaminagonisten bevorzugt. Die zusätzliche Kombination mit MAO-B-Hemmern, Amantadin oder Budipin muß neben der möglichen Neuroprotektion auch den Kostenfaktor berücksichtigen. Bei vorherrschendem Tremor wird man sich für Budipin entscheiden. Für das mittlere Manifestationsalter wird allgemein die frühe Kombination von L-Dopa (mit COMT-Hemmern) und Dopaminagonisten bevorzugt. Dopaminagonisten sollten grundsätzlich mit langsamer Aufdosierung so hoch wie möglich dosiert werden. Im höheren Alter ist die initiale L-Dopa-Monotherapie vertretbar.

12.3
Operative Behandlungsmöglichkeiten

Schon in den dreißiger Jahren hatte man in recht heroischer Weise versucht, mit der Zerstörung motorischer Großhirnzellen oder motorischer Nervenbahnen die Parkinson-Symptomatik zu beeinflussen, wobei auch eine Lähmung der gegenseitigen Körperseite in Kauf genommen wurde. Erste stereotaktische Operationen wurden 1947 (Spiegel und Mitarbeiter) durchgeführt. Die Weiterentwicklung hochwirksamer Parkinsonmittel hat dazu geführt, daß die in den 50er und 60er Jahren entwickelte und erfolgreiche stereotaktische Parkinson-Behandlung zunächst wieder in den Hintergrund rückte Mit der Verfeinerung neurochirurgischer Techniken gewinnen zerstörende und nichtzerstörende Maßnahmen in neuerer Zeit an Bedeutung. Bei den zerstörenden Verfahren (Läsionsverfahren) werden Areale des Thalamus (Thalamotomie) oder des Pallidums (Pallidotomie) strukturell ausgeschaltet. Schonender ist die funktionelle Ausschaltung durch Elektrostimulation (tiefe Hirnstimulation, engl. deep brain stimulation, Hochfrequenzstimulation). Zielorte sind Thalamus, Globus pallidus internus und Nucleus subthalamicus (Abb. 41, unteres Bild). Die Transplantation dopaminproduzierender Zellen befindet sich noch im experimentellen Stadium.

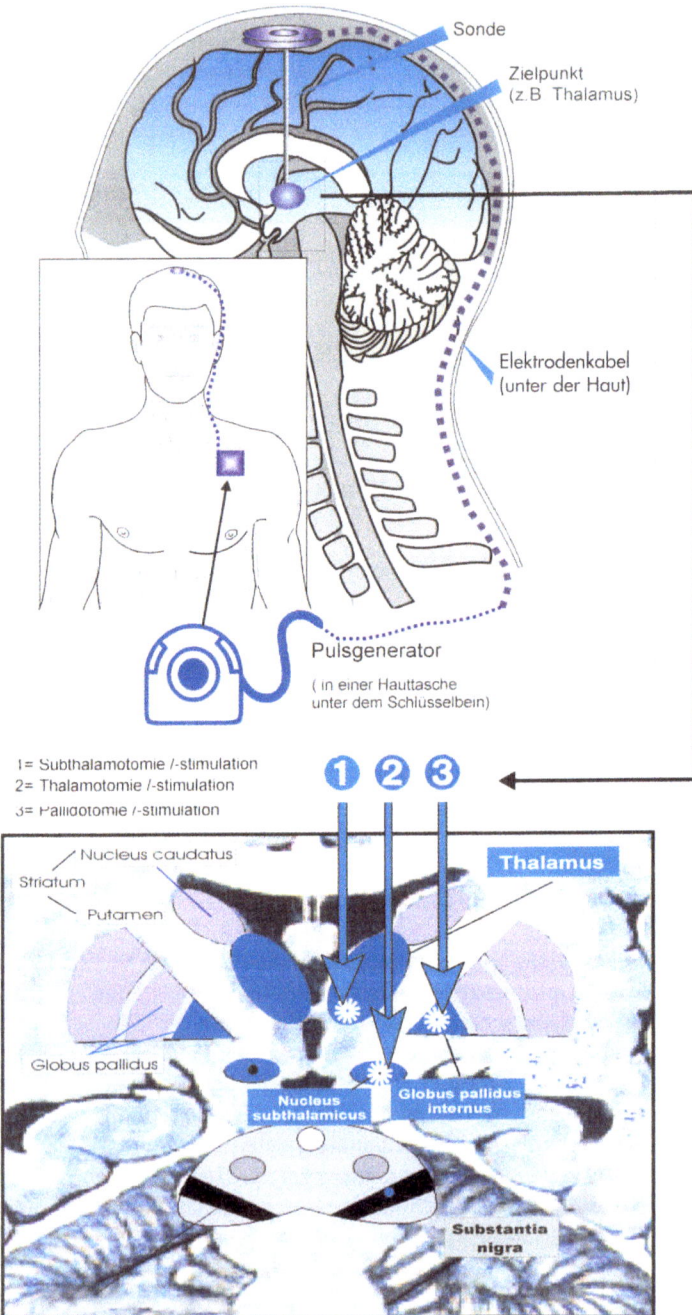

Abb. 41. *Oben:* Hochfrequenzstimulation: Über eine Elektrosonde werden Kerngebiete chronisch stimuliert. *Unten:* Zielorte der stereotaktischen Eingriffe im gestörten motorischen Regelkreis

Operative Behandlungsmöglichkeiten

> **Stereotaktische Operationsverfahren**
> - Strukturelle Ausschaltung
>   (Thalamotomie, Pallidotomie)
> - Funktionelle Ausschaltung (Hochfrequenzstimulation)
>   (Thalamus, Globus pallidus internus, Nucleus subthalamicus)
> - Transplantation
>   (Nebennierenmark, fetale Mittelhirnzellen)

Stereotaktische Operation bedeutet, daß eine feine Sonde durch ein kleines Bohrloch im Schädel in das Gehirn geführt wird. Die Operation erfolgt in lokaler Betäubung am wachen Patienten (das Gehirn selbst ist schmerzunempfindlich). Mit Hilfe der Computer- oder Magnetresonanztomographie, der Darstellung der Hirnkammern (Ventrikulographie) und der Mikroelektrodenableitung gelingt es heute, millimetergenau den gewünschten Zielort zu erreichen. Die stereotaktische Behandlung wird erst dann erwogen, wenn alle medikamentösen Behandlungsversuche ausgeschöpft sind oder zu nicht tolerablen Nebenwirkungen geführt haben. Die Parkinson-Symptomatik muß für den Patienten funktionell und sozial als sehr störend empfunden werden.

12.3.1
Stereotaktische strukturelle Ausschaltung

Bei der strukturellen Ausschaltung im Rahmen einer stereotaktischen Operation werden Hirnzellen unwiderruflich (irreversibel) z.B. durch die erhitzte Sondenspitze (Thermokuagulation) zerstört. Die Ausschaltung erfolgt erst, nachdem über die elektrische Reizung der Ort bestimmt wurde, an dem eine Tremorreduktion mit der geringsten Spannung erreicht wird. Der klinische Erfolg kann also schon während der Operation am wachen Patienten überprüft werden.

Thalamotomie zur Tremorbehandlung

Die stereotaktische Thermokuagulation im Thalamus (**Thalamotomie**) zielt auf die Verbesserung eines medikamentös nicht ausreichend behandelbaren einseitig betonten Tremors. Zielgebiet für die Tremorausschaltung ist der ventrolaterale Komplex (Nucleus ventralis intermedius, VIM) im Thalamus. Rigor und Akinese werden nur wenig beeinflußt. Hinsichtlich der Erfolgsrate scheint die Thalamotomie (78-93%) der Pallidotomie (46-72%) überlegen zu sein.

Bei strenger Patientenauswahl war auch nach 7 Jahren bei jedem 5. Patienten der Tremor vollständig verschwunden und bei etwa der Hälfte der Patienten weiterhin deutlich gebessert. Auch nach über 15 Jahren zeigten viele Patienten eine anhaltende Besserung des Tremors. Patienten mit zerebralen Begleiterkrankungen wie Hirndurchblutungsstörungen, Demenz und Depression sowie Patienten über 65 Jahre sollten nicht stereotaktisch operiert werden. Insbesondere bei beidseitigen Operationen können Blutungen im Operationsgebiet (< 1%), Sprech- und Schluckstörungen (etwa 2%) und selten vorübergehende leichte Lähmungen auftreten, so daß die beidseitige Thalamotomie heute nicht mehr durchgeführt wird. Epileptische Anfälle treten bei weniger als 1,3% auf.

Pallidotomie

Es konnte gezeigt werden, daß Läsionen in unteren Anteilen des Globus pallidus internus (**Pallidotomie**) zur Verbesserung von Bradykinese, Rigor und medikamentös-induzierten Dyskinesien führen. Der Globus pallidus internus ist ein wichtiger Knotenpunkt im motorischen Regelkreis der Basalganglien (s. Abb. 37, S. 194). Die Hyperaktivität des Globus pallidus internus bei der Parkinson-Krankheit kann durch die stereotaktische Operation normalisiert werden. Zielgruppe sind Patienten mit ausgeprägter Bradykinese und schweren Dyskinesien. Durch die heute mögliche gezieltere Ausschaltung kleinerer Areale im Pallidum unter elektrophysiologischer Kontrolle mit Mikroelektroden erhofft man sich weitere Fortschritte und eine Indikationsausdehnung. Die Pallidotomie ist mit einer relativ hohen postoperativen Nebenwirkungsrate behaftet, wobei sich die Störungen allerdings rasch zurückbilden (Sprach- und Schluckstörung, Halbseitenlähmungen, Gesichtsfelddefekte, psychische Störungen). Nach bisherigen Erfahrungen scheint die Hochfrequenzstimulation (s. unten) vorteilhafter zu sein. Läsionen im Nucleus subthalamicus werden wegen erhöhter Komplikationsraten nicht mehr durchgeführt und durch das Stimulationsverfahren abgelöst.

12.3.2
Hochfrequenzstimulation (tiefe Hirnstimulation)

Nachteil der stereotaktischen Operation (Thalamotomie, Pallidotomie) ist die unwiderrufliche Zerstörung von Hirngewebe. Bei der stereotaktischen Thalamotomie hatte man beobachtet, daß die elektrische Stimulation im Zielort den Tremor ebensogut unterdrückte wie dessen Zerstörung. Aus diesen Beobachtungen hat sich die Methode der funktionellen Ausschaltung von Basalganglienkernen durch die Hochfrequenzstimulation entwickelt. Die Ergebnisse an mittlerweile über 400 Patienten sind ermutigend. Der Wirkmechanismus der hochfrequenten Stimulation ist im einzelnen nicht bekannt. Eine Hypothese geht von einer Hemmung gabaerger Nervenfasern, eine andere von einer unphysiologischen Synchronisation von Neuronen aus, die eine Impulsweiterleitung verhindern.

Technische Durchführung

Über ein Bohrloch wird eine feine Elektrosonde (0,8 mm) mit mehreren Elektroden an den Zielort geführt. Die Operationstechnik entspricht der Stereotaxie und wird ebenfalls am wachen Patienten vorgenommen. Die Lokalisation des Zielorts basiert auf Bildgebungstechniken (CT, MRT, Ventrikulographie) und neurophysiologischen Ableitungen. Die Testelektrode wird erst dann durch eine permanente Elektrode ausgetauscht, wenn durch elektrische Testreize und Ableitungen der günstigste Zielpunkt gefunden wurde. Nach einer mehrtägigen Testphase wird in einer zweiten Operation, die in Allgemeinnarkose erfolgt, ein Verbindungskabel in einem

Hautkanal vom Bohrloch bis unter das Schlüsselbein verlegt. In einer Hauttasche wird der Impulsgenerator implantiert (Abb. 41). Der Arzt programmiert den implantierten Impulsgenerator über eine Telemetrieverbindung zwischen Impulsgenerator und externem Programmiergerät.

Mit einem kleinen Prüfmagneten kann der Patient den Impulsgenerator ein- und ausschalten. Üblicherweise schaltet der Patient den Impulsgenerator zur Nacht aus und am Morgen wieder ein. Die Reizfrequenz liegt zwischen 130 und 185 Hz, die Reizdauer zwischen 60 und 210 ms (1 ms = 1/1000 Sekunden), die Reizstärke liegt unter 3,6 V.

Nachteil der Hochfrequenzstimulation ist, daß die Batterien nach 3–5 Jahren im Rahmen einer kleinen Operation gewechselt werden müssen, das implantierte System empfindlich gegenüber elektromagnetischen Störfeldern reagieren kann (z.B. MRT), einen Fremdkörper darstellt und relativ teuer ist (12000 bis 15000 DM). Unklar ist noch, ob die Dauerstimulation nicht doch in der Langzeitanwendung zu einer Schädigung der Sonde benachbarter Hirnzellen führt. Die Gewebeuntersuchung eines verstorbenen Parkinson-Patienten zeigte nach 43monatiger Thalamusstimulation, daß die Gewebeveränderungen in der Sondenumgebung nur 1 mm groß waren.

Klinische Ergebnisse der Hochfrequenzstimulation

Derzeit werden der Thalamus, der Globus pallidus internus und der Nucleus subthalamicus als Zielorte für die Hirnstimulation gewählt (Abb. 41, unteres Bild). Vor der Entscheidung zum Stimulationsverfahren muß die medikamentöse Therapie optimal genutzt und geprüft worden sein. Nach der französischen Arbeitsgruppe um A. L. Benabib werden die drei Stimulationsverfahren in ihrer Wirksamkeit wie folgt eingeschätzt:

	Thalamus-stimulation	Globus pallidus internus-Stimulation	N. subthalamicus-Stimulation
Tremor	+++	++	+++
Bradykinese	o	+	+++
Rigor	+	++	+++
Dyskinesien	+	+++	++
Off-Dystonien	o	++	+++

Obwohl weitere Langzeitbeobachtungen abgewartet werden müssen, scheint die tiefe Hirnstimulation eine vielversprechende Therapiemethode für medikamentös nicht ausreichend behandelbare schwere Bewegungsstörungen zu sein.

Stimulation des Thalamus. Bisher sind mehrere hundert Patienten mit Parkinson-Tremor und essentiellem Tremor erfolgreich mit der Thalamusstimulation behandelt worden. In Verlaufsuntersuchungen einer französischen Arbeitsgruppe hatten 85% der Patienten mit Parkinson-Tremor und 68% der Patienten mit essentiellem Tremor einen guten Behandlungserfolg. Wir beobachten nun seit über 5 Jahren die ersten beiden in Deutschland (Neurochirurgie Homburg) operierten Patienten

(Parkinson-Tremor, essentieller Tremor) mit einem anhaltenden beeindruckenden Therapieerfolg. Die Thalamusstimulation ist besonders erfolgreich bei Parkinson-Patienten mit einem Ruhe- und Haltetremor der Hände, geringer beim Aktionstremor. Die anfangs ähnlich guten Therapieeffekte auf den essentiellen Tremor verminderten sich im weiteren Verlauf bei der Hälfte der Patienten. Durch Thalamusstimulation können auch Kopf- und Stimmtremor gebessert werden, jedoch nicht die Bradykinese. Einige Zentren bevorzugen mittlerweile die Stimulation des N. subthalamicus für die Behandlung des Tremors.

Als **Nebenwirkungen** werden am häufigsten Sprechstörungen (20%), Gangunsicherheit (10%) und Taubheitsgefühle (6%) genannt. Im Gegensatz zur Thalamotomie ist auch die beidseitige Elektrodenimplantation möglich. Das Risiko einer Blutung, einer Infektion oder einer Hautschädigung im Rahmen der Elektrodenimplantation ist eher gering. In etwa 10% der Fälle kommt es zur einer Wirkungsabnahme, wenn kontinuierlich gereizt wird. Beim Einschalten des Geräts können Kribbelsensationen auftreten, an die sich die Patienten gewöhnen. Nach dem Ausschalten kann sich der Tremor verstärken. Bei Nebenwirkungen können die Stimulationsparameter angeglichen oder es kann die Stimulation ausgesetzt werden.

Stimulation des Globus pallidus internus. Mit der chronischen Stimulation hinterer Anteile des Globus pallidus internus (GPi) konnten der Pallidotomie entsprechende Ergebnisse erzielt werden. Die GPi-Stimulation führt zu einer überzeugenden Besserung schwerer L-Dopa-induzierter Dyskinesien. Im Vergleich zu der beidseitigen Pallidotomie waren Sprechstörungen und neuropsychologische Auffälligkeiten seltener. Für den Therapieerfolg bei Dyskinesien ist auch die postoperativ mögliche Dosisreduktion von L-Dopa verantwortlich.

Stimulation des Nucleus subthalamicus. Der Nucleus subthalamicus kann durch bildgebende Verfahren exakt lokalisiert und zielgenau erreicht werden. Die chronische Hochfrequenzstimulation des Nucleus subthalamicus ist bei Tremor und schweren L-Dopa-Wirkungsfluktuationen gut wirksam, wobei die L-Dopa-Dosen um über die Hälfte gesenkt werden können und damit auch eine gute Kontrolle der Dyskinesien erreicht wird.

12.3.3
Neurotransplantation

Die L-Dopa-Langzeitkomplikationen führten zu der Überlegung, dopaminproduzierende Zellen in das Gehirn einzupflanzen (Transplantation). Bisher wurde körpereigenes Nebennierenmark (autolog) und menschliches embryonales Mittelhirngewebe (heterolog) für die Transplantation benutzt (Abb. 42).

Transplantation von autologen Nebennierenmark

Bei mehr als 400 Patienten wurde die Transplantation von körpereigenen Nebennierenmarkzellen in die Hirnkammern (Ventrikel) oder in den Nucleus caudatus vorgenommen. Die ersten Fallberichte mit scheinbar gutem Erfolg gingen als Sen-

Operative Behandlungsmöglichkeiten

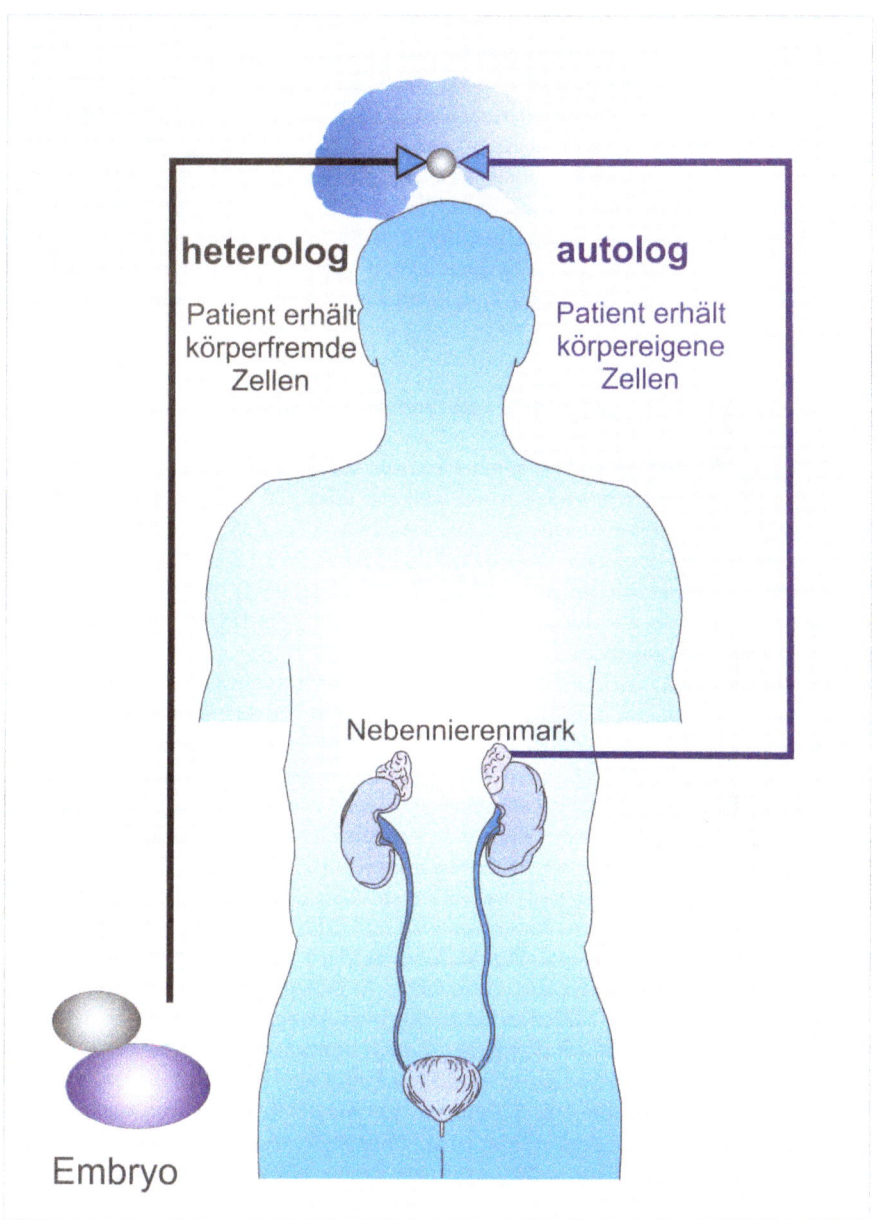

Abb. 42. Transplantation dopaminerger Zellen aus körpereigenem Nebennierengewebe (autolog) oder fetalem Gewebe (heterolog)

sationsmeldungen durch die Weltpresse, wobei die hohen Operationsrisiken (10%) und deutlichen postoperativen Nebenwirkungen oft nicht genannt wurden. Nur bei einem Teil der Patienten kam es Monate nach der Transplantation zu einer vorübergehenden Besserung. Bei der Mehrzahl der Patienten konnte jedoch kein eindeutiger Therapieerfolg nachgewiesen werden. Eine Bestätigung, daß die transplantierten Zellen im Gehirn überleben, konnte bisher nicht erbracht werden. Ob sich bessere Ergebnisse mit der zusätzlichen Gabe von neurotrophen Faktoren (s. S. 37) erzielen lassen, wird experimentell untersucht. Nach den bisherigen Daten kann die Transplantation mit patienteneigenen dopaminproduzierenden Nebennierenmarkzellen wegen fehlender Langzeiterfolge und großer Risiken nicht empfohlen werden.

Transplantation von menschlichem embryonalem Mittelhirngewebe (heterolog)

Erfolgversprechender ist die Transplantation von menschlichem embryonalem Mittelhirngewebe, die zwischenzeitlich weltweit bei über 300 Patienten durchgeführt wurde. Dabei wird Mittelhirngewebe von mehreren 6 bis 8 Wochen alten Embryonen (Fehlgeburten) über eine stereotaktische Operation in den Streifenkörper des Patienten implantiert. Die Injektion der Zellsuspension erfolgt ein- oder beidseitig. Zur Vermeidung von Abstoßungsreaktionen werden sogenannte Immunsuppressiva (z. B. Kortison) gegeben.

Der Therapierfolg stellt sich nach 4 bis 7 Monaten ein. Nach PET-Untersuchungen kann das Transplantat mindestens 5 Jahre im Empfängergehirn überleben. Bei einem Patienten, der 18 Monate nach der Transplantation an einer Lungenembolie verstarb, konnte das Überleben der transplantierten Zellen nachgewiesen werden. Der Therapieerfolg zeigt sich besonders in einer Verbesserung von Bradykinese und Rigor sowie Fluktuationen. Nach der Transplantation traten unter L-Dopa weniger Dyskinesien bei verbesserter Beweglichkeit auf.

Man geht davon aus, daß die implantierten dopaminergen Zellen die gestörte Speicherfähigkeit verbessern. Weiterhin wird diskutiert, ob neben der dopaminergen Aktivität transplantierter Zellen andere Faktoren am Therapieerfolg beteiligt sein können. So könnte allein die stereotaktische Schädigung des Streifenkörpers die Bildung neurotropher Faktoren für die Restaurierung geschädigter hirneigener Dopaminzellen aktivieren. Ob durch die Transplantation das Fortschreiten der Erkrankung beeinflußt werden kann, ist noch offen. Das Transplantationsverfahren befindet sich im experimentellen Stadium und wird von drei europäischen Forschungszentren (Lund, London, Marburg) überprüft. Auch wenn sich ein guter Therapierfolg herausstellen sollte, wird die breite klinische Anwendung durch ethische Probleme und religiöse Fragestellungen eingeschränkt bleiben. In der Grundlagenforschung wird nach alternativen Lösungen gesucht, die auf embryonale Zellen verzichten, wie z. B. genetisch veränderte Zellkulturen. Kürzlich wurde über die Transplantation von Mittelhirnzellen vom Schwein bei 12 Parkinson-Patienten berichtet. Bei 2 von 10 auswertbaren Patienten war es zu einer Besserung der Symptome gekommen (1-Jahresbeobachtung). Bei einem an einer Lungenembolie verstorbenen Patienten wurde nachgewiesen, daß die transplantierten Zellen überleben können.

12.4
Nichtmedikamentöse Behandlung

Allgemeine Übereinstimmung besteht heute darüber, daß Krankengymnastik, Ergotherapie, Logotherapie und psychologische Betreuung nicht nur Ergänzung, sondern wesentlicher Bestandteil im Therapiekonzept der Parkinson-Krankheit sein muß. Auch nichtmedikamentöse Maßnahmen stellen eine Langzeitbehandlung dar, mit allen Problemen auch zusätzlicher Gesundheitsstörungen des meist älteren Patienten. Auch die nichtmedikamentöse Therapie muß individuell dem Krankheitsstadium angepaßt werden.

12.4.1
Krankengymnastik

Nach neurophysiologischen Gesichtspunkten unterscheidet sich das krankengymnastische Übungsprogramm bei Parkinson-Patienten grundlegend von der Krankengymnastik nach einer peripheren Nervenschädigung oder Hirnschädigung mit Spastik. Die Bradykinese eines Parkinson-Patienten ist nicht der Lähmung z. B. eines Schlaganfallpatienten gleichzusetzen. Die Bewegungen des Parkinson-Patienten sind zwar verlangsamt, in der Regel aber kraftvoll.

Prinzip

Ziel der Krankengymnastik ist es, die verbliebene Bewegungsfähigkeit zu erhalten und die verlorengegangene Automatisierung und Harmonisierung der Bewegungsabläufe neu einzuüben. Die Übungen sollten motivationsfördernd sein, müssen Spaß machen und für den Patienten keine Schwerstarbeit bedeuten. Das krankengymnastische Programm wird individuell nach dem klinischen Gesamtbild erstellt, wobei natürlich auch die allgemeine körperliche Belastbarkeit zu berücksichtigen ist. Zunächst sollte der Patient eine **Einzelbehandlung** erfahren. Hierbei werden die wichtigsten Übungsabläufe vorgestellt und eingeübt, um den Patienten dann günstiger in die Gruppenbehandlung integrieren zu können.

Für die **Gruppenbehandlung** ist es wichtig, daß je nach Krankheitsausprägung Teilgruppen gebildet werden, um so weiterhin eine angepaßte Behandlung zu ermöglichen. Zu beachten sind dabei die individuellen Beweglichkeitsprofile der Gruppenmitglieder. Die Gruppenbehandlung mit gemeinsamen Übungen dient nicht nur der Verbesserung der Gesamtmobilität, sondern wirkt auch Isolationsneigungen entgegen. Angehörige sollen in die Behandlung mit einbezogen werden. Sie erfahren während der Einzel- und Gruppenbehandlung die entsprechenden Übungsabläufe, das Anwenden von Hilfsmitteln und Hilfsgeräten, um im häuslichen Umfeld unterstützend mitwirken zu können. Erst wenn der Angehörige in den Übungsablauf, das Krankheitsstadium und die Zielvorstellungen ausreichend eingeweiht ist, hat er bessere Möglichkeiten, mit mehr Verständnis und Geduld dem erkrankten Familienmitglied gegenüberzutreten.

Wichtig ist, daß Bewegungsübungen regelmäßig durchgeführt werden. In einer Studie zeigten die Patienten, die über 4 Wochen ein intensives Übungsprogramm absolviert hatten, eine deutliche Besserung gegenüber einer Vergleichsgruppe ohne intensive Rehabilitationsmaßnahmen. Nach 6 Monaten war der motorische Gewinn in der ersten Gruppe jedoch nicht mehr nachweisbar. Diese Studie unterstreicht noch einmal die Notwendigkeit regelmäßiger aktiver Übungen.

Übungshinweise

Ein wichtiger Schritt ist es, dem Patienten die einzelnen Bewegungsabläufe bewußt zu machen, indem man sie in einzelne Bewegungskomponenten zerlegt. So werden z.B. für das Aufstehen aus liegender Position zunächst die einzelnen Teilbewegungen eingeübt, um dann später zu einer Gesamtbewegung zusammengefaßt zu werden. Parkinson-Patienten können Bewegungsblockaden (freezing) durch kurze energische Eigen- oder Fremdkommandos besser überwinden. In Gruppen- oder Einzelübungen fördert die rhythmische Taktgebung den Bewegungsablauf. Mehr Spaß macht Marschmusik, geeigneter sind ein Metronom bzw. rhythmisches Klopfen. Die Pharmaindustrie stellt für Parkinson-Patienten und Parkinson-Selbsthilfegruppen kostenlos Tonband-Übungskassetten zur Verfügung (zu beziehen über Ihre Selbsthilfegruppe oder die Deutsche Parkinson-Vereinigung, s. Anhang).

Die Kehrtwendung auf der Stelle sollte nicht in einem Bewegungsablauf, sondern in einzelnen Schritten und unter (lautem) Zählen durchgeführt werden. Einige Patienten haben besondere Techniken für einen bestimmten Bewegungsvorgang durch Eigenerfahrung erlernt: So müssen sie vor dem Aufstehen aus dem Stuhl zunächst eine bestimmte Haltung einnehmen, um sich dann ruckartig aufzurichten. Oder sie drehen sich in eine bestimmte Position im Bett und können dann mit vorangehendem Schwung des Armes das Bein nachführen und so das Bett verlassen.

Diese Hilfsbewegungen werden in der Krankengymnastik genutzt und evtl. modifiziert. Auch wenn die vom Patienten demonstrierte Initialbewegung zur Überwindung einer Bewegungsblockade noch so skurril aussehen mag, sollte sie doch eingesetzt werden. Sie erlaubt dem Patienten, auf fremde Hilfe zu verzichten (z.B. nachts, um die Toilette aufzusuchen). Einer unserer Patienten kann sich nachts ohne große Schwierigkeiten auf die Bettkante setzen. Der erste Schritt gelingt jedoch nur, wenn er seinen Gehstock vor den Fuß legt und damit den ersten Schritt einleitet (s. Abb. 43).

Da Patienten dazu neigen, die stärker betroffene Körperseite eher zu vernachlässigen oder zu schonen, sollte diese bevorzugt in die Übungen einbezogen werden. Das passive Durchbewegen der akinetischen Seite kann Kontrakturen vorbeugen. Das Überwinden von Starthemmungen oder Engpaßschwierigkeiten wird in Einzelübungen geübt, wobei die Patienten die Wirkung optischer Hilfen kennenlernen. Hierzu eignen sich z.B. farbige Markierungshilfen auf dem Boden (Teppichfliesen, Klebebänder). Übungen an der Sprossenwand oder mit Stäben wirken der Haltungsanomalie entgegen.

Die krankengymnastische Übungsbehandlung versteht sich nicht als isolierte Behandlungsstrategie gegen Rigor, Bradykinese oder Haltungsstörungen. So erscheint es nicht sinnvoll, einen Nackenrigor allein durch Massage zu behandeln und auf Bewegungsübungen zu verzichten. Hyperkinetische Phänomene können oft in ein Übungsprogramm mit eingebunden werden. Das Übungsprogramm schließt auch Atemübungen mit ein, um die Lungenbelüftung zu verbessern und der Gefahr einer Lungenerkrankung entgegenzuwirken.

Es ist wichtig, dem Patienten und den Angehörigen zu verdeutlichen, daß die Krankengymnastik auf keinen Fall von der motorischen Seite kraft- bzw. leistungsorientiert sein darf. Entscheidend sind nicht die Dauer und der Kraftaufwand, sondern die Regelmäßigkeit. Festgelegte Übungszeiten zu Hause nach einem festgelegten Übungsplan fördern dieses Ziel.

Bildliche Darstellungen einzelner Übungsabläufe in Form von Postern werden kostenlos von Pharmafirmen zur Verfügung gestellt (zu beziehen über Ihren Arzt oder die Deutsche Parkinson-Vereinigung). Die häuslichen Übungen sollten sich auch auf das Training alltäglicher Verrichtungen und auf Hobbys beziehen. Es überrascht immer wieder, wie gut Patienten mit deutlicher Bewegungseinschränkung Fahrrad fahren können, wenn man ihnen die nötige Hilfe und Sicherheit für das Auf- und Absteigen bzw. Anhalten zur Verfügung stellt.

Im fortgeschrittenen Krankheitsstadien wird man das krankengymnastische Übungsprogramm zunehmend einschränken müssen. Krankheits- und altersbedingte Begleitstörungen fördern die Immobilität und Pflegebedürftigkeit, so daß sich bei zunehmender Immobilität die Behandlung auf das Heraussetzen, auf passive Bewegungsübungen, auf die Dekubitusprophylaxe (Vorbeugung gegen Druckgeschwüre) und die Atemgymnastik beschränken muß. Jede Restmobilisierung muß jedoch ausgenutzt werden. Der psychische Beistand der Angehörigen gewinnt bei zunehmender Pflegebedürftigkeit dann mehr an Bedeutung.

Unter stationären Bedingungen kann in der Regel täglich eine optimale spezielle Krankengymnastik durchgeführt werden. Schon vor der Entlassung sollte die weitere ambulante Behandlung mit der Krankengymnastik-Praxis festgelegt sein. Die Entscheidung einer Einzel- oder Gruppentherapie und die Häufigkeit der ambulanten Krankengymnastik richtet sich nach dem Behinderungsgrad. Das krankengymnastische Angebot in der Parkinson-Selbsthilfegruppe sollte genutzt werden.

Startprobleme

Achten Sie darauf, daß Ihre Füße beim Gehen nicht zu eng nebeneinander stehen (breitbeiniger Gang). Sie können so besser das Gleichgewicht halten. Konzentrieren Sie sich zwischendurch immer wieder auf das Gehen, heben Sie bewußt ihre Füße vom Boden und lassen Sie sich nicht ablenken. Häufig klagen Patienten darüber, daß sie sich während des Gehens plötzlich blockiert fühlen und praktisch nicht mehr vom Fleck kommen. Sie fühlen sich wie angeklebt, wie angefroren. Spontan, durch psychische Belastung oder durch vermeintliche Hindernisse (z.B. enge Durchgänge, Bodenwellen, Türschwellen, Bordsteinkanten, Teppiche) kann plötzlich eine Bewegungs- oder Startblockade auftreten, die treffend im englischsprachigem Raum mit „freezing" (einfrieren) bezeichnet wird. Wie „ein- oder angefroren" kann der Patient keinen Schritt weitergehen („Die Füße kleben am Boden", „Es hält mich jemand fest").

Die Blockierung bezieht sich in der Regel nur auf das Gehen bzw. auf den Start (Starthemmung) und kann Sekunden bis Minuten andauern. Das Sprechen oder die Bewegungen der Arme sind seltener von der Blockierung betroffen. Häufig führen Freezing-Attacken zu Stürzen. Plötzlich auftretende Phasen einer verminderten Beweglichkeit oder besonders auch Startschwierigkeiten können durch kurze energische Eigen- oder Fremdkommandos (wie „Auf!", „Los!" oder lautes Zählen) überwunden werden. Weitere Tricks sind das bewußte Entspannen der Beinmuskulatur kurz vor dem Aufstehen von einem Stuhl, das mehrmalige Hin- und Herschaukeln

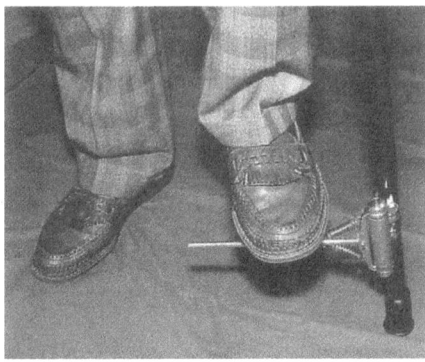 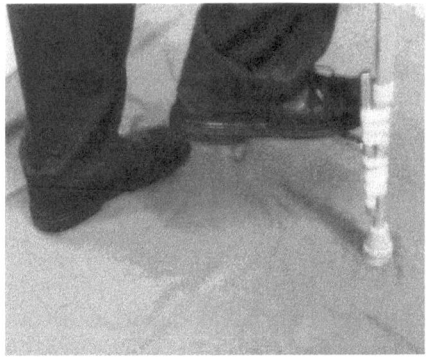

Abb. 43a, b. Patienten-Eigenbau einer optischen Hilfe für Starthemmungen. a abklappbare Stange am Gehstock (im Baumarkt erhältlich). b mit Klebeband am Gestock fixierter Eisenbügel

mit dem Oberkörper vor dem ersten Schritt, ein kurzer Schlag mit der Hand auf den Oberschenkel, das Anziehen der Knie, die Vorstellung einer kleinen Stufe, Tretbewegungen und vieles mehr. Ihrem Einfallsreichtum sind da keine Grenzen gesetzt, probieren Sie verschiedene Techniken zunächst Zuhause aus, Ihre Angehörigen zeigen sicherlich Verständnis. Außerhalb Ihrer häuslichen Umgebung reicht es manchmal schon, den Ablauf einer hilfreichen Technik im Geiste ablaufen zu lassen, um dann besser starten zu können. Eine Kehrtwendung auf der Stelle sollten Sie nicht in einem Bewegungsablauf sondern in einzelnen Schritten und unter (lautem) Zählen durchführen. In den eigenen vier Wänden werden laute Eigenkommandos meist nicht stören. Einer unserer Patienten benutzt seit über 10 Jahren eine in Eigenbau hergestellte klappbare Stange an seinem Gehstock, die als optische Hilfe seine Starthemmung mindert (Abb. 43). Wenn der erste Schritt nicht gelingen will, stellt er den Stock mit der abgeklappten Stange vor den Fuß und kann so das Gehen einleiten (mittlerweile ist eine derartige Hilfe auch im Handel erhältlich).

Schwimmen

Bewegungsbäder und Schwimmen im warmen Wasser unterstützen das krankengymnastische Übungsprogramm und sind bei Parkinson-Patienten sehr beliebt. Sie sollten das Schwimmen jedoch nicht zu lange ausdehnen. Unter der Einwirkung des Auftriebs im Wasser kann die Koordination der Bewegungen leichter trainiert werden. Es versteht sich, daß bei deutlicher Bewegungseinschränkung und Neigung zu Fluktuationen eine Hilfskraft im Wasser bereitstehen muß.

Massagen

Bei deutlichen Muskelverspannungen sind Massagen und Wärmeanwendungen als zusätzliche Behandlungsmethoden neben der Krankengymnastik hilfreich. Es erscheint jedoch nicht sinnvoll, eine Verspannung der Nackenregion nur durch Massage zu behandeln und auf Bewegungsübungen zu verzichten. Sprechen Sie mit Ihrem Arzt, ob daneben auch Packungen, Bestrahlungen oder medizinische Bäder verordnet werden sollten.

12.4.2
Ergotherapie

Der früher gebräuchliche Ausdruck Beschäftigungstherapie ist oft mit der Vorstellung beruflicher Wiedereingliederungsmaßnahmen und der Einübung sinnvoller Freizeitgestaltung verbunden.

Prinzip

Die Ergotherapie in der neurologischen Rehabilitation umfaßt jedoch ein weitaus größeres Spektrum. Ergotherapie zielt bei Parkinson-Patienten vornehmlich auf ein Training der Geschicklichkeit in den Alltagsleistungen (evtl. mit Hilfsmitteln) und schließt bei Bedarf ein Hirnleistungstraining mit ein. Vorrangiges Ziel ist dabei die Unabhängigkeit von fremder Hilfe (Hilfe zur Selbsthilfe). Geduld, Zuspruch und Aufmunterung fördern die Motivation. Die einzelnen Vorschläge für eine sinnvolle Ergotherapie müssen auf die Behinderung abgestimmt sein, dem Patienten Freude machen und die Bezugspersonen mit einschließen. Überforderungen führen sehr rasch zur Aufgabe.

Durchführung

Die Übungen umfassen vor allen Dingen die Aktivitäten des täglichen Lebens (ADL), wie Körperpflege, Ankleiden, selbständiges Essen und Haushaltsversorgung. Neben dem Training allgemeiner manueller Fähigkeiten (z.B. Bastelarbeiten, Kneten mit Plastilin, Malen) steht die Übung an praktischen Beispielen im Vordergrund. Es sind viele kleine, aber äußerst nützliche Hilfsmittel entwickelt worden, die dem Parkinson-Patienten bekannt sein müssen und deren Gebrauch er natürlich erst erlernen muß. (Hilfsmittelkataloge erhalten Sie über Sanitätsfachgeschäfte über die Deutsche Parkinson Vereinigung oder über Ihre Selbsthilfegruppe). Wir werden später noch auf die einzelnen Hilfsmittel eingehen (s. S. 256). Für Parkinson-Patienten mit kognitiven Störungen sind Übungsmaterialien zum Training von Hirnleistungen entwickelt worden, wobei in jüngerer Zeit auch spezielle Computerprogramme eingesetzt werden. Klinische Neuropsychologen ermitteln Art und Ausmaß der Hirnleistungsstörung. Trainiert werden Gedächtnisleistungen, Konzentrationsfähigkeit sowie Denk- und Handlungsabläufe. Der Patient sollte unbedingt dazu ermuntert werden, seine Hobbys, Geselligkeiten, soziale Kontakte und Aktivitäten weiterzuführen – auch wenn der Zeitaufwand erheblich größer geworden sein sollte.

12.4.3
Logopädie

Die Logopädie befaßt sich mit Stimm-, Sprach- und Sprechstörungen. Daneben wird das Lesen, Schreiben und der Umgang mit Zahlen geübt. Auf die für Parkinson-Patienten charakteristischen Stimm- und Sprechstörungen, die unter dem Begriff Dysarthrophonie zusammengefaßt werden, hatten wir hingewiesen (s. S. 48). An der Ausbildung der Dysarthrophonie sind Störungen der Artikulation, der Phonation und der Atmung beteiligt. Die besonderen Merkmale der Dysarthrophonie seien hier nochmals zusammengefaßt:

Dysarthrophonie beim Parkinson-Syndrom

- Leise, monotone Sprechweise (Hypophonie, Monotonie)
- Störung in der Formung der Sprachlaute (Dysarthrie)
- Rasche Ermüdbarkeit der Stimme
- Veränderte Sprachmelodie (Prosodie)
- Stimmtremor
- Verlangsamter oder beschleunigter Silbenfluß
- Dyskinesien im Mund- Zungenbereich
- Sprechblockade („freezing" des Sprechens)
- Beschleunigtes Sprechen („Festination" des Sprechens)

Die **veränderte Sprachmelodie** (Betonung beim Sprechen und das Setzen von Pausen) ist sowohl der gestörten Atemmechanik als auch dem Rigor der Schlundmuskulatur zuzuordnen. Die Störung der **Artikulation** (Formung der Sprachlaute) wird dagegen mehr auf den Rigor der Zungen- und Mundmuskulatur zurückgeführt. Der Silbenfluß (Sprechrate) kann verlangsamt, beschleunigt oder normal sein und im Sprachfluß auch die Frequenz wechseln. Dyskinesien im Mundbereich und vermehrter Speichelfluß können zusätzlich das Sprechen behindern. Die Optimierung der medikamentösen Therapie bessert meist auch die Sprechstörung.

Die Sprachtherapie wird notwendig, wenn die Sprechstörung zu einem Kommunikationsproblem geworden ist. Der Parkinson-Patient ist neben der Sprechstörung zusätzlich durch seine verminderte Mimik und nicht selten auch durch seine kognitive Störung in seiner Kommunikationsfähigkeit beeinträchtigt. Verständlicherweise leidet der Patient unter dieser Einschränkung und fühlt sich als Gesprächspartner zurückgesetzt. Hierin besteht dann auch die Gefahr, daß sich der Patient zunehmend zurückzieht. Der Parkinson-Patient sollte immer wieder angehalten werden, trotz erheblicher Sprechanstrengungen, nicht auf die Kommunikation zu verzichten. Auch die Bezugspersonen sollten in das logopädische Übungsprogramm mit einbezogen werden, um später dann zu Hause unterstützend wirken zu können. Wie erwähnt, sollen alle Kommunikationspartner – und da müssen sich Therapeuten und Ärzte mit einschließen lassen – sich Zeit für das Gespräch mit dem Patienten nehmen und zuhören können. Für den Patienten ist es frustrierend, wenn ihm die mühsam formulierten Sätze abgeschnitten werden und vom Partner vollendet werden. So sind Sprechvermeidung und Rückzugstendenzen vorprogrammiert.

Prinzip

Die Logopädie beim Parkinson-Syndrom zielt symptomorientiert auf eine bessere Koordination von Atmung und Stimmproduktion, auf die Beeinflussung der Sprachmelodie, auf die Motivation zur Kommunikation und auch auf die Behandlung von Kau- und Schluckstörungen. Logopäden, Sprachtherapeuten (Sonderpädagogen mit dem Schwerpunkt Sprachtherapie) und Neurolinguisten (Sprechwissenschaftler) haben unterschiedliche Methoden und Techniken zur Förderung der Kommunikationsfähigkeit bei Parkinson-Patienten entwickelt, auf die wir hier nicht im einzelnen eingehen können.

Durchführung

Wichtig ist, daß die Betroffenen lernen, ihre verbliebenen Sprechfunktionen möglichst effektiv für die alltägliche Kommunikation einzusetzen. Zum logopädischen Übungsprogramm gehören mundmotorische Übungen (auch vor dem Spiegel), Sprechübungen mit lautem Sprechen und Kontrolle der Sprechgeschwindigkeit und Sprechmelodie (evtl. mit akustischer Taktgebung) sowie Atem- und Schluckübungen. Die zusätzlichen Innervationsübungen der mimischen Muskulatur unterstützen das Kommunikationstraining. Sinnvoll ist auch der Einsatz von Biofeedback-Verfahren. Biofeedback ist eine Methode, mit der verschiedene Körperfunktionen (z.B. Muskelanspannung, Herzschlag, Atmung) sichtbar oder hörbar gemacht werden. Der Patient erhält eine kontinuierliche akustische Kontrolle über seine Sprechweise. Die Stimmbildung kann über ein Kehlkopfmikrophon überwacht werden. Über einen Kopfhörer erhält der Patient ein Warnsignal, wenn die Intensität seiner Stimme einen bestimmten Wert unterschreitet. Von der Pharmaindustrie werden Tonbandkassetten zu Übungszwecken zur Verfügung gestellt, die Sie kostenlos über Ihren Arzt oder die Deutsche Parkinson Vereinigung anfordern können. Die Logopädin/der Logopäde wird entscheiden, ob sich derartige Übungskassetten für Ihren besonderen Fall eignen.

12.4.4
Psychosoziale Betreuung

Die psychosoziale Betreuung ist neben der medikamentösen Therapie einer der wichtigsten Pfeiler in der Parkinsonbehandlung. Spezialisierte **Neuropsychologen** in neuro-psychiatrischen Einrichtungen und Praxen helfen bei der Diagnostik und Bewältigung krankheitsbedingter psychischer und neuropsychologischer Störungen. **Sozialarbeiter/innen und Sozialpädagogen/innen** sind in Kliniken und Behörden tätig und unterstützen Sie in Fragen der Sozialgesetzgebung, der sozialen und finanziellen Hilfen und leiten Rehabilitationsmaßnahmen bzw. die Verlegung in Pflegeeinrichtungen ein. Die gesamte psychosoziale Betreuung erfolgt in enger Zusammenarbeit aller an der Behandlung von Parkinson-Patienten beteiligter Berufsgruppen.

Alltagsaktivitäten

Auch wenn Sie nicht mehr berufstätig sind, sollten Sie für einen strukturierten Tagesplan sorgen. Nehmen Sie sich für den nächsten Tag auch Dinge vor, die Ihnen Spaß machen und Sie in Ihrer Bewegungsfähigkeit fördern. Stehen Sie nicht zu spät auf und führen Sie schon vor dem Frühstück Ihre gymnastischen Übungen durch. Es spricht nichts dagegen, wenn Sie sich nach dem Mittagessen für eine (halbe) Stunde hinlegen. Dehnen Sie Ihre Mittagsruhe aber nicht zu lange aus, damit Sie abends auch noch ein ausreichendes Schlafbedürfnis haben (s. Schlafstörung, S. 85)

Nehmen Sie unbedingt weiterhin an Geselligkeiten teil, auch wenn Sie in Ihrer Bewegung und im Sprechen behindert sind. Ihre Freunde und Bekannten werden sicherlich Verständnis haben und Rücksicht nehmen. Unternehmen Sie vielleicht ab und zu etwas mit den Kindern aus dem Verwandten- und Freundeskreis. Aktivieren Sie z.B. einen Stammtisch (Skat und andere Kartenspiele). Interessieren Sie sich vielleicht für das Programm der Volkshochschule? Hatten Sie nicht schon immer einmal vor, sich einen Hund anzuschaffen? Er wird es Ihnen sicherlich erleichtern, sich zu einem Spaziergang aufzuraffen.

Krankheitsbewältigung

Wir haben ausführlich über die psychischen Störungen gesprochen, die im Langzeitverlauf der Erkrankung und unter der medikamentösen Behandlung auftreten können. An dieser Stelle wollen wir einige Punkte ansprechen, die sich auf mögliche Probleme im **Umgang mit der Parkinson-Krankheit** und auf Probleme im **Umgang mit der Umwelt** beziehen. Die Krankheitsbewältigung hat bei allen chronisch-fortschreitenden Erkrankungen einen hohen Stellenwert. Eine Besonderheit der Parkinson-Krankheit besteht jedoch darin, daß die Erkrankung wegen der motorischen Auffälligkeiten sofort für jedermann sichtbar ist.

Der Umgang mit der Parkinson-Krankheit. Nach der Diagnosestellung müssen Sie sich als Parkinson-Patient zunächst einmal damit auseinandersetzen, daß Sie an einer chronisch-fortschreitenden Erkrankung leiden, für die es derzeit keine Heilung gibt. Um so wichtiger ist die gleichzeitige Aufklärung darüber, daß die Parkinson-Krankheit in der Regel einen relativ gutartigen Krankheitsverlauf hat und daß heute sehr wirksame therapeutische Maßnahmen zur Verfügung stehen. Dennoch bleibt für den einzelnen Patienten verständlicherweise die Ungewißheit vor der eigenen Krankheitsentwicklung. Leider gibt es bis heute keine verläßlichen Parameter, die den weiteren Krankheitsverlauf sicher voraussagen können. Der mit der Diagnose konfrontierte Patient wird in der Folgezeit sehr sensibel gegenüber allen Hinweisen in den Medien (Presse, Fernsehen), die sich mit der Erkrankung beschäftigen. Er wird Patienten im fortgeschrittenen Krankheitsstadien sehen, die seine Befürchtungen und Ängste weiter verstärken. Hier sind besonders auch die Angehörigen gefordert, ermutigend auf den Betroffenen einzuwirken.

Auf der anderen Seite sollten Sie als Patient eine etwaige Leistungsminderung z.B. an Ihrem Arbeitsplatz nicht verbergen. Sprechen Sie mit Ihrem Arbeitgeber und ihren Arbeitskollegen über Ihre Erkrankung, erklären Sie Ihnen in einfachen Worten den Mechanismus der Erkrankung, indem Sie vielleicht den Vergleich mit dem Insulinmangel bei Zuckerkranken verwenden. Sagen Sie Ihnen, daß in Ihrem Falle ein Botenstoff, der die Bewegungen steuert, vermindert ist. Es ist nicht notwendig, daß Sie von einem Zelluntergang bestimmter Hirnareale sprechen, da hierdurch die falsche Assoziation einer geistigen Störung abgeleitet werden könnte. Erklären Sie Ihren Kollegen, daß aus Ihrer Erkrankung keinesfalls eine Unterforderung abgeleitet werden sollte. Scheuen Sie sich auf der anderen Seite aber auch nicht, auf eine Überforderung hinzuweisen, wenn Sie z.B. bestimmten Arbeitsabläufen nicht mehr nachkommen können. Möglicherweise kann durch eine innerbetriebliche Umorganisation Abhilfe geschaffen werden. Ihre engsten Angehörigen und Freunde werden Sie möglicherweise sachlich und ausführlicher auf Ihre Beeinträchtigungen hinweisen.

Der Umgang mit der Umwelt. Für die oftmals schwierigen symptomverstärkenden Streßsituationen in der Öffentlichkeit haben Sie vielleicht selbst wirksame Strategien erprobt. Besonders betroffen sind Tremor-Patienten, aber auch diejenigen, die unter Streß eine Zunahme der Bewegungsbehinderung erfahren. Bevor Sie an der Kasse bezahlen, in einer Behörde oder am Bankschalter unterschreiben, im Lokal das Besteck oder das Glas führen, versuchen Sie sich und besonders den geforderten Arm bzw. die Hand zu entspannen. (Wir hatten Ihnen empfohlen, die sogenannte progressive Muskelrelaxation zu erlernen). Oft hilft auch der rasche Wechsel einer kurzen Anspannung und Entspannung vor der geplanten Handlung. Für einige Patienten ist es hilfreich, wenn sie die gegenseitige Hand kurz anspannen. Wichtig ist, daß Sie lernen, die Erwartungsangst zu mildern oder erst gar nicht aufkommen zu lassen. Einige Patienten berichten uns, daß sie vorher ein kurzes autogenes Training mit dem Leitsatz „meine Hand ist ganz ruhig, nichts kann mich stören" durchführen. Lassen Sie sich nicht aus der Ruhe bringen, wenn der Vorgang etwas länger dauert. Trainieren Sie Ihre ganz speziellen Streßsituationen. Sie werden erfahren, daß es mit jedem Versuch besser gelingt. Vermeidungsstrategien wie „ich setze mich erst gar nicht der belastenden Situation aus" führen zur Unselbständigkeit, zum Ärger über das eigene Versagen und schließlich zur Isolation.

Es soll an dieser Stelle nicht verschwiegen werden, daß auch Angehörige und Freunde einer besonderen Belastungssituation ausgesetzt sind. Sie haben den schwierigen Balanceakt zwischen (den Gefühlen) einer Über- und Unterforderung umzusetzen, wobei auch sie in ihrer eigenen Bewegungsfreiheit bzw. Lebensqualität eingeschränkt sein können. Die psychosoziale Betreuung sollte möglichst früh einsetzen und die Angehörigen mit einbeziehen.

12.5
Hinweise vor Operationen

Vor geplanten Operationen werden Sie nochmals gründlich untersucht und sollten Ihrem Arzt unbedingt Ihren Medikamentenplan zeigen. Bestimmte Narkose und Parkinson-Krankheitsstoffe, wie Halothan können zusammen mit L-Dopa-Präparaten zu Herzrhythmusstörungen führen. Nach den Empfehlungen des Ärztlichen Beirats der Deutschen Parkinson-Vereinigung wird die Barbiturat-Lachgas-Opiatnarkose, Etomidat-Lachgas-Opiatnarkose oder Kombinationen mit Enflurana oder Isofluran sowie kompetitiven Muskelrelaxantien empfohlen. Die medikamentöse Parkinson-Therapie soll möglichst lange weitergeführt und postoperativ bald wieder eingesetzt werden. Abhängig von Ihrem Krankheitsstadium und Ihrem Medikamentenplan sollte für den Operationstag und postoperativ entschieden werden, ob die medikamentöse Behandlung als Infusion (z.B. Amantadin) weitergeführt werden muß.

Auf die Gefahren des plötzlichen Absetzens von L-Dopa-Medikamenten hatten wir hingewiesen (s. S. 212). Durch die Belastung des operativen Eingriffs kann es zu einer vorübergehenden Zunahme der Parkinsonzeichen kommen. Denken Sie daran, daß auch einmal notfallmäßig eine Operation durchgeführt werden muß (z.B. Unfall). Wir empfehlen Ihnen, immer einen Parkinson-Ausweis bei sich zu tragen, den Sie kostenlos bei Ihrem Arzt, Ihrer Parkinson-Selbsthilfegruppe oder der Deutschen Parkinson-Vereinigung erhalten (s. Anhang).

Auch Ihr Zahnarzt muß über Ihre aktuelle Medikation informiert sein. Wenn er eine lokale Betäubung durchführen muß, wird er auf Mittel mit einem Adrenalinzusatz verzichten, da unter der L-Dopa-Behandlung mit einer besonderen Empfindlichkeit des Herzmuskels gegenüber Adrenalin gerechnet werden muß.

KAPITEL 13

Sozialmedizinische Informationen

In diesem Anschnitt erhalten Sie einige Information zu sozialmedizinischen Fragestellungen. Für die Zahlenangaben kann keine Gewähr übernommen werden. Die gesetzlichen Leistungen können sich in der Zwischenzeit ändern, so daß Sie sich immer von den zuständigen Stellen aktuell beraten und informieren lassen sollten. In den regelmäßigen „dPV Nachrichten für Mitglieder" informiert die Deutsche Parkinsonvereinigung aktuell und ausführlich über alle Fragen, die mit der Parkinson-Krankheit zusammenhängen (Adresse siehe Anhang)

13.1
Behinderung

Eine Behinderung liegt vor, wenn ein gesundheitlicher Schaden zu funktionellen Einschränkungen führt und diese Einschränkungen soziale Beeinträchtigungen zur Folge haben. Der gesundheitliche Schaden kann sich auf körperliche, geistige oder seelische Veränderungen beziehen. Es ist dabei unerheblich, ob die Behinderung auf einer Krankheit oder einem Unfall beruht. Bevor ein Behinderter Hilfen in Anspruch nehmen kann, muß sein Grad der Behinderung festgestellt und bescheinigt werden.

Die frühere Bezeichnung „Minderung der Erwerbsfähigkeit" (MdE) ist seit 1986 durch das Kürzel „GdB" (**Grad der Behinderung**) ersetzt worden. Behinderungen müssen nicht zwangsläufig zu einer Leistungsminderung im Arbeits- und Berufsleben führen. Der Grad der Behinderung wird in Zehnergraden von 10 bis 100 festgelegt. Als Behinderung wird nur die Auswirkung einer Funktionsbeeinträchtigung gewertet, die mindestens einen Grad der Behinderung von 20 hat. Bei mehreren Funktionsbeeinträchtigen wird ein Gesamtbehinderungsgrad festgestellt. Zu den Behinderungen i. S. des Schwerbehindertengesetzes zählen nicht die allgemeine psychische und körperliche Minderung der Leistungsfähigkeit im Alter (normale Alterserscheinungen). Liegt die Behinderung unter 50 v. H., erhält der Antragsteller einen Feststellungsbescheid über seine Behinderung.

Die Anerkennung als Behinderter dient dem Schutz und der Integration des betroffenen Personenkreises. Mit der Anerkennung als Behinderter erwerben Sie bestimmte Rechte und Hilfen im Arbeitsleben und sogenannte Nachteilsausgleiche, wie z. B. steuerliche und finanzielle Vergünstigungen.

Wenn Ihr Arbeitgeber bei bestehendem Arbeitsverhältnis von Ihrer Erkrankung erfährt, rechtfertigt die bloße Kenntnisnahme nicht die Kündigung. Auf Anfrage muß dem Arbeitgeber jedoch – wie bei jeder anderen chronischen Erkrankung auch – die Art der Erkrankung mitgeteilt werden. Wenn Sie merken, daß Sie Ihrer Arbeit nicht mehr in gewohntem Maße nachkommen können, setzen Sie sich frühzeitig mit Ihrem Arzt, Ihrer Personalvertretung oder Ihrer Sozialstelle in Verbindung. Sprechen Sie auch mit anderen Betroffenen aus Ihrer Selbsthilfegruppe. Stellen Sie rechtzeitig einen Antrag auf Schwerbehinderung, um einen Kündigungsschutz zu erreichen.

13.1.1
Schwerbehindertenausweis

> Nach dem Schwerbehindertengesetz (SchwbG) gelten Personen als schwerbehindert, die einen Grad der Behinderung(GdB) von mindestens 50 v. H. aufweisen. Antragsformulare erhalten Sie beim Versorgungsamt, bei Behindertenverbänden und bei Ihrer Gemeinde. Um die Bearbeitungszeit (3–6 Monate) zu verkürzen, ist es ratsam, mit dem Antrag ärztliche Befunde und Bescheinigungen beizulegen. Einen Kündigungsschutz erhalten Sie mit Antragstellung (wenn dieser positiv beschieden wird).

Nach den „Anhaltspunkten für die ärztliche Gutachtertätigkeit im sozialen Entschädigungsrecht und nach dem Schwerbehindertengesetz" 1996 ergeben sich für das Parkinson-Syndrom folgende Anhaltswerte für die GdB-Grade:

> - Ein- oder beidseitige, geringe Störung der Bewegungsabläufe, keine Gleichgewichtsstörung, geringe Verlangsamung (30–40 v. H.)
> - Deutliche Störung der Bewegungsabläufe, Gleichgewichtsstörungen, Unsicherheit beim Umdrehen, stärkere Verlangsamung (50–70 v. H.)
> - Schwere Störung der Bewegungsabläufe bis zur Immobilität (80–100 v. H.)

Andere extrapyramidale Syndrome – auch mit Hyperkinesen – sind analog nach Art und Umfang der gestörten Bewegungsabläufe und der Möglichkeit ihrer Unterdrückung zu bewerten. Die genannten Anhaltswerte beziehen sich nur auf die Bewegungsstörungen. Wenn vegetative Begleitsymptome und psychische Störungen bestehen, werden diese Gesundheitsstörungen mit in die Beurteilung eingehen, wie auch andere Begleiterkrankungen.

Da es sich bei der Parkinson-Krankheit um eine chronische Erkrankung handelt, muß in der Regel mit einer Zunahme der Krankheitszeichen gerechnet werden. Wenn der Grad der Behinderung wesentlich zunimmt und dies im Ausweis vermerkt werden soll, stellen Sie einen **Änderungsantrag**. Eine wesentliche Änderung im Ausmaß der Behinderung liegt vor, wenn der veränderte Gesundheitszustand mehr als 6 Monate angehalten hat, weiter anhalten wird und die Änderung der Gesamtbehinderung (GdB) wenigstens 10 beträgt.

Vom Versorgungsamt werden 2 verschiedene Arten von Schwerbehindertenausweisen ausgestellt. In einem Ausweis (grüner Ausweis) ist der Grad der Behinderung festgelegt, in einem zweiten Ausweis (grün-orangefarbener Ausweis) ist die Berechtigung für die unentgeltliche Beförderung im öffentlichen Personenverkehr eingetragen (s. später).

13.1.2
Merkzeichen

Der Schwerbehindertenausweis kann folgende **Merkzeichen** enthalten:

H = hilflos
G = im Straßenverkehr in der Bewegungsfähigkeit erheblich beeinträchtigt
aG = außergewöhnlich gehbehindert
B = auf ständige Begleitung bei Benutzung von öffentlichen Verkehrsmitteln angewiesen
BL = blind
RF = Befreiung von Rundfunkgebührenpflicht

Erläuterung zu den einzelnen Merkzeichen:

Merkzeichen H (hilflos)

Hilflos ist derjenige, der infolge von Gesundheitsstörungen nicht nur vorübergehend – also länger als 6 Monate – bei gewöhnlichen und regelmäßig wiederkehrenden Verrichtungen im Ablauf des täglichen Lebens in erheblichem Umfang der fremden Hilfe bedarf. Parkinson-Patienten, die aufgrund einer erheblichen Bewegungseinschränkung beim An- und Auskleiden, bei der Nahrungsaufnahme, Körperpflege und Verrichten der Notdurft stark behindert sind, sind als hilflos einzustufen. Hilflosigkeit besteht auch dann, wenn zwar Hilfe nicht ständig geleistet wird, jedoch dauernde Bereitschaft zur Hilfe notwendig ist. Der Umfang der Hilfeleistungen muß erheblich sein.

Merkzeichen G (Gehbehinderung)

Die Bewegungsfähigkeit im Straßenverkehr ist erheblich beeinträchtigt (G), wenn der Betroffene infolge einer Einschränkung des Geh- oder Stehvermögens nicht ohne erhebliche Schwierigkeiten oder Gefahren für sich oder andere Wegstrecken im Ortsverkehr zurückzulegen vermag, die üblicherweise noch zu Fuß bewältigt werden (2 km in 20 Minuten). Die Beeinträchtigung der Bewegungsfähigkeit kann auch durch innere Leiden bedingt sein (z.B. schwere Herz-Lungenerkrankungen, Zuckerkrankheit mit häufigen „Zuckerschocks", erhebliche Schmerzen beim Gehen, epileptische Anfälle). Das Merkzeichen „G" berechtigt zur unentgeltlichen Beförderung im Nahverkehr (s. S. 245).

Merkzeichen aG (außergewöhnliche Gehebehinderung)

Außergewöhnlich gehbehindert sind Personen, die sich wegen der Schwere ihres Leidens dauernd nur mit fremder Hilfe oder nur mit großer Anstrengung außerhalb ihres Kfz bewegen können oder auf einen Rollstuhl angewiesen sind.

Merkzeichen B (auf ständige Begleitung angewiesen)

Der Betroffene ist auf die ständige Begleitung bei der Benutzung von öffentlichen Verkehrsmitteln angewiesen. Die ständige Begleitung wird notwendig, wenn der

Betroffene wegen seiner Behinderung zur Vermeidung von Gefahren für sich und/oder andere bei Benutzung von öffentlichen Verkehrsmittel regelmäßig auf fremde Hilfe angewiesen ist. (z.B. beim Ein- und Aussteigen oder, während der Fahrt). Dies gilt auch für eine geistige Behinderung mit Orientierungsstörung. Die Notwendigkeit ständiger Begleitung kann auch bei außergewöhnlicher Gehbehinderung oder Hilflosigkeit vorliegen. Das „B" ist auf der Vorderseite des Ausweises eingetragen. Das Merkzeichen „B" wird meist anerkannt, wenn der Behinderte die Merkzeichen „aG" und „H" bereits erhalten hat.

Merkzeichen BL (blind)

Als blind wird eingestuft, wer sich aufgrund der Sehminderung nicht in einer ihm nicht vertrauten Umgebung ohne fremde Hilfe zurechtfindet.

Merkzeichen RF (Befreiung von Rundfunkgebührenpflicht)

Behinderte mit einem Behinderungsgrad ab 80, die wegen Ihrer Erkrankung ständig gehindert sind, am öffentlichen und kulturellen Leben teilzunehmen, können von der Rundfunk- und Fernsehgebührenpflicht befreit werden. Die Gründe können erhebliche Bewegungsstörungen, Herz-Lungenerkrankungen, geistige und seelische Behinderungen sein. Die Behinderung muß so ausgeprägt sein, daß öffentliche Veranstaltungen auch nicht mit einem Hilfsmittel (z.B. Rollstuhl) und/oder einer Begleitperson besucht werden können. Das gilt auch für Hörgeschädigte, die sich auch mit Hörhilfen nicht ausreichend verständigen können. Neben der Befreiung von Rundfunkgebühren können auch Ermäßigungen für den Telefonanschluß und die Telefongebühren beantragt werden.

13.1.3
Finanzielle und steuerliche Erleichterungen

In den folgen Abschnitten möchten wir Ihnen einige Beispiele für finanzielle und steuerliche Erleichterungen bzw. Hilfen geben.

Kfz-Steuer- und Versicherung

Von der **Kfz-Steuer** für ein auf Ihren Namen zugelassenes Kfz können Sie auf Antrag befreit werden, wenn Sie das Merkzeichen H („hilflos") oder aG („außergewöhnlich gehbehindert") oder B („blind") in Ihrem Schwerbehindertenausweis führen. Sie können dennoch Freifahrten im öffentlichen Personenverkehr in Anspruch nehmen. Eine Steuerermäßigung von 50% erhalten Sie, wenn Sie in Ihrer Bewegungsfreiheit im Straßenverkehr erheblich beeinträchtigt oder gehörlos sind (Schwerbehindertenausweis mit orangefarbenem Flächenaufdruck). Die unentgeltliche Beförderung mit öffentlichen Verkehrsmitteln ist dann allerdings nicht mehr möglich. Sie müssen sich also für die eine oder andere Möglichkeit entscheiden. Übrigens: Ihr Auto muß auf Sie zugelassen sein, Sie selbst müssen jedoch nicht die Fahrererlaubnis besitzen! Das Auto darf nur zu Ihrer Beförderung genutzt werden! Anträge sind an die Kfz-Zulassungsbehörde oder direkt an das Finanzamt zu leiten.

Wenn Sie von der Kfz-Steuer befreit sind, erhalten Sie auch einen Beitragsnachlaß von 25% für Ihre **Kfz-Haftpflichtversicherung** und für die **Kfz-Vollversicherung**. Wurde die Kfz-Steuer um 50% ermäßigt, enthalten sei gleichzeitig einen Beitragsnachlaß von 12,5% für Ihre Kfz-Haftpflichtversicherung und für die Kfz-Vollversicherung. Der Behinderte muß Halter und Versicherungsnehmer sein. Anträge sind bei den Versicherungsgesellschaften zu stellen. Einen Schadensfreiheitsrabattanspruch kann nur der erwerben, der das Kfz auch selbst fährt. Sie sollten also ausrechnen, welche Kombination für Sie die günstigste ist. Übrigens gewähren auch einige Automobilclubs Behinderten Beitragsnachlässe von 50%.

Steuerlich absetzfähige Aufwendungen

Berufstätige können für Fahrten zwischen Wohnung und Arbeitsstätte die für das Kfz errechnete nachweisbare individuelle **Kilometerpauschale** oder eine gesetzlich veranschlagte Kilometerpauschale als Werbungskosten steuerlich absetzen. Für Schwerbehinderte wird ein erhöhter Kilometerpauschalbetrag (derzeit DM 1,04) angerechnet. Behinderte, die nicht selbst fahren, dürfen auch die An- und Abfahrten (Leerfahrten) berechnen, z.B. wenn Sie geholt und gebracht werden.

Behinderte mit einem GdB von 80% oder einem GdB von 70% und dem Merkzeichen „G" können auch **Privatfahrten** als außergewöhnliche Belastung absetzen. Ohne Nachweis wird eine Jahrespauschale von 3000 km zu 0,52 DM angerechnet. Außergewöhnlich Behinderte („aG") können Urlaubs- und Freizeitfahrten bis zu 20000 km im Jahr einschließen. Auch Kosten für Taxifahrten und andere Verkehrsmittel können unter bestimmten Bedingungen abgesetzt werden.

Eine **Hilfe im Haushalt** wird pauschal mit DM 1200 im Jahr anerkannt, wenn der Steuerpflichtige oder der Ehegatte mindestens 60 Jahre ist oder eine zum Haushalt zählende unterhaltene Person krank war. Bei einer zum Haushalt zählenden schwerbehinderten oder hilflosen Person erhöht sich der Betrag auf DM 1800, wenn dieser Aufwand nicht als Sonderausgabe geltend gemacht wurde. Auch bei der **Hilfe im Pflegeheim** können gleiche Aufwendungen geltend gemacht werden (Hilfe bei der Essenszubereitung, Reinigungsarbeiten, Wäsche etc.). **Pflegekosten** auf einer Pflegestation können unter Abzug einer zumutbaren Eigenbelastung abgesetzt werden. Unterbringungskosten können nur abgesetzt werden, wenn nicht der erhöhte Pauschalbetrag von DM 7200 oder der Abzugsbetrag von DM 1800 in Anspruch genommen wurde. Abzugsfähig sind unter besonderen Umständen die Pflegekosten für die Beschäftigung einer ambulanten Pflegekraft. Bei Hilflosen können auch die Kosten für das sogenannte „hauswirtschaftliche Beschäftigungsverhältnis" als Sonderausgaben abgesetzt werden.

Unter **Wohngeld** versteht man den Zuschuß zu den Kosten des Wohnraums, der Heizung und des Warmwassers. Der Zuschuß ist abhängig von der Zahl der Familienmitglieder, der Höhe des Einkommens und der Höhe der zuschußfähigen Miete oder Belastung. Kostenzuschüsse werden auch bei selbstgenutztem Eigentum gewährt (Lastenausgleich). Bei einem Grad der Behinderung von 100% oder ab 80%, wenn der Schwerbehinderte in der Wohnung gepflegt wird, kann ein Freibetrag von DM 3000 abgezogen werden. Bei einem geringeren GdB verringert sich der Freibetrag. Wohngeld kann auch für Heimbewohner gezahlt werden. Das Amt für Wohnungswesen erteilt nähere Auskünfte und stellt Wohngeldbroschüren bereit.

Vergünstigungen im Personenverkehr

Freifahrten im Nahverkehr. Nahverkehr im Sinne des Schwerbehindertengesetzes bezieht sich auf Straßenbahnen, U- und S-Bahn, Bus, Eisenbahn (2. Klasse), Schiffe im Umkreis von 50 km um den Wohnsitz. Mit dem Merkzeichen H („hilflos") oder aG („außergewöhnlich gehbehindert") in Ihrem Schwerbehindertenausweis können Sie Freifahrten im öffentlichen Personenverkehr in Anspruch nehmen. Mit dem Merkzeichen „1. Klasse" haben Schwerkriegsbeschädigte und Entschädigungsberechtigte die Möglichkeit, die 1. Klasse bei Eisenbahnfahrten zu nutzen. Behinderte mit dem Merkzeichen G („gehbehindert") müssen sich für Freifahrten oder Ermäßigung der Kfz-Steuer entscheiden. Eine notwendige Begleitperson („B") fährt kostenlos. Für Freifahrten benötigen Sie neben Ihrem Schwerbehindertenausweis ein sogenanntes Ausweisbeiblatt mit Wertmarke, die DM 120.– im Jahr kostet. Nur für Behinderte mit dem Merkzeichen H („hilflos") ist die Fahrt wirklich „frei", das heißt kostenlos, da Sie die Wertmarke unentgeltlich erhalten.

Freifahrten im Fernverkehr. Im Fernverkehr muß der Behinderte den vollen (üblichen) Fahrpreis zahlen, kann jedoch bei eingetragenem Merkzeichen B eine Begleitperson kostenlos mitnehmen. Sie können ab einem Behinderungsgrad von 80 vorzeitig einen Seniorenpaß beantragen. Für Rollstuhlfahrer sind die Platzreservierung und die Beförderung des Rollstuhls gebührenfrei. Einzelne Fluggesellschaften befördern die notwendige Begleitperson im innerdeutschen Verkehr unentgeltlich.

Parkerleichterungen. Besitzen Sie einen Schwerbehindertenausweis mit dem Merkmal „aG" oder „Bl" dürfen Sie

1 auf Behindertenparkplätzen mit Rollstuhlsymbol parken,
2 im eingeschränkten Halteverbot parken, wenn in der Nähe keine anderen Parkmöglichkeiten bestehen,
3 im Zonenhalteverbot die zugelassene Parkdauer überschreiten,
4 in Fußgängerzonen während der zugelassenen Ladezeiten parken,
5 Parkplätze mit Parkscheinautomaten ohne Gebühr und zeitliche Begrenzung nutzen.

Parkausweise erhalten Sie bei der Straßenverkehrbehörde (Ordnungsamt). Auch wenn Sie selbst keinen Führerschein besitzen, können Sie für Ihren Fahrer eine derartige Ausnahmegenehmigung erhalten.

13.2
Zuzahlung bei Krankenkassenleistungen

Die nächste Aufstellung gibt Ihnen eine Übersicht über die Zuzahlungen bei Krankenkassenleistungen (Stand: Januar 1999). Bei Beitragserhöhungen können sich die Zuzahlungen erhöhen, Sie haben dann allerdings auch das Recht der Kündigung.

Leistung	West	Ost	Befreiungsklausel
Fahrkosten – ambulante Beh. – stationäre Beh. – Krankenwagen	DM 25,– (pro Fahrt)	DM 25,– (pro Fahrt)	1 und 2
Heilmittel (Krankengymnastik, Massage)	15% der Kosten	15% der Kosten	1, 2 und 3
Krankenhaus- behandlung	DM 17,– pro Tag (höchstens 14 Tage)	DM 14,– pro Tag (höchstens 14 Tage)	3
Mütterkuren	DM 17,– pro Tag (höchstens 14 Tage)	DM 14,– pro Tag (höchstens 14 Tage)	1 und 3
Zahnersatz	55% der Kosten (45% bei regelmäßi- ger Vorsorge)	55% der Kosten (45% bei regelmäßi- ger Vorsorge)	1 und 2

Packungsgröße, Leistung	Zuzahlung
N1, N2, N3	8,00 DM, 9,00 DM, 10,00 DM
Keine Angabe zu N1, N2, N3 auf der Packung sichtbar	Keine Abgabe zu Lasten der GKV, ggf. muß der Versicherte die Gesamtkosten tragen
Kombinationspackungen (z. B. Salben, Zäpfchen, Tabletten)	Für jede Darreichungsform getrennt
Kombination von Arzneimittel und Hilfs- mittel (z. B. Applikationshilfe)	Anteilig je Mittel Ausnahme: Katheterset, DM 9,00 für Gesamtmenge je Verordnung
Verbandstoffe	DM 9,00 je Verordnung
Rezepturen	DM 9,00 je Verordnung
Harn- und Blutteststreifen	keine Zuzahlung
Hilfsmittel (Bandagen, Kompressions- therapie, Einlagen)	20% der Kosten, die die Krankenkasse übernimmt
Orthesen (z. B. Spitzfußbandagen)	Keine Zuzahlung

Zuzahlungsbefreiung

- Kinder und Jugendliche bis zur Vollendung des 18. Lebensjahres
- Vorlage einer gültigen Befreiungsvorlage von der Krankenkasse
- Bezieher von Sozialhilfe, Kriegsopferfürsorge, Arbeitslosenhilfe, BAföG, Ausbildungs-
förderung
- Zivildienstleistende, Bundeswehrangehörige, Bundesgrenzschutzangehörige,
- Schwangere, wenn die Verordnungen in Zusammenhang mit Schwangerschafts-
beschwerden oder der Entbindung stehen
- Versicherte der Postbeamtenkrankenkasse

13.3
Pflegen und Hilfen zur Pflege

Seit dem 1.1.1995 haben rund 80 Millionen Personen einen Versicherungsschutz bei häuslicher und stationärer Pflege. Alle in der gesetzlichen Krankenversicherung Versicherten sind in die Pflegeversicherung einbezogen. Privatversicherte müssen eine private Pflegeversicherung abschließen.

13.3.1
Pflegeversicherung

Am 1. Januar 1995 ist das **Pflegeversicherungsgesetz** in Kraft getreten. Die Leistungen der Pflegeversicherung erfolgten in zwei Stufen: Leistungen bei häuslicher Pflege (1.4.1995) und Leistungen bei stationärer Pflege (1.7.1996). Die Leistungen der Pflegeversicherung sind unabhängig vom Vermögen und Einkommen und umfassen den häuslichen, teilstationären Bereich und die Kurzzeitpflege. Das Bundesministerium für Arbeit und Sozialordnung hat eine kostenlose Broschüre „Die Pflegeversicherung" herausgegeben, die umfangreiche Information zur Pflegeversicherung enthält. Im Rahmen dieses Buches können wir nur auf einzelne Angaben hinweisen.

13.3.2
Pflegebedürftigkeit

Pflegebedürftig sind Personen, die wegen einer körperlichen, geistigen oder seelischen Krankheit oder Behinderung für die „gewöhnlichen und regelmäßig wiederkehrenden Verrichtungen im Ablauf des täglichen Lebens auf Dauer, voraussichtlich für mindestens sechs Monate, in erheblichem oder höherem Maße der Hilfe bedürfen.

Bei den „gewöhnlichen und regelmäßig wiederkehrenden Verrichtungen" handelt es sich um die Bereiche **Körperpflege, Ernährung, Mobilität und hauswirtschaftliche Versorgung.** (Die Pflege muß nicht im Haushalt des Pflegebedürftigen erfolgen, sondern kann auch in einem anderen Haushalt oder im Altenwohnheim erfolgen).

Zu den Bedürfnissen des einzelnen Pflegebedürftigen, auf die bei der Pflege einzugehen ist, gehört auch das Bedürfnis nach Kommunikation und besonderer Zuwendung.

Die Pflegekassen prüfen durch den Medizinischen Dienst der Krankenversicherung (MDK), ob die Voraussetzungen der Pflegebedürftigkeit erfüllt sind und welche Stufe der Pflegebedürftigkeit vorliegt. Die Prüfung erfolgt in der Regel aufgrund einer Untersuchung in häuslicher Umgebung, wobei Art und Umfang des Hilfebedarfs abgeschätzt werden. Die Hilfebedürftigkeit bezieht sich auf die Bereiche Bewegungsfähigkeit, Hygiene, Ernährung und Verständigung mit der Umgebung. Es soll festgestellt werden, welche personellen Hilfen und Hilfsmittel notwendig sind.

> **Verrichtungen im Pflegedienst**
>
> - Körperpflege
>   Waschen, Duschen, Baden, Zahnpflege, Kämmen, Rasieren, Blasen- und Mastdarmentleerung
> - Ernährung
>   Mundgerechtes Zubereiten oder Aufnahme der Nahrung
> - Mobilität
>   Selbständiges Aufstehen und Zubettgehen, An- und Auskleiden, Gehen, Stehen, Treppensteigen, Verlassen und Wiederaufsuchen der Wohnung
> - Hauswirtschaftliche Versorgung
>   Einkaufen, Kochen, Reinigen der Wohnung, Spülen, Wechseln und Waschen der Kleidung und Wäsche, Beheizen der Wohnung

13.3.3
Pflegestufen

Für die Gewährung von Leistungen werden pflegebedürftige Personen einer der folgenden drei Pflegestufen zugeordnet.

- **Pflegestufe I (erheblich pflegebedürftig):** Pflegebedürftige, die bei der Körperpflege, der Ernährung oder der Mobilität für mindestens zwei Verrichtungen aus einem oder mehreren Bereichen mindestens einmal täglich der Hilfe bedürfen und zusätzlich mehrfach in der Woche Hilfen bei der hauswirtschaftlichen Versorgung benötigen. Der Hilfebedarf für die Grundpflege und hauswirtschaftliche Versorgung muß pro Tag mindestens 1,5 Stunden betragen, wobei auf die Grundpflege mehr als 45 Minuten entfallen müssen.
- **Pflegestufe II (schwerpflegebedürftig):** Pflegebedürftige, die bei der Körperpflege, der Ernährung oder der Mobilität für mindestens dreimal täglich zu verschiedenen Tageszeiten der Hilfe bedürfen und zusätzlich mehrfach in der Woche Hilfen bei der hauswirtschaftlichen Versorgung benötigen. Der Hilfebedarf für die Grundpflege und hauswirtschaftliche Versorgung muß pro Tag mindestens 3 Stunden betragen, wobei auf die Grundpflege mindestens 2 Stunden entfallen müssen.
- **Pflegestufe III (schwerstpflegebedürftig):** Pflegebedürftige, die bei der Körperpflege, der Ernährung oder der Mobilität täglich rund um die Uhr, auch nachts, der Hilfe bedürfen und zusätzlich mehrfach in der Woche Hilfen bei der hauswirtschaftlichen Versorgung benötigen. Der Hilfebedarf für die Grundpflege und hauswirtschaftliche Versorgung muß pro Tag mindestens 5 Stunden betragen, wobei auf die Grundpflege mindestens 2 Stunden entfallen müssen.

Pflegebedürftige erhalten entweder eine monatliche Sachleistung oder eine monatliche Geldleistung (Tabelle 15) Unter **Sachleistung** versteht die Pflegeversicherung die häusliche Pflege durch einen ambulanten Pflegedienst (professionelle Pflegepersonen von Sozialstationen oder privaten Pflegediensten, die einen Vertrag mit den Pflegekassen abgeschlossen haben. Anstelle der Sachleistung kann ein Pflegegeld (**Geldleistung**) gezahlt werden, mit dem der Pflegebedürftige die erforderliche

Grundpflege und hauswirtschaftliche Versorgung durch eine geeignete Pflegeperson seiner Wahl selbst sicherstellt. Durch Kombination von Sach- und Geldleistungen kann der Pflegebedürftige die Pflege seinen individuellen Bedürfnissen anpassen. Die gewählte Kombinationslösung sollte sechs Monate bestehenbleiben.

Ein **Pflegedienst** ist in der Regel ein Zusammenschluß von mehreren Krankenpflege- bzw. Altenpflegekräften, die ambulante, d. h. häusliche Krankenpflege anbieten. Solche Pflegedienste gibt es – als Sozialstationen – von den Kirchen, den freien Wohlfahrtsverbänden und von privaten Anbietern. Ärzte und Apotheker und Sozialämter können behilflich sein, einen Pflegedienst zu vermitteln. Pflegedienste bieten voneinander abweichende Leistungen an. Erkundigen Sie sich vorher, welche Leistungen erbracht werden (Abend- und Wochenenddienste, Nachtdienste, Haushaltshilfen, Vermittlung von Zivildienstleistenden, wechselnde Pflegekräfte usw.)

Pflegen durch Angehörige oder Bekannte

Bei den Pflegepersonen kann es sich auch um Angehörige, Bekannte oder Freunde handeln. Um die Pflegebereitschaft durch Angehörige und Bekannte zu fördern, wurde die **soziale Sicherung** der Pflegepersonen verbessert. Für die nicht erwerbsmäßig tätigen Pflegepersonen bleibt das weitergegebene Pflegegeld steuerfrei, darüber hinaus werden Beitragszahlungen an die gesetzlichen Rentenversicherungen und an die Unfallversicherung gezahlt. Über die soziale Absicherung der ehrenamtlichen Pflegeperson und weitere steuerrechtliche Fragen informiert die Pflegekasse, die auch kostenfreie Pflegekurse vermittelt. Um die **Qualitätssicherung** zu gewährleisten, müssen Pflegebedürftige, die ausschließlich Geldleistungen empfangen, also durch Angehörige oder Bekannte gepflegt werden, in regelmäßigen Abständen einen Pflegeeinsatz durch eine Pflegeeinrichtung abrufen. Bei Pflegestufe I und II ist der Pflegeeinsatz mindestens einmal halbjährlich, bei Pflegestufe III mindestens einmal vierteljährlich abzurufen. Ohne Nachweispflicht wird das Pflegegeld gekürzt.

Tabelle 15. Leistungen für Pflegebedürftige

Pflege-stufe	Zeitlicher Mindest-aufwand (häusliche Pflege)	Zeitlicher Mindest-aufwand stationäre Pflege)	Pflege sach-leistung pro Mon.	Geld-leistung pro Mon.	Kurzzeit-pflege (pro Jahr)	Tages- u. Nacht-pflege (pro Jahr)	Vollstatio-näre Pflege
I	1,5 h	1,0 h	DM 750	DM 400	DM 2800	DM 750	DM 2000
II	3,0 h	2,0 h	DM 1800	DM 800	DM 2800	DM 1500	DM 2500
III	5,0 h	4,0 h	DM 2800	DM 1300	DM 2800	DM 2100	DM 2800
Härte-fälle*			DM 3750				DM 3300

* z. B. im Endstadium mit völliger Bewegungsunfähigkeit; nicht mehr als 3 % der Pflegebedürftigen dürfen lt. Gesetz als Härtefälle eingestuft werden.

Pflegevertretung

Bei Urlaub oder sonstiger Verhinderung kann sich die Pflegeperson bis zu vier Wochen vertreten lassen. Der **Ersatzpflegekraft** zahlt die Pflegekasse einmal im Jahr bis zu DM 2800. Auch die Ersatzpflegekraft muß keine professionelle Pflegekraft sein und kann aus dem privaten Umfeld des Pflegebedürftigen stammen. Aufwendungen beziehen sich auch auf Fahrkosten und Verdienstausfall der Pflegeperson. Die Pflegekasse übernimmt die Kosten für eine Ersatzpflegekraft erst, wenn die vorherige Pflegedauer mindestens 12 Monate betragen hat. Durch diese Regelung soll eine vorübergehende stationäre Pflege (Kurzzeitpflege) vermieden werden.

Kurzzeitpflege

Wenn die häusliche oder teilstationäre Pflege vorübergehend nicht möglich ist, kann der Pflegebedürftige in eine Kurzzeitpflegeeinrichtung aufgenommen werden. Ein derartiger Fall kann bei Ausfall der Pflegeperson durch Urlaub und Krankheit eintreten. Kurzzeitpflegeplätze, in denen eine vollstationäre Pflege gewährleistet ist, werden von Altenpflegeheimen und Sozialstationen bereitgestellt. Wie im Falle der Ersatzpflege werden bei der Kurzzeitpflege für längstens vier Wochen im Jahr je nach Pflegestufe bis zu DM 2800 gezahlt. Adressen von Kurzzeitpflegeeinrichtungen erfährt man z.B. über Sozialämter, den Sozialen Dienst der Krankenhäuser, der Caritas, der Diakonie, des Roten Kreuzes und der Arbeiterwohlfahrt.

Tages- und Nachtpflege

Eine weitere Möglichkeit stellt die teilstationäre Pflege in Einrichtungen der Tages- und Nachtpflege dar. Tagespflegeeinrichtungen sind für Pflegebedürftige vorgesehen, die aufgrund ihrer Beeinträchtigungen nicht in der Lage sind, allein in Ihrer Wohnung zu leben und tagsüber der Unterstützung bedürfen, ansonsten aber zu Hause gepflegt werden. Von der Pflegekasse werden Aufwendungen von DM 750 (Pflegestufe I), DM 1500 (Pflegestufe II) DM 2100 (Pflegestufe III) pro Kalendermonat übernommen. Ein zusätzliches Pflegegeld kann gezahlt werden, wenn der Höchstwert der Sach- oder Geldleistung nicht ausgeschöpft ist.

Pflegehilfsmittel

Zu den Pflegehilfsmitteln zählen technische Hilfsmittel, die die Pflege erleichtern und die Selbständigkeit des Pflegebedürftigen fördern sowie Verbrauchsartikel.

Pflegehilfsmittel

- **Hilfsmittel zur Unterstützung der selbständigen Lebensführung** z.B. Gehhilfen, Rollstühle
- **Technische Pflegehilfsmittel zur Erleichterung der Pflege,** z.B. Pflegebetten, Lifter, Lagerungshilfen (diese Hilfen sollen vorzugsweise zur Verfügung gestellt werden)
- **Verbrauchsartikel,** z.B. Einmalhandschuhe, Vorlagen, Salben, Desinfektionsmittel

Für pflegerische **Umbaumaßnahmen** in der Wohnung werden Zuschüsse bis zu DM 5000 je Maßnahme gewährt.

Die pflegerischen Maßnahmen werden eingeteilt in Grundpflege und Behandlungspflege. Zur **Grundpflege** zählen die hygienischen Maßnahmen wie Waschen, Duschen und Baden, die Hautpflege, die Haar- und Mundpflege, das An- und Ausziehen, das Bettenmachen, das Lagern und Mobilisieren. Unter **Behandlungspflege** versteht man einzelne ärztlich verordnete Maßnahmen, die der Sicherung der ärztlichen Behandlung dienen (wie z. B. Injektionen, Blutzucker-, Blutdruck-, Pulskontrollen).

13.3.4
Stationäre Rehabilitation

Auch für Patienten, die nicht mehr im Berufsleben stehen, kann eine stationäre Rehabilitationsmaßnahme mit dem Ziel einer Wiedereingliederung in den Alltag beantragt werden. Die stationäre Rehabilitationsmaßnahme erfolgt meist als Nachbehandlung nach einer Krankenhausbehandlung, wenn das Behandlungsziel noch nicht erreicht wurde. Parkinson-Patienten erfahren oft eine deutliche Verschlechterung der motorischen Leistungen nach schwerer Erkrankung, z. B. nach schweren Operationen, die eine stationäre Nachbehandlung in einer Rehabilitationsklinik erforderlich macht. Die Kosten hierfür werden in der Regel von den Krankenkassen übernommen. Normalerweise müssen für stationäre Rehabilitationsmaßnahmen DM 25,- pro Tag vom Patienten selbst getragen werden. Für Parkinson-Patienten im fortgeschrittenen Stadium verlangen die Krankenkassen als Zuzahlung nur noch DM 17,- pro Tag für längstens 14 Kalendertage pro Jahr. Über die Hälfte aller chronisch Kranken – und dazu zählen die Parkinson-Patienten – sind entweder von einer Zuzahlung befreit oder tragen nur einen Teil der Selbstbeteiligung.

13.3.5
Soziale Dienste

Mittagessen wird von Verbänden der freien Wohlfahrtspflege und den Kirchen, z. B. in Tagesstätten, Altenheimen und Betreuungszentren, angeboten. Zusätzlich gibt es den Fahrtendienst „Essen auf Rädern", der jeden Vormittag ein Essen, meist nach Wahl, ins Haus bringt. Zunehmend gibt es dafür auch private Anbieter, die die Mittagsmahlzeit täglich ins Haus bringen (Menüservice).

Eine Gruppe von Zivildienstleistenden kann den sogenannten **Mobilen Sozialen Dienst (MSD)** bilden, der immer einer sozialen Institution angeschlossen ist. Von dieser wird er geleitet und kontrolliert. Der MSD legt den Schwerpunkt seiner Leistungen auf Hilfen zum Verlassen des Hauses und außerhalb des Hauses.

Kirchengemeinden, Sozialstationen, Wohlfahrtsverbände und Kliniken, die soziale Nachsorge betreiben, bieten die Möglichkeit, einen **Zivildienstleistenden** zu vermitteln. Dieser kommt nach Notwendigkeit und Absprache zu dem Pflegebedürftigen nach Hause. Zivildienstleistende erledigen schwierige Hausarbeit, Einkäufe, begleiten den Pflegebedürftigen zum Arzt, helfen bei anstrengenden Pflegeverrichtungen (z. B. Heben) oder gehen mit dem Pflegebedürftigen spazieren, dürfen jedoch keine Krankenpflege durchführen. Für diesen Dienst ist ein geringes Entgelt zu zahlen.

Träger der freien Wohlfahrtspfiege und Selbsthilfeverbände bieten **Gesprächsgruppen** an, die den Angehörigen helfen, ihren schwierigen und belastenden Pflegealltag besser zu bewältigen. Sie stehen in der Regel unter einer sozialarbeiterischen oder psychologischen Leitung. Die Teilnahme an einer solchen Gruppe ist ratsam, denn soziale Isolation und seelische Überforderung können dadurch wirksam gemildert werden.

13.4
Berufs- und Erwerbsunfähigkeit

Die Minderung der Erwerbsfähigkeit (MdE) bezog sich ursächlich nur auf Schädigungsfolgen, während sich der Grad der Behinderung (GdB) auf alle Gesundheitsstörungen bezieht, unabhängig von der Ursache.

Erwerbsunfähigkeit (EU) im sozialen Entschädigungsrecht besteht, wenn eine Minderung der Erwerbsfähigkeit (MdE) von mehr als 90 v. H. vorliegt.

In der gesetzlichen Rentenversicherung bezieht sich die MdE allein auf die Einschränkung der Möglichkeit, eine Erwerbstätigkeit auszuüben. Wenn Sie aufgrund Ihrer motorischen Verlangsamung nicht mehr in der Lage sein sollten, den Anforderungen Ihres derzeitigen Arbeitsplatzes zu genügen, überlegen Sie, ob ein Arbeitsplatzwechsel möglich und sinnvoll ist. Ihr Arzt (Betriebsarzt) wird Ihnen sicherlich eine entsprechende Bescheinigung ausstellen. Lassen Sie sich sorgfältig über alle Konsequenzen beraten. Wenn Sie in einem Arbeitsverhältnis stehen oder wenn bei einer Neueinstellung nicht ausdrücklich danach gefragt wird, müssen Sie dem Arbeitgeber Ihre Diagnose nicht mitteilen.

Es besteht allgemeine Übereinstimmung darüber, daß der Parkinson-Patient seine berufliche Tätigkeit so lange wie möglich fortführen sollte. Eine zu frühe Berufs- oder Erwerbsunfähigkeit führt nicht nur zu finanziellen Einbußen, sondern häufig auch zu psychosozialen Beeinträchtigungen. Leider wird Parkinson-Patienten zu häufig und zu früh schon bei geringerer Krankheitsausprägung von Angehörigen, Arbeitskollegen und auch Ärzten nahegelegt, in den vorzeitigen Ruhestand zu treten.

13.5
Vorzeitige Rente

Seit Januar 1997 hat sich das Rentenrecht geändert.

Erwerbsminderungsrente

Wer schwerbehindert, berufs- oder erwerbsunfähig ist, kann im Alter von 60 Jahren nach mindestens 35 Versicherungsjahren die Rente ohne Einbuße beziehen.

Frauenaltersrente

Die Abschläge für die Frauenaltersrente ab dem 60. Lebensjahr werden zum 1. Januar 2000 eingeführt. Eine im Dezember 1939 geborene Frau kann ab Januar 2000 ohne Abschläge „in Rente gehen". Für eine 1940 geborene Frau wird jedoch schon ein Abschlag von 3,6% zurückgehalten, da für sie die Altersgrenze schon 61 Jahre beträgt. Für eine volle Rente müßte sie bis zum Januar 2002 arbeiten. Zum 1. Januar 2005 wird der volle Abschlag von 18% für diejenigen Frauen erhoben, die dann mit „60 in Rente gehen wollen". Voraussetzung sind mindestens 121 Monate (10 Jahre und 1 Monat) Pflichtbeiträge seit dem 40. Lebensjahr.

Altersteilzeit – Altersrente

Die Kürzung erfolgt frühestens seit August 1998, da im Juli 1998 erstmals die Bedingung für die neue vorzeitige Altersrente (2 Jahre) erfüllt werden kann. Ab diesem Zeitpunkt erfolgt ein Abschlag von 0,3% pro Monat.

13.6
Betreuungsgesetz

Betreuung bedeutet in erster Linie Schutz und Hilfe für den Behinderten. Die meisten Parkinson-Patienten können auch nach langjährigem Krankheitsverlauf ihre Angelegenheiten ohne betreuende Hilfe selbständig erledigen. Wenn der Parkinson-Patient im fortgeschrittenen Krankheitsstadium nicht mehr in der Lage ist, seine geschäftlichen Angelegenheiten in vollem Umfang selbst zu erledigen, wird er in der Regel zunächst eine Vertrauensperson beauftragen. Ist dies nicht möglich, kann eine Betreuung nach dem Betreuungsgesetz eingerichtet werden. Das Betreuungsgesetz hat das bis 1991 gültige Vormundschafts- und Pflegschaftsrecht abgelöst.

Körperliche Behinderung
- Die Fähigkeit zur Besorgung der eigenen Angelegenheiten ist wenigstens teilweise aufgehoben oder wesentlich behindert (z.B. dauernde Bewegungsunfähigkeit)

Psychische Krankheit
- Körperlich nicht begründbare seelische Erkrankungen (z.B. Psychosen)
- Körperlich begründbare seelische Störungen (z.B. nach Hirnerkrankungen)
- Neurosen und Persönlichkeitsstörungen (Psychopathien)

Seelische Behinderung
- Bleibende psychische Beeinträchtigungen als Folge von
  - psychischen Erkrankungen
  - geistigen Auswirkungen des Altersabbaus

Geistige Behinderung
- Angeborene, während der Geburt oder durch frühkindliche Hirnschädigung erworbene Intelligenzdefekte verschiedener Schweregrade

Eine Betreuung kann nur angeordnet werden, wenn bei der betroffenen Person eine Hilfsbedürftigkeit vorliegt, die auf einer der genannten Krankheiten oder Behinderungen beruht (§ 1896 Abs. 1 BGB).

Ein Betreuer darf nur bestellt werden, „wenn der Betroffene auf Grund dieser Erkrankung oder Behinderung seine Angelegenheiten ganz oder teilweise nicht zu besorgen vermag". Es kann sich dabei um Vermögens-, Renten- oder Wohnungsprobleme, aber auch um Fragen der Gesundheitsfürsorge oder des Aufenthalts handeln.

Der **Grundsatz der Erforderlichkeit** bezieht sich auf

- die Notwendigkeit einer Betreuerbestellung
- den Umfang des Aufgabenkreises des Betreuers
- die Dauer der Anordnung

Es muß also zunächst festgestellt werden, ob nicht andere Hilfsmöglichkeiten bestehen, wie z. B. Unterstützung durch Angehörige, Freunde oder soziale Dienste. Wenn z. B. ein Parkinson-Patient seinen Haushalt nicht mehr führen oder seine Wohnung nicht mehr verlassen kann, so berechtigt dies allein nicht zur Bestellung eines Betreuers. Mit der Betreuung von Vermögensangelegenheiten kann der Betroffene auch eine Vertrauensperson seiner Wahl bevollmächtigen.

Mit der Betreuung ist die Geschäftsfähigkeit nicht automatisch eingeschränkt oder aufgehoben. Der Betreute kann auch für Aufgabenbereiche, für die die Betreuung eingerichtet wurde, wirksame Erklärungen abgegeben. Ein sogenannter **Einwilligungsvorbehalt** wird z. B. ausgesprochen, wenn zu befürchten ist, daß der Behinderte sich selbst in Gefahr bringt oder finanzielle Geschäfte abschließt, die ihn in Mittellosigkeit stürzen. Eine Betreuung kann von einer Behörde (z. B. Gesundheitsamt) oder Angehörigen oder Bekannten beim Amtsgericht beantragt werden. Der Richter entscheidet nach einer „Anhörung", in die der Betroffene, fachärztliche Gutachten und Sozialberichte mit eingeschlossen werden. Als Betreuer können Ehepartner, Kinder, Verwandte, Bekannte oder auch Betreuungsbehörden mit Einverständnis des zu Betreuenden eingesetzt werden.

Der **Aufgabenbereich** des Betreuers kann sich auf z. B. auf Vermögens-, Erbschafts- und Schuldenangelegenheiten, auf die Pflegeunterbringung und die Durchführung ärztlicher Maßnahmen beziehen. Die Notwendigkeit einer Betreuung wird alle 1–5 Jahre überprüft.

13.7
Parkinson und Führerschein

Autofahren bedeutet besonders für Parkinson-Patienten Teil der Mobilität und Lebensqualität. Parkinson-Kranke werden im Vergleich zur Gesamtbevölkerung im Straßenverkehr seltener auffällig. Bei den Ordnungswidrigkeiten und Verkehrsauffälligkeiten von Parkinson-Patienten handelt es sich fast ausnahmslos um Bagatellen. Mehr als die Hälfte der Parkinson-Patienten verzichtet im Verlauf ihrer Erkrankung auf die Nutzung ihrer Fahrerlaubnis und zeigt damit ein hohes Selbstverantwortungsgefühl. Diese Erhebungen zeigen, daß eine drastische Beschränkung der Verkehrsteilnahme für Parkinson-Patienten nicht erforderlich ist. Der Parkinson-Kranke, der einen Führerschein besitzt, ist nicht verpflichtet, seine Behinderung der Behörde zu melden. Die Straßenverkehrsordnung nimmt Sie jedoch in die Pflicht, indem ganz allgemein formuliert wird *„in geeigneter Weise Vorsorge zu treffen"*. Wenn Sie trotz erheblicher Behinderung Autofahren, könnten Sie Ihren Versicherungsschutz verlieren!

Die **Fahrtauglichkeit** richtet sich nach dem Schweregrad der Parkinson-Krankheit unter der Therapie. Für die Klasse 2 und für die berufliche Nutzung des Führerscheins werden natürlich strengere Maßstäbe angesetzt als für die private Nutzung. Wenn man die Webster-Skala (s. S. 116) als Maß der Behinderung zugrunde legt, bestehen für ein leichtes Parkinson-Syndrom keine Einschränkungen (Schweregrad I). Beim einem Schweregrad II sollten Patient, Angehörige und Arzt gemeinsam die Entscheidung treffen. Bei höhergradiger Behinderung (Schweregrad III) besteht nur in Ausnahmefällen Fahrtauglichkeit.

Fahrtauglichkeit und Schweregrad der Erkrankung	
Schweregrad 1:	keine Einschränkung
Schweregrad 2:	Entscheidung in Absprache mit Ihren Angehörigen und Ihrem Arzt
Schweregrad 3:	nur in Ausnahmefällen

Überlegen Sie, ob ein Automatikgetriebe für Sie geeigneter ist. In die Beurteilung für die Fahrtauglichkeit müssen neben motorischen Störungen auch psychische Begleitstörungen mit einbezogen werden. Sprechen Sie zunächst mit Ihrem behandelnden Arzt und fragen Sie ihn, wie er Ihre Fahrtauglichkeit einschätzt. Verantwortlich sind allerdings alleine Sie. Im Zweifelsfalle sollten Sie mit dem Fahrlehrer einer Behindertenfahrschule sprechen. Beim TÜV können Sie eine medizinisch-psychologische Untersuchung (MPU) und eine Fahrprobe durchführen lassen, um auch versicherungsrechtlich geschützt zu sein. Der TÜV kann Umkreis- und Geschwindigkeitsbegrenzungen empfehlen. Verzichten Sie in Phasen schlechter Beweglichkeit auf Ihr Auto und lassen Sie sich fahren bzw. benutzen Sie öffentliche Verkehrsmittel.

Es soll vorsorglich nochmals darauf hinwiesen werden, daß für die aufgeführten Daten und Zahlenangaben keine Gewähr übernommen werden kann. Erkundigen Sie sich bitte bei den zuständigen Stellen über die aktuellen Daten.

KAPITEL 14

Hilfen bei der Alltagsbewältigung

Die Bewältigung der Aktivitäten des täglichen Lebens gehört zu den wichtigsten Dingen des persönlichen Lebens. Bewegungsverlangsamung und Tremor können Parkinson-Patienten in ihrer Selbstversorgung behindern. Wichtig bleibt, daß Sie durch Ihre Bewegungsstörung nicht Ihre sozialen Bindungen (Freunde, Verwandte und Bekannte) zu sehr reduzieren oder gar verlieren. Wenn früher die Besuche bei Ihnen mit aufwendigen Vorbereitungen für ein großes Essen und erheblichen Aufräumarbeiten danach verbunden waren, wird Ihr Besuch jetzt auch das anregende Zusammensein bei einer Tasse Kaffee und einem Stückchen Kuchen akzeptieren. Wichtiger ist – auch für Ihr Selbstwertgefühl – daß Sie weiterhin Ihre Kontakte aktiv pflegen. In diesem Abschnitt möchten wir Ihnen einige Hilfen und Techniken für Ihre Alltagsaktivitäten in verschiedenen Bereichen vorstellen. Im Bildanhang finden Sie einige Beispiele für Hilfen im Alltag.

14.1
Wohnung

Sie sollten Ihre Wohnung so einrichten oder verändern, daß zum einen

- möglichst wenig Gefahren für Sie bestehen und Sie zum anderen
- auf möglichst wenig fremde Hilfe angewiesen sind.

Wenn Türschwellen Stolpergefahren darstellen, sollten sie entfernt werden. Sichern Sie Ihre Treppen durch Handläufe. Scharfkantige Möbelstücke stellen eine zusätzliche Verletzungsgefahr dar. Achten Sie darauf, daß Ihr Teppich gut und fest verlegt und nicht zu hoch ist. Günstig ist eine niedrige feste Auslegeware. Zusätzlich verlegte Teppiche erhöhen die Stolpergefahr. Sorgen Sie für genügend freie Stützflächen auf Tischen und Fensterbänken. Hohe, schwer verrückbare Stühle mit stabiler, breiter Auflagefläche und festen erhöhten Armlehnen erleichtern das Aufstehen. Die Sitzauflagen sollten eine leicht nach vorn abfallende Schräge aufweisen. Benutzen Sie keine plastiküberzogenen Sitzmöbel oder -kissen, da sie die Schweißabsonderung verstärken und einen Hautreiz darstellen können.
  Lichtschalter sollten gut erreichbar und beleuchtet sein. Rufanlagen (Klingel, Gegensprechanlage) haben sich besonders bei Sprechstörungen bewährt. Fernsteuerungen für Fernsehen und Radio sind zwar bequem, verleiten aber auch zur

körperlichen Inaktivität. Bei stärkerer Behinderung sollten Sie jedoch verschiedene elektronische Hilfsmittel nutzen (z.B. Fernsteuerung für Licht, Heizung, Rolläden).

Tips für die Wohnung

- Türschwellen entfernen
- Keine scharfkantigen Möbelstücke
- Treppen mit Handläufen
- Niedrige feste Auslegeware
- Schwer verrückbare Stühle mit breiten Füßen
- Freie Stützflächen
- Sitzauflagen mit nach vorn abfallender Schräge
- Gut erreichbare Lichtschalter
- Rufanlagen (Klingel, Gegensprechanlage)
- Elektronische Hilfsmittel (z.B. Fernsteuerung für Licht, Heizung, Rolläden)

14.2
Bad und Toilette

Besonders hinweisen wollen wir auf die Sicherheit im Bad und Toilette, die zu den gefährdeten Räumen im Haus zählen. Diese Räume sind in der Regel eng, die Fußböden glatt und bei Feuchtigkeit glitschig. Haltegriffe an der Badewanne, in der Dusche, am Waschbecken und in der Toilette unterstützen das Festhalten und Aufrichten. Ein Badewannensitz mit Rückenlehne und Hygieneausschnitt (Abb. H1) erleichtert das selbständige Baden. Achten Sie auf rutschfeste Bade- bzw. Duschmatten. Das Überwechseln vom Wannenrand auf den Badewannensitz wird durch ein Badebrett erleichtert (Abb. H2). Für die Dusche gibt es Stützgriff-Sitzkombinationen (Abb. H3), die hochklappbar sind und somit wenig Platz beanspruchen. Das Duschen mit einer Handdusche auf einem Duschhocker ist einfacher und sicherer, als das Ein- und Aussteigen aus einer tiefen Badewanne. Thermostate schützen vor Verbrennungen mit heißem Wasser.

Üblicherweise sind Toilettendeckel zu tief angebracht. Im Handel werden Toilettensitzerhöhungen mit Armstützen aus Kunststoff angeboten. Toilettenstützgestelle erleichtern das Aufstehen und Hinsetzen bei der Toilettenbenutzung (Abb. H4). Wenn Sie mehr Zeit zum Waschen, Zähneputzen, Kosmetik usw. benötigen, sollten Sie Ihre Morgentoilette im Sitzen verrichten. Durch einen speziellen Spiegelkippbeschlag läßt sich der Spiegel schrägstellen, so daß er in sitzender Position nutzbar ist. Elektrische Zahnbürsten lassen sich leichter handhaben. Für Patienten mit feinmotorischen Störungen gibt es besondere Scheren für die Nagelpflege. Die erleichterte Nagelreinigung können Sie dadurch erreichen, daß Sie die Nagelbürste mit zwei kräftigen Saugern am Waschbeckenrand befestigen (Abb. H5). Wie für das Eßbesteck gibt es auch für die Nagelfeile Griffverdickungen (Abb. H6). Alle Waschutensilien sollten sich in griffbereiter Nähe befinden. Patienten mit Tremor bevorzugen hohe Plastikbecher.

> **Beispiele für Hilfsmittel im Bad**
> - Haltegriffe an der Badewanne
> - Badewannensitz mit Rückenlehne und Hygieneausschnitt
> - Badebrett
> - Stützgriff-Sitzkombinationen
> - Duschhocker
> - Thermostate
> - Toilettensitzerhöhungen
> - Toilettenstützgestelle
> - Elektrische Zahnbürsten

14.3 Körperpflege

Tägliches, nicht zu ausgiebiges Duschen (oder Baden) verstärkt die Widerstandsfähigkeit der Haut. Druckstellen können mit einer milden Lotion, Creme oder Franzbranntwein eingerieben werden. Elektrorasierer sind einfacher zu handhaben als Naßrasierer, wobei Pflegepersonen grundsätzlich den Elektrorasierer vorziehen. Ein elektrischer Haartrockner gehört natürlich nicht in die Nähe von Wasser.

Mundhygiene. Dem Pflegebedürftigen sollte mindestens Gelegenheit gegeben werden, seine Zähne selbst zu putzen. Bei Bettlägerigkeit muß ein Gefäß zum Ausspucken des Mundwassers bereitgestellt werden. Die dritten Zähne müssen täglich gründlich unter fließendem Wasser abgespült werden. Verzichten Sie keinesfalls darauf, das Gebiß am Tage einzusetzen, damit sich die Kiefer nicht verformen – aber auch der Ästhetik wegen. Bei bettlägerigen Menschen, die nicht trinken können, wird die Mundhöhle mit feuchten Watteträgern ausgewischt und befeuchtet. Die Lippen werden mit Fettstiften oder Cremes geschützt.

Augen-, Nasen- und Ohrenpflege. Mit klarem Wasser werden die geschlossenen Augen vom äußeren zum inneren Augenwinkel hin gewaschen. Bei Reizerscheinungen der Lidränder und bei trockener Hornhaut (verminderter Lidschlag) werden vom Arzt verschriebene Augentropfen oder -salben verordnet, die in den unteren Bindehautsack appliziert werden. Die Nasenschleimhaut kann mit angefeuchteten Wattestäbchen vorsichtig gereinigt und mit Vaseline befeuchtet werden. Besondere Vorsicht ist bei der Reinigung des äußeren Gehörgangs geboten. Wenn sich ein Pfropf aus Ohrenschmalz gebildet hat, muß dieser vom Arzt entfernt werden.

14.4 Schlafzimmer

Ihr Bett sollte so hoch sein, daß Sie es gut verlassen können. Durch geeignete Holzblöcke läßt sich das Bett auf Kniehöhe einstellen (im Fachhandel oder beim Schreiner erhältlich). Ein schmales Bett mit harter Matratze eignet sich besser als ein breites, weiches. Als Bettauflagen sollte geeignetes Material (z. B. Schaffell) gewählt werden. Ein über dem Bett angebrachter Haltegriff (z. B. „Bettgalgen", wie Sie ihn vielleicht aus dem Krankenhaus kennen) erleichtert das Aufrichten und Drehen im Bett. Vielleicht reicht auch ein dickeres Halteseil, das am hinteren Bettrahmen befestigt wird. An der Schlafzimmerwand kann ein Geländer in einer Höhe von 30–40 cm über der seitlichen Bettkante angebracht werden, an der man sich hochziehen kann. Wenn erforderlich, sollten Männer die Urinflasche griffbereit am Bett haben. Ein stabiler Stuhl mit Armlehnen sollte zur Ausrüstung Ihres Schlafzimmers gehören, damit Sie sich im Sitzen entkleiden und ankleiden können. Überlegen Sie, ob eine Klingel oder Rufanlage in Reichweite sinnvoll ist.

Beispiele für Hilfen im Schlafzimmer
- Schmales Bett, harte Matratze
- Betterhöhung (Holzböcke)
- Haltegriff (Bettgalgen)
- Geländer an der Schlafzimmerwand
- Stabiler Stuhl mit Armlehnen
- Klingel oder Rufanlage

14.5 An- und Auskleiden

Achten Sie bei der Wahl Ihrer Kleidungsstücke darauf, daß diese einfach an- und auszuziehen sind. Naturstoffe können besser als Kunststoffe für einen Wärmeaustausch sorgen und den Schweiß besser aufnehmen. Es wurde schon erwähnt, daß Sie sich nicht der Gefahr von Erkältungs- oder Grippeerkrankungen aussetzen sollten. Bei tiefen Außentemperaturen und windigem Wetter sollten Sie auf schützende Bekleidung achten. Bei Parkinson-Kranken ist nicht selten die körperliche Temperaturregulierung gestört. Die Neigung zu vermehrtem Schwitzen kann dazu führen, daß sich Parkinson-Patienten eher zu leicht anziehen und die Kälte nicht entsprechend wahrnehmen. An warmen Sommertagen sollten Sie dagegen für eine luftige Bekleidung sorgen, damit sich die erhöhte Körperwärme nicht stauen kann.

An der Vorderseite angebrachte Reiß- und Klettverschlüsse sind einfacher zu handhaben als Knöpfe oder Schleifen. Benutzen Sie eine Knöpfhilfe (Abb. H7). Kleidung, die nicht über den Kopf zu ziehen ist, erleichtert Ihnen den Kleidungswechsel. Für ein sicheres Gehen ist festes, gut sitzendes Schuhwerk mit gutem Einschlupf Voraussetzung. Benutzen Sie keine Schuhe mit hohen Absätzen und auch keine Hauspantoffeln (obwohl so bequem). Schuhanzieher mit langem Griff und auch der alte Stiefelknecht helfen beim An- und Ausziehen der Schuhe. Im Sanitätsfachhandel gibt es Kombinationsgeräte, die sowohl als Schuhanzieher nutzbar sind und auch für das problemlose An- und Ausziehen von Strümpfen.

Hilfen und Tips für die Kleidung
- Reiß- und Klettverschlüsse
- Knöpfhilfen
- Festes, gut sitzendes Schuhwerk
- Keine Hauspantoffeln benutzen
- Schuhanzieher mit langem Griff

14.6 Hausarbeit

Ähnlich der vorgestellten Nagelbürste gibt es für den Haushalt Abwaschbürsten, die durch Sauger im Spülbecken befestigt werden, so daß sie ständig von Wasser umspült wird (Abb. H8). Sicherer gelingen Schneidearbeiten, wenn Sie ein Fixierbrett benutzen (H9). Türschlüssel, Drehknöpfe am Herd, an Wasserhähnen und Heizungen lassen sich leichter mit Universalhaltern bedienen (Abb. H10). Schraubenverschlußöffner lassen sich gut an die Bodenplatte von Hängeschränken montieren, um Gläser zu öffnen (Abb. H11)

Hilfen bei der Hausarbeit
- Bürsten mit Saugern befestigen
- Fixierbrett
- Universalhalter für das Drehen von Schlüsseln und Drehknöpfen
- Schraubenverschlußöffner

14.7 Essen und Trinken

Mehrere Mahlzeiten (5–6) über den Tag verteilt, sind besser verträglich als zwei oder drei große Mahlzeiten, da dadurch der Kreislauf weniger belastet wird. Eine spezielle Diät müssen Sie nicht einhalten. Achten Sie auf Ihr Gewicht. Das Normalgewicht in Kilogramm ergibt sich aus Körpergröße in Zentimetern minus 100. Beispiel: 180 (cm) minus 100 = 80 (kg). Achten Sie auf ausreichende Flüssigkeits- und Vitaminzufuhr. Bevorzugen Sie eine schlackenreiche Kost und vermeiden Sie schwerverdauliche und blähende Nahrungsstoffe. Lassen Sie sich genügend Zeit beim Essen und kauen Sie gut durch.

Als Hilfen beim Essen haben sich abgewinkelte Bestecke mit verbreiterten Griffen (Abb. H12) bewährt. In Baumärkten und Fachgeschäften bekommen Sie preisgünstig Schlauchüberzüge (Isolierschläuche für Rohrleitungen), mit denen Sie die

Grifffläche der Bestecke selbst vergrößern können. Im Handel werden auch Messer, Löffel und Gabeln angeboten, deren Griffe nach Einbringen in warmes Wasser formbar sind und somit der Benutzerhand angepaßt werden können. Einige Patienten bevorzugen Küchenmesser mit abgewinkelten Griffen (Abb. H13). Scheuen Sie sich nicht, das Fleisch mit der Schere zu schneiden, wenn der Umgang mit Messer und Gabel schwieriger ist. Dies muß ja nicht unbedingt im Restaurant geschehen. Teller mit überhöhten Rändern verhindern das Überschwappen des Inhalts. Schnabeltassen erleichtern das Trinken z.B. bei starkem Zittern. Der Handel bietet für verschiedene Gefäße Saugfüße an, um ein Gleiten zu verhindern. Spezielle Halter für Trinkgefäße erleichtern das Führen des Gefäßes. Lassen sich Zeit bei der Einnahme Ihrer Mahlzeiten. Benutzen Sie Warmhalteplatten für Ihre Speisen. Elektrische Dosen- und Küchenmesser, Frühstücksbretter zum Aufstecken von Schneidgut, elektrische Allesschneider sind weitere Hilfen. Küchenwerkzeuge, z.B. Kartoffelschäler lassen sich einhändig bedienen, wenn sie mit Saugnäpfen auf der Tischfläche befestigt werden. Für den Transport von Tassen und Gläsern sollten Sie Tabletts mit einem Anti-Rutsch-Belag wählen. Weiter Vorschläge und Informationen finden Sie in den „dPV-Nachrichten für Mitglieder".

> **Beispiele für Hilfen beim Essen und Trinken**
> - Abgewinkelte Bestecke mit verbreiterten Griffen.
> - Küchenmesser mit abgewinkelten Griffen
> - Spezielle Halter für Trinkgefäße
> - Frühstücksbretter zum Aufstecken von Schneidgut
> - Gefäße mit Saugfüßen
> - Tabletts mit einem Anti-Rutsch-Belag

14.8
Freizeit und Beruf

Für Gartenarbeiten sind spezielle Gartengeräte mit langen Stielen und Gartenscheren mit Zweihandgriff erhältlich. Für die Gartenarbeit gibt es weitere Hilfsmittel, so daß Sie kleinere Arbeiten durchaus noch selbständig durchführen können und sollten. Leichte Greifzangen mit Magneten an der Griffkopfseite ermöglichen das Greifen kleiner Gegenstände sowie das Aufheben kleiner Metallteile. Telefone mit besonders großen Tasten bzw. Automatikwählern, einstellbarer Hörlautstärke, einstellbarer Tastenansprechzeit und weiteren Spezialfunktionen werden von der Post oder im Handel angeboten. Bei deutlicher Schreibstörung mit unleserlicher Schrift sollten Betroffene auf Druckbuchstaben oder Schreibmaschinenschrift (Personalcomputer) umzustellen, um briefliche Kontakte aufrecht zu erhalten.

Sie sollten versuchen, Ihr Hobby weiterhin zu pflegen – auch wenn es langsamer geht – und sich ausreichende Ruhepausen gönnen. Wenn Sie bisher kein Hobby hatten, überlegen Sie, was Ihnen Freude machen könnte (Sammeln bestimmter Gegenstände, handwerkliche Tätigkeiten, die Sie noch leisten können, usw.). Wenn Sie gern Karten spielen und die Karten nur schwer halten können, überlegen Sie die

Hilfen und Tips für Freizeit und Beruf
• Spezielle Gartengeräte
• Greifzangen mit Magneten
• Telefone mit großen Tasten
• Personalcomputer
• Spielkartenhalter
• Angepaßte Kugelschreiber
• Spezielle Schlüsseladapter

Anschaffung eines Spielkartenhalter. Bei einigen unserer Parkinson-Patienten benutzt auch der gesunde Partner einen Spielkartenhalter, um mit gleichen Ausgangsbedingungen den Spielablauf zu harmonisieren.

Da Parkinson-Patienten oft mit dünnen Schreibgeräten Schwierigkeiten haben, gibt es verdickte, angepaßte Kugelschreiber, die auch von einzelnen Pharmafirmen kostenlos zur Verfügung gestellt werden (Abb. H15). Fragen Sie Ihren Arzt. In eine ballonartige Griffverdickung können Sie Ihren Kugelschreiber einschieben und so einen ermüdungsfreien Halt erreichen. Ein spezieller Schlüsseladapter dient der Unterstützung bei eingeschränkter Handfunktion.

14.9
Pflege Zuhause

Wenn die Parkinson-Krankheit so weit fortgeschritten ist, daß sich der Patient, auch mit Hilfe, nicht mehr fortbewegen kann, sollte es unbedingt vermieden werden, daß er nur noch im Bett liegt. Zumindest zeitweise sollte er z.B. in einen Rollstuhl, auf einen Sitz mit höherer Lehne oder in ein Sofa gesetzt werden.

Um Druckgeschwüre (Dekubitalulzera) und Gelenkversteifungen zu vermeiden, muß die Körperlage etwa alle 2–3 Stunden geändert werden. Besonders gefährdet sind der Steißbereich, Oberschenkel- und Hüftbereich, die Fersen, die Knöchel, die Knie und die Ellenbogen. Ursache für die Entstehung von Druckgeschwüren ist der verminderte Gewebswiderstand mit nachfolgender Minderung der Hautdurchblutung.

Für die Lagerung benötigen Sie ausreichendes Lagerungs- und Stützmaterial (Kissen, Rollen, Polsterringe, Schaumstoffblöcke). Vermeiden Sie Falten im Bettuch. Lagern Sie den Patienten so, daß er es bequem hat und sich einigermaßen entspannt fühlt. Die häuslichen Betten sind für die pflegerische Versorgung in der Regel zu niedrig. Günstig wäre es, wenn Sie das Bett (hydraulisch) in der Höhe verstellen und so den jeweiligen Tätigkeiten anpassen könnten.

Die einzelnen Techniken für die Lagerung völlig hilfloser Parkinson-Patienten sollten Sie sich von geschulten Kräften – etwa von Sozialstationen – zeigen lassen. Sie werden erfahren, daß die Lagerung nicht immer mit einem großen Kraftaufwand verbunden sein muß. Nutzen Sie die noch verbliebenen aktiven Bewegungsmöglichkeiten des Patienten aus.

Noch ein Wort zu besonderen (Antidekubitus-)Matratzen, welche die Ausbildung von Druckgeschwüren vermeiden sollen: Eine Matratze, bei der auf ein Umlagern völlig verzichtet werden kann, gibt es nicht. Von der Industrie werden eine Vielzahl von entsprechenden Matratzen angeboten, die mit Luft oder Wasser gefüllt sind und über ein Steuerungssystem sich dem Auflagedruck anpassen können (sollen). Erkundigen Sie sich bei Ihrer Sozialstation oder beim Pflegepersonal einer entsprechenden Klinik. Der Preis solcher Matratzen reicht von einigen hundert Mark bis über 10000,- DM.

KAPITEL 15

Parkinson und Reisen

Natürlich sollten Sie auch weiterhin Urlaubsreisen durchführen, die Sie nicht nur aus Ihrem täglichen Einerlei herausführen, sondern auch Ihr Selbstvertrauen stärken. In Abhängigkeit von Ihrer Behinderung sollten Sie Ihre Urlaubsreise sorgfältig planen und vorbereiten. Meiden Sie Länder oder Zeiten mit extrem heißen tropischem Klima und auch sehr kaltes feuchtes Klima. Die Temperaturregulationsstörungen bei der Parkinson-Krankheit hatten wir besprochen (s. S. 97). Sie dürfen jedoch Regionen mit einem sogenannten Reizklima aufsuchen. Sorgen Sie bei Hitze für leichte und luftige Kleidung. Konsultieren Sie vor Urlaubsantritt Ihren behandelnden Arzt. Die Beratung wird sich nicht nur auf die Parkinson-Krankheit, sondern evtl. auch auf andere Erkrankungen, wie Herz-Kreislauf-Störungen beziehen müssen. Besprechen Sie Ihren gesamten aktuellen Medikamentenplan und lassen Sie sich einen ausreichenden Medikamentenvorrat verschreiben. Lassen Sie sich die wichtigsten Diagnosen aufschreiben und vielleicht einen zusammenfassenden Arztbericht mitgegeben. Bei einer Reise ins Ausland sollte Ihr Arzt die Diagnosen so aufschreiben (Fachausdrücke), daß sich der Arzt am Urlaubsort ausreichend informieren kann. Erkundigen Sie sich bei Ihrer Krankenkasse, wie die Kostenübernahme bei notwendiger Behandlung im Ausland geregelt ist. Überlegen Sie, ob Sie nicht eine Reisekrankenschutzversicherung mit Absicherung des Rücktransports abschließen sollten.

In einigen Reisebüros erhalten Sie Beratungsangebote für Ihre speziellen Bedürfnisse. Wichtige Informationsstellen sind neben der Deutschen Parkinson-Vereinigung Behindertenverbände, wie z.B. der Bundesverband Selbsthilfe Körperbehinderter (BSK), die Arbeitsgemeinschaft der Clubs Behinderter und ihrer Freunde (BAG). Dort erhalten Sie fachkundige Beratung (BSK- oder BAG-Reiseberatung). Einige Reiseveranstalter bieten Reisen mit ärztlicher Begleitung an.

Mit Einheitsschlüsseln (gegen Gebühr) können Sie an Raststätten Ihre Behinderten-Sanitäranlage öffnen. Grundsätzlich können Sie alle Verkehrsmittel benutzen, auch das Flugzeug. Die Deutsche Bahn AG verfügt mittlerweile über Großraumwagen, die auf Bedürfnisse von Rollstuhlfahrern zugeschnitten sind und über Behinderten-WCs. Überlegen Sie frühzeitig, wie Sie zum Bahnhof oder Flughafen kommen und wer Sie am Urlaubsort weitertransportiert. Sofern Sie bei Reisen mit der Deutschen Bahn Hilfe bei Aus-, Um- und Einsteigen benötigen, benachrichtigen Sie drei Werkstage vor Reiseantritt die Bahnbehörde. Wichtige Information über geeignete Zugänge zu Bahnhöfen und Bahnsteigen und Hilfen beim Ein- und Aussteigen enthält die Broschüre „Reiseführer für behinderte Fahrgäste der Bahnen".

Die meisten Luftfahrtgesellschaften bieten ebenfalls eine kostenlose Betreuung am Start- und Zielflughafen an. In einigen Flugzeugen gibt es rollstuhlzugängliche Toiletten und einige Fluggesellschaften bieten sogar Ermäßigungen für behinderte Reisende. Hier nun noch einige allgemeinen Hinweise für längere Flugreisen: Um einer Thrombosebildung vorzubeugen, sollten Sie nicht zulange auf Ihren Sitz bleiben. Bewegen Sie Ihre Beine und spannen Sie die Beinmuskulatur rhythmisch an. Machen Sie in nicht zu großen Abständen einen Rundgang. Neben den angebotenen kleinen Getränken hinaus müssen Sie für eine weitere Flüssigkeitszufuhr sorgen, da die Kabinenluft eine relativ geringe Luftfeuchtigkeit enthält. Die deutschen Flugliniengesellschaften befördern Begleitpersonen von Behinderten unentgeltlich, wenn die Notwendigkeit der ständigen Begleitung im Schwerbehindertenausweis (Merkzeichen „B") eingetragen ist (s. auch Behinderung, S. 240). Wichtige Hinweise geben die Broschüren „Reisetips für behinderte Fluggäste (Lufthansa) und „Informationen für behinderte Fluggäste" (Arbeitsgemeinschaft Deutscher Verkehrsflughäfen).

Vielleicht ist es günstiger (wenn auch etwas teurer) wenn Sie sich nicht dem Massentourismus anschließen. Denken Sie an den Transport Ihres Gepäcks. Stärker Behinderte sollten sich von vertrauten Personen begleiten lassen, die sich auf Ihre spezielle Behinderung gut einstellen können. Denken Sie aber auch an mögliche nachteilige Wirkungen einer Urlaubsreise (besondere klimatische Bedingungen, ungewohnte Ernährung mit der Möglichkeit von Durchfall oder Verstopfung, erhöhtes Infektionsrisiko, Übermüdung bei Fernreisen mit Zeitzonenumstellung). Auch am Urlaubsort sollten Sie Ihre gewohnten krankengymnastischen Übungen durchführen. Begreifen Sie die genannten Informationen nicht als Warnungen, sondern lediglich als Hinweise und Hilfen. Im Zweifelsfalle sollten Sie sich eher für als gegen den Urlaub aussprechen.

KAPITEL 16

Ausblicke – Forschungsziele

Fernziel der Parkinson-Forschung ist, die Ursache für die Auslösung der Parkinson-Krankheit zu finden, um geeignete Therapiemaßnahmen für eine Heilung zu entwickeln. Mittelfristig erwarten wir von der Parkinson-Forschung Medikamente, die eine bessere Wirkung auf die Krankheitszeichen mit weniger Nebenwirkungen haben und die Spätkomplikationen, wie Fluktuationen und Dyskinesien verhindern. Weiterhin erhoffen wir uns von der medikamentösen Therapie eine eindeutige Schutzfunktion auf das Fortschreiten der Erkrankung (Neuroprotektion).

Mittelfristige Forschungsziele
- Verbesserte symptomatische Behandlung
- Verfeinerte stereotaktische Maßnahmen
- Verfeinerte chronische Hochfrequenzstimulation
- Neuroprotektive Wirkstoffe
- Neuroregenerative Maßnahmen

Ein weiteres Ziel ist die Entwicklung **neurotropher Faktoren**, die die Blut-Hirn-Schranke überwinden können bzw. Methoden zur Stimulation hirneigener neurotropher Faktoren. Erste Erfolge zeigen sich bei der Gentherapie mit der Entwicklung neuer funktioneller Nervenzellen.

Mit der Weiterentwicklung und Verfeinerung **neurochirurgischer stereotaktischer Verfahren** (Ausschaltung bzw. Stimulation in Kerngebieten der Basalganglien) werden sich die Therapiemöglichkeiten auf medikamentös bisher nicht behandelbare Tremorsyndrome, Dyskinesien und Fluktuationen ausdehnen. Für die neurogene Transplantation erhoffen wir uns für die Zukunft von der Gentechnologie Alternativen und weitere Fortschritte.

Neben Fortschritten der Therapie erwarten wir eine verbesserte und möglichst frühe Diagnostik unter Einschluß kostengünstiger und breit anwendbarer Diagnoseverfahren. Die bildgebenden Verfahren, wie PET- und SPECT-Untersuchungen werden bei der differentialdiagnostischen Abgrenzung der Parkinson-Krankheit von anderen Parkinson-Syndromen und für Patienten mit einem erhöhten genetischen Risiko eine größere Bedeutung haben. Die Entwicklung genetischer und molekulargenetischer Marker wäre nur dann sinnvoll, wenn diese mit hoher Wahrscheinlichkeit die Parkinson-Krankheit voraussagen könnten und neuroprotektive Therapien zur Verfügung stünden. Wie bei allen chronischen Erkrankungen, die sich im höheren Alter manifestieren, bleibt natürlich das Problem der frühen psychischen Belastung, mit der späteren Erkrankung rechnen zu müssen. Vielleicht gelingt es jedoch, spezifische Hinweise in der Nervenflüssigkeit oder im Blut zu finden, die im frühen Stadium schon vor den ersten Krankheitszeichen den Einsatz einer neuroprotektiven Behandlung erlauben.

Zunächst gilt es jedoch, die bisherigen Fortschritte der Parkinsonforschung für Betroffene und Therapeuten aufzuzeigen und in die Praxis umzusetzen. Die Parkinson-Krankheit darf nicht allein als „Dopamin-Mangelsyndrom" betrachtet werden. Nicht die Parkinson-Krankheit, sondern der Parkinson-Kranke steht im Mittelpunkt unserer therapeutischen Bemühungen. Die Erfolge der Parkinson-Forschung werden die Lebensqualität der Betroffenen weiter verbessern, wenn wir ein ganzheitliches, individuell auf den einzelnen Kranken abgestimmtes Therapie- und Betreuungskonzept erreichen und umsetzen.

KAPITEL 17

Anhang

17.1 Bildtafeln Hilfsmittel

Die Bildtafeln H1 bis H14 wurden freundlicherweise von der Fa. Meyra, Vlotho zur Verfügung gestellt.

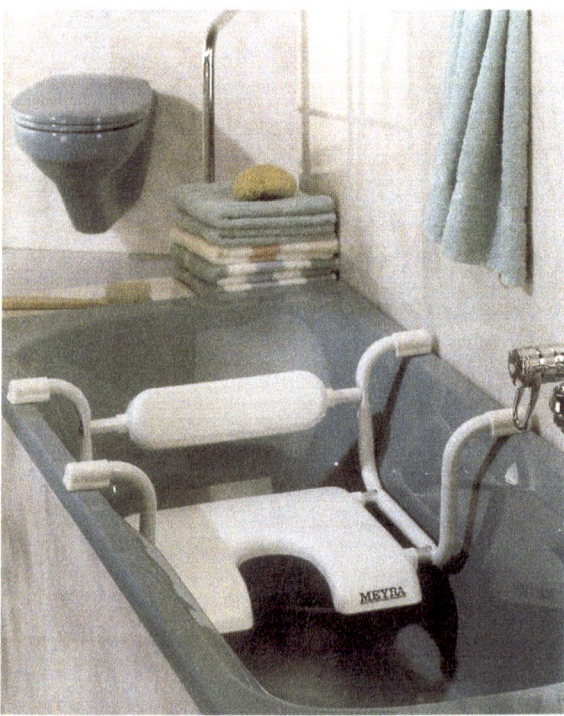

Abb. H1. Ein Badewannensitz mit Rückenlehne und Hygienausschnitt erleichtert das selbständige Baden und Duschen

Bildtafeln Hilfsmittel

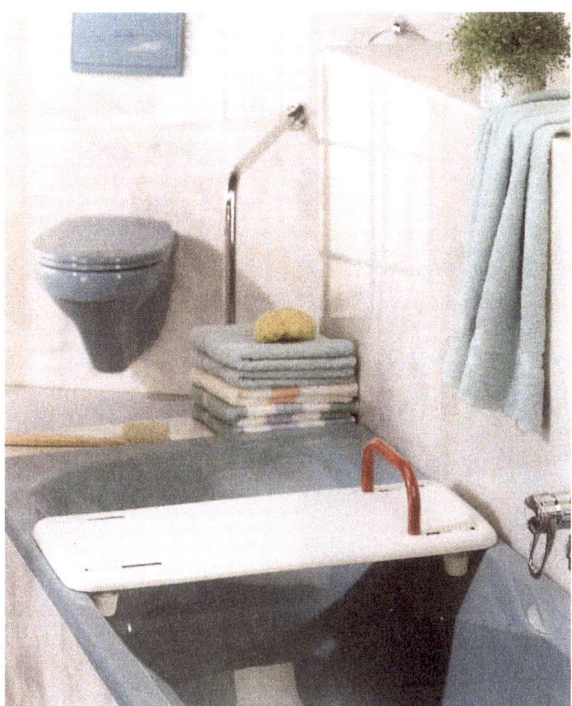

Abb. H2. Das Überwechseln vom Wannenrand auf den Badewannensitz wird durch ein Badebrett erleichtert

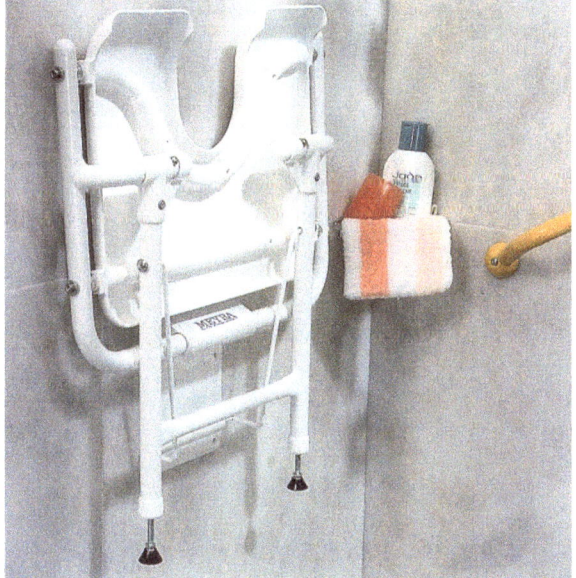

Abb. H3. Stützgriff-Sitz-Kombinationen für die Dusche

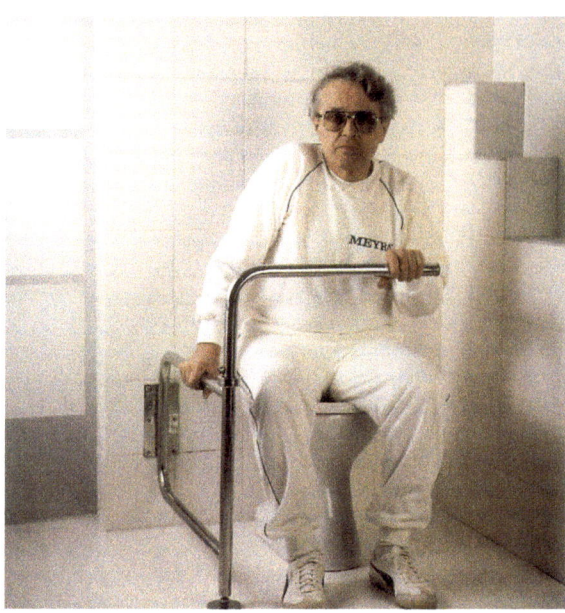

Abb. H4. Toilettenstützgestelle erleichtern das Aufstehen und Hinsetzen bei der Toilettenbenutzung

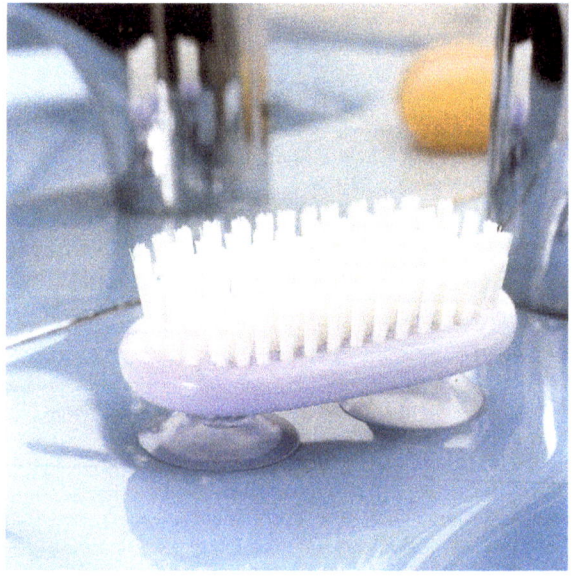

Abb. H5. Die Nagelbürste wird mit zwei kräftigen Saugern am Waschbeckenrand befestigt

Bildtafeln Hilfsmittel

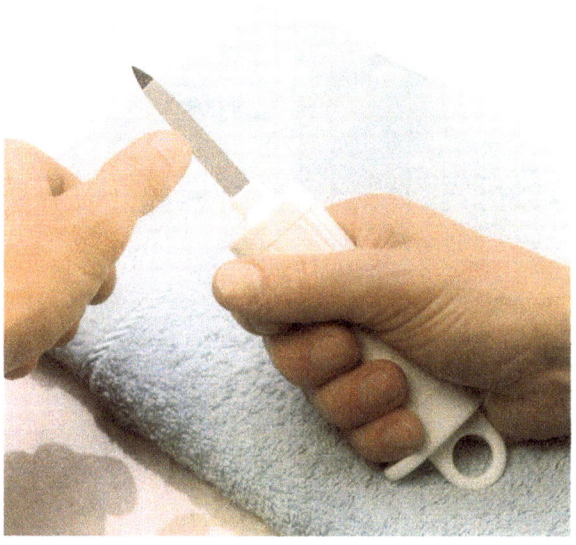

Abb. H6. Nagelfeile mit Griffverdickung

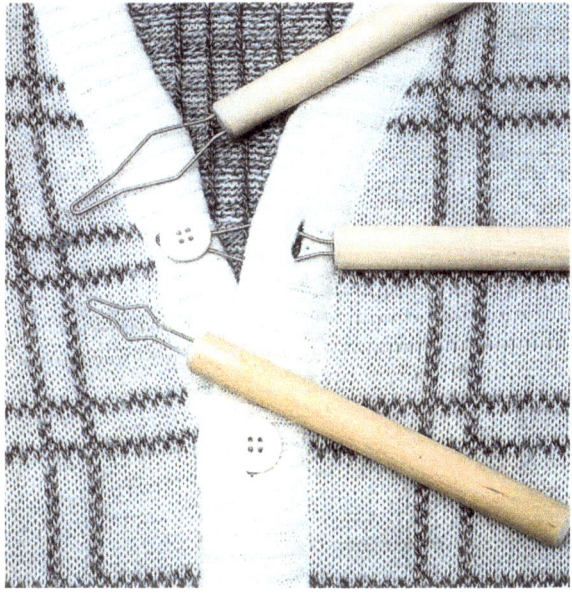

Abb. H7. Knöpfhilfe

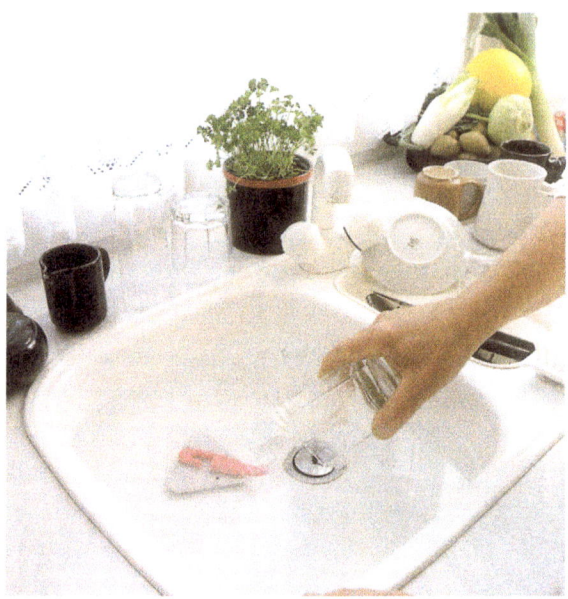

Abb. H8. Die Abwaschbürste wird durch kräftige Sauger fixiert, wobei der Wasserstrahl so ausgerichtet wird, daß die Bürste ständig vom Wasser umspült wird.

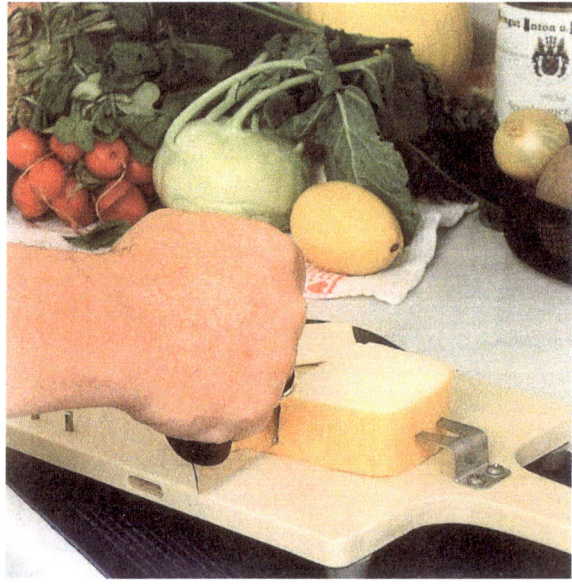

Abb. H9. Fixierbrett für Schneidearbeiten in der Küche

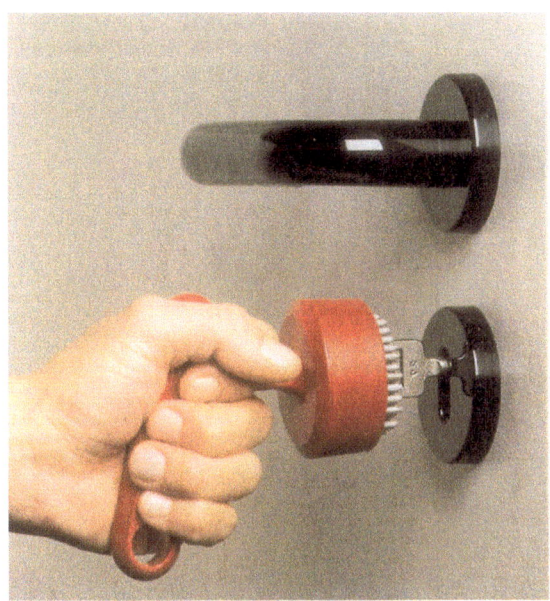

Abb. H10. Universalhalter für das Drehen von Schlüsseln und Drehknöpfen

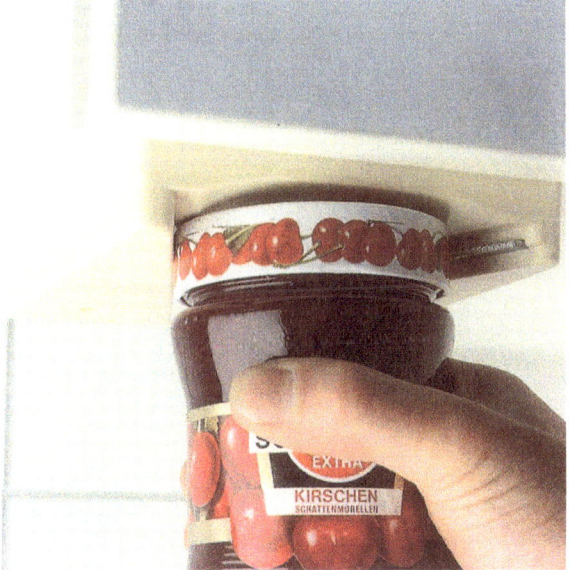

Abb. H11. Schraubenverschlußöffner

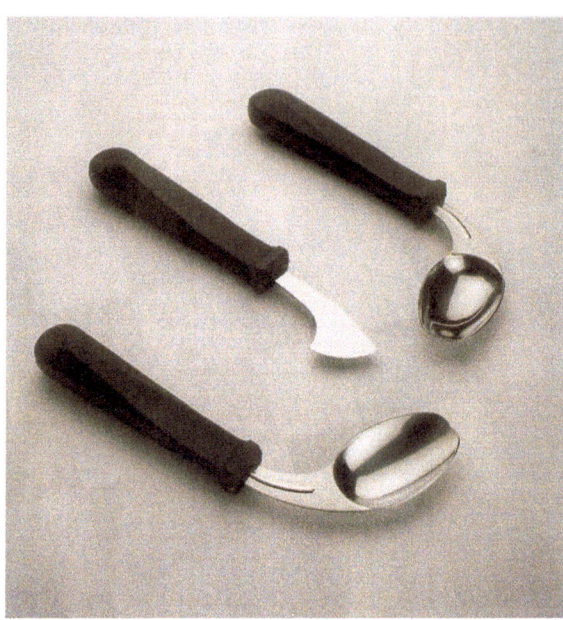

Abb. H12. Abgewinkelte Bestecke mit verbreiterten Griffen

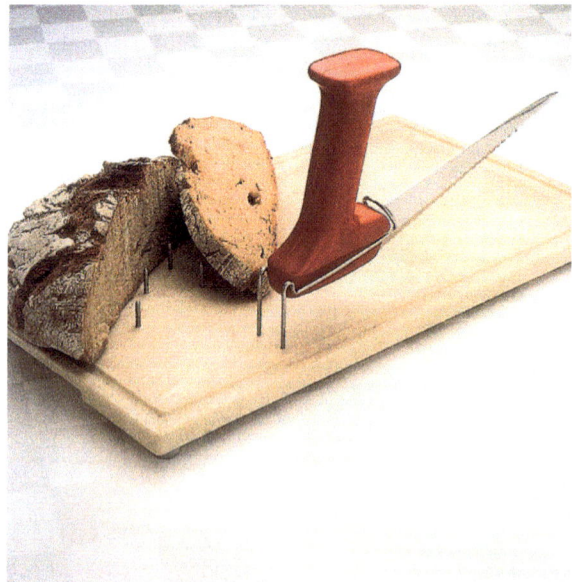

Abb. H13. Küchenmesser mit abgewinkelten Griffen

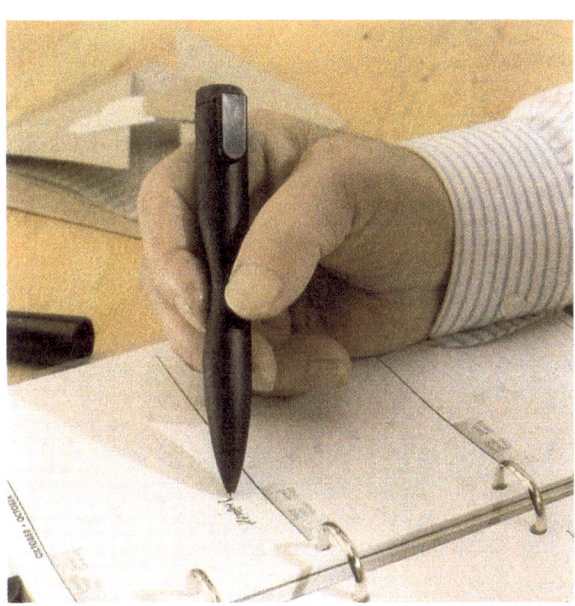

Abb. H14. Verdickte, den Fingern angepaßte Kugelschreiber

17.2 Hilfreiche Adressen für Betroffene und Angehörige

17.2.1 Parkinson-Vereinigungen

Dachverband Deutschland
Deutsche Parkinson Vereinigung
Bundesverband e.V.
Moselstraße 31
D-41464 Neuss 1
Tel.(02131) 41016/7
Fax (02131) 45445
Mo.–Do. 8.30–16.30, Fr. 8.00–14.30 Uhr

Österreich
Parkinson-Selbsthilfegruppe Österreich
R. Gassner
Adamgasse 2
A-6020 Innsbruck

Schweiz
Schweizerische Parkinson-Vereinigung
Lydia Schiratzki
Forchstrasse 182
Postfach 123
CH-8132 Hinteregg
Tel. 01-984 01 69
Fax 01-984 03 93

Italien (deutschsprachig)
Südtiroler Gesellschaft für Parkinson
Dr. Streitergasse 1b
I-39100 Bozen
Tel. (0471) 97 07 39

In nahezu allen Bundesländern haben sich Regionalgruppen, Kontaktstellen und Clubs für junge Parkinson-Kranke (Club U 40) gebildet, die wir aus Platzgründen hier nicht einzeln aufführen können. Sie erhalten die aktuellen Adressen über die Deutsche Parkinson Vereinigung.

17.3
Literaturhinweise

17.3.1
Neurologische Lehrbücher und Buchbeiträge über die Parkinson-Krankheit (deutschsprachig)

Brandt T, Dichgans J, Diener HC (Hrsg) (1998) Therapie und Verlauf neurologischer Erkrankungen, 3. Auflage. Kohlhammer, Stuttgart Berlin Köln
Conrad B, Ceballos-Baumann AO (1997) Die Parkinson Krankheit. In: Poewe W, Ceballos-Baumann A, Conrad B (Hrsg) Bewegungsstörungen in der Neurologie. Thieme, Stuttgart New York
Fischer PA, Engfer A (Hrsg) (1998) Klinik und Therapie des Parkinson-Syndroms. De Gruyter, Berlin New York
Glass J (1998) Klinik und Therapie des Parkinson-Syndroms. Barth, Leipzig
Gsell W, Jörg J, Przuntek H (Hrsg) (1997) Schering-Lexikon Morbus Parkinson. Aesopus Verlag, Stuttgart
Hopf HC, Deuschel, Reichman (1998) Neurologie in Klinik und Praxis. Thieme, Stuttgart New York
Jörg J (1997) Neurologische Therapie, 2. Auflage. Springer, Berlin Heidelberg New York
Przuntek H, Kuhn W (1990) Parkinson-Syndrom. In: Mertens HG, Rohkamm R (Hrsg) Therapie neurologischer Krankheiten und Syndrome. Thieme, Stuttgart New York, pp 205–218
Schneider E (1997) Diagnostik und Therapie des Morbus Parkinson, 2. völlig überarbeitete Auflage. De Gruyter, Berlin New York

17.4
Kleines Parkinson-Lexikon

A

Acetylcholin
: chemischer Überträgerstoff, der Nervensignale weiterleitet

AEP
: akustisch evozierte Potentiale

Ätiologie
: Lehre von den Krankheitsursachen

ADL
: Activity of daily life, Alltagsaktivitäten

AIDS
: erworbene Immunschwäche (engl.: acquired immuno deficiency syndrom)

Akathisie
: griech. Unfähigkeit zu sitzen

Akinese
: eines der Hauptsymptome der Parkinson-Krankheit; vollständige Bewegungsunfähigkeit, meist im Sinne einer Bewegungsarmut benutzt

Akinese-Rigor-dominanter Typ
: Akinese und Rigor stehen deutlich im Vordergrund, Tremor nicht oder kaum ausgeprägt

akinetische Krise
: völlige Bewegungsunfähigkeit mit Schluck- und Sprechstörung

Alzheimer Krankheit
: nach dem Neurologen Alzheimer benannte Demenzentwicklung (fortschreitender Untergang von Großhirnzellen)

Amantadin
: Wirkstoff zur Parkinson-Behandlung, dämpft die Aktivität des Botenstoffs Glutamat (s. Text)

Anamnese
: Angaben zu früheren Krankheiten und Beschwerden

Anhidrose
: fehlende Schweißbildung

Anticholinergika
: Wirkstoffe zur Parkinson-Behandlung, dämpfen die Aktivität des Botenstoffs Acetylcholins (s.Text)

Antidepressiva
: Mittel gegen Depression (traurige Verstimmungen)

Antifreezing-Stock
: Gehhilfe zur Überwindung von Freezing-Attacken

Aphonie
: Stimmlosigkeit, monoton-leise Sprache des Parkinson-Patienten

Apomorphin
: Morphium-Abkömmling, wird bei schweren Bewegungsstörungen eingesetzt (s. Text)

Apomorphin-Test
: pharmakologischer Test mit Apomorphin zur Überprüfung des Ansprechens der Parkinson-Symptome

Äquivalenz-Typ
: wenn Tremor (Zittern) und Akinese (Bewegungseinschränkung) etwa gleich stark ausgeprägt sind

Arteriosklerose
: Arterienverkalkung, Verengung der Arterien durch Ablagerungen

Asterixis
: unwillkürliche, arhythmische, ruckartige Bewegungen

Aspiration
: Speisereste oder Fremdkörper gelangen in die Atemwege

Ataxie
: Störung der Bewegungskoordination

Athetose
: abnorme unwillkürliche Bewegung (langsam, wurmförmig)

Autopsie
: Inspektion des Körperinnern am Toten

B

Basalganglien
: Gruppe grauer End- und Zwischenhirnkerne

Belladonna-Extrakte
: Extrakte aus der Tollkirsche

benigne
: gutartig

Benserazid
: Zusatzstoff (Decarboxylasehemmer) in L-Dopa-Medikamenten

Betablocker
: Kurzform für Betarezeptorenblocker

Betarezeptorenblocker
: Medikamente, die gezielt auf bestimmte „Reizaufnehmer" (Rezeptoren) einwirken und auch den Tremor mindern können, (s. Text)

Biochemisch
: chemische Vorgänge in Lebewesen

Biofeedback-Verfahren
: Methode, mit der verschiedene Körperfunktion (z. B. Muskelanspannung, Herzschlag, Atmung) sichtbar oder hörbar gemacht werden

Blut-Hirn-Schranke
: Schrankeneffekt zwischen Blutgefäßen und Hirnzellen

Borreliose
: häufig durch Zeckenbiß übertragene bakterielle Erkrankung, wobei die Erreger (Borrelien) auch das Gehirn befallen können.

Boxer-Parkinsonismus
: im Rahmen der Hirnverletzung durch Faustschläge kann es auch zu Parkinsonzeichen kommen

Bradykinese
: Verlangsamung der Bewegungsabläufe

Bradyphrenie
: Verlangsamung der Denkabläufe

Budipin
: Wirkstoff zur Parkinson-Behandlung, Parkinsan®

C

Carbidopa
: Zusatzstoff (Decarboxylasehemmer) in den L-Dopa-Präparaten isicom®, Nacom®, Striaton®

cholinerg
: den Übertägerstoff Acetylcholin führende Systeme

Choreatische Bewegungen
: abnorme unwillkürliche, rasche Bewegungen

Computer-Stereotaxie
: gezielte computergesteuerte Ausschaltung kleinster Hirnstrukturen

Computertomographie
: röntgenologisches Aufnahmeverfahren, das mit Hilfe eines Computers (Rechners) Strukturen des Gehirnes sichtbar machen kann.

Corpus striatum
: Streifenkörper, Teil des extrapyramidalen Systems

CT
: Abkürzung für Computer-Tomographie, -tomogramm (s. dort)

D

D1-D2-Rezeptor
: bestimmte für Dopamin empfindliche „Empfangseinrichtung" an der Nervenkontaktstelle

Decarboxylasehemmer
: ein Zusatzstoff in L-Dopa-Präparaten, der den Abbau des L-Dopa hemmt, so daß mehr L-Dopa in das Gehirn gelangen kann

Dekubitus
: Druckgeschwür durch Wundliegen

Demenz
: organisch bedingte psychische Störung mit Nachlassen des Gedächtnisses und Einbuße intellektueller Fähigkeiten

Depression
: seelische Störung mit gedrückter Stimmungslage

Diabetes mellitus
: Zuckerkrankheit

Diagnose
: Benennung eines Krankheitsbildes

Differentialdiagnose
: Berücksichtigung ähnlicher Krankheitsbilder bei der Diagnosefindung

Dopa
: Vorstufe des Dopamins (Botenstoff, Transmitter)

Dopamin
: chemische Überträgersubstanz für die Übertragung von Nervenimpulsen

Dopaminagonisten
: Wirkstoffe zur Parkinson-Behandlung (auch Dopaminergika genannt), wirken wie der Botenstoff Dopamin an der Postsynapse (s. Text)

Dopaminergika
: Wirkstoffe zur Parkinson-Behandlung (auch Dopaminagonisten genannt), wirken wie der Botenstoff Dopamin an der Postsynapse (s. Text)

Dosierung
: bestimmte Mengenangaben für ein Medikament

drug holiday
: abruptes Absetzen der Medikamente („Medikamentenurlaub") für einen kurzen Zeitraum, wird wegen gefährlicher Nebenwirkungen heute nicht mehr empfohlen

Durchfall
: Diarrhöe

Dysarthrie
: Sprachstörung infolge Störung der Aussprache

Dyskinesie
: abnorme unwillkürliche Bewegungsabläufe

Dystonie
: Störung des natürlichen (normalen) Tonuszustands der Muskulatur

E

EEG
: Abkürzung für Elektroenzephalogramm (Hirnstrombild)

Elektroenzephalogramm
: Ableitung und Aufzeichnung der „elektrischen Hirnaktivität" von der Kopfoberfläche

Elektromyographie
: Ableitung und Aufzeichnung von Spannungsschwankungen in der Muskulatur, ent-

weder von der Haut oder mittels einer Nadel vom Muskel selbst

EMG
Abkürzung für Elektromyographie (s. dort)

end-of-dose akinesia
Bewegungsminderung bei abfallendem Wirkspiegel (Ende der einzelnen Dosis)

Enzephalitis
Entzündung des Gehirns

Enzym
Eiweißkörper, die an einer chemischen Reaktion teilnehmen

Ergotherapie
Nutzung handwerklicher und künstlerischer Fähigkeiten in der Bewegungstherapie

Eunerpan
Medikament, wird auch zur Behandlung von psychotischen Episoden eingesetzt

Exsikkose
Austrocknen des Organismus als Folge ungenügender Flüssigkeitsaufnahme

extrapyramidal
das extrapyramidale System betreffend (s. dort)

extrapyramidales System
Teile des Nervensystems, die für die unwillkürlichen (automatischen) Bewegungen verantwortlich sind

F

Feinmotorik
Geschicklichkeit für feinste Bewegungen

Fluktuationen der Beweglichkeit
Schwankungen der Beweglichkeit

Freezing
plötzliche Bewegungshemmung („Einfrieren")

G

Glaukom
Grüner Star, Steigerung des Augeninnendrucks

H

Halluzination
krankhafte, nicht durch entsprechende äußere Reize hervorgerufene Sinneswahrnehmung (Trugwahrnehmung)

Haltetremor
Tremor (Zittern) vorwiegend bei Haltearbeiten (z.B. Halten einer Kaffeetasse)

Hirnrinde
äußere nervenzellhaltige Schicht des Gehirns

Hirnstamm
nach Abtragung des Groß- und Kleinhirns verbleibender Hirnteil

Hoehn- und Yahr-Skala
Skala zur Bewertung des Schweregrades der Parkinson-Erkrankung

Hyperhidrose
vermehrtes Schwitzen

Hyperkinese
unwillkürliche, übermäßige Bewegungsaktivität einzelner Körperteile

Hypersalivation
vermehrter Speichelfluß

Hypertonie (Blut)
Bluthochdruck

Hypoglykämie
Verminderung des normalen Blutzuckers

Hypokinese
verminderte Beweglichkeit

Hypomimie
verringerte Ausdrucksbewegungen

Hypotonie (Blut)
erniedrigter Blutdruck

I

idiopathisch
ohne erkennbare Ursache

Indikation
Umstand, aus dem die Anwendung bestimmter Medikamente oder Behandlungsmethoden angezeigt werden

Initialsymptome
die ersten Krankheitszeichen

Inkontinenz
Harninkontinenz, Unvermögen, den Harn kontrolliert zurückzuhalten

Insuffizienz
ungenügende Leistung

intramuskuläre Injektion
Injektion (Spritze) in den Muskel

intravenös
Injektion (Spritze) in die Vene

Inzidenz
Neuerkrankungen in einem bestimmten Zeitraum

juvenil
jugendlich

K

Katarakt
grauer Star, Trübung der Linse

Katheter
Schlauch zum Abführen von Körperflüssigkeiten z.B. Blasenkatheter

Kinesia paradoxika
nur vorübergehende Besserung der Symptomatik unter extremer psychischer Belastung

Kombinationsbehandlung
: Behandlung mit mehreren Behandlungsmethoden oder verschiedenen Medikamenten

kompensiert
: ausgeglichen

Kontraindikation
: Gegenanzeige, Umstand, der die Anwendung einer an sich zweckmäßigen Maßnahme, z. B. Medikament, verbietet

L

L-Dopa
: Wirkstoff zur Parkinsonbehandlung, wird zum Dopamin umgewandelt

L-Dopa-Test
: Einmalgabe von L-Dopa zur Überprüfung der Parkinson-Diagnose

Lewy-Körperchen
: kugelförmige Gebilde in Hirnzellen bei Parkinson-Krankheit

Liquor cerebrospinalis
: Nervenflüssigkeit

Logopädie
: Sprachtherapie

M

Magnetresonanztomographie
: Bezeichnung für Kernspintomographie (s. dort)

maligne
: bösartig

malignes L-Dopa-Entzugssyndrom
: schwere Krankheitszeichen bei plötzlichem Absetzen der L-Dopa-Medikamente

MAO-Hemmer
: Abkürzung für Monoaminooxydasehemmer, (s. Text)

Melanin
: Farbstoff der schwarzen Substanz (s. dort)

Melperon
: Wirkstoff des Medikaments Eunerpan, s. dort

Mikrographie
: Verkleinerung der Schrift die ersten Buchstaben oder Zahlen werden noch ausreichend groß geschrieben und werden dann immer kleiner und auch unleserlicher

Miktion
: Harnlassen

Monotherapie
: die Behandlung mit nur einem (Mono) Medikament

MPTP
: künstlich hergestellte Droge, die ein Parkinson-Syndrom auslösen kann

Muskeltonus
: Spannungszustand der Muskulatur (s. auch Rigor)

N

Neuroleptika
: Medikamente, die bei psychischen Störungen zur Dämpfung von Erregung eingesetzt werden

Neurotransmitter
: Überträgerstoffe, die auf chemischem Wege Nervenimpulse an der Nervenkontaktstelle (Synapse) übertragen

NUDS
: Northwestern University disability scale, wird zur Einschätzung der Parkinsonzeichen eingesetzt

Nykturie
: verstärkte Harnproduktion in der Nacht

O

Obstipation
: Darmträgheit, Stuhlverstopfung

Ödem
: krankhafte Ansammlung von Flüssigkeit zwischen den Zellen,

On-off-Phänomen
: aus dem englischen Sprachgebrauch „Ein- (On) und Ausschalten (Off)" der Bewegungsfähigkeit

P

Paralysis agitans
: aus dem Lateinischen übersetzt als Schüttellähmung. James Parkinson nannte das Krankheitsbild „Paralysis agitans"

Parkinson plus
: über die Parkinson-Erkrankung hinausgehende zusätzliche (plus) Krankheitszeichen

Parkinsonismus
: seltener benutzt als Parkinson-Krankheit

Parkinson-Krankheit
: die nach J. Parkinson benannte Krankheit mit unbekannter Ursache

Parkinsonoid
: durch Medikamente ausgelöste Parkinson-Krankheitszeichen, meist durch Medikamente, die bei psychischen Störungen gegeben werden (z. B. Neuroleptika)

Parkinson-Syndrom
: im erweiterten Sinne für neurologische Erkrankungen, die Zeichen einer Parkinson-Krankheit zeigen. Häufig auch gleichbedeutend mit Parkinson-Krankheit

Pathophysiologie
: Lehre von krankhaft gestörten Lebensvorgängen

peak-dose akinesia
: Spitzendosis-Akinesie, Akinese bei maximalem (peak) Dopa-Wirkspiegel (ca. 1–1,5 Stunden nach L-Dopa-Medikation)

Peak-dose-Dyskinesie
: Spitzendosis-Dyskinesie, unwillkürliche überschießende Bewegungen bei maximalem L-Dopa Wirkspiegel

PET
: Positronen-Emissions-Tomographie (s. dort)

Pharmakotherapie
: medikamentöse Behandlung

physikalische Therapie
: Krankengymnastik, Massage, Bäder usw.

Physiotherapie
: faßt die Bewegungstherapie (Krankengymnastik) und die Ergotherapie (Beschäftigungstherapie) zusammen.

Pneumonie
: Lungenentzündung

Positronen-Emissions-Tomographie
: (PET), bildliche Darstellung von Stoffwechselvorgängen (im Gehirn) mittels radioaktiv markierter Substanzen

Postsynapse
: Anfangsteil des zweiten Nervs im Bereich einer Erregungsübertragungsstelle (Synapse)

Präsynapse
: erste Nervenendigung im Bereich einer Synapse (s. dort)

präsynaptischer Spalt
: Spalt zwischen zwei Nervenendigungen

primäres Parkinson-Syndrom
: entspricht der Parkinson-Krankheit, primär bedeutet in diesem Fall „durch unbekannte Ursache ausgelöst"

Prognose
: Vorhersage über Verlauf und Ausgang der Erkrankung

Progression
: Fortschreiten der Erkrankung

Prophylaxe
: Vorbeugende Maßnahmen

Propulsion
: Tendenz zum Vornüberfallen

Prostata
: Vorsteherdrüse

Protein
: Eiweiß

Psychose
: erhebliche, krankhafte Beeinträchtigung psychischer Funktionen.

R

Radikale (chemisch)
: bei Stoffwechselvorgängen im Gehirn entstehende giftige Substanzen, die zum Zelltod führen können (s. Text)

Retardmedikamente
: Medikamente, die den Wirkstoff nur langsam abgeben

Retropulsion
: Tendenz zum Nachhintenfallen

Rezeptor
: für bestimmte Reize/Stoffe empfindliche „Empfangseinrichtung" einer Zelle oder eines Organs

Rigor
: Erhöhung der Muskelspannung (Muskeltonus) im Sinne einer Steifigkeit bzw. Starrheit

Risikofaktoren
: Umstände, die geeignet erscheinen, eine Erkrankung auszulösen

Ruhetremor
: Tremor (Zittern), der vornehmlich bei entspannter Muskulatur auftritt

S

Seborrhoe
: vermehrte Talgabsonderung

sekundäres Parkinson-Syndrom
: siehe symptomatisches Parkinson-Syndrom

Selegilin
: Wirkstoff aus der Gruppe der MAO-B-Hemmer (s. Text)

Shy-Drager-Syndrom
: nach den Ärzten Shy und Drager beschriebene Krankheit, die mit Parkinsonzeichen und Kreislaufregulationsstörungen einhergeht

Single-Photon-Emissions-Tomographie
: bildgebendes Verfahren zur Bestimmung der Rezeptorendichte an der Nervenkontaktstelle

SPECT
: Single-Photon-Emissions-Tomographie (s. dort)

Stammganglien
: Kerngebiete im End- und Zwischenhirn

Stereotaktische Hirnoperation
: über kleine Öffnungen in der Schädeldecke gezielte Ausschaltung bestimmter Gehirnstrukturen

Striatum
: Ansammlung von Nervenzellen im Gehirn, die bei der Parkinson-Krankheit gestört sind

subkutane Injektion
: Injektion in die Haut

Substantia nigra
: paariger dunkler Kern im Mittelhirn, Teil des extrapyramidalen Systems (s. dort)

Symptom
: Krankheitszeichen

symptomatisches Parkinson-Syndrom
: Parkinson-Krankheitszeichen, die durch eine bekannte Ursache (z. B. Hirntumor, -entzündung) ausgelöst werden

Synapse
: Kontaktstelle zwischen Nervenzellen

Syndrom
: Zusammenfassung der einzelnen Krankheitszeichen (Symptome) zu einem Krankheitsbild

T

Tachykardie
: stark beschleunigte Herztätigkeit

Therapie
: Behandlung

Toxine, endogen
: Giftstoffe, die im Körper (endigen) gebildet werden

Toxine, exogen
: Giftstoffe, die von außen (exogen) zugeführt werden

toxisch
: giftig

Transmitter
: Übertägerstoff im Gehirn, der Nervenimpulse weiterleitet (z. B. Dopamin, Acetylcholin, Glutamat)

Transplantation
: operative Einpflanzung lebender Zellen (Gewebe, Organe) an eine andere Stelle des Organismus

traumatisch
: durch eine Verletzung (Trauma) verursacht

Tremor
: unwillkürliche rhythmische (Zitter-)Bewegungen von Körperteilen

Tremoranalyse
: Bestimmung der Tremorfrequenz und Regelmäßigkeit (apparativ)

Tremor-dominanter Typ
: Tremor steht im Vordergrund, Rigor und Akinese sind kaum ausgeprägt

U

Urininkontinenz
: nicht steuerbarer, unfreiwilliger Urinabgang

V

Virus
: besonders kleine Krankheitserreger

W

Wearing-off
: mangelnde Beweglichkeit gegen Ende der Medikamentenwirkung

Webster-Skala
: Bewertungsskala für das Ausmaß der Parkinson-Krankheit

Z

Zahnradphänomen
: ruckweiser (wie ein Zahnrad) Bewegungsablauf bei passiver Bewegung z. B. der Hand

zerebral
: das Großhirn (Zerebrum) betreffend

KAPITEL 18

Sachverzeichnis

A
Abführmittel 94
Acetylcholin 2, 25, 29
Affektstörung 82
AIDS 129, 132
Akathisie 138
Akinese 43, 44, 88
– Rigor-Dominanz 43
Akkomodationsstörung 112
Akne 112
Aktionstremor 58, 64
alien-hand/limb 121
Alkoholgenuß 65
Alltagsaktivität 237
Altern, beschleunigtes 32
Altersteilzeit-Altersrente 253
Alterstremor 64
Altgedächtnis 19
Alzheimer-Krankheit 74
Amantadin 3, 193, 196, 221
– als Infusion 195
Amnesie 19
– anterograde 19
– retrograde 19
Änderungsantrag 241
Angststörung 81
Angstzittern 61
Anticholinergika 198
Antidekubitus-Matratze 262
Antidepressiva 80
Antikonvulsiva 63
Apomorphin 190
Apraxie 121
Äquivalenz-Typ 43
Äquivalenzverhältnis 181
Arbeitsverhältnis 252
Arthritis, rheumatische 136
Artikulationsstörung 235
Aspiration 102
Assoziationsbahn 15
Asterixis 63
Ataxie 18

Atemstörung 49, 102
Athetose 204
Atmungskette 34
Atrophie, olivo-ponto-zerebelläre 118
Auffälligkeit, psychische 42
Augenbewegungsstörung 113
Autorezeptoren 24

B
Baclofen 111
Bandscheiben-Syndrom 110
Basalganglien 20
Bauchgymnastik 94
Beckenbodenmassage 109
Begleitstörung, vegetative 90
Behandlungsmöglichkeit, operative 223
Behindertenverband 264
Behinderten-WC 264
Behinderung 240
Belladonna-Extrakt 198
Benserazid 163
Benzodiazephinhypnotika 89
Beschäftigungstherapie 234
Beschleunigungsaufnehmer 147
Betarezeptorenblocker 59, 66
Betreuung, psychosoziale 237
Betreuungsgesetz 253
Bettgalgen 259
Bewegung, gestische 48
Bewegungsaufnehmer 147
Bewegungsbad 233
Bewegungsdrang 134
Bewegungshemmung 54
Bewußtlosigkeit 17
Biofeedback-Verfahren 88, 236
Bioverfügbarkeit 161
Blasenfunktionsstörung 102
Blaseninkontinenz 130
Blasentraining 104
Blepharitis 112
Blicklähmung 120

Blickparese 113
– progressive supranukleäre 120, 121, 153, 155
Blickstarre 120
Blinkreflex 146
Blutdruckabfall 99
Blut-Hirn-Schranke 28, 161
Bluthochdruck 101
Blutversorgung im Gehirn 16
Borreliose 129, 132
Botulinum-Toxin 60
Boxer-Parkinsonismus 133
Bradykinese 44
– psychische 70
Bradyphrenie 70
Bromocriptin 182
BSE 129
Budipin 197, 221

C
Cabergolin 186
Carbidopa 163
Chorea 204
Cinnarizin 127
Cisaprid 93–95, 214
Clonidin 98
Clozapin 59, 84
Columbia University Rating Scale (CURS) 117
Computertomographie 150
COMT 163, 171, 208
Corpus striatum 22
Creutzfeld-Jakob-Krankheit 129
CT 150
CURS 117

D
Darmträgheit 92
DATATOP-Studie 39, 191, 219
Dauerkatheter 105
Decarboxylasehemmer 163
Degeneration
– kortikobasale 121, 122
– striatonigrale 118
Dekubitus 98, 104, 232, 262
Demenz 71
– Begriff 72
– primäre 74
– senile 74
– subkortikale 72
– vom Alzheimer Typ 9, 27, 74
Depression 70, 78
– endogene 78
– gehemmte 79
– reaktive 78
Detrusorhyperaktivität 103, 119
Diazepam 111

Dihydroergocryptin 185
Domperidon 93, 94, 101, 178, 214
Donepezil 76
DOPAC 24
Dopamin
– Agonisten 175, 176
– – nichtergoline 187
– Rezeptorblocker 125
– Speicherentleerer 125
Dopplersonographie 148
Dranginkontinenz 103
Druckgeschwüre 98, 262
Drug holiday 212
Dünndarmsonde 170
– L-Dopa 170
Duplexsonographie 149
Durchschlafstörung 86
Durstzentrum 16
Dysarthrie 48
Dysarthrophonie 49, 235
Dysdiadochokinese 18
Dyskinesie 203
– biphasische 204, 211
Dysphagie 95
Dystonie 206
– nächtliche 86
– – schmerzhafte 88
– Parkinson-Komplex 115

E
Early-morning Akinesia (s. Frühmorgen-Akinese)
Economo 37, 132
EEG 139
Einschlafstörungen 88
Einschlußkörperchen 27
Ejakulationsstörung 106
Elektroenzephalographie (EEG) 139
Elektromyographie 147
Elektrookulographie (EOG) 145
End-of-dose-Akinesie 203, 208
Engpaßschwierigkeit 54
Engwinkelglaukom 199
Entacapon 171, 173
Entspannungsverfahren 88
Enzephalitis 37, 129, 132
– lethargica 37, 132
Enzephalopathie
– bovine spongioforme 129
– subkortikale arteriosklerotische 153
EOG 145
Epiduralraum 15
Erblichkeit 8
Erektionsstörung 106
Ergot-Derivat 175

Ergotherapie 234
Erkältungskrankheit 129, 132
Ernährung 93
- ballastreiche 93
Ersatzpflegekraft 250
Ersteinstellung 217
Erwerbsminderungsrente 252
Erwerbsunfähigkeit 252
Essay on the Shaking Palsy 3, 69
Extremitätenbewegung, periodische 134

F
Fahrtauglichkeit 255
Faktor, neurotropher 37, 38, 266
Fallneigung 99, 120
Farbdiskrimination 113
Feinmototrik 44
Fenster, therapeutisches 204
Fersen-Tapping 45
Festination 54
Fieberphase 98
Flapping-Tremor 63
Fludrocortison 100
Flugreise 265
Fluktuation 201
Flunarizin 127
Fluorodopa 155
Flüssigkeitsaufnahme 93
Flüssigkeitszufuhr 98, 265
Frauenaltersrente 253
Freezing 54, 206, 209, 231
Freifahrten
- im Fernverkehr 245
- im Nahverkehr 245
Frontalhirnfunktionsstörungen 74
Frontallappen 14
Frühmorgen-Akinese 203
Frühmorgen-Dystonie 110
Führerschein 254
Funktion, vegetative 14
Furche 14
Fußdystonie 206

G
Galenik 161
Gangapraxie 130
Gangbild 53
Gangstörung, frontale 130
Gang- und Standunsicherheit 120
Gangverhalten 42, 53
Gartenarbeit 261
Gedächtnis 19
Gedächtnisstörung 72
Gefäßverkalkung 131
Gefühlsstörung 109, 110

Geldleistung 249
Gelenkversteifung 262
Gentechnik 266
Geschicklichkeit 45
Gesprächsgruppe 252
Gingko-Trockenextrakt 76
Glandosane 96
Gleichgewicht 53
Gliederschmerzen 110
Globus pallidus
- externus 22
- internus 22, 28
Glutamat 26, 30, 194
Glutathion 36
Goldstandard 163
Grad der Behinderung 240, 241, 252
Grippe 37, 132
Großhirn 13, 15
Großhirnrinde 15
Gruppenbehandlung 231

H
Haftpflichtversicherung 244
Halbwertzeit 161
Hallervorden-Spatz-Krankheit 123
Halluzination 83, 197
- akustische 83
- optische 83
Haltetremor 58, 64
Harninkontinenz 102, 130
Harnsperre 105
Hautveränderung 112
Hemisphäre 13
Herzrhythmusstörung 101, 199
Hilfe
- bei der Alltagsbewältigung 256
- bei der Hausarbeit 260
- beim An- und Auskleiden 259
- beim Essen und Trinken 260
- im Bad 257
- im Haushalt 244
- im Pflegeheim 244
- im Schlafzimmer 259
- in der Wohnung 256
- optische
- - für Starthemmungen 234
Hilfsgeräte 231
Hirnanhangsdrüse 16
Hirnhaut 15
Hirnjogging 76, 77
Hirnlappen 14
Hirnleistungsfähigkeit 18
Hirnleistungsschwäche 72
Hirnleistungstraining 77
Hirnstamm 14

Hirnstimulation, tiefe 225
Hirnstrombild 139
Hirntod 17
Hirntumor 76
Hochfrequenzstimulation 226
Hoehn-und-Yahr-Skala 116
Holmes-Tremor 69
Homunkulus 20
Hörbahn 142
Hormon 16
HTPT-Tiermodell 34
Hungerzentrum 16
Huntington-Krankheit 123
Hyperkinese 44, 165
Hypertonie 101
Hypokinese 44
Hypomimie 48
Hypophyse 16
Hypothalamus 16
Hypotonie 99
– orthostatische 118

I
IBZM-SPECT 156
Immunschwäche 129, 132
Infekt, grippaler 129, 132
Inkontinenz 102, 104
Insektenvernichter 34
Intelligenz 19
Intentionstremor 18, 68
Intimpflege 105
Iodobenzamid 156
IQ 19

J
Johanniskraut-Extrakt 81

K
Kalorienbedarf 96
Kältezittern 61
Kalzium
– Antagonist 127
– Hypothese 37
Katechol-O-Methyltransferase 24
Katheter, suprapubischer 105
Katheterisieren 104
Keratitis 112
Kinesia paradoxa 54, 207
Kleinhirn 13, 18
Kleinhirntremor 68
Klettverschluß 259
Kohlenmonoxidvergiftung 128
Kombinationstherapie 219
– frühe 219
Konvergenzschwäche 113

Koordination 18
Kopffall-Test 52
Kopfkissenphänomen 52
Körperhaltung 53
Körperpflege 258
Kost, ballastreiche 94
Kraftfahrzeug
– Steuer 243
– Versicherung 243
Krankengymnastik 230
Krankheitsbewältigung 237
Kreislaufstörung 14
Krise, akinetische 49, 195, 212
Kündigungsschutz 240
Kupferstoffwechselstörung 127
Kurzzeitgedächtnis 19
Kurzzeitpflege 250

L
Lagerungs- und Stützmaterial 262
Langzeitbehandlung 165
Langzeitgedächtnis 19
Langzeitinfusion mit L-Dopa 170
Lateropulsion 53
L-Dopa 28
– Langzeitsyndrom 201
– malignes Entzugssyndrom 212
– Retardmedikation 168, 208
– schnell-lösliches 169
– Therapie 161
Lebenserwartung 11
Leistungsdefizit, kognitives 72
Leponex 84, 85
Lewy-Körperchen 26
Lewy-Körperchen-Krankheit, diffuse 124
Libidostörung 106
Lidschlag 48
Liquorentnahme 130
Lisurid 177, 183
Lithium 111
Livedo reticularis 112
Logopädie 235
Lust 108

M
Macrogol 94
Madopar 163
Maganintoxikation 128
Magen-Darmstörung 90
Magensonde 96, 170
Magnesium 111
Magnetpulsstimulation 145
Magnetresonanz
– Spektroskopie 153
– Tomographie 152

Magnetstimulation
- repetitive transkortikale 144
- transkranielle 144
MAO-B-Hemmer 24, 34, 190
Marker, molekulargenetischer 266
Markierungshilfe 232
Maskengesicht 48
Massage 234
Medikamenten-Depot 170
Medikamentenpflaster (s. auch Apomorphin) 190
Medulla oblongata 14
Megacolon 93
Melanin 26
Memantine-HCL 196
MEP 144
Merkzeichen 242
Mesencephalon 14
Metoclopramid 127
Midodrin 100
Mikrographie 46
Minderung der Erwerbsfähigkeit 252
Minor-Depression 79
Mißempfindung 109
Mitschwingen der Arme 53
Mittelhirn 14
Mobiler Sozialer Dienst 251
Monotherapie 217
- mit Amantadinen 219
- mit Anticholinergika 219
- mit Dopaminagonisten 176, 218
- mit L-Dopa 218
- mit MAO-B-Hemmern 219
Morbus Parkinson 5
Motilium 93, 94, 178, 214
Motorik
- Organisation 12–14, 18, 20
MPTP 33, 191, 128
- Tiermodell 34
MRT 152
MSA 118, 121, 153, 154
- OPCA-Typ 118
- SND-Typ 118
Multiinfarkt-Demenz 75
Multi-System-Atrophie 117–119, 121, 153
Mundhygiene 96, 258
Mundtrockenheit 96
Münzenzählbewegung 55
Muskelaktivität 135
Muskelrelaxation, progressive 87, 88
Muskelschmerzen 110
Muskelverspannung 41

N
Nackenschmerzen 110
Nacom 163

Nahrungseiweiß 213
Namenfindungsstörung 73
Narkose 239
Narkosemittel 213
NDH 130
Nebennierenmark 223
Nebenwirkungen 159
Nerv
- motorischer 12
- sensibler 12
Nervenkontaktstelle 175
Nervensystem
- autonomes 12
- peripheres 12
- somatisches 12
- vegetatives 12
- zentrales 12
Nervenwachstumsfaktor 38
Neuroakanthozytose 123
Neuroleptika 125
Neurotoxin 33
Neurotransplantation 228
New York University Disability Scale (NYUDS) 117
Nimodipin 76
NMDA-Rezeptor 193, 221
NMR 152
Nootropika 76
Normaldruckhydrozephalus 130
North-Western University Disability Scale (NUDS) 117
Nucleus subthalamicus 22
NUDS 117
NYUDS 117

O
Oberbauchbeschwerden 91
Obstipation 91
Odanseron 85
Off-dose-Dystonie 211
Off-Phasen-Dystonie 110
Okzipitallappen 14
Olanzapin 85
On-dose-Dystonie 211
On-off-Phänomen 206, 209
Operation, stereotaktische 223
Orgasmusfähigkeit 107

P
Pallidotomie 225
Pallidum 26
Pallidumatrophie, progressive 123
Panikreaktion 83
Paralysis agitans 20
Parietallappen 14

Parkerleichterungen 245
Parkinson, James 2
Parkinson-Demenz 74
– ALS-Komplex 123
Parkinson-Krankheit
– Frühsymptome 41
– Häufigkeit 6
Parkinsonoid 126
Parkinson-Syndrom
– arteriosklerotisches 130
– bei Boxern 133
– idiopathisches 5, 114
– juveniles 7, 115
– neurodegeneratives 114, 117
– primäres 5
– seniles 115, 116
– subkortikales vaskuläres 5, 131
– vaskuläres 130
– young onset 7, 115
Peak-dose-Dyskinesie 204, 210
PEG 97
Penisimplantat 109
Pergolid 177, 184
Perkutane Endoskopische Gastrostomie (PEG) 97
Persönlichkeit, prämorbide 41
Persönlichkeitsmerkmal 41
PET 154
Pflege
– Hilfsmittel 250
– Kosten 244
– Zuhause 262
Pflegebedürftigkeit 247
Pflegestufen 248
Pflegeversicherungsgesetz 247
Phenobarbital 67
Phenylalanin 23
Phobie 81
Pillendrehbewegung 55
Piracetam 76
Pollakisurie 103
Polysomnographie 135
Positronen-Emissions-Tomographie (PET) 154
Potentiale
– akustisch-evozierte 142
– motorisch-evozierte 144
– visuell evozierte 141
Potenzstörung 105
Pramipexol 59, 188
Präsynapse 175
Primidon 60, 66, 67
Prion 129
Propranolol 60
Propulsin 93-95, 214
Propulsion 53

Prostata 103, 199
Pseudodemenz 73
Pseudo-Parkinson-Syndrom 129, 131
PSP 120
Psychose 81
– endogene 82
– exogene 82
– Risiko 82
Pulsion 53
Pyramidenbahn 20
Pyritinol 76

R
Rabbit-Syndrom 125
Radikale
– freie 34
– toxische 36
Reflex
– Inkontinenz 103
– posturaler 40, 53, 99
Regelkreis, motorischer 28
Rehabilitation, stationäre 251
Reisen 264
Reiseschutzversicherung 264
Rente 252
Reserpin 127
Resonanztomographie, nukleare magnetische 152
Restharn 104
Restless-legs-Syndrom 134, 135
Retropulsion 53
Rezeptor
– Familien 25
– postsynaptischer 175
Rezeptorendichte 154
Rheuma 110
Riechstörung 112
Rigor 50
Risperidon 85
Rollstuhlzeichen 118
Ropinirol 187
Rückenschmerzen 110
Rufanlage 256
Ruhetremor 56, 197
Ruhezittern 57
Rumpfataxie 18
Rundfunk 243

S
Sachleistung 248
Sakkade 120
Salbengesicht 112
Samenerguß 106
Sättigungsgefühl 91
Schädelhirnverletzung 133
Scheindemenz 73, 80

Sachverzeichnis 289

Scheitellappen 14
Schilddrüsenhormon
– Funktion 63, 80
Schlaf-Apnoe-Syndrom 89, 136
Schläfenlappen 14
Schlafhygiene 87
Schlafstörung 82, 85, 87, 88
Schlafsucht 37, 132
Schlaf-Wach-Rhythmus 86
Schlaganfall 75
Schluckstörung 95, 195
Schlüssel-Schloß-Prinzip 25
Schmerzen 109, 110
– krampfartige 110
Schreibstörung 46, 261
Schreibtremor 68, 69
Schulter-Arm-Syndrom 41, 110
Schuppen 112
Schüttellähmung 54
Schwab- und England-Skala 117
Schweißausbruch 98
Schwerbehindertenausweis 241, 245
Schwermetall 39
Schwimmen 233
Schwindel 18, 99
Schwitzen 97, 199
Seborrhoe 112
Sehstörung 112
Sehzentrum 15
SELEDO-Studie 191
Selegilin 191
Serotonin-Syndrom 80
Sexualfunktionsstörung 105–108
Sexualhormon 107
Shunt-Operation 130
Shy-Drager-Syndrom 118
Sicherheit in Bad und Toilette 257
Silbenwiederholung 49
Single-Photon-Emissions-Computed-Tomographie (SPECT) 156
SND 118
Sondenernährung 96, 97
Soziale Dienste 251
Spastik 50
Spätkomplikation 201
SPECT 156
Speichelfluß 49, 95, 199
Speicherbläschen 23
Spinngewebshaut 15
Spiralzeichentest 46
Spitzendosisdyskinesie 204
Sprachtherapie 236
Sprachzentrum 15
Sprechen 48
Sprechstörung 235

Sprechübung 236
Stammhirn 14
Standataxie 18
Startermedikation 167
Starthemmung 233
Steigerung des Sexualtriebes 107
Sterblichkeit 11
Stimmtremor 49
Stimulation, pulsative 176
Stirnlappen 14
Störung
– feinmotorische 42
– kognitive 70
Streifenkörper 26
Streß-Hypothese, oxydative 34
Streßinkontinenz 102
Striatum 26
Stuhlgewohnheiten 93
Stuhl-Kipp-Versuch 52
Stuhlweichmacher 94
Stützstrümpfe 100
Subarachnoidalraum 15
Subduralraum 15
Substantia nigra 14, 26
Substanz
– graue 15
– radioaktive 154
– weiße 15
Suizidgedanke 79
Synapse 18
Syndrom
– der unruhigen oder ruhelosen Beine 134
– malignes neuroleptisches 212
System
– extrapyramidales 20
– limbisches 16

T

Tages- und Nachtpflege 250
Tagesmüdigkeit 85
Tagesplan 237
Tagesprofil 167
Talgproduktion 112
Tapping-Test 45
Telefongebühren 243
Temperaturregulationsstörung 264
Thalamotomie 67, 225
Thalamus 15
– Stimulation 67
Therapie
– Leitlinien 221
– nicht-medikamentöse 76
Thermoregulation 98
Thrombosebildung 265
Tiaprid 111

Todesursache 11
Tolcapon 171, 172
Tollkirsche 2, 198
Tonband-Übungskassetten 231
Toxoplasmose 129, 132
Training
- autogenes 238
- körperliches 100
Transplantation
- heterologe 228
- homologe 228
Träume, lebhafte 82
Tremor 54
- dystoner 69
- essentieller 64
- familiärer essentieller 64
- juveniler essentieller 65
- medikamentös induzierter 62, 63
- orthostatischer 67
- physiologischer 61
- psychogener 61
- seniler essentieller 65
Tremoranalyse 146
Tremordifferenzierung 62
Tremordominanz 43
Tremorkurve 58
Triebverhalten 16
Trippelschritt 53
Trockenmassage 100
Trugwahrnehmung 83, 165
Tumor 152
Türschwellen 256
Tyrosin 23

U
Überbewegung 165
Überlaufinkontinenz 103
Ultraschalluntersuchung 104, 148
Umweltgift 34
Unified Parkinson's Disease Rating-Scale (UPDRS) 117
Unruhezustand 82
UPDRS 117
Urgeinkontinenz 103
Urinal 104
Urlaubsplanung 98, 264

V
VEP 141
Verdauungsförderung 94
Vergeßlichkeit, senile 72
Verkalkung der Hirngefäße 130
Verkehrsmittel 242
Versagensangst 107
Verstopfung 91
Verwirrtheitszustand 81, 197
Viagra 109
Vitamin-B_6 213
Völlegefühl 91
Vorsteherdrüse 103, 199

W
Waagemodell 31
Wachheit 15
Wahnerscheinung 81
Wärmeaustausch 98
wearing-off 203
WEBSTER-Skala 116
Wechselduschen 100, 101
Wesensänderung 72
Westphal-Variante 123
Wilson-Krankheit 127
Wirbelsäulen-Syndrom 110
Wirkung, unerwünschte 159
Wirkungsabnahme 165
Wirkungsschwankung 201
Wohngeld 244

Z
Zahnradphänomen 51
Zellkulturen 230
Zellschädigung, progrediente 32
Zentrum, motorisches 15
Zittern 54
Zolpidem 89
Zopiclon 89
Zuzahlung bei Krankenkassenleistungen 245
Zwillingsstudie 41
Zwischenhirn 15
Zyklotron 154
Zytostatika 63

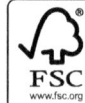

MIX
Papier aus verantwortungsvollen Quellen
Paper from responsible sources
FSC® C105338

If you have any concerns about our products,
you can contact us on
ProductSafety@springernature.com

In case Publisher is established outside the EU,
the EU authorized representative is:
**Springer Nature Customer Service Center GmbH
Europaplatz 3, 69115 Heidelberg, Germany**

Printed by Libri Plureos GmbH
in Hamburg, Germany